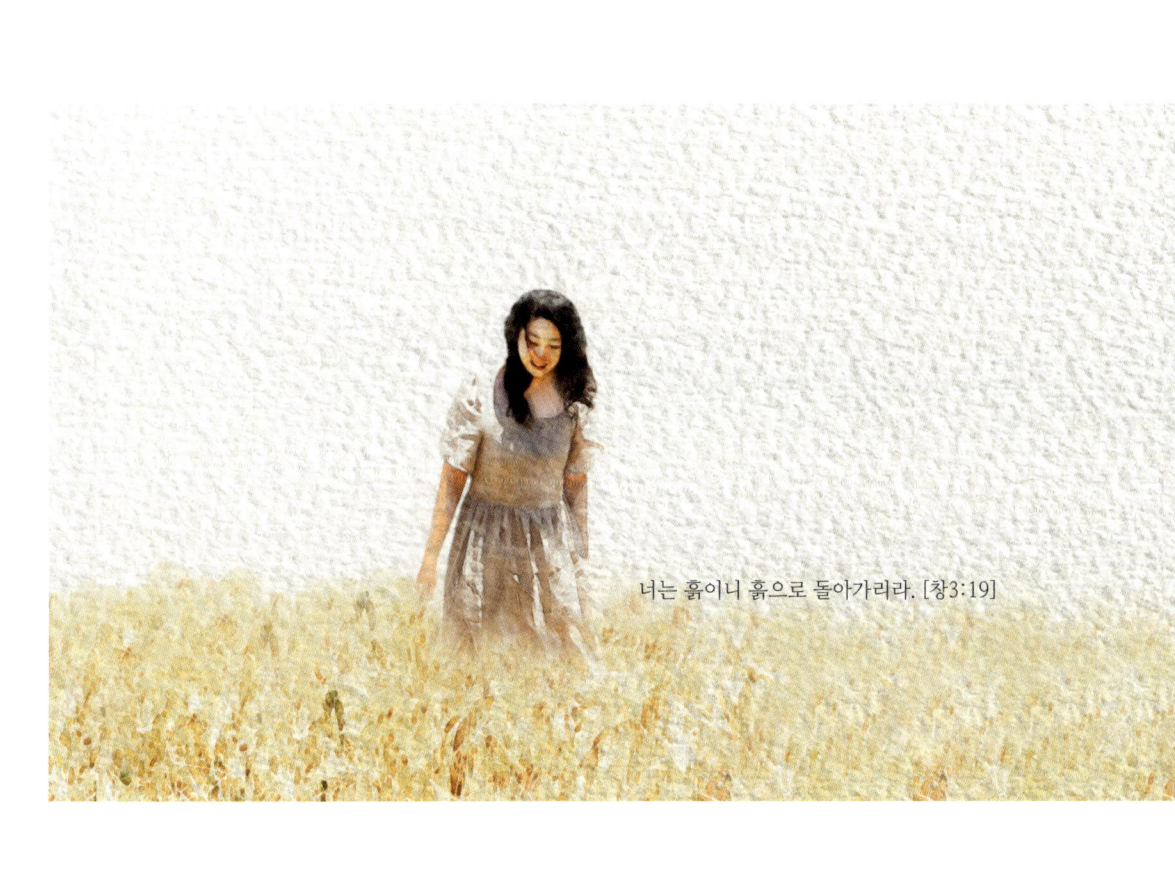

너는 흙이니 흙으로 돌아가리라. [창3:19]

노케미
라이프

No-Chemi Life

이 책에 수록되어 있는 피부에 사용되는 모든 레시피는 hazard score 1~10 중 가장 안전한 1 이하의 천연 재료로만 구성되어 있기 때문에 안심하고 만들어 보셔도 됩니다.

최고의 의사 에센셜오일을 활용한
친환경세제·천연화장품·천연비누·임상 아로마테라피·천연향수

노케미라이프
No-Chemi Life

인　　쇄	2024년 1월 1일 (Revised Version)
저　　자	윤금순
발 행 인	윤금순
디 자 인	Halakh Kim
번　　역	Philip Shin
발 행 처	올댓허브
등　　록	2018년 10월 8일 제2018-000005호
주　　소	경상북도 구미시 구미중앙로21길 4
이 메 일	herbfarm03@naver.com
홈페이지	www.allthatherb.co.kr
전　　화	(054) 442-1763
	(054) 443-1763

ISBN 979-11-977454-1-6
파본이나 잘못된 책은 바꿔드립니다.
값은 뒷표지에 있습니다.

저작권자 ⓒ 윤금순, 올댓허브, 2024
이 책은 저작권법에 따라 보호받는 저작물이므로 무단전재, 복제, 발췌, 광전자매체 수록을 금하며, 이 책 내용의 전부 또는 일부를 이용하려면 반드시 저작권자와 올댓허브의 서면 동의를 받아야 합니다. 책의 내용을 상업적 수단으로 이용하는 것을 금합니다.

최고의 의사 에센셜오일을 활용한
친환경세제·천연화장품·천연비누·임상 아로마테라피·천연향수

노케미 라이프
No-Chemi Life

윤금순 지음

Prologue

우리가 살아가는 현재의 세상은 공기, 물, 흙 모든 것이 화학물질로 가득 차 있습니다. 이러한 화학물질은 우리가 사용하는 생활필수제품에 아주 몰래 침투해 있습니다. 독성 화학물질의 해로운 영향으로부터 사람들을 보호하는 것은 모든 사회의 건강과 안전을 위한 열쇠입니다. 이제 화학적인 재앙을 막고 노케미라이프를 실천할 시간입니다. 이 책에 수록된 피부에 사용되는 모든 성분은 위험도 hazard score 1~10 중 가장 안전한 1 이하의 재료들로만 구성되어 있기 때문에 안심하고 만들어 보셔도 됩니다.

2024년 1월 1일
IAA 국제아로마테라피협회장 윤금순

노케미라이프 (No-Chemi Life, Chemical Free Life)란 일상에서 화학물질을 거부하는 라이프 스타일을 뜻합니다. 미국 환경 연구단체 EWG (Environmental Working Group)에서 운영하는 스킨딥 사이트(www.ewg.org/skindeep)에 접속하면 화장품 원료의 위험도를 확인할 수 있습니다.

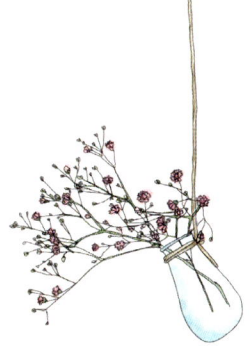

In the world we live in, the air, the water, and the soil are full of harmful chemicals. Such chemical substances are secretly permeated into living-essential products we use daily. Protecting people from the harmful effects of hazardous chemicals is the key to the health and safety of every society. Now is the time to practice 'No-Chemi Life,' preventing the upcoming chemical disasters. In this book, only natural ingredients are recorded as the recipe for the skin. It can be used without hesitation, for the ingredient hazard score is under 1 based on a scale from 1 to 10.

January 1st, 2024
IAA President, Geumsoon Yun

No-Chemi Life (Chemical Free Life) is defined as a lifestyle that rejects chemicals in our daily lives. From the website - Skin Deep (www.ewg.org/skindeep) - operated by the U.S. Environmental Working Group (EWG), you may check how safe the cosmetic ingredients are for human skin.

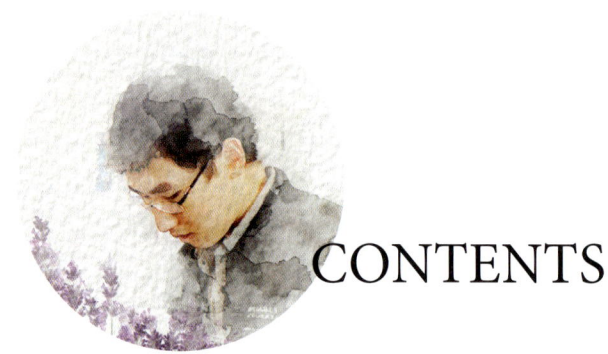

CONTENTS

PROLOGUE	006
몸 속 환경호르몬 없애는 8가지 실천사항 (8 Ways to Get Rid of Environmental Hormones in Your Body)	016
/ 윤교수의 노케미강좌 1. 꼭 피해야 할 유해 화학성분	017
제작도구 (Must-Have Craft Tools)	024

1. 친환경 세제 Eco-Friendly Detergent

1) 친환경 주방세제 (Eco-Friendly Dish Detergent)	027
2) 안심 액상 세탁세제 (Ultra-Safe Liquid Laundry Detergent)	031
3) 안심 섬유유연제 (Ultra-Safe Fabric Softener)	035
4) 폐식용유를 이용한 세탁비누 (Eco-Friendly Cleaning Soap with Used Cooking Oil)	041
/ 윤교수의 노케미강좌 2. 합성세제와 천연세제	044

2. 천연비누 All Natural Organic Soaps

1) 꿀비누 – MP법 (Honey Soap – Melt & Pour Soap Making)	049
2) 마쉬멜로우 오트밀 비누 – 조물락기법 (Marshmallow Oatmeal Soap – Prope r Technique of Soap Kneading)	053
3) 신의 선물 노니 숙성비누 – CP법 (Godsend Noni Soap – Cold Process Soap Making)	057
3-1) CP법 제작 시 주의사항	061
3-2) 노니 숙성비누의 특성과 지방산 함량	062
3-3) 비누계산기 앱 다운로드 방법	063
3-4) 노니의 효능과 검증된 논문들	065
4) 발효 한방 샴푸 (Fermented Oriental Medicine Shampoo)	069
5) 강아지 샴푸 (Doggie Suds Organic Shampoo)	075
6) 딴딴한 버블 바쓰붐 (Solid Bubble Bath Boom)	079
/ 윤교수의 노케미강좌 3. 천연비누의 원리와 식물성 계면활성제의 종류	082

3. 천연화장품 All Natural Organic Cosmetics

1) 온가족 천연 스킨 토너 (Natural Facial Toner for the whole Family)	089
2) 발효 에센스 (Fermented Serum)	093
3) 온가족 천연 로션 (Natural Elastic Lotion for the whole Family)	097
4) 온가족 수분크림 (Natural Moisturizing Cream for the whole Family)	101
5) 온가족 안심 썬로션 (Ultra-Safe Sun Screen for the whole Family)	109
/ 윤교수의 노케미강좌 4. 아이러니한 자외선차단제	112
6) 신의 선물 발효 보습팩 (Godsend Extreme Moisturising and Fermented Facial Sheet Mask)	117
/ 윤교수의 노케미강좌 5. 락토바실러스발효 혼합진액	120
7) 캐놀라 립밤 (Canola Lip Balm)	127
/ 윤교수의 노케미강좌 6. 천연화장품용 3가지 방부제	130
/ 윤교수의 노케미강좌 7. 알코올이란?	136

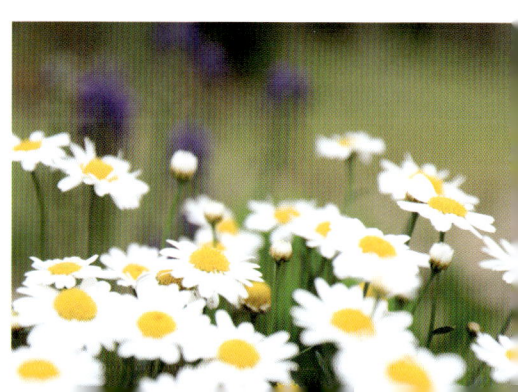

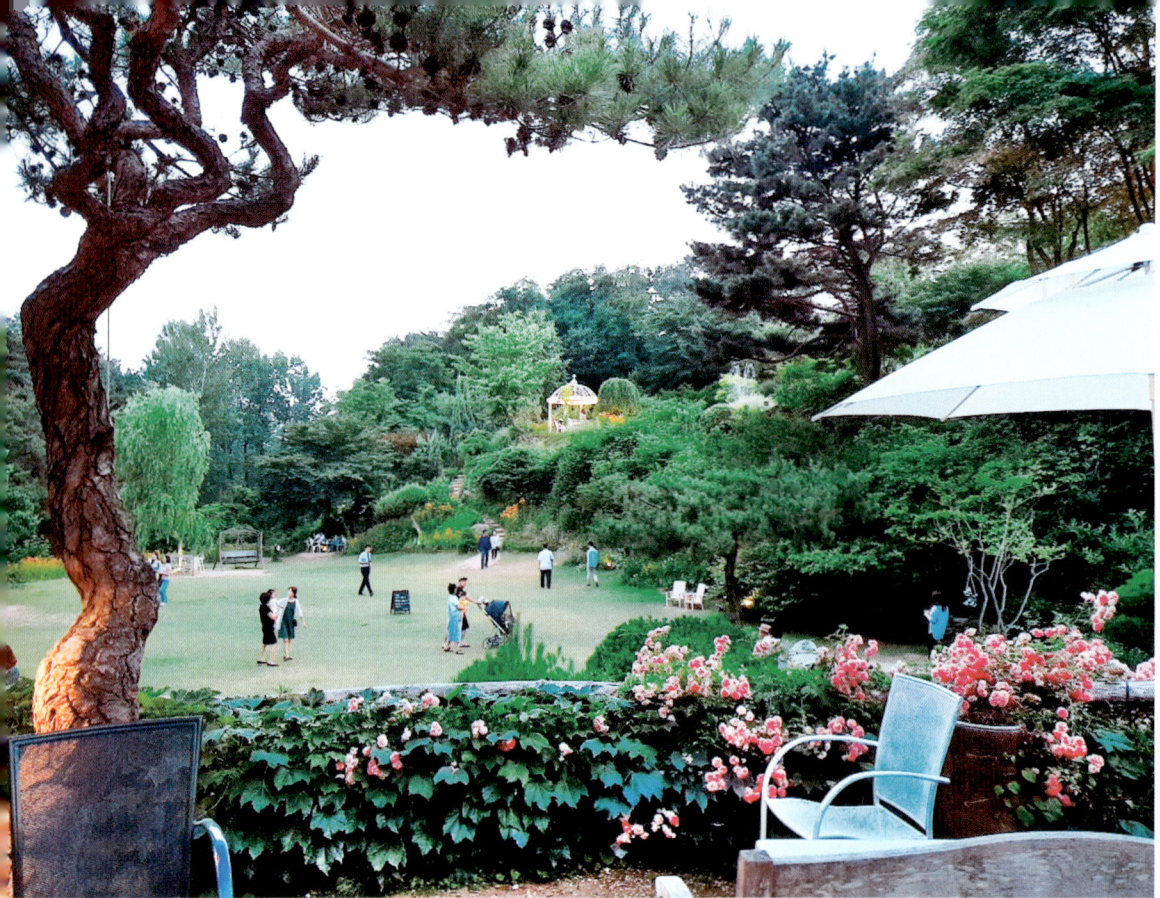

경상북도 제1호 민간정원 팔공산 '시크릿 가든'
오랜 나의 휴식처

4. 만성질환 클리닉 Chronic Disease Clinics

1) 여드름 삭제비누 (Acne Clear Soap)	139
/ 윤교수의 노케미강좌 8. 항히스타민 13가지 에센셜오일 – 순수13정유	142
2) 여드름 어성초 발효스킨 (Houttuynia Cordata Fermented Toner for Acne Prone Skin)	157
3) 비염밤 (100% Natural Nasal Balm for Allergic Rhinitis)	161
4) 비염스프레이 (100% Natural Nasal Spray for Allergic Rhinitis)	165
/ 윤교수의 노케미강좌 9. 알러지 비염의 이해	168
5) 아토밤 (Atopic Dermatitis Balm)	175
/ 윤교수의 노케미강좌 10. 면역시스템의 원리	178
6) 천연 꿈치크림 (Ultra Softening Heel and Elbow Cream)	181
7) 근육통 젤파스 (Muscle Pain Roll-On)	185
8) 무좀퇴치 스프레이 (Natural Antifungal Spray)	189

5. 안심 아로마 생활용품 Ultra-Safe Daily Supplies with Aromatherapy

1) 박하수 치약 (Natural Bakhasu Toothpaste)	193
2) 안심 가글 (Ultra-Safe Mouth Wash)	197
/ 윤교수의 노케미강좌 11. 치약의 위험성과 치아에 좋은 천연 성분	200
3) 항균 손 소독젤 (Natural Hand Sanitizer)	205
4) 촉촉 핸드워시 (Ultra Moist Hand Wash)	209
5) 수분폭탄 핸드로션 (Water Bomb Hand Lotion)	213
6) 모기밤 (Natural Mosquito-Bug Bite Balm)	217
7) 모기퇴치 스프레이 (Mosquito Repellent Spray)	221
8) 진드기퇴치 스프레이 (Non-Toxic Dust Mite Killer Spray)	225
9) 냄새 싹~ 올인원 스프레이 (Most Effective ALL-IN-ONE Deodorant Spray)	229
10) 천연 자스민삼박 고체향수 (Natural Jasmine Sambac Solid Perfume)	233

6. 뚝딱 노케미 베이스 (맞춤형화장품) QUICKnEASY No-Chemi Base Ultra Premium (Customized Cosmetics)

1) 뚝딱 노케미 수분크림 베이스 - 구굴 플렉스 QUICKnEASY Moisturising Cream Base Ultra Premium- GUGGUL Anti-Aging Plex	237
2) 뚝딱 노케미 핸드&바디로션 베이스 - 유기농 핸드로션 퍼퓸 QUICKnEASY Hand & Body Lotion Base Ultra Premium - Organic Hand Lotion Perfumes	241
/ 올릭서 34종 향수 블렌딩 에센셜오일	244

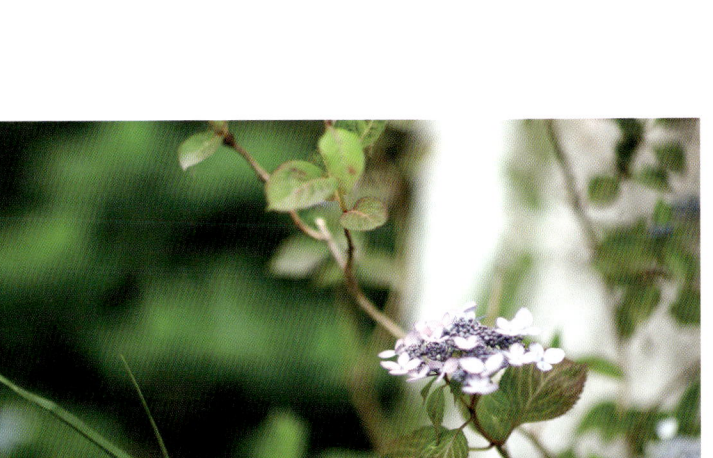
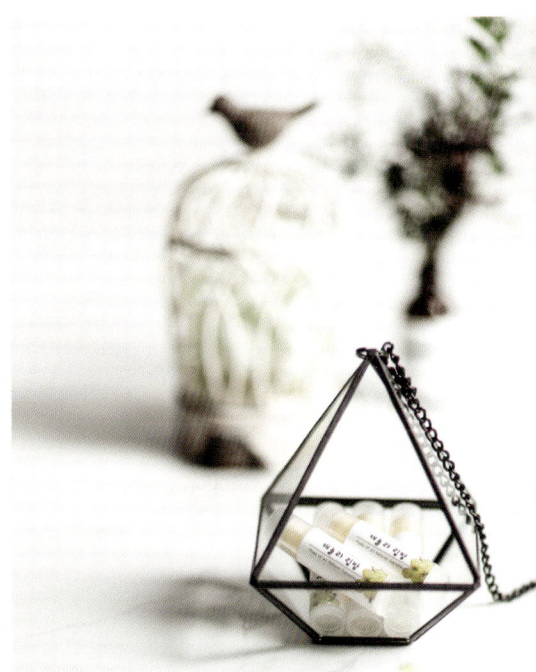

/ 윤교수의 노케미강좌 12. 합성향료의 위험성 256

/ 윤교수의 노케미강좌 13. 78가지 에센셜오일의 생물학적, 약리학적 역할 268

/ 윤교수의 노케미강좌 14. 최고의 의사 에센셜오일 – 임상 아로마테라피 366

증상별 아로마테라피 (Aromatherapy With Essential Oils)

1) 면역 체계를 위한 강력한 에센셜오일 375

2) 고혈압 (Essential Oils for High Blood Pressure) 399

3) 치아관리 (Essential Oils for Periodontitis) 406

4) 통증 (Essential Oils for Pain Relief) 409

5) 불면증 (Essential Oils for Insomnia) 410

6) 위염 (Essential Oils for Gastritis) 411

7) 스트레스 (Essential Oils for Stress Relief) 414

8) 습진 (Essential Oils for Eczema) 415

9) 갑상선 (Essential Oils for Thyroid) 415

10) 헤르페스 (Essential Oils for Herpes) 416

11) 무좀 (Essential Oils for Athlete's Foot) 416

12) 질 감염 (Essential Oils for Vaginal Infection) 417

13) 월경곤란 (Essential Oils for Period Pain) 418

14) 항암 (Essential Oils for Cancer) 418

15) 과잉행동 (Child with Hyperactive Disorder) 419

16) 정신질환 (Essential Oils for Mental Illness) 420

17) 비염 (Essential Oils for Rhinitis) 423

18) 치질 (Essential Oils for Hemorrhoids) 428

19) 감기 (Essential Oils for Cold) 429

20) 기관지염 (Essential Oils for Bronchitis) 430

21) 피부 (Essential Oils for Skin) 432

22) 탈모 (Essential Oils for Hair Loss) 449

23) 안과질환 (Essential Oils for Eye Disease) 453

24) 폐렴 (Essential Oils for Pneumonia) 459

25) 당뇨 (Essential Oils for Diabetes) 460

26) 바이러스 (Essential Oils for Virus) 464

27) 뇌 건강 (Essential Oils for Brain Health) 465

28) 뇌와 심장질환 (Heart-Brain disease) 471

29) 신장질환 (Kidney Disease)	475
30) 천식 (Essential Oils for Asthma)	484
31) 우울증 (Essential Oils for Depression)	484
32) 소독 (Essential Oils for Disinfection)	485
33) 간 (Essential Oils for Liver)	488
34) 에센셜오일이란? (Learning About Essential Oils)	489
/ 윤교수의 노케미강좌 15. 베이스를 이용한 맞춤형 화장품 가이드	512
/ 윤교수의 노케미강좌 16. 에센셜 오일의 화학	525

'올댓허브 앱' 다운로드 (Download the 'ALLTHATHERB' APP)	575
'노케미라이프 전문강사' 자격증 과정 (No-Chemi Life Professional Instructor' Certificate Course)	576
'체험영어강사' 과정 ('Learning English by Doing' Instructor Course)	580
부록 1. 제품별 유해성분 리스트 (List of Hazardous Ingredients by Products)	583
부록 2. 영어레시피 (English Recipe)	593

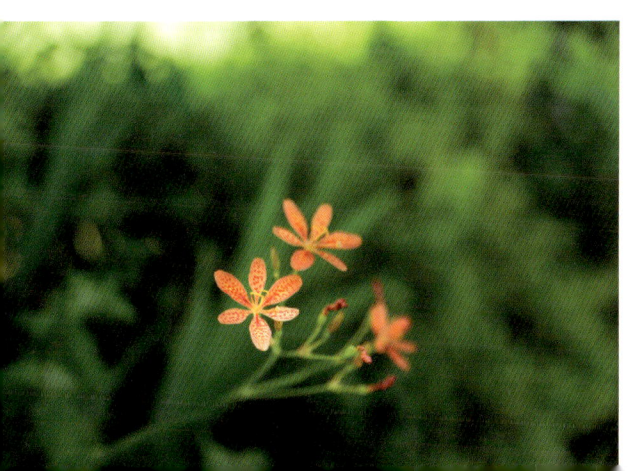
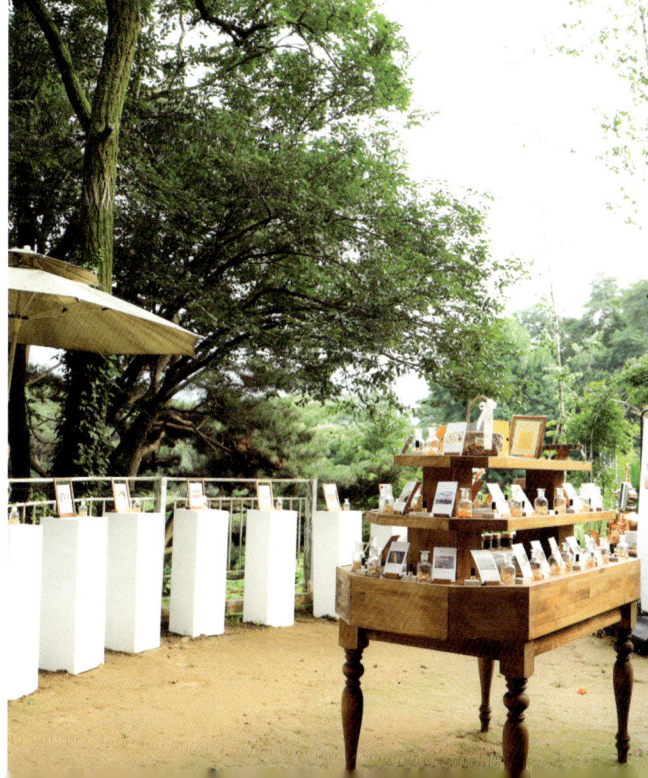

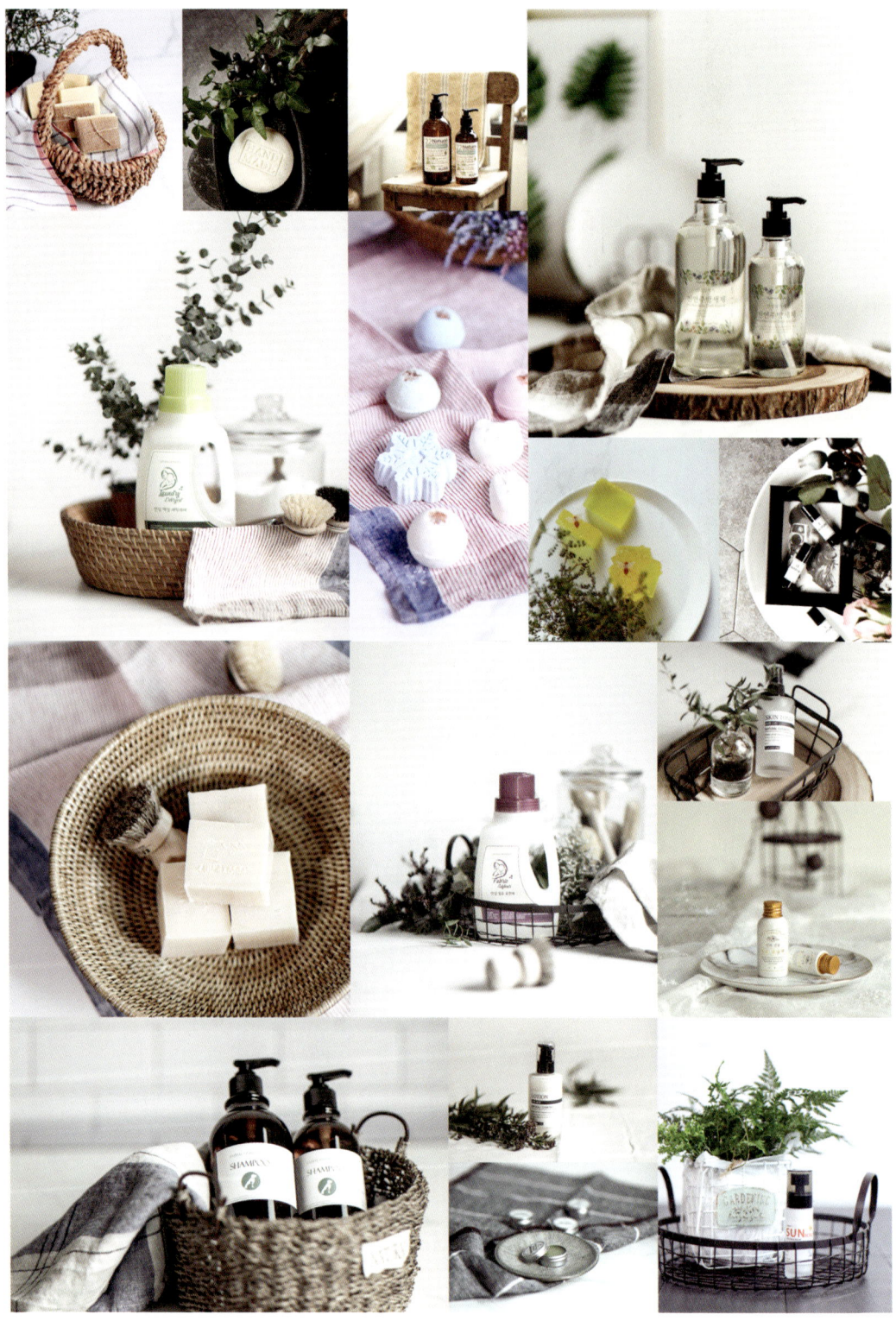

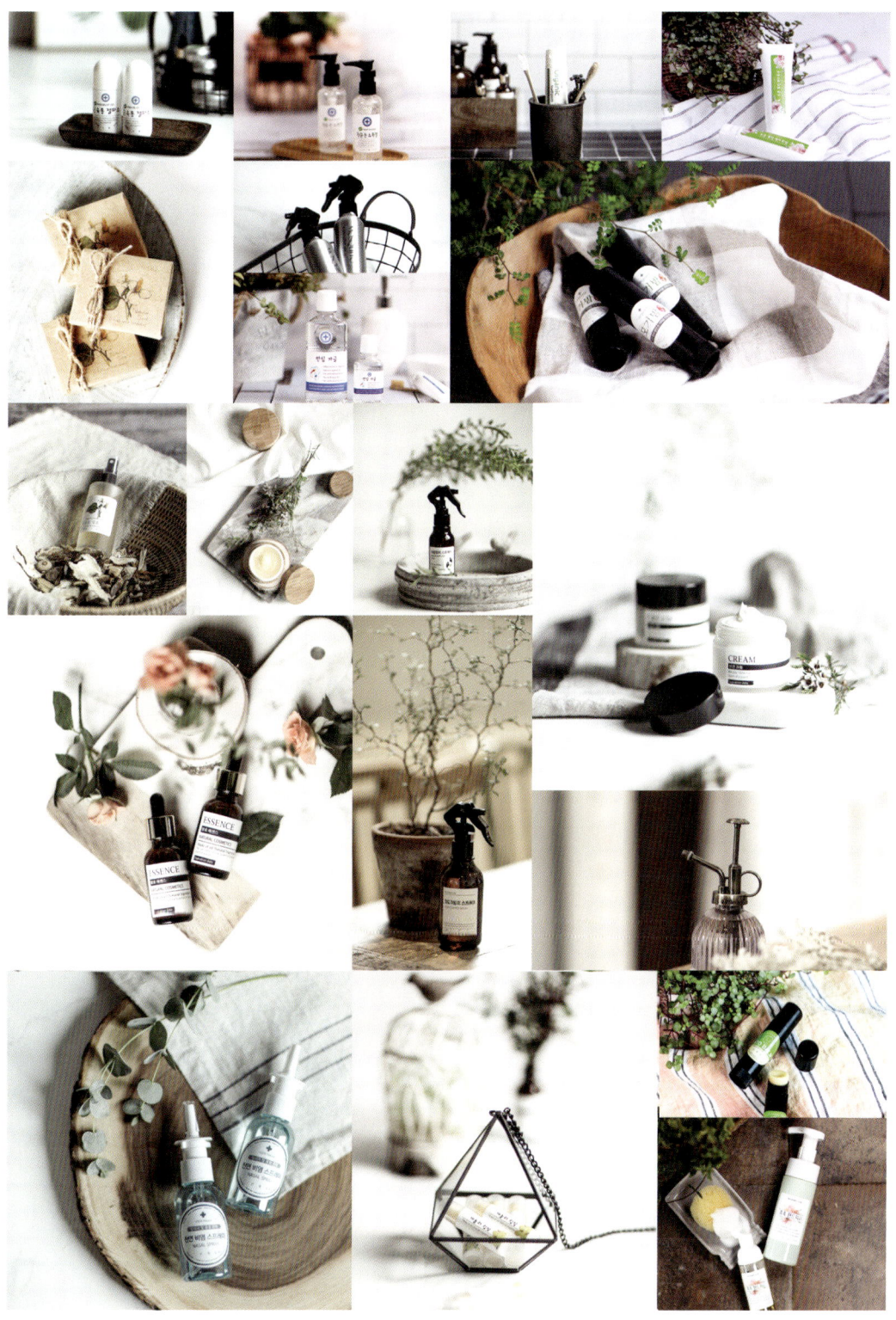

몸 속 환경호르몬 없애는 8가지 실천사항

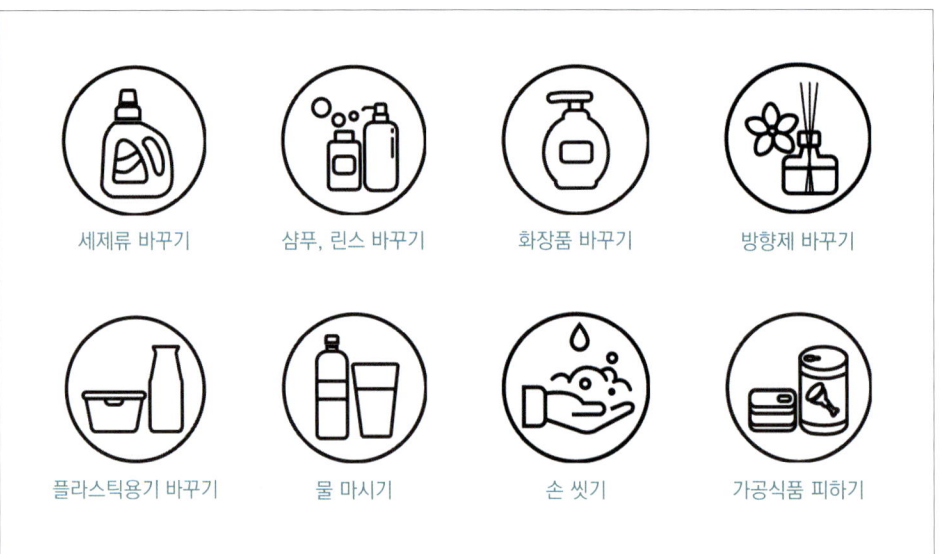

아주 불편하고 조금은 번거롭지만 편의를 지양하고 나와 가족과 환경을 살리는 이 8가지 방법을 실천함으로써 좀더 밝고 건강한 삶을 누리시길 바랍니다.

윤교수의 노케미강좌 1. 꼭 피해야 할 유해 화학성분

꼭 피해야 할 유해 화학성분 Toxic Chemicals to Avoid

유해화학 물질이 인체에 미치는 영향은 호르몬 장애, 기형아 출산, 신경계 질환, 성장 저해 등으로 발표되고 있고 유해화학 물질로 인한 피해사례가 끊임없이 기사거리로 대두되고 있습니다.

2009년 4월 베이비파우더 석면 파동을 시작으로 각종 제품에 대한 유해성 논란이 끊임없이 제기되고 있습니다. 가습기살균제 성분으로 알려진 메칠클로로이소치아졸리논(CMIT)과 메칠이소치아졸리논(MIT)은 살균제(방부제)로 화장품과 생활용품에 다양하게 사용되어 온 성분입니다. 논문 자료에 따르면 이 두 성분은 폐에 대한 독성, 알러지 반응, 그리고 신경 독성에 대해 보고가 되고 있습니다. 이 성분으로 인해 사망자가 생겨나게 되고 후유증으로 심각한 현상이 초래되고 있습니다. 가습기 분만이 아니라 식품의약품안전처에서 국내 68개 치약 제조업체를 직접 방문해 조사한 결과 149개 제품에서 이 성분이 검출되어 다시 한번 국민들에게 충격을 안겨다 주었습니다.

가습기 살균제 파동 후 성분을 살핀 뒤 구매하는 사람들이 늘어나고 있고 안전한 성분, 천연 성분에 대한 관심이 높아지면서 동시에 EWG등급이 주목받고 있습니다. **EWG(Environmental Working Group)는 미국의 비영리 환경 연구 단체로 사람들이 보다 건강한 환경에서 건강한 삶을 누릴 수 있도록 하는 것을 목표로 삼고 있습니다.** 이 단체에서 운영하는 사이트(www.ewg.org/skindeep)에서 성분을 검색하면 위험등급을 확인할 수 있습니다.

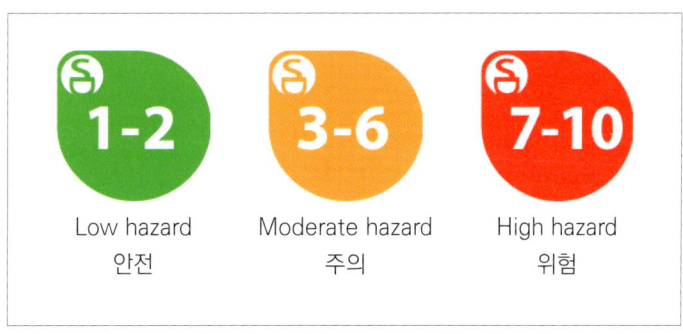

EWG 1~10등급에서 데이터 등급도 확인해야 합니다. EWG에서 성분에 대해 보유하고 있는 Data의 양을 알려주는 기준이 'Data available'로, 총 5단계로 나눕니다. Robust 〉 Good 〉 Fair 〉 Limited 〉 None 순으로 나타내는데, **Fair부터 신뢰할 만 합니다.**
만일 Limited이거나 None 등급이라면 성분의 유해성을 검증한 자료의 양이 적다는 뜻으로 꼼꼼하게 따져봐야 할 것입니다.

세계보건기구(World Health Organization)의 국제암연구소(International Agency for Research on Cancer)에서 발암물질도 확인해 보실 수 있습니다.
http://monographs.iarc.fr/ENG/Classification/latest_classif.php

화장품 전성분 표시제도
2008년 10월 화장품 전성분 표시제도가 도입되면서 조금더 꼼꼼히 성분을 따져보고 구매하는 소비자들이 늘어나고 있습니다.
전성분을 표시할 때 함유량이 가장 많은 성분을 제일 앞에 표기하게 되어있고 1% 이하로 첨가된 성분은 함유량에 상관없이 기재할 수 있습니다.
50ml 이하의 제품은 표기하기 어려워 책임판매원의 전화번호나 홈페이지를 기재해서 언제든지 전성분을 확인할 수 있도록 해야합니다.

1) 방부제(Preservatives) – 부패방지 및 살균을 위한 성분
- 소듐벤조에이트 (Sodium Benzoate: EWG 위험등급 3)
- 디에탄올아민 (Diethanolamine: EWG 위험등급 10)
- 부틸파라벤 (Butylparaben: EWG 위험등급 7)
- 프로필파라벤 (Propylparaben: EWG 위험등급 7)
- 아이소부틸파라벤 (Isobutylparaben: EWG 위험등급 8)
- 트라이클로산 (Triclosan: EWG 위험등급 7)
- 메칠이소치아졸리논 (Methylisothiazolinone: EWG 위험등급 7)
- 메칠클로로이소치아졸리논 (Methylchloroisothiazolinone: EWG 위험등급 6)
- 포름알데히드 (Formaldehyd: EWG 위험등급 3)
- 디엠디엠하이단토인 (DMDM Hydantoin: EWG 위험등급 7)
- 디아졸리디닐 우레아 (Diazolidinyl Urea: EWG 위험등급 6)
- 이미다졸리디닐 우레아 (Imidazolidinyl Urea: EWG 위험등급 6)

- 아이오도프로피닐 부틸카바메이트 (Iodopropynyl Butylcarbamate: EWG 위험등급 4-6)
- 페녹시에탄올 (Phenoxyethanol: EWG 위험등급 4)
- 벤조일 퍼옥사이드 (Benzoyl Peroxide: EWG 위험등급 3)
- 티몰 (Thymol: EWG 위험등급 3-4)
- 에틸파라벤 (Ethylparaben: EWG 위험등급 4)
- 메틸파라벤 (Methylparaben: EWG 위험등급 4)
- 소르빅애씨드 (Sorbic Acid: EWG 위험등급 3)
- 벤조익애씨드 (Benzoic Acid: EWG 위험등급 3)

2) 산화방지제 - 산소작용에 의한 산화방지
- BHA (Butylated Hydroxy Anisole: EWG 위험등급 5-7)
- BHT (Butylated Hydroxytoluene: EWG 위험등급 4)
- 소듐메타바이설파이트 (Sodium Metabisulfite: EWG 위험등급 4)
- 토코페릴아세테이트 (Tocopheryl Acetate: EWG 위험등급 3)

3) 계면활성제(Surfactants) - 유화, 가용화, 침투, 습윤, 분산, 세정, 살균, 윤활
- 코카미도프로필베타인 (Cocamidopropylbetaine: EWG 위험등급 4)
- 소듐라우릴설페이트 SLS (Sodium Lauryl Sulfate: EWG 위험등급 3)
- 소듐라우레스설페이트 SLES (Sodium Laureth Sulfate: EWG 위험등급 3)
- 암모늄라우레스설페이트 ALES (Ammonium Laureth Sulfate: EWG 위험등급 2-3)
- 트라이아이소프로판올아민 (Triisopropanolamine: EWG 위험등급 6)
- 트라이에탄올아민 (Triethanolamine: EWG 위험등급 5)
- 티이에이-라우릴설페이트 TLS (TEA-Lauryl Sulfate: EWG 위험등급 4)
- 티이에이-라우레스설페이트 TLES (TEA-Laureth Sulfate: EWG 위험등급 4)
- 라우라마이드디이에이 (Lauramide DEA: EWG 위험등급 3)
- 리놀레아마이드엠이에이 (Linoleamide MEA: EWG 위험등급 3)
- 올레아마이드디이에이 (Oleamide DEA: EWG 위험등급 3)
- 스테아랄코늄클로라이드 (Stearalkonium Chloride: EWG 위험등급 4)
- 벤잘코늄클로라이드 (Benzalkonium Chloride: EWG 위험등급 4)
- 세트리모늄클로라이드 (Cetrimonium Chloride: EWG 위험등급 3)
- 라우랄코늄클로라이드 (Lauralkonium Chloride: EWG 위험등급 2-3)

- 디이에이-세틸포스페이트 (DEA-Cetyl Phosphate: EWG 위험등급 3)
- 디이에이올레스-3포스페이트 (DEA Oleth- 3 Phosphate: EWG 위험등급 5)
- 피이지-60하이드로제네이티드캐스터오일 (PEG-60 Hydrogenated Castor Oil: EWG 위험등급 3)
- 폴리솔베이트60 (Polysorbate 60: EWG 위험등급 3)
- 레시틴 (Lecithin: EWG 위험등급 2-3)
- 폴리솔베이트20 (PolySorbate 20: EWG 위험등급 3)
- 올레스-20 (Oleth-20: EWG 위험등급 2)

4) 보습제(Humectants) – 피부의 보습 및 제품의 안정성 유지
- 페트롤라툼 (바세린, Petrolatum: EWG 위험등급 4)
- 프로필렌글리콜 (Propylene Glycol: EWG 위험등급 3)
- 폴리에틸렌글리콜 (Polyethylene Glycol: EWG 위험등급 3)

5) 점증제(Thickening agents)
- 에틸렌옥사이드 (Ethylene Oxide: EWG 위험등급 10)
- 소듐폴리아크릴레이트 (Sodium Polyacrylate: EWG 위험등급 3)

6) 유연제 – 부드러움 증가
- 미네랄오일 (Mineral Oil: EWG 위험등급 1-3)
- 트라이에탄올아민 (Triethanolamine: EWG 위험등급 5)
- 다이메티콘 (Dimethicone: EWG 위험등급 3)
- 싸이클로메티콘 (Cyclomethicone: EWG 위험등급 2)
- 아이소프로필 라놀레이트 (Isopropyl Lanolate: EWG 위험등급 2)
- 파라핀 (Paraffin: EWG 위험등급 1) : 주의할 점은 파라핀은 위험등급 1이지만 태웠을 때 자동차 배기가스 유해화합물의 1/8, 미세먼지 2/3 수준이 나오므로 주의해야 합니다. 파라핀은 석유의 부산물에서 뽑아내는 성분을 정제해서 만든 오일입니다. 연소되면서 아세톤, 벤젠, 납, 수은 등을 공기 중에 배출하고 두통 및 간 손상, 신경계통의 문제, 백혈병 등을 유발할 수 있는 물질을 포함하고 있다는 의견이 많습니다.

7) 연마제 – 피부 각질과 노폐물, 피지 제거
- BHA (Beta Hydroxy Acid: EWG 위험등급 2)

- 알루미나 (Alumina: EWG 위험등급 2)
- 알루미늄 실리케이트 (Aluminum Silicate: EWG 위험등급 2)

8) 방향제
- 아밀신남알 (Amyl Cinnamal: EWG 위험등급 7)
- 제라니올 (Geraniol: EWG 위험등급 7)
- 시트랄 (Citral: EWG 위험등급 7)
- 유제놀 (Eugenol: EWG 위험등급 7)
- 쿠마린 (Coumarin: EWG 위험등급 7)
- 리모넨 (Limonene: EWG 위험등급 6)
- 벤질알코올 (Benzyl Alcohol: EWG 위험등급 5)
- 리날룰 (Linalool: EWG 위험등급 5)
- 프탈레이트 (Phthalates: EWG 위험등급 3)

9) 미백제
- 수은 (Mercury: EWG 위험등급 9)
- 하이드로퀴논 (Hydroquinone: EWG 위험등급 9)

10) 자외선차단제
- 옥시벤존 (Oxybenzone: EWG 위험등급 8)=벤조페논-3(Benzophenone-3)
- 드로메트리졸 (Drometrizole: EWG 위험등급 4)
- 옥티살레이트 (Octisalate: EWG 위험등급 4)
- 옥토크릴렌 (Octocrylene: EWG 위험등급 3)
- 옥티노세이트 (Octinoxate: EWG 위험등급 6)=시너메이트 (Ethylhexyl Methoxycinnamate)
- 시녹세이트 (Cinoxate: EWG 위험등급 3)
- 아보벤존 (Avobenzone: EWG 위험등급 2)

11) pH조절제 - 알칼리성의 pH를 최소화
- 트라이에탄올아민 TEA (Triethanolamine: EWG 위험등급 5)

12) 용제 - 용질을 녹이는데 사용되는 성분

- 아세톤 (Acetone: EWG 위험등급 3)
- 엠이케이 MEK (Methyl Ethyl Ketone: EWG 위험등급 3)

13) 색소(coloring matter) – 유기합성 색소 및 무기안료
- 알루미늄 파우더 (Aluminum Powder: EWG 위험등급 4-9)
- D&C Red No 30 (EWG 위험등급 2)
- 탈크 (Talc: EWG 위험등급 3)
- 황색 4호 (Yellow No.4: EWG 위험등급 3)
- 산화철 (Iron Oxide: EWG 위험등급 2)

14) 감미제 / 풍미제(Flavoring gents) – 화장품의 맛을 증진시키는 성분
- 아이소유제놀 (Isoeugenol: EWG 위험등급 7)
- 신나밀알코올 (Cinnamyl Alcohol: EWG 위험등급 7)
- 메칠살리실레이트 (Methyl Salicylate: EWG 위험등급 3)

15) 거품형성방지제(Antifoaming agents) –거품발생을 억제하기 위해 사용되는 성분
- 다이메티콘 (Dimethicone: EWG 위험등급 3)
- 아이소프로필알코올 (Isopropyl Alcohol: EWG 위험등급 2)

16) 결합제(Binders) – 가루로 된 화장품 원료들을 서로 결합시키기 위해 사용되는 성분
- 로진 (Rosin: EWG 위험등급 5-6)
- 라놀린알코올 (Lanolin Alcohol: EWG 위험등급 3)
- 아이소프로필라놀레이트 (Isopropyl Lanolate: EWG 위험등급 2)

17) 호르몬류
- 에스트로겐 (Estrogen: EWG 위험등급 10)

- 논문 1
Measurement of paraben concentrations in human breast tissue at serial locations across the breast from axilla to sternum.

L Barr, G Metaxas, CAJ Harbach… - Journal of Applied …, 2012 - Wiley Online Library

The concentrations of five esters of p-hydroxybenzoic acid (parabens) were measured using HPLC-MS/MS at four serial locations across the human breast from axilla to sternum using human breast tissue collected from 40 mastectomies for primary breast cancer in England between 2005 and 2008. One or more paraben esters were quantifiable in 158/160 (99%) of the tissue samples and in 96/160 (60%) all five esters were measured. Variation was notable with respect to individual paraben esters, location within one breast and similar.

2005년부터 2008년까지 유방암으로 유방절제술을 받은 40명의 유방 조직 샘플을 연구했습니다. 다양한 연령대의 영국 여성 40명을 대상으로 겨드랑이 인근에서부터 흉골까지 피험자 1명당 4개 부위별로 총 160개 유방조직 샘플을 채취한 후 고성능 액체크로마토그래피(HPLC)를 사용해 파라벤 성분들의 농도를 측정하는 방식으로 연구를 진행했습니다. 즉, 한 여성 당 4개의 조직을 채취해 모두 160개의 샘플을 취합·분석한 결과 99%의 샘플에서 최소 1개의 파라벤이, 60%의 샘플에서 5개의 파라벤이 검출되었습니다.

- 논문 2

Parabens and Human Epidermal Growth Factor Receptor Ligand Cross-Talk in Breast Cancer Cells.
Pan S1, Yuan C, Tagmount A, Rudel RA, Ackerman JM, Yaswen P, Vulpe CD, Leitman DC.

Xenoestrogens are synthetic compounds that mimic endogenous estrogens by binding to and activating estrogen receptors. Exposure to estrogens and to some xenoestrogens has been associated with cell proliferation and an increased risk of breast cancer. Despite evidence of estrogenicity, parabens are among the most widely used xenoestrogens in cosmetics and personal-care products and are generally considered safe. However, previous cell-based studies with parabens do not take into account the signaling cross-talk between estrogen receptor α (ERα) and the human epidermal growth factor receptor (HER) family.

안전용량의 저 농도 파라벤도 유방암의 위험을 높일 수 있습니다.

제작도구

제작도구를 제대로 갖추고 사용하면 제품을 만들시 위생적이며,
완성도 있는 제품을 만들 수 있습니다.

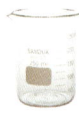

유리비이커

가열이 가능한 도구로, 화장품 및 소량의 제품을 만들 때 사용합니다.

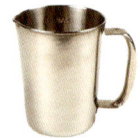

스텐비이커

비누만들 때 자주 사용하는 도구입니다. 가열이 가능하며, 많은 양의 세제류를 만들 때도 사용이 용이합니다.

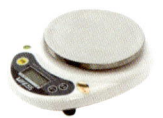

전자 저울

정확한 계량을 위해 꼭 필요한 도구입니다. 0.1g부터 계량이 가능한 저울이 있으면 편리합니다.

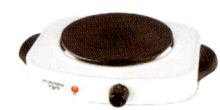

핫플레이트

가열에 꼭 필요한 도구로 가스버너 보다 열이 세지 않아 안전하게 사용할 수 있습니다.

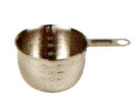

스텐 계량컵

소량의 비누를 녹이거나, 분말을 섞을 때 용이합니다.

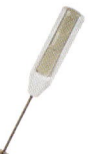

미니블렌더

로션, 크림 제작 시 유화시키는 용도로 사용합니다.

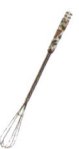

미니거품기

소량의 제품 제작 시 섞어 주는 용도로 사용합니다.

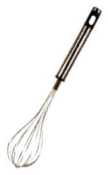

스텐거품기

CP비누 제작 시 트레이스 시킬 때 저어주는 용도로 사용합니다.

제작도구

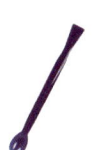
플라스틱 스패츌러
분말, 젤타입 원료 계량 시 사용합니다.

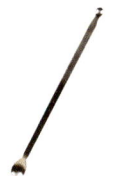
시약스푼
재료를 계량하거나 섞어주는 용도로 사용합니다.

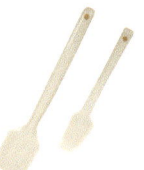
통주걱
제품 완성 후 용기에 담을 때 사용합니다.

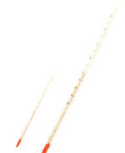
유리온도계
가열이 필요한 제품을 만들 때 온도를 확인할 수 있습니다.

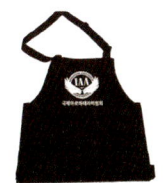
앞치마
제품 제작 시 제품이 튀어 옷에 묻는 것을 방지하기 위해 착용합니다.

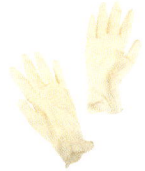
라텍스 장갑
제품 제작 시 사용하면 위생적이고, 특히 가성소다를 다룰 때 손을 보호하는 역할을 합니다.

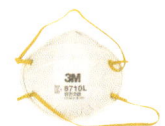
방진 마스크
가성소다 반응 시 냄새를 흡입하지 않도록 마스크를 꼭 착용해야 합니다.

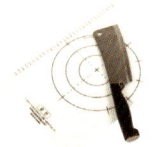
도마와 칼
MP 비누베이스를 자를 때 사용합니다.

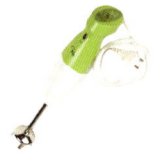
핸드블렌더
제품 제작 시 강하게 교반시킬 때 사용합니다.

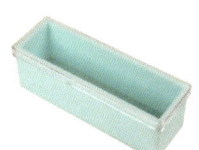
비누 몰드
비누액을 담아 굳히는 용도입니다. 다양한 재질과 모양의 몰드가 있으므로 선택하여 사용할 수 있습니다.

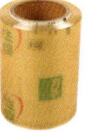
초강력 랩
비누 완성 후 랩에 포장하면 보관이 용이합니다.

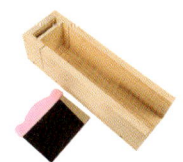
원목 커터기
완성된 비누를 일정한 크기로 자를 수 있습니다.

친환경 세제

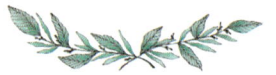

친환경 주방세제

안심 액상 세탁세제

안심 섬유유연제

폐식용유를 이용한 세탁비누

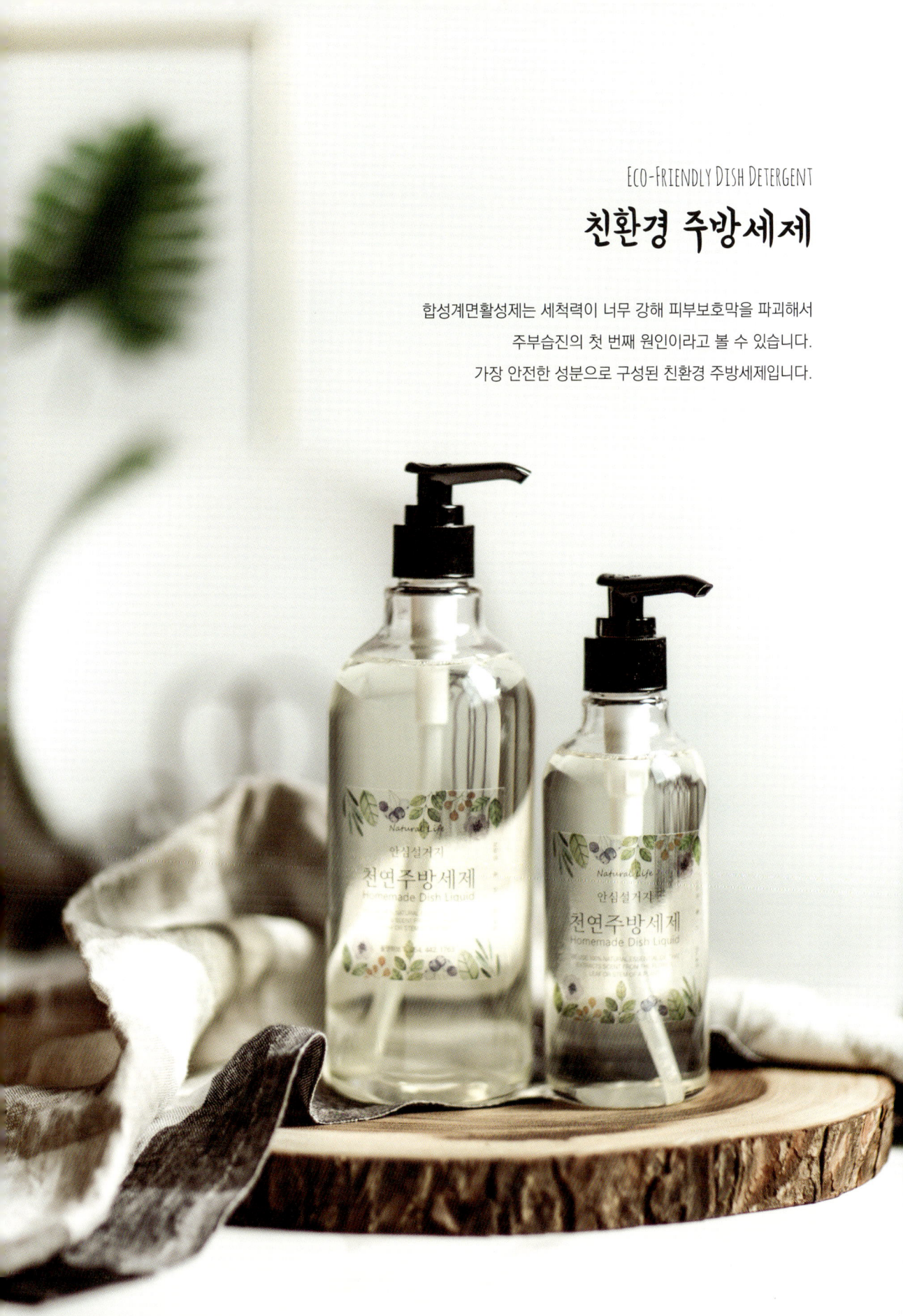

ECO-FRIENDLY DISH DETERGENT

친환경 주방세제

합성계면활성제는 세척력이 너무 강해 피부보호막을 파괴해서 주부습진의 첫 번째 원인이라고 볼 수 있습니다. 가장 안전한 성분으로 구성된 친환경 주방세제입니다.

친환경 주방세제

친환경 주방세제

용량: 500g _ 소요시간: 20분 _ 난이도: 하 _ 유효기한: 6개월

도구

전자저울(1g/3kg), 유리비이커 500ml, 스텐계량컵 200ml, 시약스푼, 미니거품기, 플라스틱스포이드 3ml, 통주걱(소), 500ml 펌프, 주방세제스티커, 소독용에탄올

재료

계열	재료명	용량	기능
워터계열	정제수	208g	베이스
	탄산수소나트륨	20g	세척
	구연산	10g	유연
식물성 계면활성제	코나코파	100g	거품, 세정
	라우릴글루코사이드	100g	거품, 세정
	애플워시	50g	거품, 보습
보습제	식물성글리세린	10g	보습
에센셜오일	레몬	2.5ml	항균

천연 제품에 자주 사용되는 위험도 높은 계면활성제

코코베타인은 Cocamidopropyl Betaine(코카미도프로필베타인)을 줄여서 부르는 말입니다. 이 성분은 2B급 발암물질 아크릴로니트릴이 부가된 합성계면활성제로 미국학회(American Contact Dermatitis Society)에서 2004년, Allergen of the Year로 뽑힌 피부 알러지 유발물질입니다. 반려동물 세정제품에도 사용되고 있어서 확인해야 할 원료입니다. (EWG 위험등급 4)

* 식물성 계면활성제의 종류를 참고해 주세요.(85 페이지)

만드는 방법

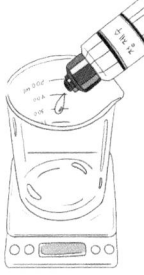

1. 유리비이커 500ml에 정제수 208g과 탄산수소나트륨 20g을 계량해 미니거품기로 탄산수소나트륨을 녹여주세요.

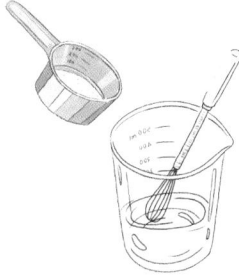

2. 반투명해지면 스텐계량컵 200ml에 구연산 10g을 계량해 #1에 조금씩 조금씩 녹여주세요. 구연산을 한꺼번에 첨가하면 갑작스런 반응으로 넘칠 수 있으니 주의해 주세요.

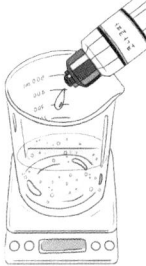

3. 반투명해지면 나머지 재료 식물성 계면활성제, 보습제, 에센셜오일을 모두 첨가해 주세요.

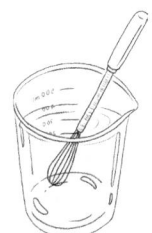

4. 미니거품기로 골고루 섞어주세요.

소독된 용기에 담고 라벨을 붙여주세요.
상온 6개월 안에 사용해 주세요.
기름기 없는 그릇은 재활용 페트병에 물+식초+옥수수전분 세 가지를 같은 비율로 담아 주방세제로 사용하시면 좋아요.

아토피가 있어 면 옷을 입는다고 해도 합성세제가 잔존해 있는 면 옷을 입는다면
과연 안전할까 의심해 볼 필요가 있습니다.
안심 액상 세탁세제는 무독성이며 염료가 들어가지 않습니다.
에센셜오일과 식물성 성분으로 언제나 천연적인 부드러움을 즐길 수 있습니다.

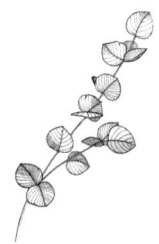

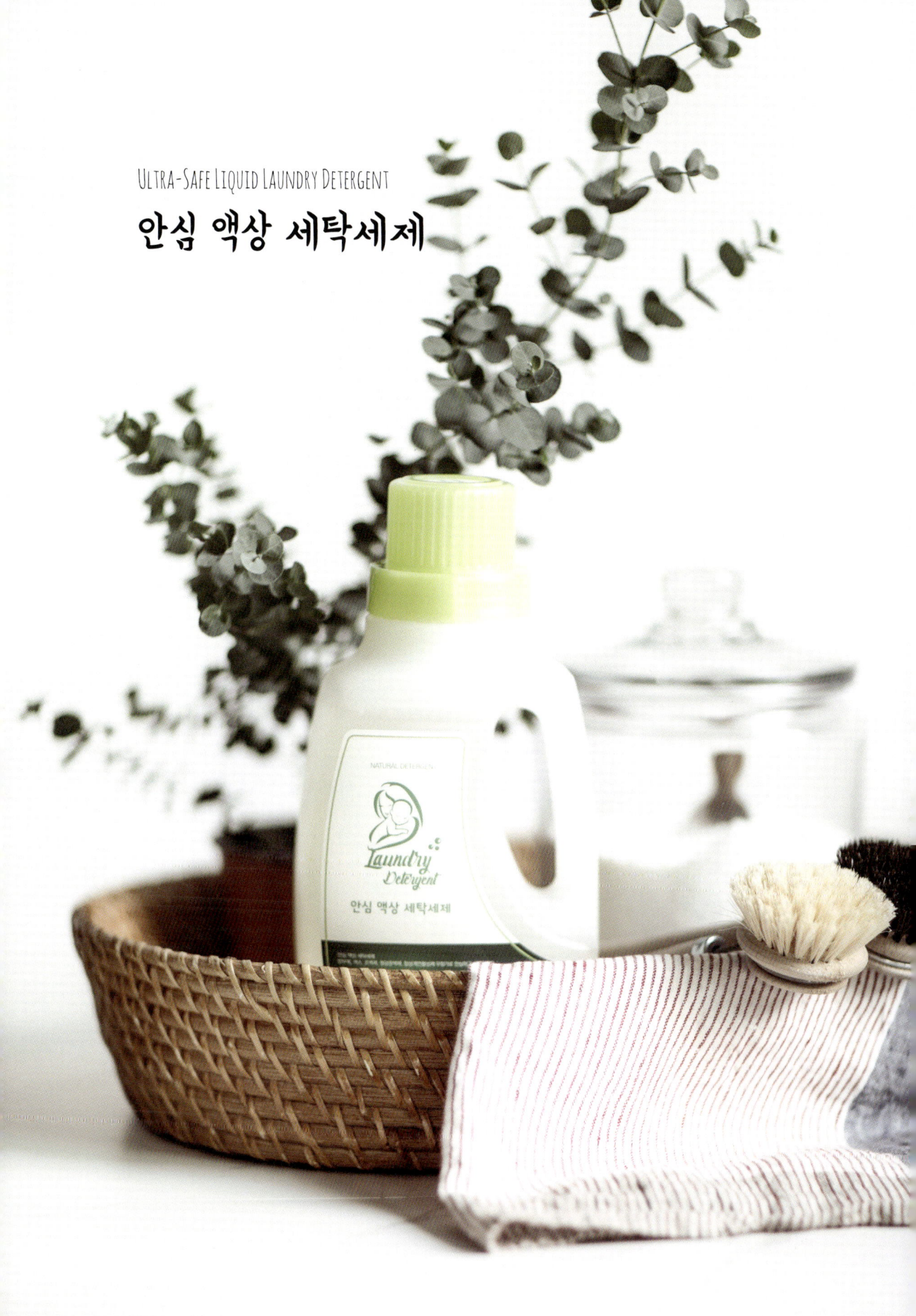

ULTRA-SAFE LIQUID LAUNDRY DETERGENT
안심 액상 세탁세제

안심 액상 세탁세제

용량: 500g _ 소요시간: 20분 _ 난이도: 하 _ 유효기한: 6개월

도구

전자저울(1g/3kg), 유리비이커 500ml, 시약스푼, 플라스틱스포이드 3ml, 미니거품기, 통주걱(소), 500ml 펌프, 액상세탁세제스티커, 소독용에탄올

재료

계열	재료명	용량	기능
워터계열	정제수	198g	베이스
	탄산수소나트륨	20g	세척
식물성 계면활성제	코나코파	140g	거품, 세정
	라우릴글루코사이드	140g	거품, 세정
에센셜오일	레몬	1.5ml	항균, 보존
	티트리	1ml	항미생물, 보존

* 식물성 계면활성제의 종류를 참고해 주세요.(85 페이지)

만드는 방법

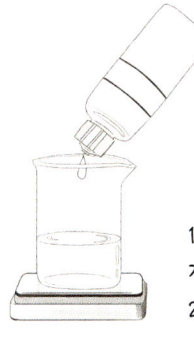

1. 500ml 유리비이커에 정제수 198g과 탄산수소나트륨 20g을 계량해 주세요.

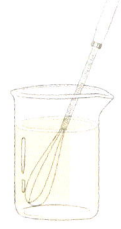

2. 미니거품기로 탄산수소나트륨을 녹여주세요.

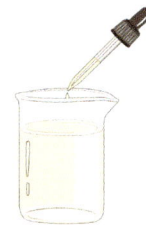

3. 반투명해지면, 식물성 계면활성제와 에센셜오일을 모두 첨가해 주세요.

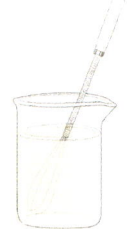

4. 미니거품기로 골고루 섞어주세요.

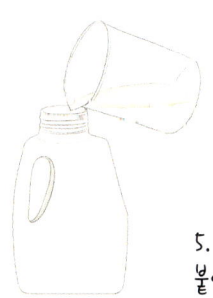

5. 소독된 용기에 담고 라벨을 붙여주세요.

상온에서 6개월 안에 사용해 주세요.

합성 액상 세탁세제의 주성분

대부분의 세제에 사용되고 있는 LAS(선형 알킬벤젠 슬폰산 나트륨-Sodium Linear Alkylbenzene Sulfonate)는 저렴한 석유계 계면활성제로 분해될 때 생기는 페놀계는 생물에 유독하며 수질오염과 주부습진, 피부징애의 원인이 될 수 있습니다.

알러지 환경 건강 협회에 따르면 섬유유연제가
"매일 집안에서 사용되는 가장 독성이 강한 제품"이라고 합니다.
당신의 선택은 무엇입니까?
안심 섬유유연제는 부드럽고 사랑스러운 세탁물을 당신에게 안겨줄 것입니다.

Ultra-Safe Fabric Softener

안심 섬유유연제

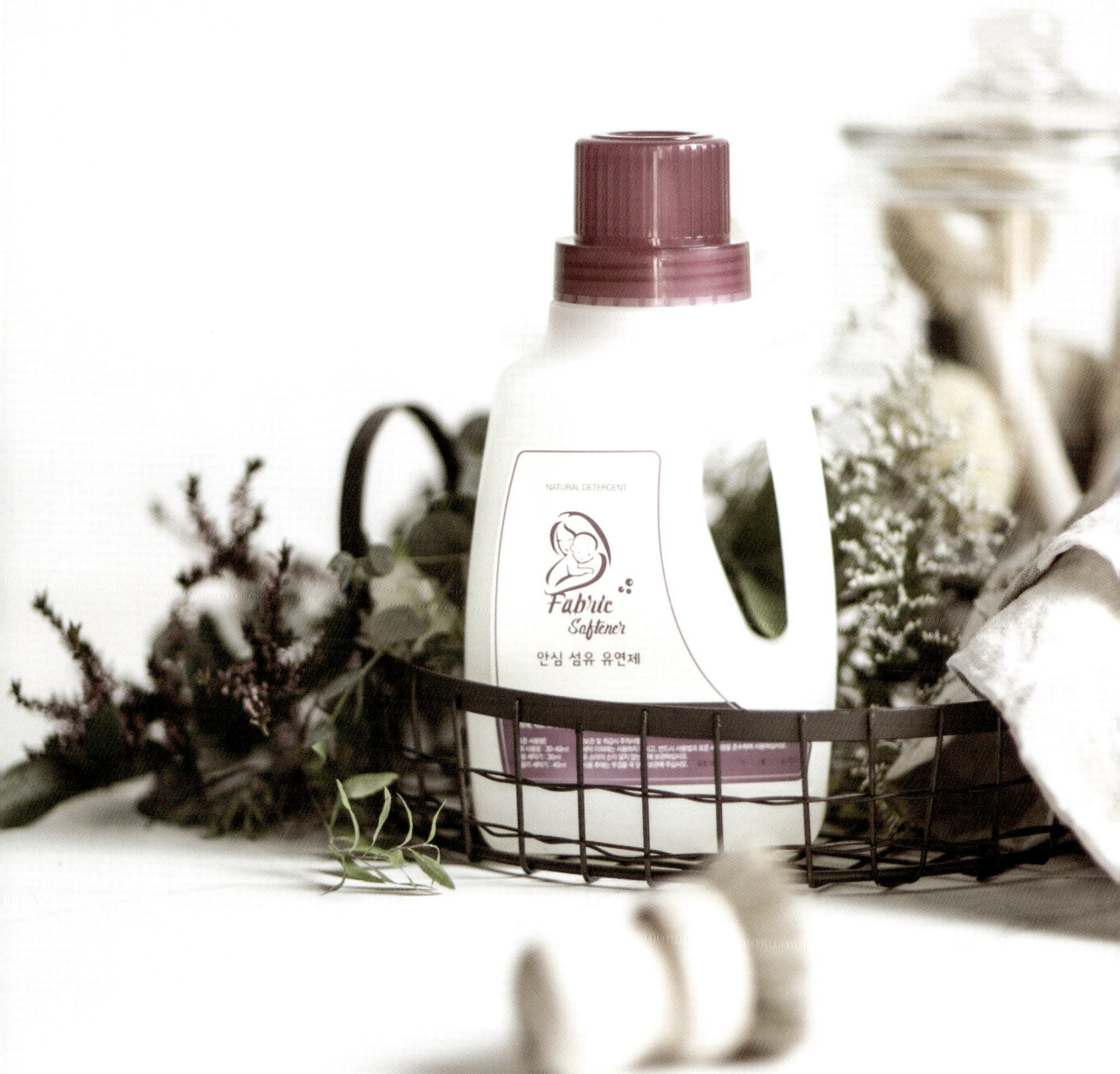

안심 섬유유연제

용량: 1kg _ 소요시간: 20분 _ 난이도: 하 _ 유효기한: 6개월

도구

핫플레이트, 전자저울(1g/3kg), 유리 or 스텐비이커 1L, 유리비이커 100ml, 시약스푼, 스텐거품기, 플라스틱 스포이드 3ml, 미니거품기, 통주걱(소), 세탁세제용기 1L, 섬유유연제스티커, 소독용에탄올

재료

계열	재료명	용량	기능
워터계열	정제수	878g	베이스
	폴리쿼터	7g	점증, 유연
	구연산	100g	유연
가용화제	올리브리퀴드	10g	유화
에센셜오일	라벤더	5ml	소독, 보존

만드는 방법

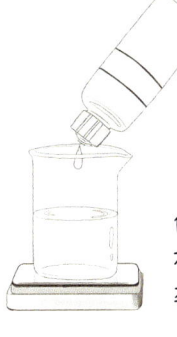

1. 유리 or 스텐비이커 1L에 정제수와 폴리쿼터를 계량해 주세요.

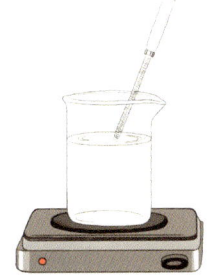

2. 핫플레이트에 올려 스텐거품기로 걸쭉해 질 때까지 계속 천천히 저어주세요. 핫플레이트에 올려서 방치하면 폴리쿼터가 뭉쳐서 풀리지 않아요.

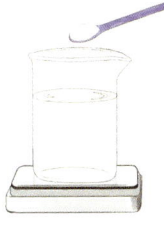

3. 40 ~ 45도가 되면 걸쭉한 점도가 생겨요. 이때 구연산을 계량해 주세요.

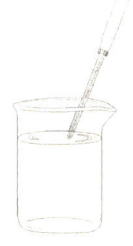

4. 스텐거품기로 구연산을 완전히 녹여 주세요.

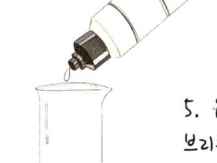

5. 유리비이커 100ml에 올리브리퀴드 10g과 라벤더 5ml를 계량해 미니거품기로 섞어 주세요.

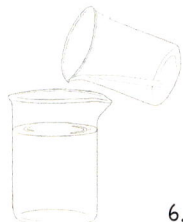

6. #4에 #5를 부어 주세요.

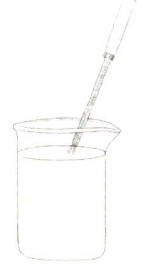

7. 골고루 섞은 후 용기에 담고 라벨을 붙여 주세요.

상온에서 6개월 안에 사용해 주세요.

섬유유연제 성분안내

폴리쿼터(Polyquaternium-10)

폴리쿼터의 성분명칭은 Polyquaternium-10으로 만들어진 원료이긴 하나 폴리쿼터늄 중에서 천연 셀룰로오즈를 함유하고 있고 생분해가 잘 되기 때문에 안전하게 사용됩니다.(EWG 위험등급 1)

구연산(Citric acid)

식초 한 컵을 세탁수에 넣으면 옷을 부드럽게 할 수 있지만 구연산 기술만큼이나 효과적이지는 않습니다. 구연산이 연수기 역할을 하고 옷을 부드럽게 만드는 데 도움이 됩니다. (EWG 위험등급 2)

올리브리퀴드(Olive oil PEG-7 esters)

가용화제로 라벤더 에센셜오일이 정제수에 잘 섞이도록 도와주는 원료로 스킨이나 에센스에 가용화제로 자주 사용되는 원료이나 EWG 위험등급 3(데이터 : none)으로 민감성이거나 아이들은 총량의 5%이하로 사용할 것을 권장하므로 이 레시피에선 총량의 1%만 사용되었습니다. 올리브리퀴드의 사용을 꺼리신다면 빼고 만드시면 되는데 만들고 난 후 라벤더 에센셜오일이 분리되어 있어 사용하실 때마다 흔들어서 사용하셔야 합니다. (EWG 위험등급 3)

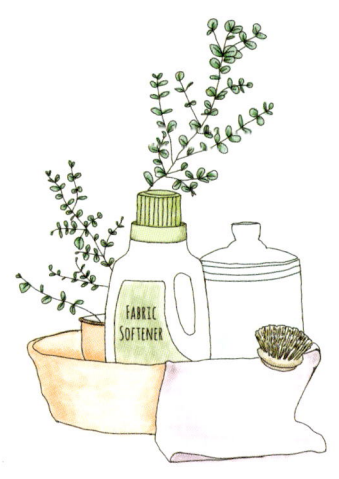

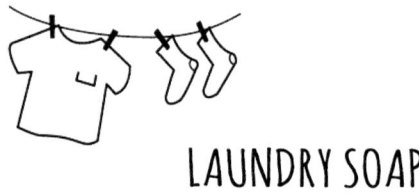

LAUNDRY SOAP

튀기고 난 기름은 수질오염의 주범입니다.
사용한 식용유를 최대한 활용하는 방법은 세탁비누를 만드는 것입니다.
세탁도 잘 되고 훨씬 더 생태학적입니다.

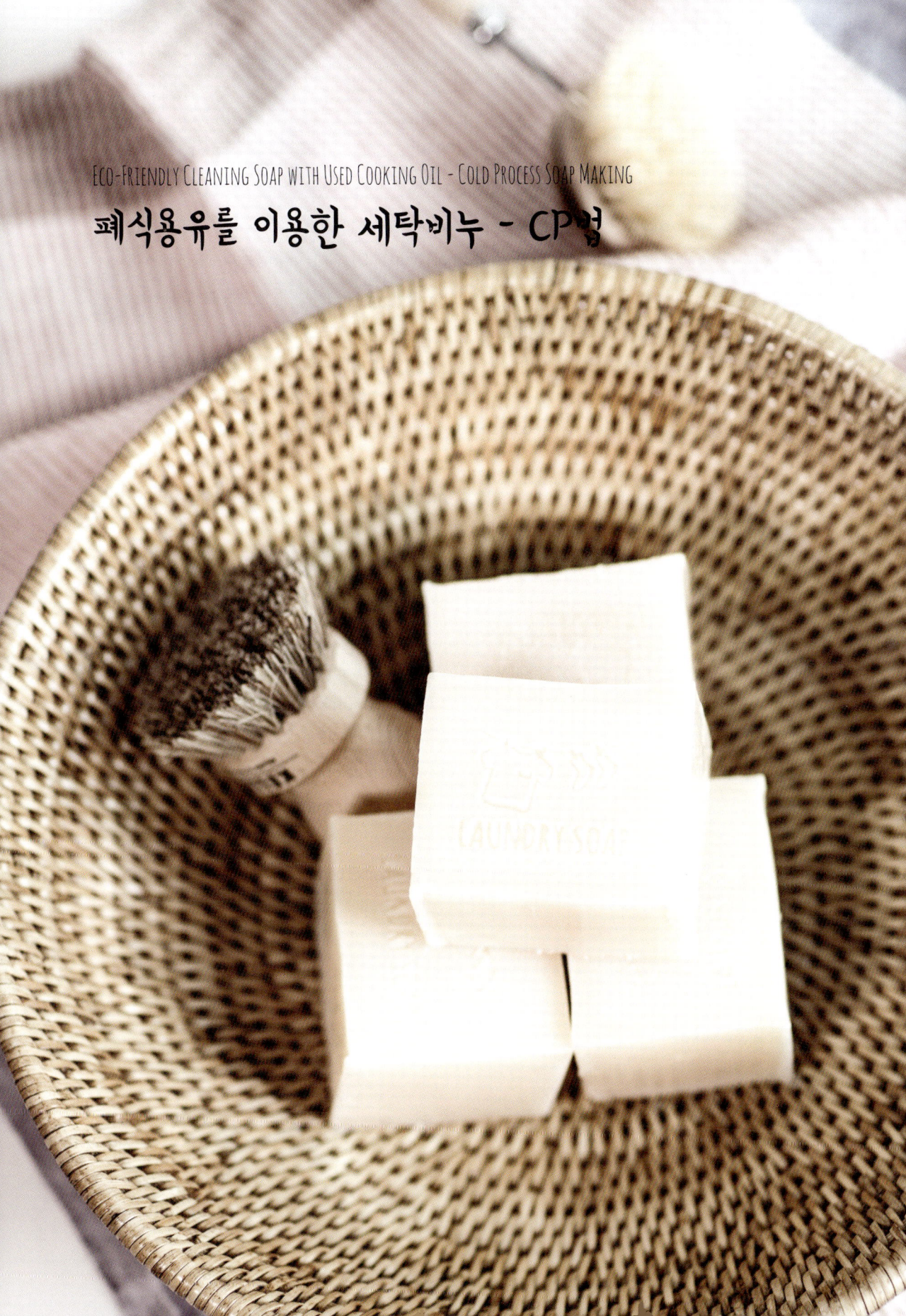

Eco-Friendly Cleaning Soap with Used Cooking Oil - Cold Process Soap Making

폐식용유를 이용한 세탁비누 - CP법

폐식용유를 이용한 세탁비누 - CP법

용량: 1kg _ 소요시간: 1시간 _ 난이도: 상 _ 숙성기간: 4주

도구

핫플레이트, 전자저울(1g/3kg), 2L 스텐비이커, 1L 스텐비이커, 스텐계량컵 200ml, 유리온도계 2개, 스텐거품기, 핸드블렌더, 시약스푼, 통주걱(대), 1kg몰드, 앞치마, 방진 마스크, 보호안경, 라텍스장갑, 스티로폼박스, pH테스트페이퍼, 세탁비누스티커, 소독용에탄올

재료

계열	재료명	용량	기능
가성소다수	정제수	247.5g	베이스
	가성소다	102g	촉매작용
식물성오일	폐식용유	550g	거품, 보습
	코코넛오일	100g	거품
	팜오일	100g	단단, 보습

주의!

CP(Cold Process)법은 식물성오일과 가성소다가 만나 화학적 반응을 통해 자연적으로 생기는 열을 이용해서 만드는 기법으로, 완성된 비누는 안전하게 사용할 수 있지만 제작 시 발생하는 유독가스는 피부에 닿았을 때 알러지 반응을 일으키기 때문에 만들기 전에 61페이지 **"CP법 제작 시 주의사항"을 반드시 숙지**하시고 제작해 주시기 바랍니다.

또한, 제작 시 발생하는 유독가스는 흡입했을 때 독성이 폐에 쌓여 -OH가 유리된 활성산소를 일으키고 칼슘의 흡수를 방해해 구루병, 관절염의 원인이 되며 호흡기 질환도 일으킵니다.

만드는 방법

가성소다수와 식물성오일의 온도가 40도일 때 제작이 용이하므로 두 계열 모두 40도로 맞춰줍니다.

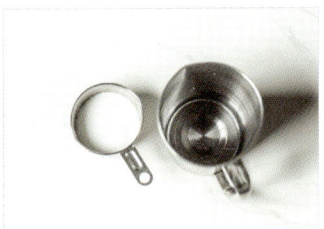

1. 정제수에 가성소다를 녹여 40도로 온도를 낮춰주세요.

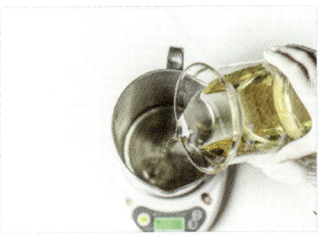

2. 2L 스텐비이커에 식물성오일을 모두 계량해 주세요.

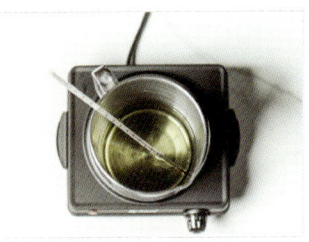

3. #2를 핫플레이트에 올려 온도를 40도로 맞춰주세요.

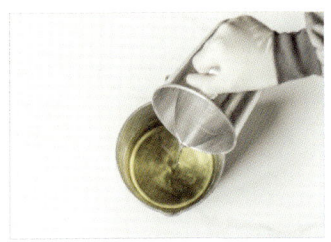

4. 식물성 오일에 가성소다수를 부어주세요.

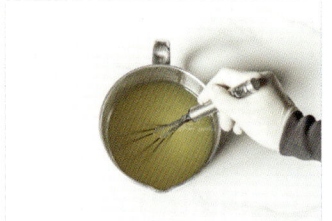

5. 거품기로 2분간 한 방향으로 재빨리 교반시켜 주세요.

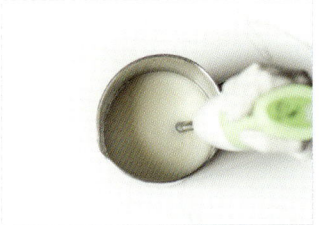

6. 핸드블렌더로 10초간 교반시켜 주세요. 거품기 2분, 핸드블렌더 10초를 반복해 주세요.

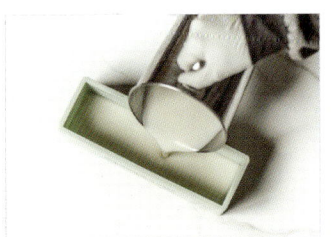

7. 트레이스(지나간 자국) 상태가 되면 1kg몰드에 부어 주세요.

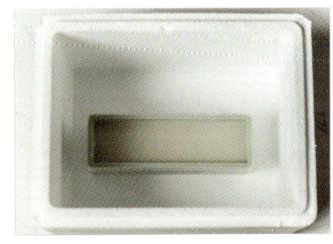

8. 스티로폼 박스에 넣어 보온해 주세요.

1~2일 후 몰드에서 빼내 원하는 크기로 살라주세요.
그늘진 곳에서 4주 숙성 후 사용해 주세요.

윤교수의 노케미강좌 2. 합성세제와 천연세제

합성세제와 천연세제

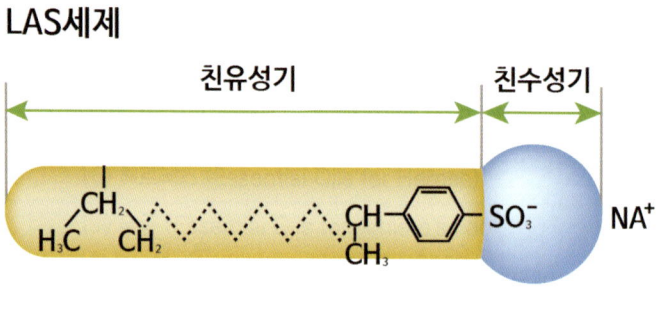

〈합성세제의 구조〉

LAS(Sodium Linear Alkylbenzene Sulfonate-선형 알킬벤젠 슬폰산 나트륨), SLS (Sodium Lauryl Sulfate-소듐라우릴설페이트), SLES (Sodium Laureth Sulfate-소듐라우레스설페이트)는 우리가 매일 사용하는 샴푸, 바디워시, 비누, 세탁세제, 주방세제, 핸드워시 심지어 치약에까지 사용되는 석유계 합성계면활성제입니다. 세척력이 우수하고 원료의 값이 저렴해서 각종 거품제에 사용되고 있습니다. 이러한 합성세제는 이미 1956년 국제암연합회에서 "합성세제가 암을 유발하는 인자"라고 발표했지만 우리나라에선 1960년대 중반부터 합성세제의 생산이 시작되었습니다. 이런 합성세제는 피부나 호흡기로 침투해 계속 축적되어 오늘날 아토피, 비염, 탈모, 부인과질환의 원인으로 대두되고 있습니다.

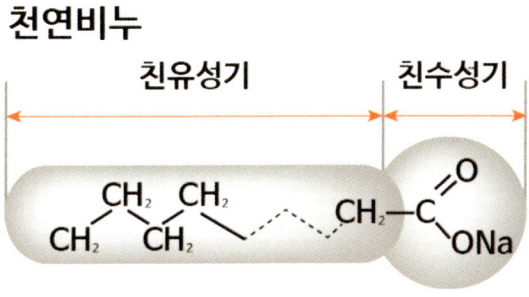

〈천연세제의 구조〉

천연세제는 벤젠고리를 가지고 있지 않아 거품이 빨리 줄어드는 단점은 있지만 생분해성이 뛰어나 친환경적이고 피부 보호막을 손상시키지 않아 어린아이나 민감한 사람에게도 안전하게 사용됩니다.

친환경 가루세제 원료

1. 과탄산나트륨 ($2Na_2CO_3 \cdot 3H_2O_2$)

과탄산나트륨($2Na_2CO_3 \cdot 3H_2O_2$)은 탄산나트륨과 과산화수소를 반응시킨 후 결정화시켜 제조한 것입니다. 따라서 결정화된 과탄산나트륨을 다시 물에 녹이면 탄산나트륨(Na_2CO_3)과 과산화수소(H_2O_2)로 분해가 됩니다. 과산화수소가 분해되면서 산소를 발생시키는데, 50~70도의 온도에서 산소가 가장 많이 발생되어 세탁 시 물의 온도를 50~70도로 맞추면 최적의 표백과 살균 효과를 볼 수 있습니다. 과산화수소(H_2O_2)가 물(H_2O)과 산소(O_2)로 변할 때 물의 온도가 높을수록 잘 바뀌어 진다는 것은 물이 산성이거나 또는 따뜻하지 않은 물에서는 산소를 잘 발생시키기 어렵고 세척력도 떨어진다는 의미입니다.

2. 탄산수소나트륨 (중조, 베이킹소다, $NaHCO_3$)

빵을 부풀릴 때 사용하는 베이킹소다는 흡착력이 강하고 알칼리성이라 친환경세제 뿐만 아니라 입욕제의 원료로 사용되고 있고, 과일 세척 시 베이킹소다를 뿌리고 10분 후에 헹궈내면 잔류 농약도 줄어듭니다. 또한 탄산수소나트륨은 칼슘, 마그네슘과 같은 금속 이온을 흡착해 물을 부드럽게 만들어주는 연수 작용과 오염된 부분을 세척하는데 용이하고 흡습, 소취작용이 있어 악취를 화학적으로 중화시켜 천연 탈취제로도 사용됩니다. 그리고 입욕제에 사용하면 탄산효과가 더해져 혈액순환이 촉진되고 온천과 같은 효과를 볼 수 있으며 나트륨이 풍부하게 함유되어 있어 피부에 가벼운 보습 효과를 줍니다.

3. 구연산(Citric acid, C6H8O7)

오렌지 계열의 과일에서 합성 또는 자연적으로 추출되며 청량음료나 캔디, 잼 등에 신맛을 내는 원료로 첨가되며 보존제 역할도 합니다. 강산성이라 살균력이 뛰어나 욕실 청소에 용이하며 알칼리 성분을 중성으로 만들어주는 중화제로도 사용되고, 린스나 섬유유연제의 pH조절에도 이용됩니다.

탄산수소나트륨 + 구연산의 반응

탄산수소나트륨과 구연산을 물에 섞으면 부글거리며 반응이 일어나는데 이것을 중화반응이라고 합니다.

$$NaHCO_3 + C_6H_8O_7 \longrightarrow CO_2 + H_2O + NaC_6H_7O_7$$

탄산수소나트륨　　구연산　　　　이산화탄소　물　　구연산나트륨

4. SLSA (Sodium Lauryl Sulfoacetate)

코코넛과 팜에서 추출한 지방알코올을 원료로 만든 식물성 계면활성제로 SLS와 달리 피부 속으로 침투하지 못하여 피부에 자극적이지 않고 거품이 풍성해서 거품 입욕제 원료로 많이 사용됩니다.

친환경 가루세제 만들기

친환경 가루 세탁세제 레시피 (1kg)

재료		
	과탄산나트륨	450g
	탄산수소나트륨	450g
	무수구연산	75g
	SLSA	25g

위 재료를 스텐볼에 모두 계량해서 골고루 섞기만 하면 완성됩니다.

습기가 들어가면 딱딱하게 굳을 수 있으니 비닐팩에 담아 사용해 주세요.
1회 기준 30~40g 정도 사용해 주시고, 뜨거운 물에 녹여 세탁하시면 세척력이 높습니다.

천연비누

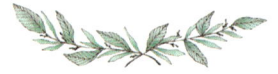

꿀비누

마쉬멜로우 오트밀 비누

신의 선물 노니 숙성비누

발효 한방 샴푸

강아지 샴푸

딴딴한 버블 바쓰붐

Honey Soap - Melt & Pour Soap Making
꿀비누 - MP법

합성계면활성제가 포함되어있는 비누, 바디워시는 피부보호막까지 씻어내고 유익균을 죽이고
면역력을 떨어뜨리기 때문에 아토피로 고생하는 사람들이 아무리 피부를 보호한다고 해도
합성비누를 사용해 버리면 소용이 없게 됩니다.
매일 사용하는 비누는 반드시 천연비누를 사용하시길 권장합니다.
천연비누는 폼클렌저와 바디워시 대신 사용하셔도 손색이 없습니다.

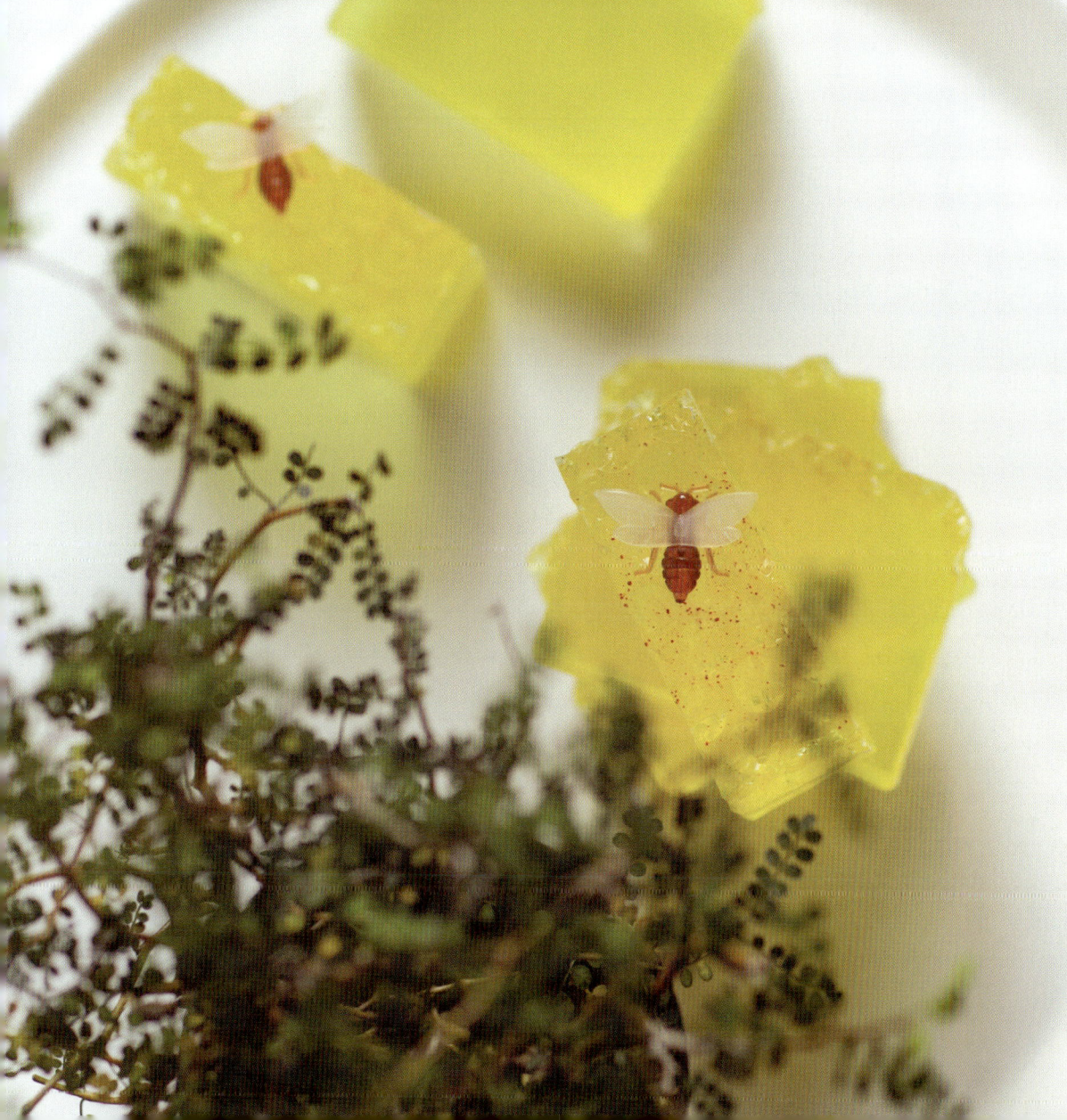

꿀비누 - MP법

용량: 1.1kg(10개 분량) _ 소요시간: 1시간 30분 _ 난이도: 중 _ 유효기한: 1년

도구

핫플레이트, 전자저울(1g/3kg), 2L 스텐비이커, 스텐계량컵 200ml, 칼, 도마, 시약스푼, 플라스틱스패츌러, 통주걱(소), 플라스틱스포이드 3ml, 유리온도계, 1kg몰드, 뽁뽁이, 랩, 비누스티커, 소독용에탄올

재료

계열	재료명	용량	기능
비누베이스	투명비누베이스	1.1kg	세정
첨가물	강황분말	0.5g	항염, 해독
	꿀	20g	보습, 항균
에센셜오일	라벤더	5ml	항염, 보존
	스윗 오렌지	5ml	살균

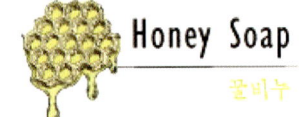

핵심원료 "꿀"

"내 건강의 비밀은 꿀을 내부와 외부에 바르는 것이다."
-Democritus (BC 460-370), 109세까지 산 그리스 철학자이자 의사인 데모크리토스가 한 말입니다. 꿀은 수많은 효소를 포함하고 있어 보습과 항균성이 뛰어납니다. 꿀은 또한 비누에 훌륭한 첨가제이며, 가볍고 따뜻하고 달콤한 향을 주며 거품을 증가시키는 데 도움을 줍니다.

꿀비누 – MP법

만드는 방법

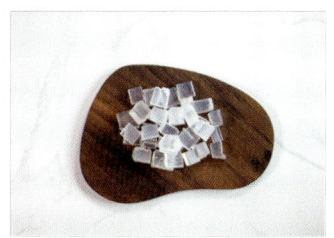

1. 투명비누베이스 1.1kg를 작게 잘라주세요.

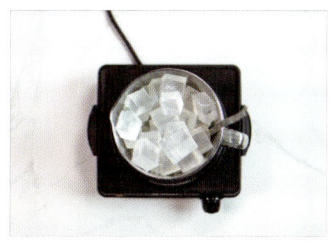

2. 비누베이스를 핫플레이트 낮은 온도에서 조금씩 천천히 녹여주세요.

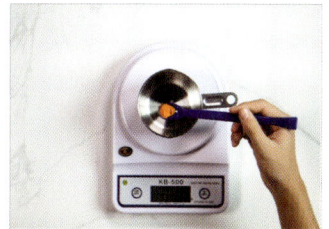

3. 비누베이스가 녹는 동안 강황 0.5g과 꿀 20g을 계량해 통주걱으로 골고루 섞어주세요.

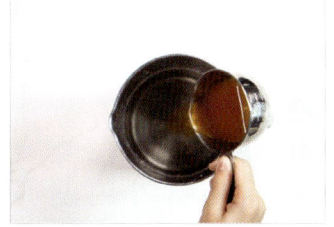

4. 비누베이스가 다 녹으면 #3을 첨가해 골고루 섞어주세요.

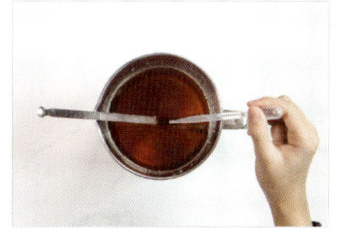

5. 비누액의 온도가 65~70도가 되면 에센셜오일 라벤더 5ml, 스윗오렌지 5ml를 첨가해 섞어주세요.

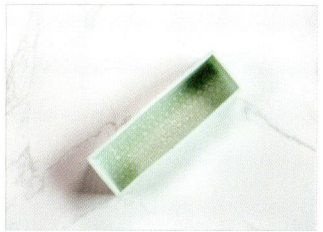

6. 뽁뽁이를 잘라 1Kg몰드 바닥에 깔아주세요. (우유곽 사용 가능)

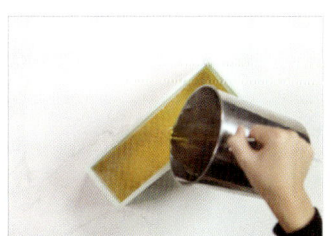

7. 몰드에 부은 다음 에탄올을 살짝 뿌려 거품을 없애주세요.

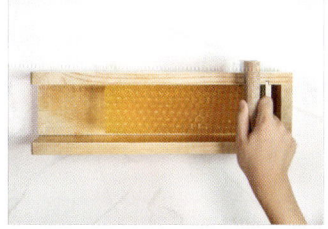

8. 냉동실에 1시간 정도 굳힌 다음 잘라주세요.

랩에 싸서 습기가 없고 서늘한 곳에 보관해 1년 안에 사용하세요.

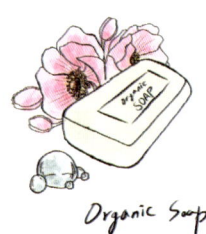

마쉬멜로우 오트밀 비누는 말랑말랑한 마쉬멜로우 비누베이스에
약재분말과 에센셜오일을 첨가해서 만드는 조물락기법의 비누입니다.
향기 좋은 천연재료를 이용해서 손으로 조물락거려 원하는 모양을 쉽게 만들 수 있어서
아이들의 오감발달에 도움을 주는 천연비누입니다.

Marshmallow Oatmeal Soap - PROPER Technique of Soap Kneading

마쉬멜로우 오트밀 비누 - 조물락 기법

마쉬멜로우 오트밀 비누 - 조물락 기법

용량: 100g(1개 분량) _ 소요시간: 20분 _ 난이도: 하 _ 유효기간: 1년

도구

전자저울(1g/3kg), 플라스틱스패츌러, 비누도장, 소독용에탄올

재료

계 열	재 료 명	용 량	기 능
비누베이스	마쉬멜로우 비누베이스	100g	세정
분말	오트밀	1티스푼 (약2g)	보습
에센셜오일	라벤더 만다린	10방울 10방울	항염, 보존 살균

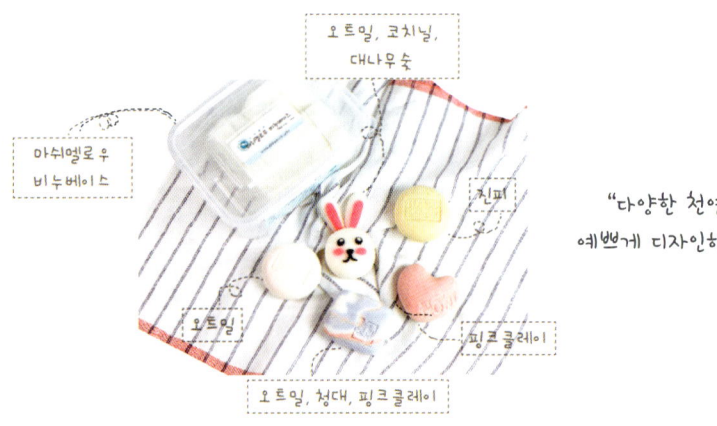

"다양한 천연분말로 예쁘게 디자인해 보세요."

만드는 방법

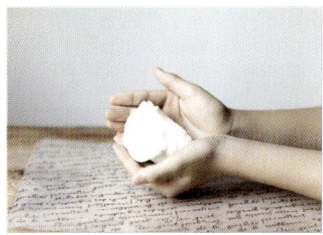

1. 마쉬멜로우 비누베이스가 부드러워질 때까지 조물락거려 주세요.

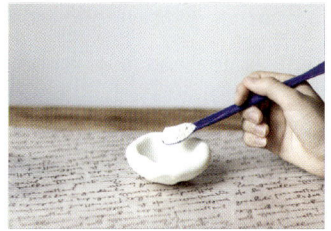

2. 밥공기 모양으로 만들어 오트밀분말 1티스푼(약 2g)을 담아주세요.

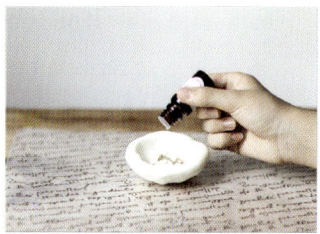

3. 에센셜오일 라벤더 10방울, 만다린 10방울을 첨가해 주세요.

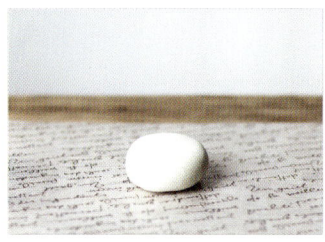

4. 잘 섞어서 예쁜 모양을 만들어 주세요.

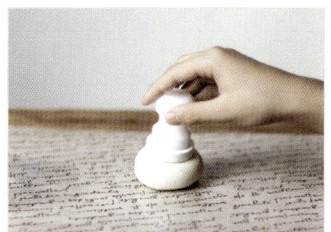

5. 5분 정도 말린 후 비누도장을 찍어주세요.

일주일 동안 그늘에서 말린 후 사용하세요.
완성된 비누는 물과 만나면 다시 말랑말랑해지는데 사용하는데는 문제가 없어요.
상온에서 1년 안에 사용해 주세요.
여러 가지 쿠키커터로 예쁘게 만들 수도 있어요.

Noni(Morinda Citrifolia)는 항균, 항박테리아, 항바이러스 및 항염증 효과가 있습니다.
다양한 조직 치유력과 면역 증강 특성을 가진 항산화 물질이 풍부합니다.
노니의 치유, 탄력, 보호 및 박피 특성은 수많은 피부 문제를 앓고 있는 사람들에게 이상적입니다.
또한 여드름, 백선 또는 알러지성 피부 발진 등으로 고통받는 사람들에게도 인기가 있으며
수두 및 대상 포진을 진정시킬 수 있습니다.

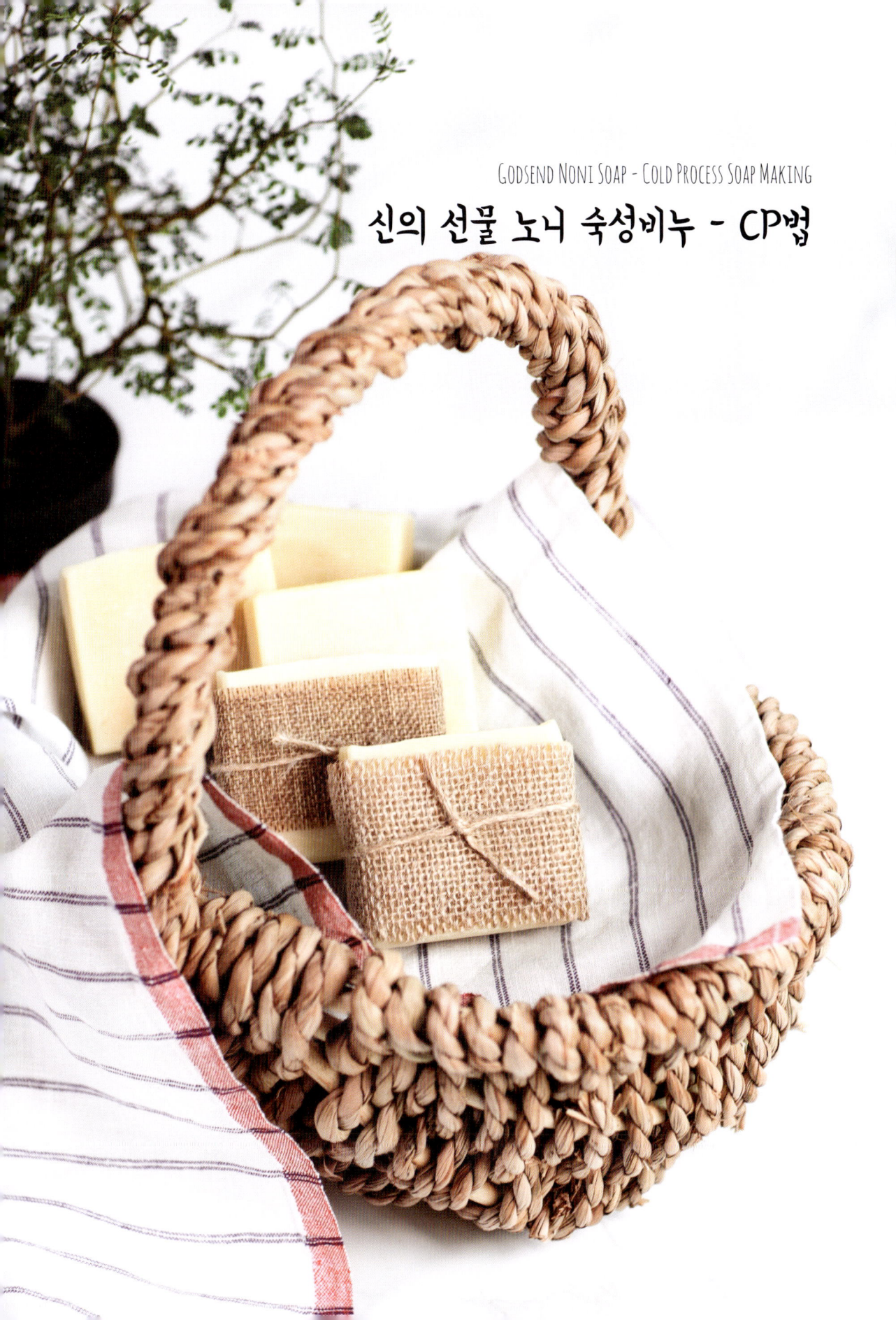

Godsend Noni Soap - Cold Process Soap Making

신의 선물 노니 숙성비누 - CP법

신의 선물 노니 숙성비누 - CP법

용량: 1kg(10개 분량) _ 소요시간: 1시간 _ 난이도: 상 _ 숙성기간: 2개월

도구

핫플레이트, 전자저울(1g/3kg), 2L 스텐비이커, 1L 스텐비이커, 스텐계량컵 200ml, 유리온도계 2개, 스텐거품기, 핸드블렌더, 시약스푼, 통주걱(대), 플라스틱스패츌러, 플라스틱스포이드3ml, 1kg몰드, 앞치마, 방진 마스크, 보호안경, 라텍스장갑, 스티로폼박스, pH테스트페이퍼, 노니비누스티커, 소독용에탄올

재료

계열	재료명	용량	기능
가성소다수	정제수	109g	베이스
	가성소다	105g	촉매작용
	얼린 식초	109g	보습
식물성오일	코코넛오일	200g	거품
	팜오일	180g	단단, 보습
	달맞이꽃종자유	100g	가려움
	유기농로즈힙오일	20g	재생, 항산화
	유기농아르간오일	50g	보습, 항산화
	아보카도오일	100g	고영양, 수분
	윗점오일	50g	재생
	대마씨(햄프씨드)오일	50g	항염, 재생
에센셜오일	라벤더	15ml	항염, 보존
추출물	노니추출물	20g	항염, 항산화, 항암
	강황발효혼합진액	10g	상처치유, 재생

* 강황발효혼합진액 - 강황, 생강, 녹차, 병풀, 금은화를 발효한 원료
* 발효혼합진액은 윤교수의 노케미강좌 5. 락토바실러스발효 혼합진액을 참고해 주세요.(120 페이지)

> **주의!**
> CP(Cold Process)법은 식물성오일과 가성소다가 만나 화학적 반응을 통해 자연적으로 생기는 열을 이용해서 만드는 기법으로, 완성된 비누는 안전하게 사용할 수 있지만 제작 시 발생하는 유독가스는 흡입했을 때 독성이 폐에 쌓이기 때문에 만들기 전에 61페이지 **"CP법 제작 시 주의사항"을 반드시 숙지**하시고 제작해 주시기 바랍니다.
> 또한, 제작 시 발생하는 유독가스는 흡입했을 때 독성이 폐에 쌓여 -OH가 유리된 활성산소를 일으키고 칼슘의 흡수를 방해해 구루병, 관절염의 원인이 되며 호흡기 질환도 일으킵니다.

만드는 방법

가성소다수와 식물성오일의 온도가 40도일 때 제작이 용이하므로 두 계열 모두 40도로 맞춰줍니다.

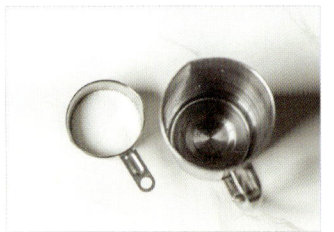

1. 1L 스텐비이커에 정제수를 계량하고 가성소다를 녹여주세요.

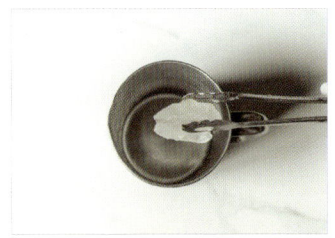

2. #1을 45도로 식힌 다음 얼린 식초를 넣어 녹여주세요.

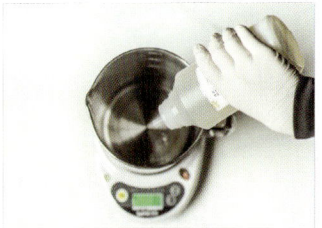

3. 2L 스텐비이커에 식물성오일을 모두 계량해 주세요.

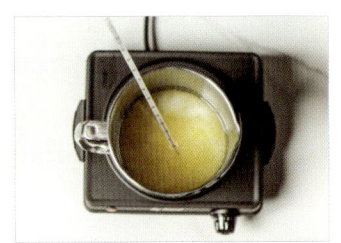

4. #3을 핫플레이트에 올려 40도로 맞춰주세요.

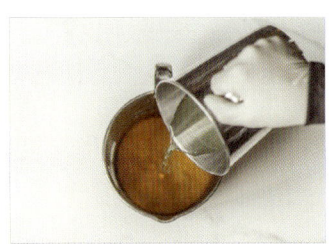

5. 식물성 오일에 가성소다수를 부어주세요.

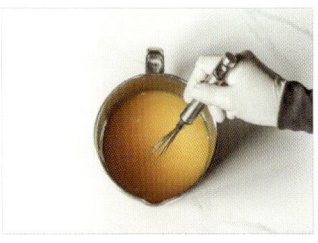

6. 거품기로 2분간 한 방향으로 재빨리 교반시켜 주세요.

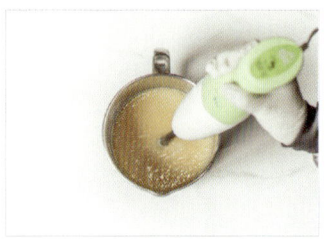 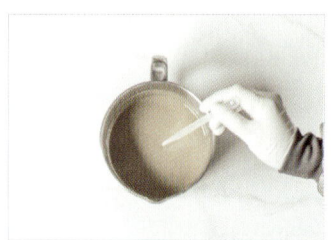 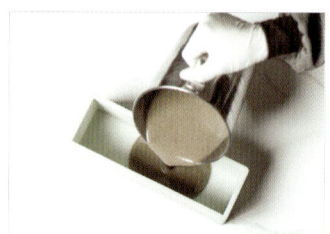

7. 핸드블렌더로 10초간 교반시켜 주세요. 거품기 2분, 핸드블렌더 10초를 반복해 주세요.

8. 트레이스(지나간 자국) 상태가 되면 에센셜오일과 추출물을 첨가해 골고루 섞어주세요.

9. 1kg몰드에 부어 주세요.

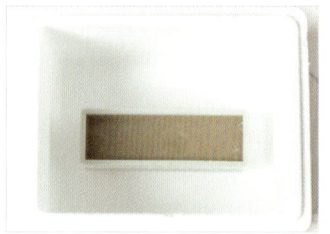 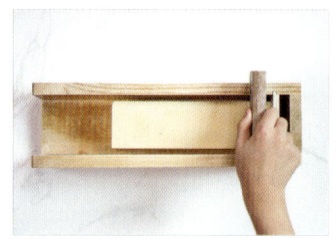 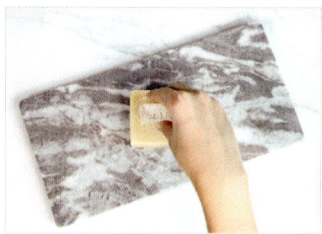

10. 스티로폼 박스에 넣어 보온해 주세요.

11. 1~2일 후 몰드에서 빼내 2.5cm 간격으로 잘라주세요.

12. 3시간 후 비누도장을 찍어주세요.

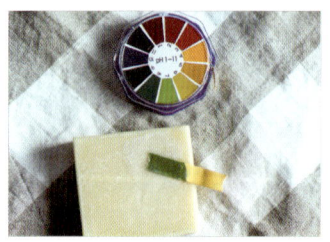

13. 서늘하고 통풍 잘 되는 곳에 2달 정도 숙성시킨 후에 pH가 9.5 미만이면 사용해 주세요.

비누에 물을 묻혀 거품을 충분히 낸 다음 pH테스트페이퍼를 붙이면 비누의 pH를 확인할 수 있습니다.

CP법 제작 시 주의사항 필독!

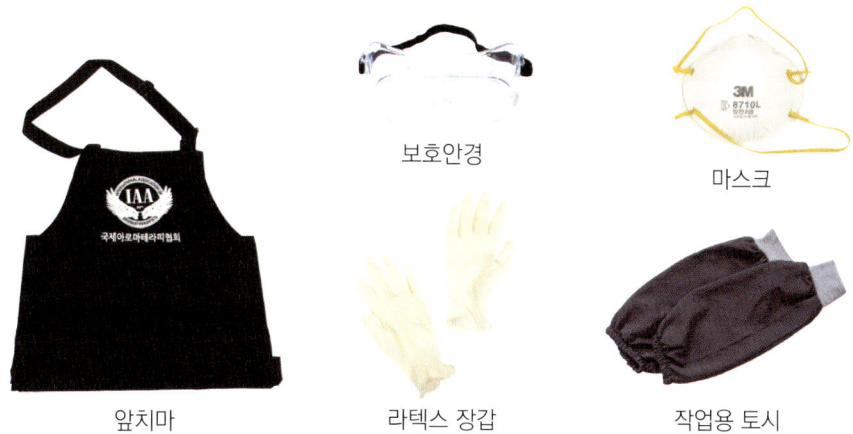

앞치마   보호안경   마스크   라텍스 장갑   작업용 토시

1. 가성소다수 제작 시 반드시 환기가 잘 되는 실외에서 만들어 주세요. 정제수에 가성소다를 첨가하면 온도가 80도까지 올라가고 하얀 증기가 발생하므로 화학반응 시 발생하는 증기를 절대 흡입하지 않도록 주의해 주세요.
2. 반드시 긴팔옷, 고무장갑, 방진 마스크, 고글 등 보호장비를 착용해 주세요. 비누액이 옷에 묻으면 얼룩이 지워지지 않기 때문에 비누 제작 시 꼼꼼히 체크해서 작업하시기 바랍니다.
3. 제작 시 비누액이 피부에 닿으면 즉시로 흐르는 물에 씻어낸 후 식초로 중화시켜 주세요.
4. 알루미늄으로 된 도구를 사용하면 인화성 높은 수소가스가 발생하기 때문에 제작 시 사용되는 모든 도구는 스텐과 유리 도구만 사용해야 합니다.
5. 노약자, 어린아이, 반려동물이 없고 환기가 잘 되는 장소에서 만들어야 하며 가성소다는 뚜껑을 꼭 닫아서 보관하셔야 합니다.

수산화나트륨이란?

수산화나트륨은 심각한 손상을 일으킬 수 있는 매우 부식성이 강한 화학물질입니다. 피부에 화상을 입히고, 실명을 유발할 수 있으며, 섭취하면 사망에 이를 수도 있습니다. 그럼에도 불구하고 이 위험한 화학물질은 수제 비누와 시중에서 판매하는 모든 비누의 주요 성분 중 하나입니다. 비누를 만들 때 수산화나트륨 사용에 극도의 주의가 요구되는 것이 사실입니다. 보호안경을 착용하고 팔과 다리를 가려야 하며 장갑을 착용해야 합니다. 수산화나트륨은 위험한 화학물질이지만, 수산화나트륨으로 만든 비누는 일반적으로 안전하게 사용할 수 있습니다. 그렇다면 왜 "CP 비누"는 가혹하다는 평판이 있을까요? 비누화가 일어나면 비누에 약간의 NaOH가 남아 피부에 가혹하게 작용하기 때문입니다. 정확한 양의 수산화나트륨을 사용할 수 있도록 신중하게 계량하는 것이 매우 중요합니다.

노니 숙성비누의 특성과 지방산 함량

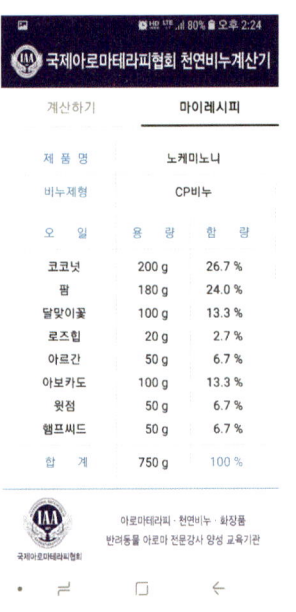 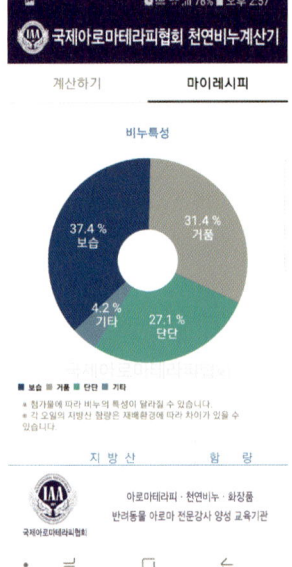 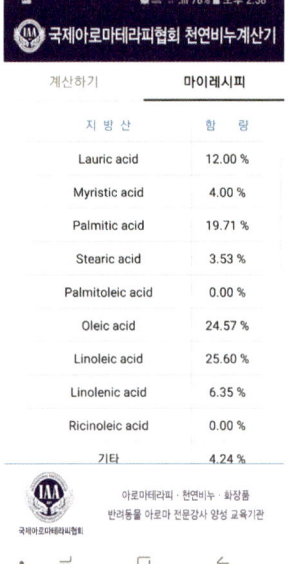

비누계산기 앱 다운로드 방법

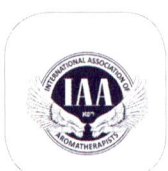

국제아로마테라피협회 '비누계산기' 앱은 비누의 특성과 지방산 퍼센테이지를 계산해서 보여주기 때문에 편리하게 나만의 비누 레시피를 구성해 보실 수 있습니다.
구글 '플레이 스토어'에서 앱을 다운로드 받아 사용해 보세요.

국제아로마테라피협회 비누계산기 앱의 장점

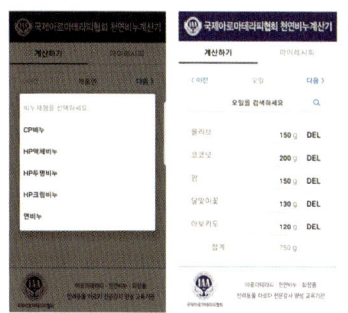

1. CP비누, HP액체비누, HP투명비누, HP크림비누(폼클렌저), 연비누 등 5가지 기법이 하나에 총 망라된 비누계산기 앱입니다

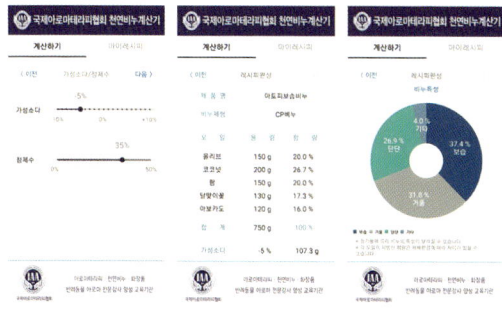

2. 비누레시피 구성 시 식물성 오일 값만 입력하면 가성소다, 가성가리의 양이 자동으로 계산되어 편리합니다.

3. 비누의 특성(보습, 거품, 단단)을 그래프로 나타내어 레시피만으로도 비누의 사용감을 미리 알 수 있습니다.

식물성 오일의 지방산 퍼센테이지에 따라 비누의 특성(보습, 거품, 단단)을 알 수 있기 때문에 비누 제작 시 식물성 오일의 사용비율이 75%정도인 CP비누는 비누의 특성을 미리 알 수 있지만, 비누 제작 시 식물성 오일의 사용비율이 50%이하인 비누는 식물성 오일만으로 비누의 특성을 미리 알 수 없기 때문에 그래프로 나타내지 않았습니다.
(기법별 식물성 오일의 사용비율
  CP비누 75%, HP액체비누 25%, HP투명비누 40%, HP크림비누(폼클렌저) 25%, 연비누 25%)

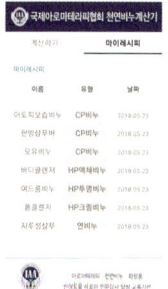

4. '마이레시피'에 1,000개 이상 레시피를 저장할 수 있습니다.

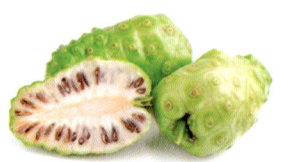

노니 (Noni)
Morinda Citrifolia

노니의 효능과 검증된 논문들

- CANCER PREVENTIVE EFFECTS OF MORINDA CITRIFOLIA
노니의 암 예방 효과

M.Y. WANG & C. SU

Department of Pathology, UIC College of Medicine, Rockford, Illinois 61107, USA, Department of R & D, Morinda Inc., Provo, Utah 84606, USA

Our results indicated that 10% TNJ was able to reduce the DMBA-DNA adduct formation in different organs of female SD rats and male C57 Bl-6 mice. Adducts were reduced the most in the kidney. Since DNA adduct formation is a critical initiation step in chemical carcinogenesis, the preventive effect of TNJ on DMBA adduct formation indicates that TNJ may prevent cancer at the initiation stage of chemical carcinogenesis. The strong antioxidant activities of TNJ against SAR and LPO were observed in vitro by TNB and LPO assays. The higher antioxidant activity shown by TNJ suggests that TNJ may possess great potential for protecting cells or lipids from oxidative modification mediated by SAR. Both the carcinogen-DNA adduct formation and the antioxidant properties may contribute to the cancer preventive effect of TNJ. We hypothesized that the mechanism by which TNJ prevents the formation of DMBA-DNA adducts is as follows: TNJ may inhibit phase I enzyme activity while enhancing phase II enzyme and DNA repair enzyme activities.

노니 성분은 쥐 실험에서 발암을 일으키는 DMBA-DNA를 현저히 감소시키는 것으로 나타났습니다.

- Antiadhesion and Anti-inflammation Effects of Noni (Morinda Citrifolia) Fruit Extracts on AGS Cells during Helicobacter pylori Infection
노니의 항응고 및 항염증 효과

Hsin-Lun Huang, Chien-Hui Ko, Yeong-Yu Yan, and Chin-Kun Wang

School of Nutrition, Chung Shan Medical University, 110, Sec. 1, Jianguo North Road, 40203 Taichung, Taiwan

Helicobacter pylori is a human gastric pathogen that adheres to host cells and injects cytotoxin-associated gene A (CagA) to induce interleukin-8 (IL-8), inducible nitric oxide (iNOS), and cyclooxygenase 2 (COX-2). Noni (Morinda citrifolia) is found to possess antibacteria, anti-inflammation, and antioxidation activities, but its effect on H. pylori infection is still unknown. Ethanol and ethyl acetate extracts of noni fruit were used in this study. The inhibitory effect on CagA and H. pylori-induced IL-8, iNOS, and COX-2 were determined. The coculture medium was collected for measuring neutrophil chemotaxis. Both extracts of noni fruit showed weak inhibition on H. pylori. Both ethanol and ethyl acetate extracts provided antiadhesion of H. pylori to AGS cells and down-regulation on the CagA, IL-8, COX-2, and iNOS expressions. Results also indicated both extracts relieved neutrophil chemotaxis. Noni fruit extracts down-regulated inflammatory responses during H. pylori infection, and the phenolic compounds play key role in antiadhesion.

헬리코박터 파일로리(Helicobacter pylori)는 숙주 세포에 부착하여 (IL-8), (iNOS) 및 (COX-2)를 유도하는 위장 병원균입니다. Noni(Morinda citrifolia)는 헬리코박터 파일로리 감염시 염증 반응을 하향 조절하며, 페놀 화합물은 항응고제에서 중요한 역할을 합니다.

– Effect of Noni (Morinda citrifolia) Fruit Flour on Antioxidant Status and Hematological Indices of Laying Japanese Quail

노니 가루가 항산화에 미치는 영향

Lovita Adriani, Nenden Indrayati, Deni Rusmana, Elvia Hernawan and Ana Rochana

International Journal of Poultry Science

Year: 2017 | Volume: 16 | Issue: 3 | Page No.: 93-97

DOI: 10.3923/ijps.2017.93.97

Abstract: Background and Objective: Nutrition has been reported to have a huge role in maintaining the pro-oxidant-antioxidant balance. Therefore, a study was conducted to evaluate the effect of Noni Fruit Flour (NFF) on antioxidant status and hematological indices of layer quail birds. Materials and Methods: A total of 400, 4 weeks old quail birds were used in this study in a Complete Randomized Design (CRD). The birds were randomly assigned into four treatment groups of P0, P1, P2 and P3 with 25 birds treatment 1 replicated 5 times of 5 birds each. The birds in first group (P0) were given basal feed without noni, while as other groups were supplemented with 0.25% (P1), 0.50% (P2) and 0.75% (P3) NFF. Results: There was a non-significant (p>0.05) reduction in malondialdehyde (MDA) level of quails due to NFF supplementation. A linear reduction in blood MDA levels was observed with increase in level of NFF, with highest reduction in group fed 0.75% NFF compared to control. A statistically non-significant increase in total number of erythrocytes and hemoglobin was found with increase in NFF level. Highest erythrocyte number and hemoglobin were found in group fed 0.75% NFF. Conclusion: Addition of NFF in diet of quail birds had beneficial effect in reducing the oxidative stress and oxidative damage as reflected by reduced MDA levels and increased erythrocyte number and hemoglobin concentration.

메추라기의 식단에서 NFF를 첨가하면 MDA 수치가 감소하고 적혈구 수와 헤모글로빈 농도가 증가하여 산화 스트레스와 산화 손상을 감소시키는데 유익한 효과가 있습니다.

Noni might be safe when used on the skin in appropriate doses. Few side effects have been reported in studies of noni. However, several cases of liver toxicity have been reported in people who had consumed noni.

노니는 적절한 용량으로 피부에 사용하면 안전할 수 있습니다. 노니에 대한 연구에서 보고된 부작용은 거의 없습니다. 그러나 노니를 섭취한 사람들에게서 간 독성 사례가 몇 건 보고된 바 있습니다.

"발효 한방 샴푸"는 22가지 한방 재료와 락토바실러스발효 혼합진액과
두피에 도움을 주는 에센셜오일로 구성되어 있습니다.
"발효 한방 샴푸"는 잦은 염색과 파마로 생기를 잃은 모발을 건강하게 유지시켜 줍니다.

FERMENTED ORIENTAL MEDICINE SHAMPOO

발효 한방 샴푸

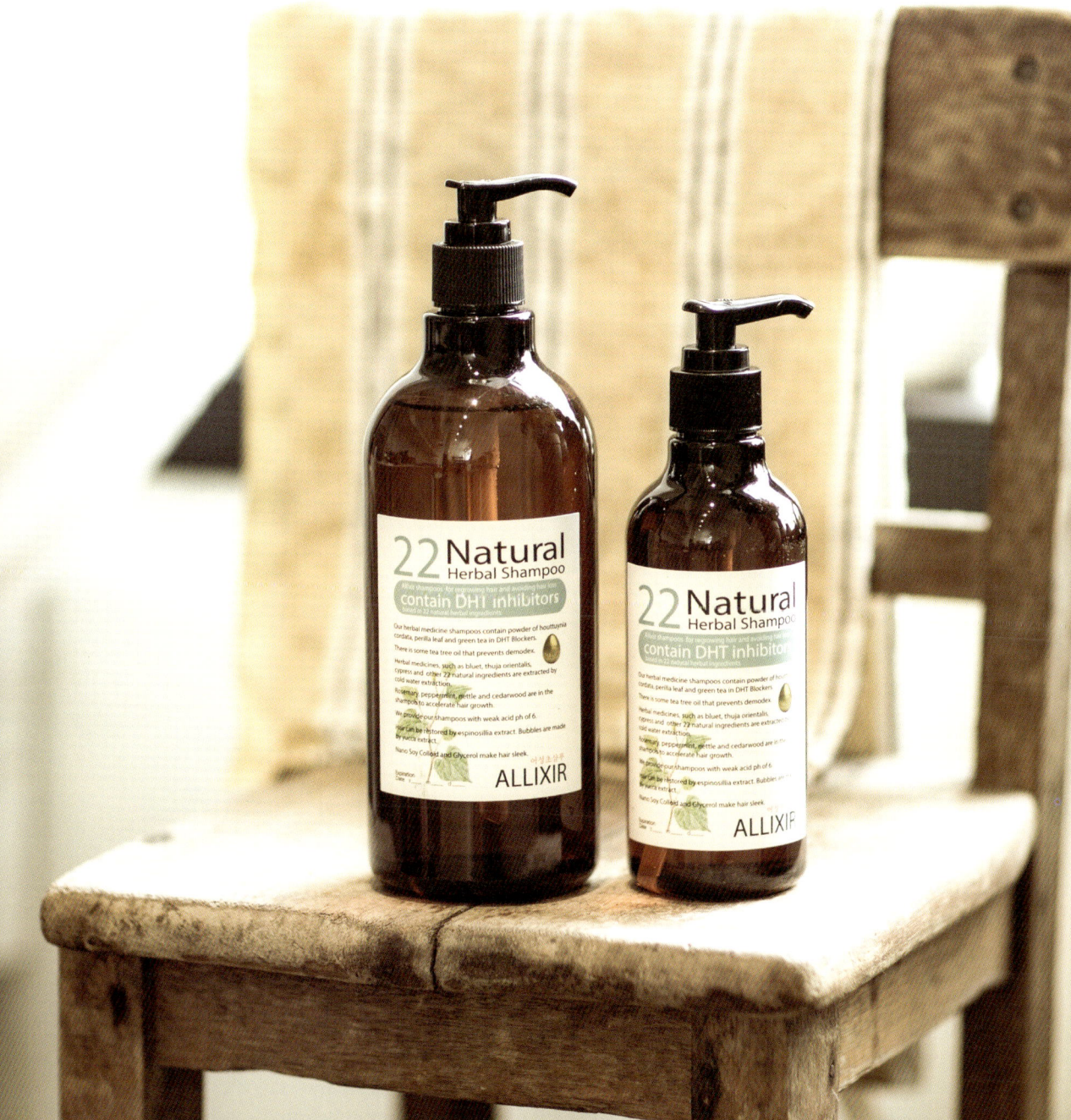

발효 한방 샴푸

용량: 250ml _ 소요시간: 20분 _ 난이도: 중 _ 유효기한: 6개월

도구

핫플레이트, 전자저울(0.1g~500g), 유리비이커 500ml, 미니거품기, 통주걱(소), 시약스푼, 250ml 펌프, 샴푸스티커, 소독용에탄올

재료

계열	재료명	용량	기능
워터계열	22한방진액	40g	모발튼튼
	토탄수	16g	피지흡착
	에스피노질리아추출물	10g	탈모방지
	어성초발효혼합진액	5g	비듬, 염증
	박하수	5g	살균, 청량감
유연제	아미젤	3g	유연, 점증
식물성 계면활성제	애플워시	115g	거품, 보습
	코나코파	25g	거품, 세정
	유카추출물	10g	거품, 항염
첨가물	식이유황	5g	염증
	실크아미노산	3g	유연
	판테놀	5g	보습, 재생
	천연한방방부제	3g	방부, 보존
	마데카식산	2g	상처치유
에센셜오일	로즈마리	20방울	모근강화
	시더우드	20방울	비듬, 염증
	페퍼민트	20방울	청량감

만드는 방법

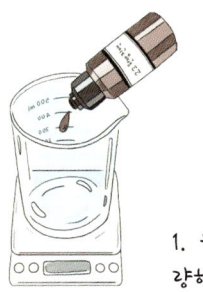

1. 워터계열과 유연제를 계량해 주세요.

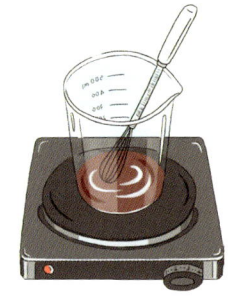

2. 핫플레이트 낮은 온도 2~3에 올려 미니거품기로 걸쭉해질 때까지 계속 천천히 저어주세요. 핫플레이트에 올려서 방치하면 아미젤이 뭉쳐서 풀리지 않아요.

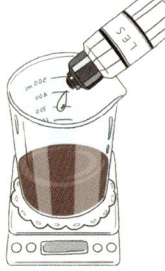

3. 40~45도가 되면 걸쭉한 점도가 생겨요. 이때 나머지 재료 식물성 계면활성제, 첨가물, 에센셜오일을 모두 첨가해 주세요.

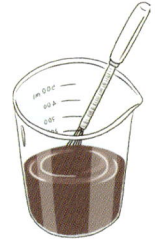

4. 미니거품기로 골고루 섞어주세요.

완성된 제품은 소독된 용기에 담고 라벨을 붙여주세요.
상온 6개월 안에 사용해주세요.

* 어성초발효혼합진액 - 어성초, 삼백초, 생강, 강황을 발효한 원료
* 발효혼합진액은 윤교수의 노케미강좌 5. 락토바실러스발효 혼합진액을 참고해 주세요.(120 페이지)
* 식물성 계면활성제의 종류를 참고해 주세요.(85 페이지)

성분 안내

Amigel (Sclerotium Gum)

Amigel (Sclerotium Gum) has an EWG rating of 1, making it one of the best natural thickeners for cosmetic formulations. Due to its efficiency as a thickening agent, emulsifier, and stabilizer, Amigel can be used in color cosmetics, skin, hair, sun care, and bath and body applications. Derived from the fermentation of the genus Sclerotium, a filamentous Mushroom. The result is an all-natural, ultra-pure, polysaccharide polymer. The addition of Amigel to your formulations allows for the development of stable gels and creams that deliver excellent sensory characteristics. Amigel is also an, extremely, effective suspension agent it will hold particles in suspension, and eliminate sedimentation issues, making it.

Amigel(Sclerotium Gum)은 EWG 등급 1로 화장품 제형을 위한 최고의 천연 증점제 중 하나입니다. 증점제, 유화제, 안정제로서의 효율성으로 인해 Amigel은 색조 화장품, 피부, 헤어, 선 케어, 목욕 및 바디 응용 분야에 사용할 수 있습니다. 사상균인 스클레로티움(Sclerotium) 속의 발효에서 추출됩니다. 그 결과 완전 천연의 초순수 다당류 폴리머가 탄생했습니다. 아미젤을 제형에 첨가하면 우수한 감각적 특성을 제공하는 안정적인 젤과 크림을 개발할 수 있습니다. Amigel은 또한 입자를 현탁 상태로 유지하고 침전 문제를 제거하여 안료 및 자외선 차단제가 함유된 제형에 사용하기에 완벽한 선택입니다. (EWG 위험등급 1)

토탄수

토탄은 글자 그대로 흙 연탄입니다. 늪지대에서 자라는 이끼, 갈대 등의 식물 유기체가 수천년 동안 퇴적, 저장, 농축된 식물성 유기 물질로, 토탄수는 강력한 세정과 노폐물 흡착에 특화돼있어 기름진 두피의 피지를 잡는데 탁월합니다. 토탄수의 주요 성분인 풀빅산(Furvic acid)이 두피 각질층의 pH밸런스를 조절하며 피지-수분 비율의 적절한 균형을 맞춤니다.

22한방진액-저온 추출법 (22 Herbal Serums-Cold Pressed Extraction)

1. **영지버섯** 탈모 예방과 모발의 색을 복원시켜주는 역할을 합니다.
2. **상황버섯** 머리카락과 두피의 영양을 풍부하게 하고, 모발 상태를 개선해 줍니다.
3. **인삼(5년근)** 모발에 사용하면 머리카락이 잘 자라며 탈모가 적고 암 예방에 효과가 있습니다.

4. **삼백초** 항염증 작용이 있어 피부 재생 및 여드름 치료에 사용됩니다. Demodex를 없애는 것에도 유용합니다.
5. **검정약콩** 단백질의 훌륭한 공급원이고 섬유질, 비타민 B와 C, 아연 그리고 머리카락 성장에 필수적인 미네랄이 함유되어 있습니다.
6. **하수오** 머리카락을 검게 하는 물질을 포함하고 있으며 심장, 간, 내장, 신장, 근력 및 뼈를 강화하여 강장제 역할을 하고 있습니다.
7. **로즈마리** 세포 분열을 자극하고 혈관을 확장시켜 모낭을 자극하여 새로운 모발 성장을 일으킵니다.
8. **페파민트** 혈관을 이완시키고 모낭으로의 혈류를 자극하는 능력때문에 모발 성장 촉진에 사용되고 있습니다.
9. **티트리** Demodex를 방지하는데 도움을 줍니다. Demodex는 광범위한 방부제에 내성을 지닙니다. 티트리가 함유된 샴푸를 매일 사용하면 안구 건조증에도 도움을 줍니다.
10. **녹차** 산화 방지 능력으로 인해 모발 성장을 촉진시키고 미녹시딜과 비슷한 방식으로 머리카락에 작용할 수 있습니다.
11. **어성초** 항바이러스 및 항균 특성을 위해 사용됩니다. DHT 생산과 다양한 종류의 감염을 감소시키는데 효과적입니다.
12. **자소엽** Rosmarinic acid가 풍부해 알러지 면역 글로불린 반응을 억제합니다.
13. **측백** 코피, 치질, 화상 및 모발 강장제로, 피부에는 발한 억제제로 사용됩니다.
14. **편백** 두피의 혈액 순환을 개선하여 모낭을 강화시킵니다.
15. **금은화** 머리카락이 부서지고 건조해지는 것을 막아주며, 머리카락의 질감을 향상시킵니다.
16. **석창포** 손상된 모발을 재생시키는 효과가 있습니다.
17. **당귀** 탈모를 막는데 사용되며 모발의 재성장을 자극할 수 있습니다.
18. **감초** 탈모 예방에 도움을 줍니다.
19. **구기자** 면역 체계 기능을 향상시키고, 시력을 향상시키며, 간을 보호하고, 순환을 개선하는데 도움을 줍니다.
20. **황금** 알러지, 감염, 염증, 암, 두통을 치료하기 위해 전통적인 중국 의학에서 사용되어 왔고, 또한 항바이러스 효과도 가지고 있습니다.
21. **애엽** 약쑥은 습기를 배출할 뿐만 아니라 열과 독성을 제거하고 습진 및 가려움증을 줄여 줍니다.
22. **네틀** 천연 항히스타민으로 알러지 증상 완화에 도움을 줍니다

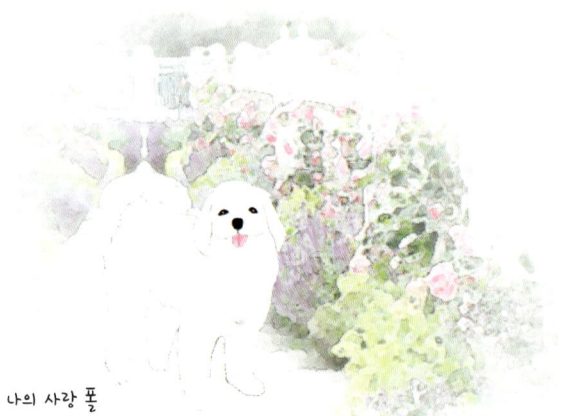

나의 사랑 폴

반려견 샴푸에도 위험도 높은 성분들로 가득합니다.
안전한 성분으로 소중한 반려견의 피부와 피모를 보호해 주세요.
노케미라이프 강아지 샴푸를 사용하면 린스나 브러싱 스프레이를 따로
사용하실 필요가 없을 만큼 부드러운 피모를 유지해 줍니다.

Doggie Suds Organic Shampoo
강아지 샴푸

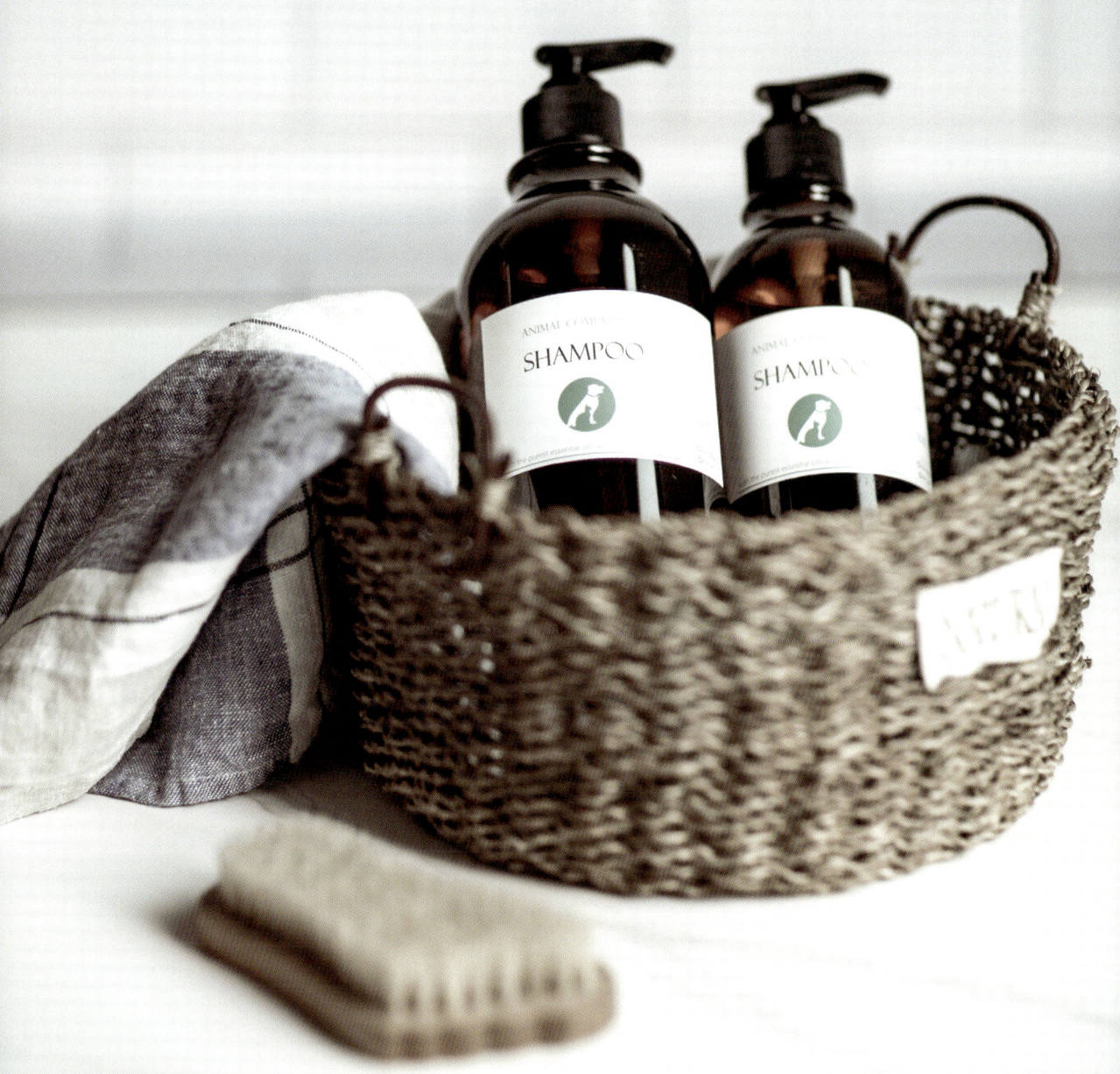

강아지 샴푸

용량: 250ml _ 소요시간: 20분 _ 난이도: 하 _ 유효기한: 6개월

도구

전자저울(0.1g~500g), 유리비이커500ml, 미니거품기, 통주걱(소), 시약스푼, 250ml펌프, 강아지샴푸스티커, 소독용에탄올

재료

계열	재료명	용량	기능
워터계열	라벤더플로럴워터	40g	피부진정
	로즈마리플로럴워터	50g	모근강화
	식이유황	2.5g	염증, 피부염
식물성 계면활성제	라우릴글루코사이드	65g	거품, 세정
	코나코파	40g	거품, 세정
	애플워시	30g	거품, 보습
	유카추출물	5g	거품, 항염
첨가물	겨우살이발효혼합진액	7g	피부염
	마린엘라스틴	5g	유연
	글리세린	3g	보습
	천연한방방부제	2.5g	방부, 보존
에센셜오일	마조람	4방울	항곰팡이, 항미생물
	라벤더	4방울	진정

* 겨우살이발효혼합진액 - 겨우살이, 녹차, 자소엽, 금은화, 바다포도, 병풀을 발효한 원료
* 발효혼합진액은 윤교수의 노케미강좌 5. 락토바실러스발효 혼합진액을 참고해 주세요.(120 페이지)
* 식물성 계면활성제의 종류를 참고해 주세요.(85 페이지)

만드는 방법

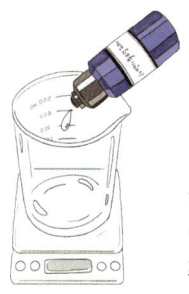

1. 워터계열을 모두 계량해 미니거품기로 식이유황을 녹여주세요.

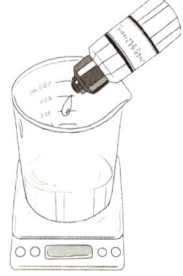

2. 식이유황이 녹으면 나머지 재료 식물성 계면활성제, 첨가물, 에센셜오일을 모두 첨가해 주세요.

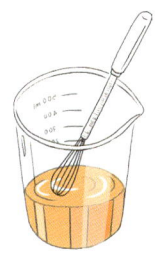

3. 미니거품기로 골고루 섞어주세요.

소독된 용기에 담고 라벨을 붙여주세요.
상온에서 6개월 안에 사용해 주세요.

---

* 에센셜 오일이 0.15% 첨가되어 자견, 노견, 소형견 모두 사용해도 안전합니다.
* 반려동물 제품에 첨가되는 유해 성분 – 메칠클로로이소치아졸리논, 코카미도프로필베타인, 트라이클로산, 페녹시에탄올, 메칠파라벤, 트라이에탄올아민, SLS, SLES

딴딴한 버블 바쓰붐은 자극이 없고 피부연화작용을 하는 거품입욕제입니다.
버블 바쓰붐으로 즐거운 목욕시간을 가져보세요.

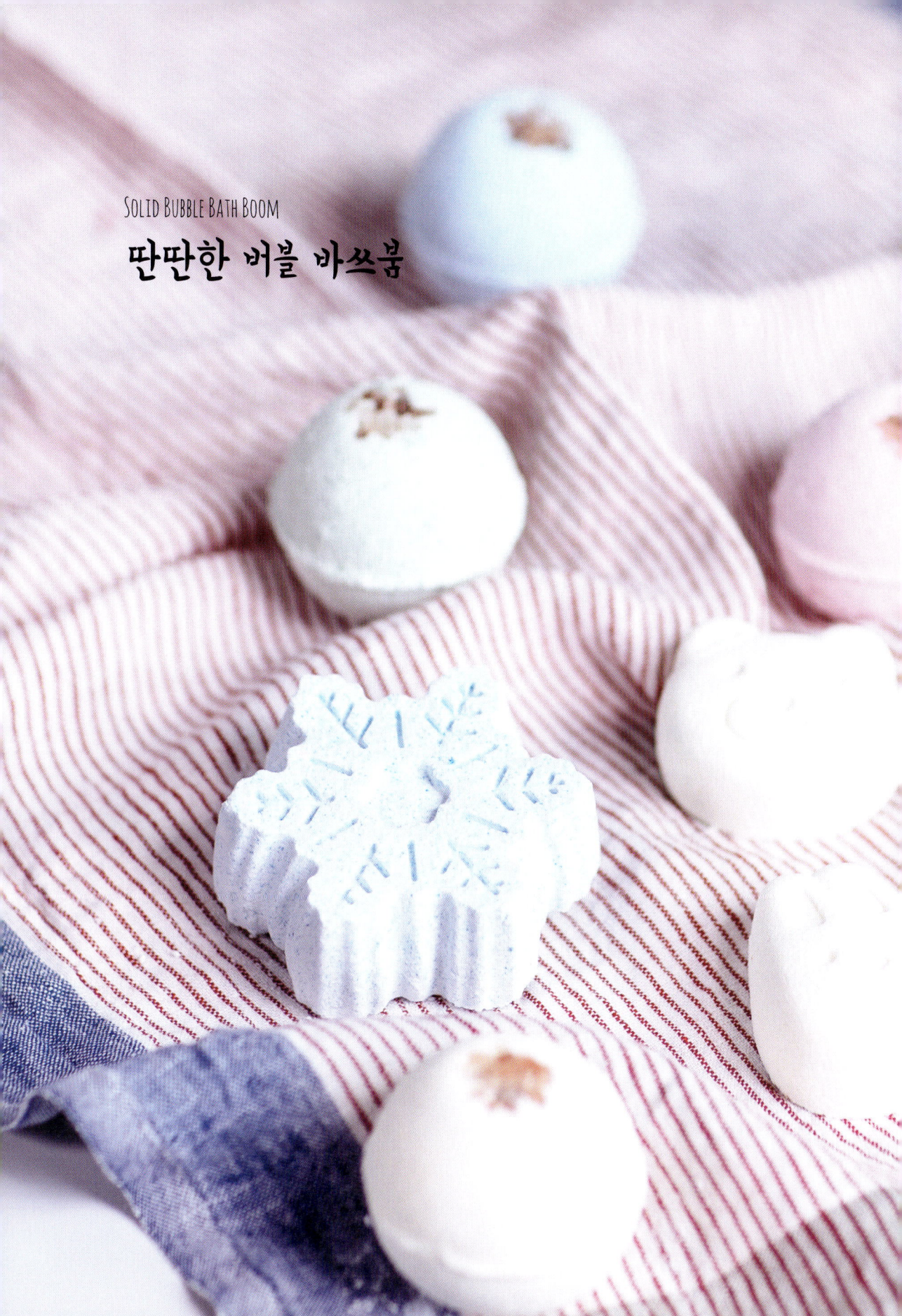

Solid Bubble Bath Boom
딴딴한 버블 바쓰붐

딴딴한 버블 바쓰붐

용량: 100g(1개 분량) _ 소요시간: 20분 _ 난이도: 상 _ 유효기한: 1년

도구

전자저울(0.1~500g), 스텐볼용기, 바쓰구 1쌍, 몰드, 시약스푼, 플라스틱스포이드 3ml, 랩, 바쓰붐스티커, 소독용에탄올

재료

계열	재료명	용량	기능
분말	탄산수소나트륨(베이킹소다)	60g	세정
	구연산	20g	살균, 유연
	옥수수전분	7g	보습
	SLSA	10g	풍부한 거품
	온천입욕제	3g	유연, 보습
에센셜오일	라벤더	5방울	진정
	만다린	5방울	살균
경화제	정제수	1g	뭉침
장식용	허브꽃잎		장식
	히말라야크리스탈솔트-핑크		장식

분말에 대한 설명은 45페이지 "친환경 가루세제 원료"를 참고해 주세요.

몰드에 제작 시

실리콘 몰드에 만들 때는 1~6번까지 동일하게 만들어서 몰드에 꾹꾹 눌러 담아 30분 후 몰드에서 꺼내면 딴딴하게 굳어 있어요. 랩에 싸서 상온 1년 안에 사용해 주세요.

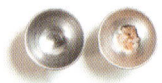

딴딴한 버블 바쓰붐

만드는 방법

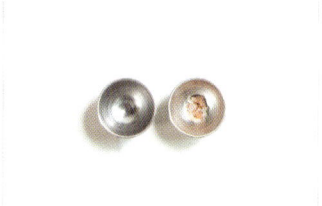

1. 바쓰구 한쪽에 장식용 허브꽃잎을 넣어주세요.

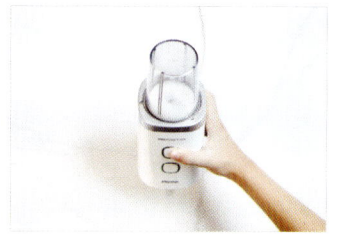

2. 믹서기에 구연산 20g을 계량해 20초 갈아주세요.

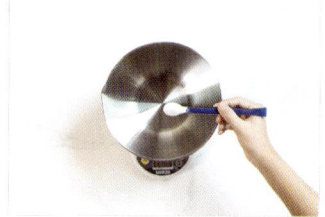

3. 스텐볼용기에 분말류를 모두 계량해 주세요.

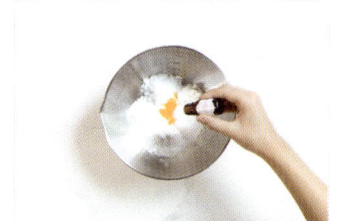

4. 에센셜오일을 첨가해 주세요.

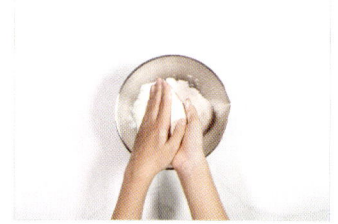

5. 20초 내에 재빨리 골고루 섞어 주세요.

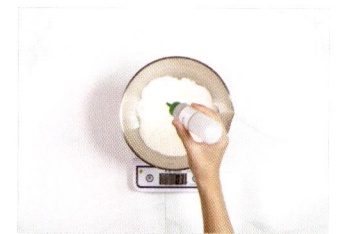

6. 뾰족용기나 플라스틱 스포이드를 이용해 정제수 1g을 시럽 뿌리듯이 계량해 주세요.

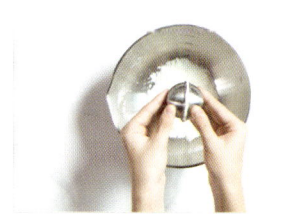

7. 1분 내에 재빨리 골고루 섞은 다음 바쓰구에 담아 마주보고 붙여주세요.

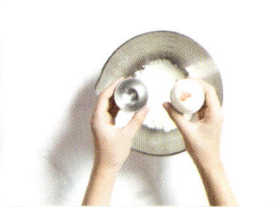

8. 바쓰구에서 즉시로 빼 주세요. 즉시 빼지 않으면 바쓰구에 붙어서 잘 떨어지지가 않아요.

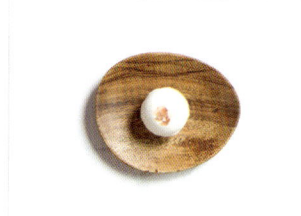

9. 30분간 방치해 두면 딴딴하게 굳어요. 랩에 싸서 보관해 주세요.

윤교수의 노케미강좌 3. 천연비누의 원리와 식물성 계면활성제의 종류

천연비누 만드는 원리 - 비누화(Saponification)

The term saponification is the name given to the chemical reaction that occurs when a vegetable oil or animal fat (triglycerides) is mixed with a strong alkali (NaOH, sodium hydroxide). The products of the reaction are two: soap (Carboxylate) and glycerin(Glycerol-triol alcohol). Water is also present, but it does not enter into the chemical reaction.
비누화라는 용어는 식물성 기름이나 동물성 지방 즉 트라이글리세라이드가 강알칼리(NaOH, 수산화 나트륨)와 혼합될 때 발생하는 화학반응에 부여되는 이름입니다. 반응 생성물은 카복실산염(비누)과 글리세린(글리세롤, 3가 알코올)입니다. 물도 존재하지만 화학반응을 일으키지 않습니다.

산(지방산 유지) + 알칼리(가성소다) ======〉 비누 + 글리세린
비누화

비누는 산(지방산유지)과 알칼리(가성소다)사이의 화학반응으로 만들어집니다. 이런 화학반응을 일반적으로 비누화라고 부르는데 화학반응식으로 나타내면 다음과 같습니다.

< 글리세롤 + 지방산(카복시기) ---> 지방(에스터 구조) >

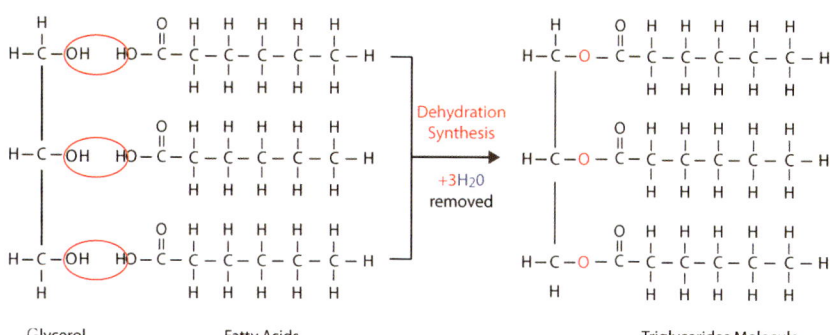

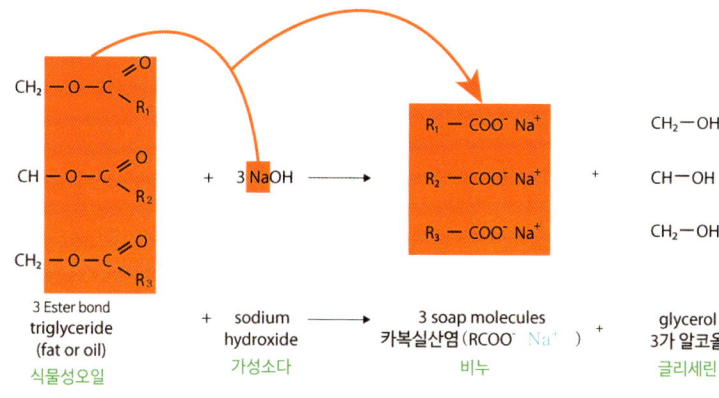

$$RCOO-CH_2$$
$$RCOO-CH \;+\; 3NaOH \;\xrightarrow{H_2O}\; 3RCOONa \;+\; HO-CH$$
$$RCOO-CH_2 \qquad\qquad\qquad\qquad\qquad\qquad HO-CH_2$$

유지(에스터)   가성소다   비누   글리세롤(3가 알코올)

$$RCOR' \;+\; NaOH \;\xrightarrow{비누화\;반응}\; RCOONa \;+\; R'OH$$

지방(지방산 + 글리세롤) : 하나의 지방에는 한 분자의 글리세롤과 세 분자의 지방산이 포함되는데 글리세롤에는 지방산과 결합할 수 있는 부위가 3군데 존재합니다.
3 fatty acids +glycerol = triglyceride

지방산과 글리세롤의 결합방식 : 지방산 알킬기(R)에 붙은 카복실기(-COOH)와 다른 글리세롤 알킬기(R')에 붙은 하이드록시기(-OH)가 탈수 축합 반응하여 생성된 결합(-COO-), 즉 에스터결합(Ester bond)입니다. (An ester bond is the bond between an alcohol group (-OH) and a carboxylic acid group (-COOH), formed by the elimination of a molecule of water (H_2O).)

따라서 지방은 3개의 지방산과 1개의 글리세롤로 이루어져 있는데, 지방산은 여러 종류가 존재하고 지방의 종류도 다양하며, 결합한 지방산의 종류에 따라 포화 지방·불포화지방·트랜스지방 등이 있습니다. 비누화(saponification)는 3개의 에스터(R-COO-R')와 1개의 글리세롤이 결합된 트라이글리세라이드 지방구조가 알칼리(NaOH-수산화나트륨-가성소다)의 촉매 작용으로 카복실산염(비누)과 알코올(3가 알코올-글리세롤)을 생성하는 반응입니다.

트라이글리세라이드 + 물 --〉 카복실산 + 3가 알코올(글리세롤)

트라이글리세라이드 + 가성소다(NaOH) --〉 카복실산염(비누) + 3가 알코올(글리세롤)

즉,
RCOOR' + H_2O → RCOOH + R'OH (물을 첨가할 때)
RCOOR' + NaOH → RCOONa + R'OH (수산화나트륨을 첨가할 때)

화학에서 R은 알킬기이며 '기'라는 의미인 Radical의 약자를 씁니다. C_nH_{2n+1}의 구조를 가지고 있으며 알킬기라는 이름은 모체가 되는 알칸(alkane)의 어미를 -yl로 바꾸고 알킬 alkyl로 표현합니다.

반응에서 생기는 알코올은 글리세롤로 보습제 역할을 합니다. 비누화 반응에서 계속 저어주는 이유는 이 반응에서 생성된 지방산염을 용액 상태로 유지하게 하여 교반을 수월하게 하고 반응을 종결시키기 위함입니다. 그렇지 않으면 트레이스라는 뻑뻑한 상태가 되어 더 이상 교반을 못하기 때문입니다. 초기의 비누화 정의는 수산화나트륨을 사용하지 않고 물만 사용했기 때문에 에스터가 가수분해를 일으켜 카복실산과 알코올을 생성하는 반응, 즉 에스터화의 역반응을 말합니다.

에스터 R-COO-R' (-COO-는 에스터기)
카복실산 R-COOH (-COOH는 카복실기)
카복실산염 R-COO¯ (RCOO¯는 카복실산염)
이들은 산소를 포함하는 작용기 중 카보닐계열 작용기입니다.

비누화를 촉진시키기 위해서는 산 또는 알칼리를 첨가하는데, 산보다도 알칼리를 첨가하는 편이 효과가 더 큽니다. 이때 생성물인 카복실산염은 알칼리염입니다.

화학에서 염이란 말을 쓸 때는 salt만을 의미하지 않습니다. 염기성에 준합니다.

비누는 긴 탄화수소 사슬 끝에 카복실기(-COOH)의 수소가 나트륨과 치환된 COO(-)Na(+) 형태입니다.

카복실기를 가진 물질을 카복실산이라고 하며, 탄화수소의 길이가 긴 카복실산은 지방에서 얻어지므로 '지방산'이라고도 합니다. 즉, 비누는 지방산의 나트륨염입니다. 비누 분자의 꼬리처럼 길게 늘어진 탄화수소 부분은 물을 싫어하고 기름과 잘 섞이는 소수성(친유성)이고, COO(-)Na(+) 부분은 물과 잘 섞이는 친수성입니다. 비누가 물에 녹으면 비누 분자의 친유성 부분들은 안쪽을 향해 서로 뭉치고, 친수성 부분들은 바깥쪽을 향해 공 모양의 입자 '미셀'을 형성합니다. 친수성 부분이 모두 같은 전하를 띄므로 서로 다가와도 뭉쳐지지 않습니다. 비누와 같은 성질을 가진 물질을 '계면활성제'라고 합니다. 계면활성제는 친수성 물질과 친유성 물질 사이의 층을 없애고 잘 섞이게 하므로 '유화제'라고도 합니다.

식물성 계면활성제의 종류

1. 코나코파, 데실 글루코사이드 (Decyl glucoside)
옥수수전분에서 추출한 글루코오스와 코코넛, 팜 등의 식물성 오일에서 추출한 지방알콜의 반응으로 제조된 비이온성 계면활성제입니다. 피부자극이 적어 저자극 샴푸를 만들 때 사용하고 거품이 풍부해 민감성이나 아토피, 베이비 샴푸의 주 세정제로 사용됩니다. (EWG 위험등급 1)

Decyl Glucoside is a natural, non-ionic surfactant, ideal for all foaming and cleansing products. Like Coco Glucoside, Decyl Glucoside is, obtained from renewable raw materials, through a combination of plant based fatty alcohols (coconut c8-16) and glucose (sugar / starch). Decyl Glucoside is a mild, and gentle, surfactant and because it does not dry the skin it is ideal for the formulation of personal hygiene and toiletry products. Decyl Glucoside does not contain any impurities. Its chemical nature and the production process results in a surfactant without ethylene oxide or 1,4-dioxane and is suitable for baby, and pet, products. (EWG, Hazard Score 1)

2. 라우릴 글루코사이드 (Lauryl Glucoside)

코코넛오일에서 얻어지는 비이온성 계면활성제로 라우릴 알코올과 옥수수 또는 감자전분에서 추출한 글루코오스의 축합반응물입니다. 유기농 샴푸에서 주로 사용되고 있는 식물성 계면활성제로 자체의 점도가 높아 점도 조절이 용이하고 안전하며 거품과 세정력이 매우 뛰어난 것이 특징입니다. (EWG 위험등급 1) Lauryl glucoside is an non-ionic surfactant that can be used as a foaming agent, conditioner or emulsifier. Lauryl glucoside has excellent foaming capacity and good dermatological compatibility. Therefore it is suitable for use as a base surfactant or a co-surfactant in cosmetic surfactant cleansing preparations. Lauryl glucoside is derived from Coconut and has an excellent and stable foam. Lauryl glucoside is useful in haircare products where it aids hair cleaning abilities. Is Lauryl Glucoside safe for baby (or babies)? The answer is a definitive - yes. (EWG, Hazard Score 1)

3. 애플워시 (Sodium Cocoyl Apple Amino Acids)

사과에서 얻은 필수 아미노산에서 만들어지는 것으로 피부 단백질을 변성시키지 않아 피부 방어체계에 영향을 미치지 않습니다. 미생물에 의해 완전히 무해한 물질로 분해되기 때문에 친환경적이고 피부에 자극을 주지 않아 어린이, 민감성 피부나 아토피 피부의 세정제로 사용하기 적합합니다. 안정적이고 부드러운 거품으로 가장 순한 저자극 식물성 계면활성제입니다. (EWG 위험등급 1)

Apple Surfactant ultra gentle, luscious soft lather! Apple Surfactant is an excellent choice for sensitive skin, baby products, facial products or other natural skin care or hair care products. Apple Surfactant is non-irritating and will not strip skin or hair of natural oils. Apple Surfactant will leave skin feeling soft and conditioned after rinse off. (EWG, Hazard Score 1)

천연 제품에 자주 사용되는 위험도 높은 계면활성제

* 코코베타인은 Cocamidopropyl Betaine(코카미도프로필베타인)을 줄여서 부르는 말입니다. 이 성분은 2B급 발암물질 아크릴로니트릴이 부가된 합성계면활성제로 미국학회(American Contact Dermatitis Society)에서 2004년, Allergen of the Year로 뽑힌 피부 알러지 유발물질입니다. 반려동물 세정제품에도 사용되고 있어서 확인해야 할 원료입니다. (EWG 위험등급 4)

* 올리브계면활성제(Sodium PEG-7 Olive Oil Carboxylate)
올리브오일 PEG-7에스터와 소듐모노클로로아세테이트의 반응물로 피부 친화성이 높은 것으로 알려졌지만 EWG 위험등급 3으로 민감하거나 어린 아이의 경우 주의해서 사용해야 합니다. (EWG 위험등급 3)

천연화장품

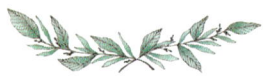

온가족 천연 스킨 토너

발효 에센스

온가족 천연 로션

온가족 수분 크림

온가족 안심 썬로션

신의 선물 발효 보습팩

캐놀라 립밤

Natural Facial Toner for the whole Family
온가족 천연 스킨 토너

온가족이 안심하고 사용할 수 있는 스킨 토너입니다

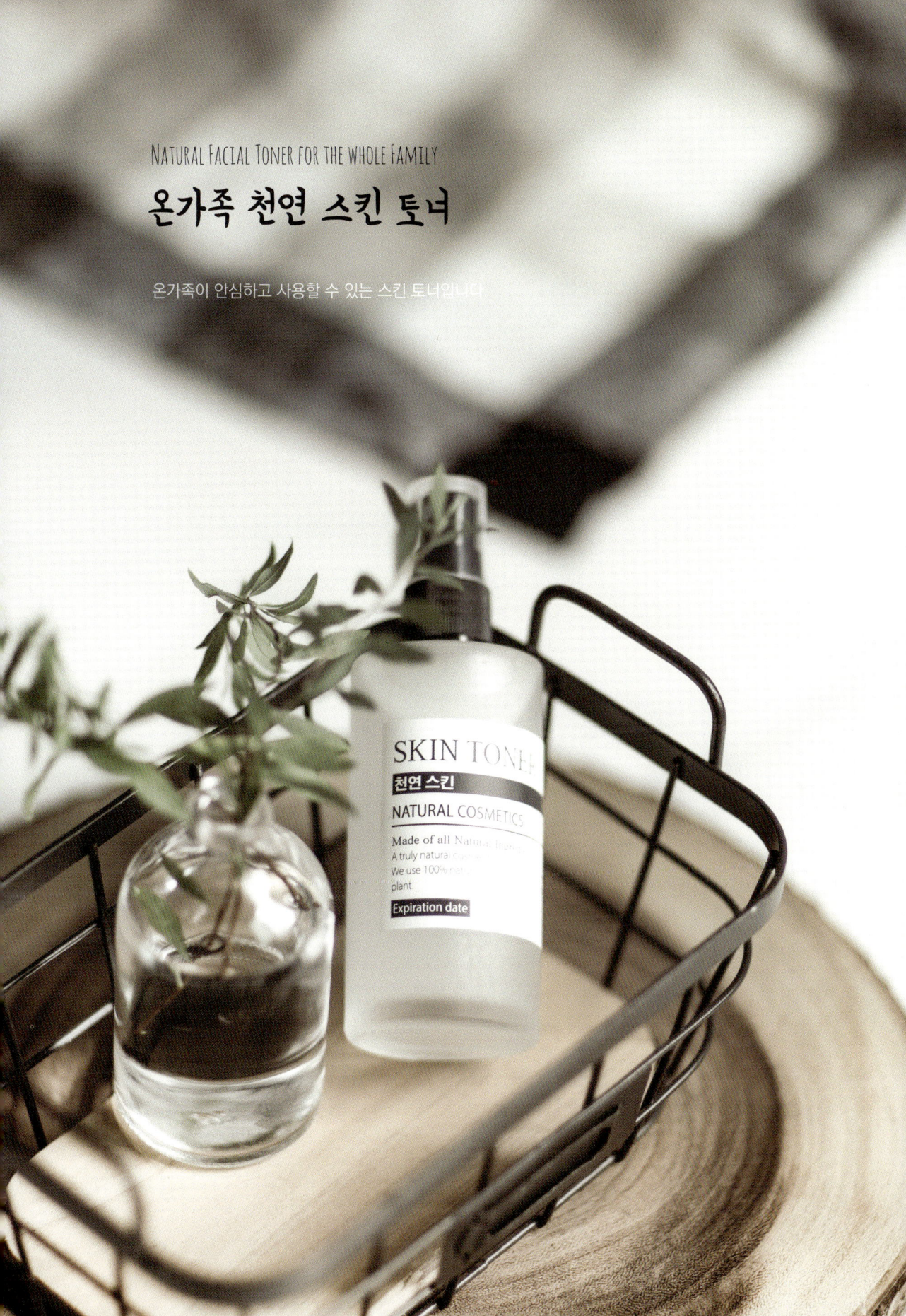

온가족 천연 스킨 토너

용량: 100ml _ 소요시간: 10분 _ 난이도: 하 _ 유효기한: 냉장 3개월

도구

전자저울(0.1g~500g), 유리비이커 250ml, 시약스푼, 미니거품기, 통주걱(소), 100ml 스프레이, 스킨스티커, 소독용에탄올

재료

계열		재료명	용량	기능
워터계열		라벤더플로럴워터	24g	진정
		로즈플로럴워터	20g	재생
		정제수	44g	베이스
		알로에베라겔	5g	수렴, 진정
보습제		히알루론산 고분자	5g	보습
		히알루론산 저분자	2g	보습
에센셜오일	6세 이상	라벤더	2방울	진정
		로즈우드	1방울	상처치유, 재생
		스윗오렌지	1방울	진정
	6세 이하	라벤더	2방울	진정
		스윗오렌지	1방울	진정
	신생아	라벤더	2방울	진정

* 아로마오일은 자연에서 얻어진 것이지만 식물의 고농축 성분으로 에센셜오일이란 용어를 사용하고 있어요. 나이에 맞춰 첨가해 주세요. 에센셜오일에 대한 내용은 268페이지 노케미강좌를 참고해 주세요.

온가족 천연 스킨 토너

만드는 방법

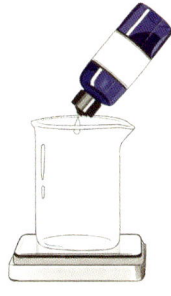

1. 워터계열과 보습제를 모두 계량해 주세요.

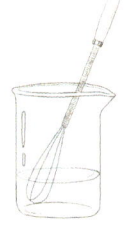

2. 미니거품기로 골고루 섞어 주세요.

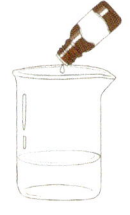

3. 에센셜오일을 첨가해 주세요.

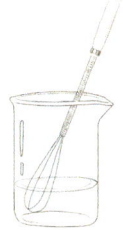

4. 미니거품기로 골고루 섞어 주세요.

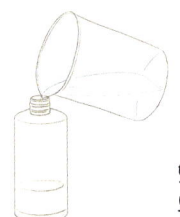

5. 소독된 용기에 담고 라벨을 붙여 주세요.

냉장보관해서 3개월 안에 사용해 주세요.
사용할 때 마다 흔들어 주세요.

이 책에 수록된 매일 사용하는 제품에는 6세 이하 아이들이 안전하게 사용할 수 있는 에센셜오일로 구성되어 있으니 안심하고 만들어 보셔도 됩니다.

6세 이하 아이에게 적용하기 안전한 오일
라벤더, 로만캐모마일, 스윗오렌지, 만다린, 네롤리, 프랑킨센스

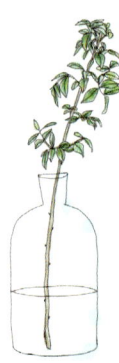

발효 에센스는 지친 피부에 생기를 불어 넣어주고 하루 종일 보습을 지켜주는
"엄마를 위한 최고의 화장품"입니다.

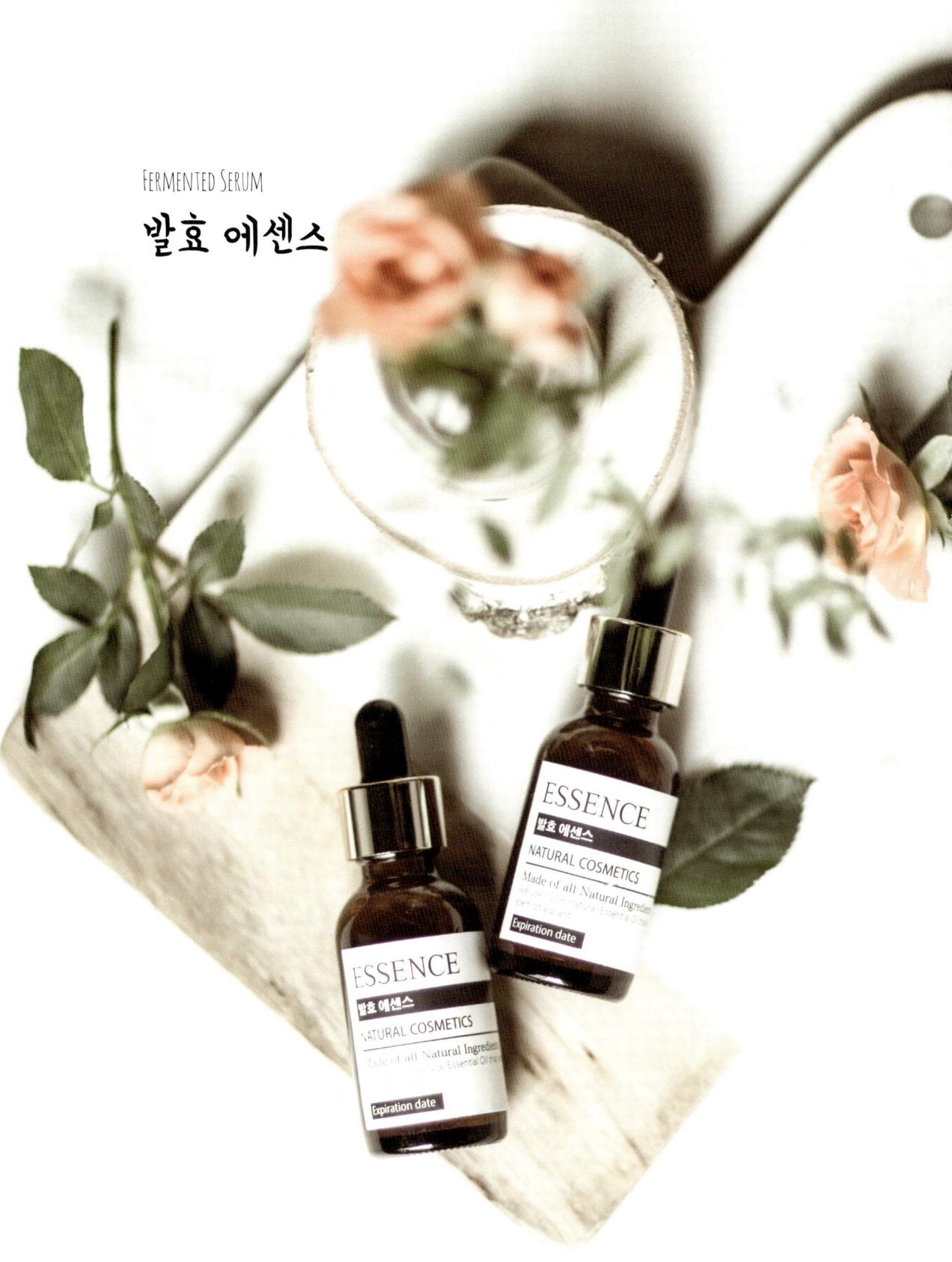

Fermented Serum
발효 에센스

발효 에센스

용량: 30ml _ 소요시간: 10분 _ 난이도: 하 _ 유효기한: 냉장 3개월

도구

전자저울(0.1g~500g), 유리비이커 100ml, 시약스푼, 미니거품기, 통주걱(소), 30ml 금장갈색유리스포이드 용기, 에센스스티커, 소독용에탄올

재료

계열	재료명	용량	기능
오일계열	유기농아르간오일	0.5g	항산화, 해독
	모링가오일	0.5g	재생
	메도우폼씨드오일	0.5g	재생
워터계열	네롤리플로럴워터	3g	진정, 수렴
	로즈플로럴워터	3g	진정, 재생
	모이스트24	12g	수분지속
기능성 첨가물	갈락토미세스발효여과물	2.5g	재생, 피부장벽 강화
	비피다발효용해물	2g	재생, 피부장벽 강화
	바다포도추출발효여과물	1.5g	재생, 피부장벽 강화
	노니추출물	1g	항염
	보톡스펩타이드	1.5g	재생, 항산화
	판테놀	0.5g	보습
	리피듀어	0.3g	보습
	히알루론산 고분자	0.7g	보습
	히알루론산 저분자	0.5g	보습
에센셜오일	프랑킨센스	1방울	항산화, 방부
	그레이프프룻	1방울	재생

만드는 방법

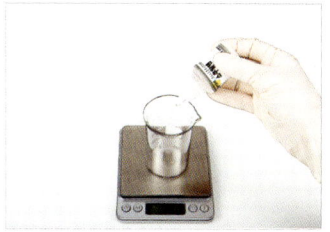

1. 오일계열을 계량해 주세요.

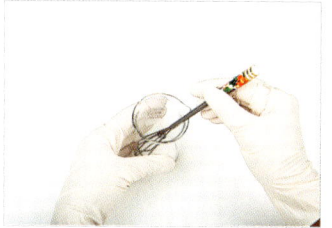

2. 미니거품기로 골고루 섞어 주세요.

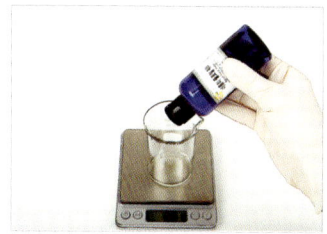

3. 워터 계열과 기능성 첨가물을 계량해 주세요.

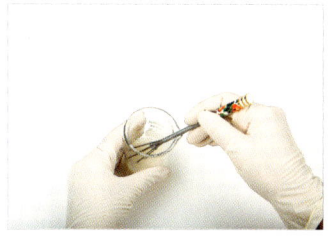

4. 미니거품기로 골고루 섞은 다음 소독된 용기에 담고 라벨을 붙여 주세요.

냉장 보관해서 3개월 안에 사용해 주세요.

핵심원료

1. 발효성분인 갈락토미세스, 비피다, 바다포도는 피부에 보습을 주며 각질연화 작용으로 잔주름, 미백에 도움을 줍니다. 이러한 유익균은 피부 장벽을 튼튼하게 해주며 피부를 맑고 건강하게 해줍니다.

2. 모이스트 24는 띠(Imperata cylindrica)의 뿌리 추출물로 수분이 24시간 지속되어서 Moist 24라는 명칭이 붙여지게 되었습니다.

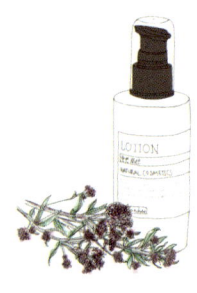

온가족 천연 로션은 고 영양과 보습에 좋은 달맞이꽃종자유, 아보카도오일, 스윗아몬드오일, 시어버터 등이 함유되어 윤기있고 촉촉한 피부로 가꾸어 줍니다.

Natural elastic lotion for the whole Family
온가족 천연 로션

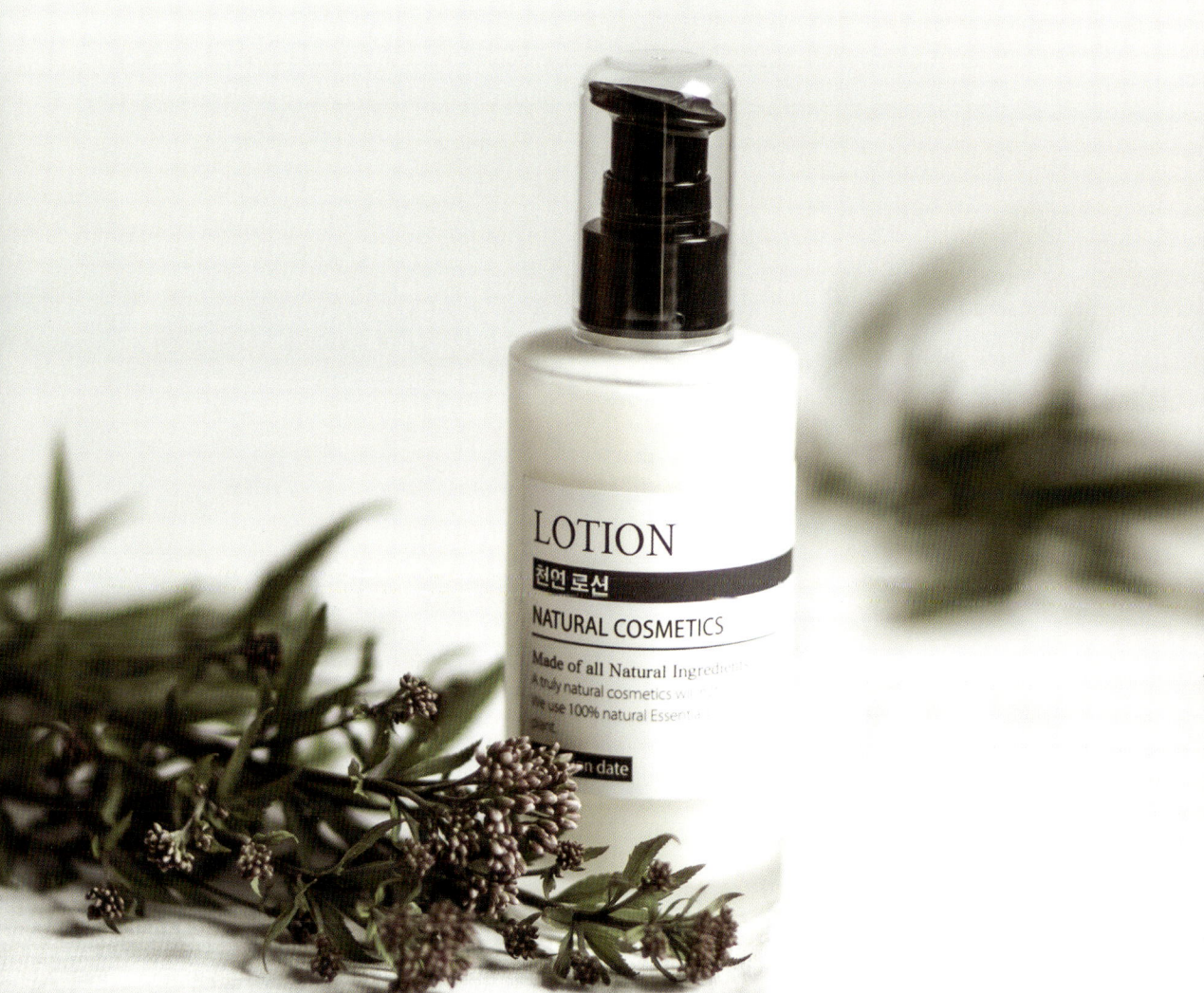

온가족 천연 로션

용량: 100ml _ 소요시간: 20분 _ 난이도: 중 _ 유효기한: 냉장 4개월

도구

핫플레이트, 전자저울(0.1g~500g), 유리비이커 250ml 2개, 미니유리온도계 2개, 미니거품기, 미니블렌더, 통주걱(소), 시약스푼, 100ml펌프, 로션스티커, 소독용에탄올

재료

계열		재료명	용량	기능
워터계열	1)	라벤더플로럴워터	30g	진정
		로즈플로럴워터	30g	민감, 재생
		히알루론산 고분자	0.8g	보습
	2)	알로에베라겔	20g	진정, 보습
오일계열		달맞이꽃종자유	4g	가려움
		아보카도오일	6g	고 영양
		스윗아몬드오일	4g	보습
		시어버터	1g	보습
		올리브유화왁스	3g	유화
		천연비타민E	1g	보존
에센셜오일	6세 이상	라벤더	2방울	진정
		로즈우드	1방울	상처치유, 재생
		스윗오렌지	1방울	진정
	6세 이하	라벤더	2방울	진정
		스윗오렌지	1방울	진정
	신생아	라벤더	2방울	진정

만드는 방법

워터와 오일이 70±5도일 때 유화가 잘 일어나기 때문에 워터계열과 오일계열을 따로 계량해 두 계열 모두 70±5도로 맞춰 줍니다.

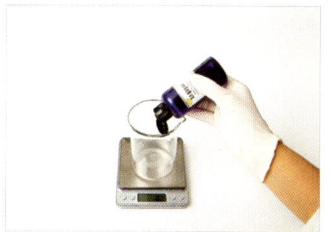

1. 워터계열 1)을 계량해 주세요.

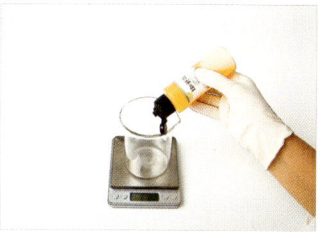

2. 다른 비이커에 오일계열을 모두 계량해 주세요.

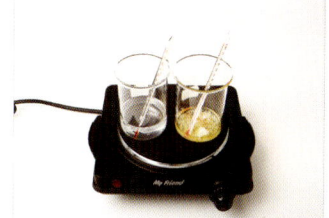

3. 두 비이커를 핫플레이트 낮은 온도 2~3에 올려 70±5도로 맞춰 주세요. 오일계열 온도가 빨리 올라가기 때문에 핫플레이트에 워터계열을 올려 60도가 되면 오일계열을 가열해 주세요.

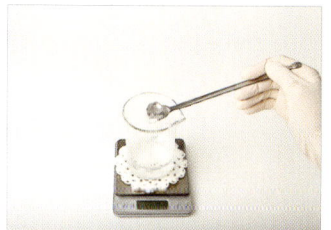

4. 워터계열 온도가 70±5도가 되면 워터계열 2) 알로에베라겔을 첨가해 미니거품기로 골고루 섞어주세요.

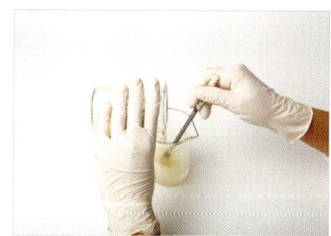

5. 워터계열과 오일계열의 온도가 70±5도가 되면 워터를 오일에 천천히 부으면서 미니거품기로 2분간 빨리 교반시켜 주세요.

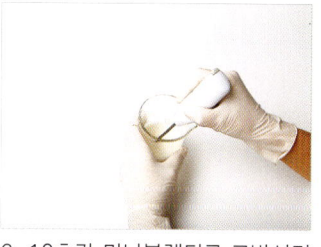

6. 10초간 미니블렌더로 교반시켜 주세요. 유화가 일어날 때까지 미니거품기 2분, 미니블렌더 10초를 번갈아 가며 교반시켜 주세요.

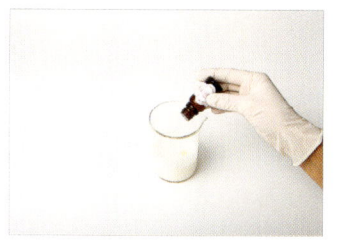

7. 유화가 일어나면 에센셜오일을 첨가해 주세요.

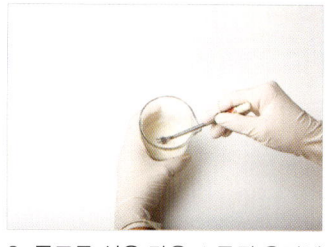

8. 골고루 섞은 다음 소독된 용기에 담고 라벨을 붙여 주세요.

냉장보관해서 4개월 안에 사용해 주세요.

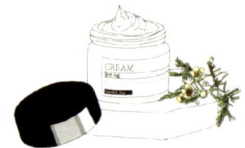

올리브 유화왁스

물과 기름을 섞어주는 유화제인 올리브 유화왁스(Cetearyl Olivate, Sorbitan Olivate)는 HLB값이 9이기 때문에 어떤 유화제보다 발림성, 퍼짐성, 유연성이 우수하고 가장 안정적인 유화제로 사용되고 있습니다.

Natural Moisturizing Cream for the whole Family

온가족 수분 크림

천연 수분크림을 사용하면 피부의 자연스러운 균형 회복에 많은 도움이 됩니다. 수분크림의 활성 성분은 피부에 영양을 공급하고 밸런스를 잡아주며, 부드럽고 밝은 피부를 유지할 수 있게 해줍니다.

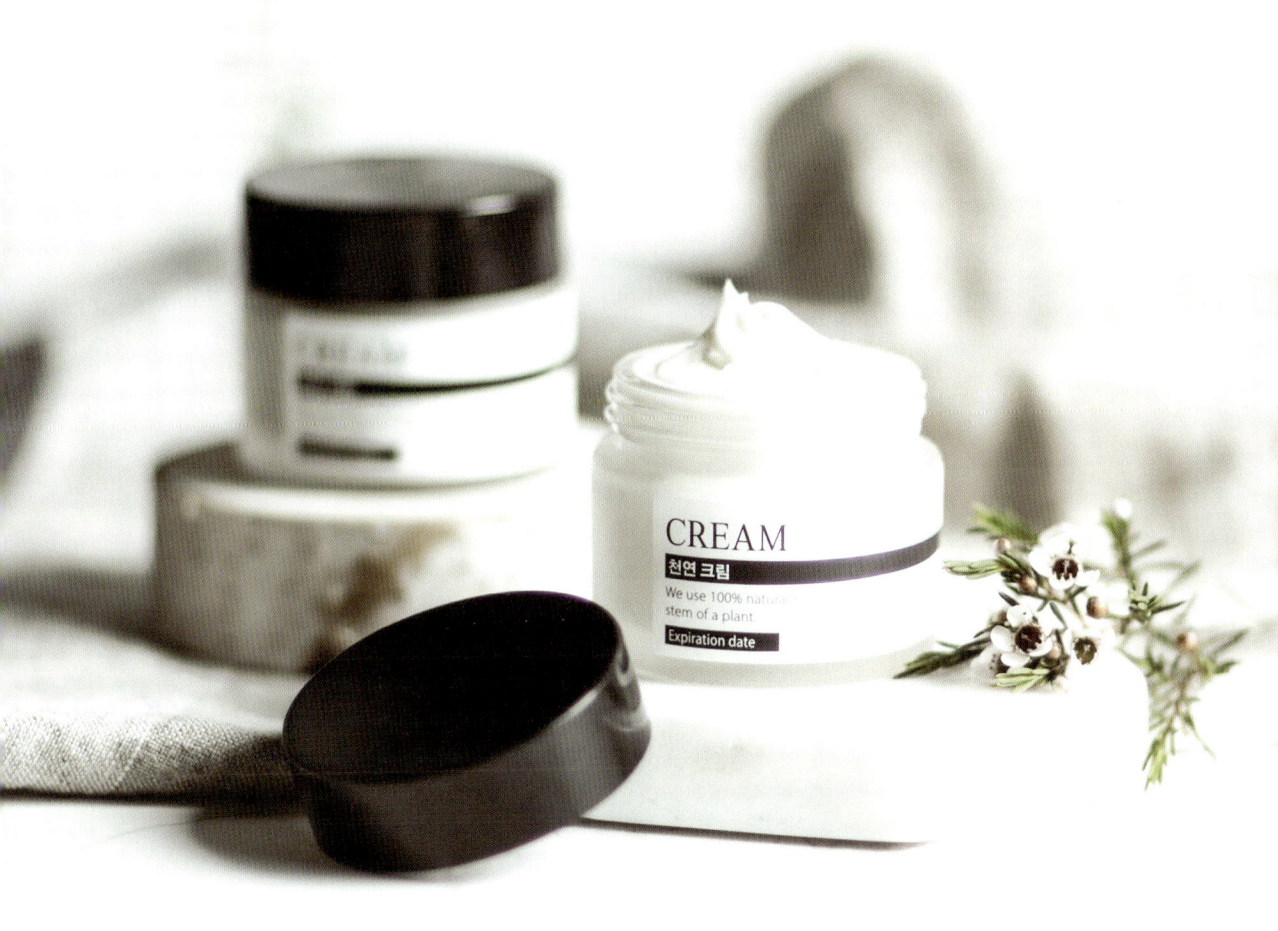

온가족 수분 크림

용량: 50ml _ 소요시간: 20분 _ 난이도: 중 _ 유효기한: 냉장 4개월

도구

핫플레이트, 전자저울(0.1g~500g), 유리비이커 100ml 2개, 미니유리온도계 2개, 미니거품기, 미니블렌더, 통주걱(소), 시약스푼, 50ml 크림용기, 크림스티커, 소독용에탄올

재료

계열		재료명	용량	기능
워터계열	1)	로즈플로럴워터	25g	민감, 재생
		히알루론산 고분자	2g	보습
	2)	알로에베라겔	8g	진정, 보습
오일계열		모링가오일	2.5g	염증, 노화
		아보카도오일	4g	고 영양
		살구씨오일	4g	재생
		시어버터	1.5g	보습
		올리브유화왁스	2.5g	유화
		천연비타민E	0.5g	보존
에센셜오일		로즈우드	2방울	상처치유, 재생
		만다린	1방울	항균, 재생
추출물		겨우살이발효혼합진액	6방울	면역강화
		프로폴리스 추출물	1.6g	항균, 항염

* 겨우살이발효혼합진액 - 겨우살이, 녹차, 자소엽, 금은화, 바다포도, 병풀을 발효한 원료
* 발효혼합진액은 윤교수의 노케미강좌 5. 락토바실러스발효 혼합진액을 참고해 주세요.(120 페이지)

만드는 방법

워터와 오일이 70±5도일 때 유화가 잘 일어나기때문에 워터계열과 오일계열을 따로 계량해 두 계열 모두 70±5도로 맞춰 줍니다.

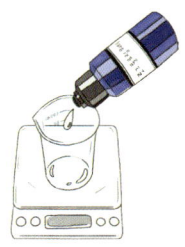

1. 워터계열 1)을 계량해 주세요.

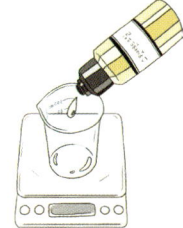

2. 다른 비이커에 오일계열을 모두 계량해 주세요.

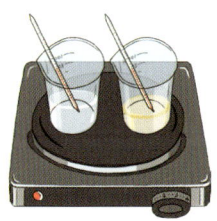

3. 두 비이커를 핫플레이트 낮은 온도 2~3에 올려 70±5도로 맞춰 주세요. 오일계열 온도가 빨리 올라가기 때문에 핫플레이트에 워터계열을 올려 60도가 되면 오일계열을 가열해주세요.

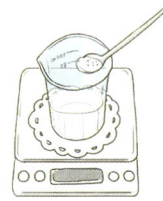

4. 워터계열 온도가 70±5도가 되면 워터계열 2) 알로에 베라겔을 첨가해 미니거품기로 골고루 섞어주세요.

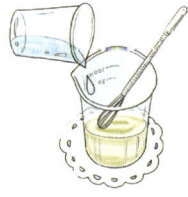

5. 워터계열과 오일계열의 온도가 70±5도가 되면 워터를 오일에 천천히 부으면서 미니거품기로 2분간 빨리 교반시켜주세요.

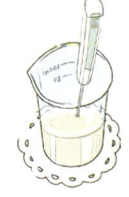

6. 10초간 미니블렌더로 교반시켜 주세요. 유화가 일어날 때까지 미니거품기 2분, 미니블렌더 10초를 번갈아 가며 교반시켜 주세요.

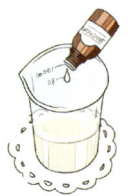

7. 유화가 일어나면 에센셜오일과 추출물을 첨가해 주세요.

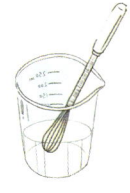

8. 골고루 섞은 다음 소독된 용기에 담고 라벨을 붙여 주세요.

냉장보관해서 4개월 안에 사용해 주세요.

핵심원료 1. 모링가 (Moringa Oleifera)

Moringa oleifera is a plant that has been praised for its health benefits for thousands of years. In 2008, the National Institute of Health called Moringa the "plant of the year." 'Moringa leaf' contains: 92 Nutrients, 46 Antioxidants, 20 types of amino acids, 36 anti-inflammatory compounds and comes packed with over 90 protective compounds. There are 20 amino acids present in the human body's structures. Of those, 9 are known to be ESSENTIAL; they have to be supplied by the diet since the human body cannot synthesize them, as it does with the other 11 amino acids. Few foods, like Moringa, are known to contain all 9 essential amino acids. These components carry out vital activities in our body from wound healing to immune boosting and cancer tumor suppression, to muscle and tissue growth.

모링가는 수천 년 동안 건강상 이점으로 칭송을 받고 있는 식물입니다. 2008년, 미국 국립 보건원은 모링가를 "올해의 식물"로 선정했습니다. '모링가잎'은 영양소 92개, 항산화제 46개, 아미노산 20개, 항염증 화합물 36개를 함유하고 있으며, 90가지 이상의 보호 화합물이 포함되어 있습니다. 인체의 구조에는 20개의 아미노산이 있습니다. 그 중 9개는 필수로 알려져 있는데, 다른 11개의 아미노산처럼 인체가 그것들을 합성할 수 없기 때문에 식단에 의해 공급되어야 합니다. 모링가는 9가지 필수 아미노산이 모두 포함되어 있는 것으로 알려져 있습니다. 이 성분들은 상처 치유에서부터 면역력 증강, 암 종양 억제, 근육과 조직 성장에 이르기까지 우리 몸에 중요한 활동을 수행합니다.

1. Anti-aging oil : 노화방지

This nutrient-dense oil is famous for its anti-aging properties. It helps removes wrinkles and prevents the sagging of facial skin as well. It comes filled with antioxidants that slow the aging process down and help curb the activity of free radicals.

2. Natural glow : 피부정화

Moringa oil actually helps fight skin fatigue and its oil secretion. It is really great in counterfeiting the ill effects of pollution on your skin. It's a great skin purifier, making it glow naturally.

3. Fights acne, black heads and dark spots : 여드름 및 블랙헤드 퇴치

Moringa oil is also known for its outstanding properties of curing acne. It works wonders in removing black heads and spots from your skin. A flawless skin is what we all crave for,

Don't we?

4. Cures cuts, burns and rashes : 상처 및 화상 치료

Moringa oil is also known to be good antiseptic and anti-inflammatory oil. It helps cures minor skin cuts, rashes or even burns. You may also use it for healing insect bites.

5. Moisturizes scalp : 두피 수분공급

Moringa oil is really famous as the massage oil. You may wet your hair first and then simply massage some Moringa oil onto your scalp gently. This way it will reach your roots and moisturize your scalp. It is ideal for people with dry scalp.

6. Stronger hair : 모발 강화

Regular use of Moringa oil on your hair can actually help you gain stronger hair. It strengthens your hair by delivering important minerals and vitamins to the hair follicles. It kind of rejuvenates your hair from deep within.

7. Fights dandruff and split ends : 비듬 및 머리카락 갈라짐 방지

These same minerals and vitamins make your hair stronger and fight dandruff and split ends. It has great healing properties which makes it ideal for hair care.

8. Vitamin C : 비타민 C 함유

Moringa oil is rich in vitamin C. You can use this edible oil in regular cooking for a stronger immunity. However, not too many people use it for daily cooking due to its price.

9. Supplies energy : 에너지 공급

Moringa oil is packed with a whole lot of anti-oxidants. These help you gain great energy and keep you feeling fresh all day long.

10. Induces good sleep : 숙면

Moringa oil is an excellent cure for people with insomnia. It induces a good night sleep and also helps lower and control blood pressure.

11. Protects bones, soothes nervous system : 신경계 진정

Nourishment and protection of bones is another great benefit of Moringa oil. It also soothes the nervous system and creates a lot of good cholesterol in the body.

12. The Iron in Moringa Brings Oxygen to the Roots : 모근에 산소공급

Iron deficiency has been linked with hair loss for years, now, making iron a logical ingredient for healthy hair growth among women. This is because iron helps carry oxygen in the blood, all the way to your scalp. When any living organism has a fresh supply of oxygen it grows better, including your hair follicles! Moringa is one of the top vegetarian sources of iron. Just one serving of our Kuli Kuli moringa powder will give you half of your daily recommended iron!

13. The Zinc in Moringa Stimulates Hair Growth : 모발성장 촉진

Zinc is probably the biggest player in this hair game. Not only has low levels of zinc been linked to poor hair growth, and even hair loss, it has also been shown to help improve hair growth and help damaged hair follicles recover more quickly. Zinc is a very important contributor to healthy hair follicles, which are literally the root of every single hair on your head.

14. The Essential Amino Acids in Moringa Build Healthy Hair Strands : 모발을 굵게

Moringa is packed with amino acids, the building blocks of cells. There are a handful that are particularly important in hair growth – arginine, cystine, cysteine, lysine, methionine – all of which are abundant in moringa. Many people are lacking in the essential amino acids because of a poor or unvaried diet. A serving of moringa each morning, though, can give you exactly what you need!

15. Vitamins C & E in Moringa Fight Oxidative Stress : 자유래디컬 방지

Vitamins C & E are powerful antioxidants that help fight against damaging free radicals. Free radicals accost the body from both the inside and outside, causing hair to weaken and even turn grey. Vitamin C can help combat this damage while vitamin E can help repair the damage that is already done.

16. The Omega 3s in Moringa Nourish Hair : 오메가 3 보충

Most people think of salmon when they hear about Omega 3 fatty acids, but moringa is a great plant-based source of this fatty acid. Omega 3s help thicken hair strands by plumping them up with healthy fats. In one study published by Journal of Cosmetic Dermatology participants that took Omega 3 supplements found themselves with significantly increased hair growth and increased diameter and density in their hair strands. How cool is that?

핵심원료 2. 프로폴리스

프로폴리스는 꿀벌이 식물에서 뽑아낸 성분과 자신의 침과 효소에 의해 만들어진 성분입니다. 꿀벌의 몸에 박테리아가 없는 것은 강력한 천연 항생물질인 프로폴리스 때문입니다. 프로폴리스는 천연 항생물질로 항염, 항산화, 면역강화에 도움을 줍니다.

가장 안전한 원료로 썬로션을 만들어 보세요.
모공을 막는 실리콘오일과 유기 자외선차단제를 사용하지 않아
끈적임과 답답함이 없어 여드름피부에도 안정적으로 사용됩니다.

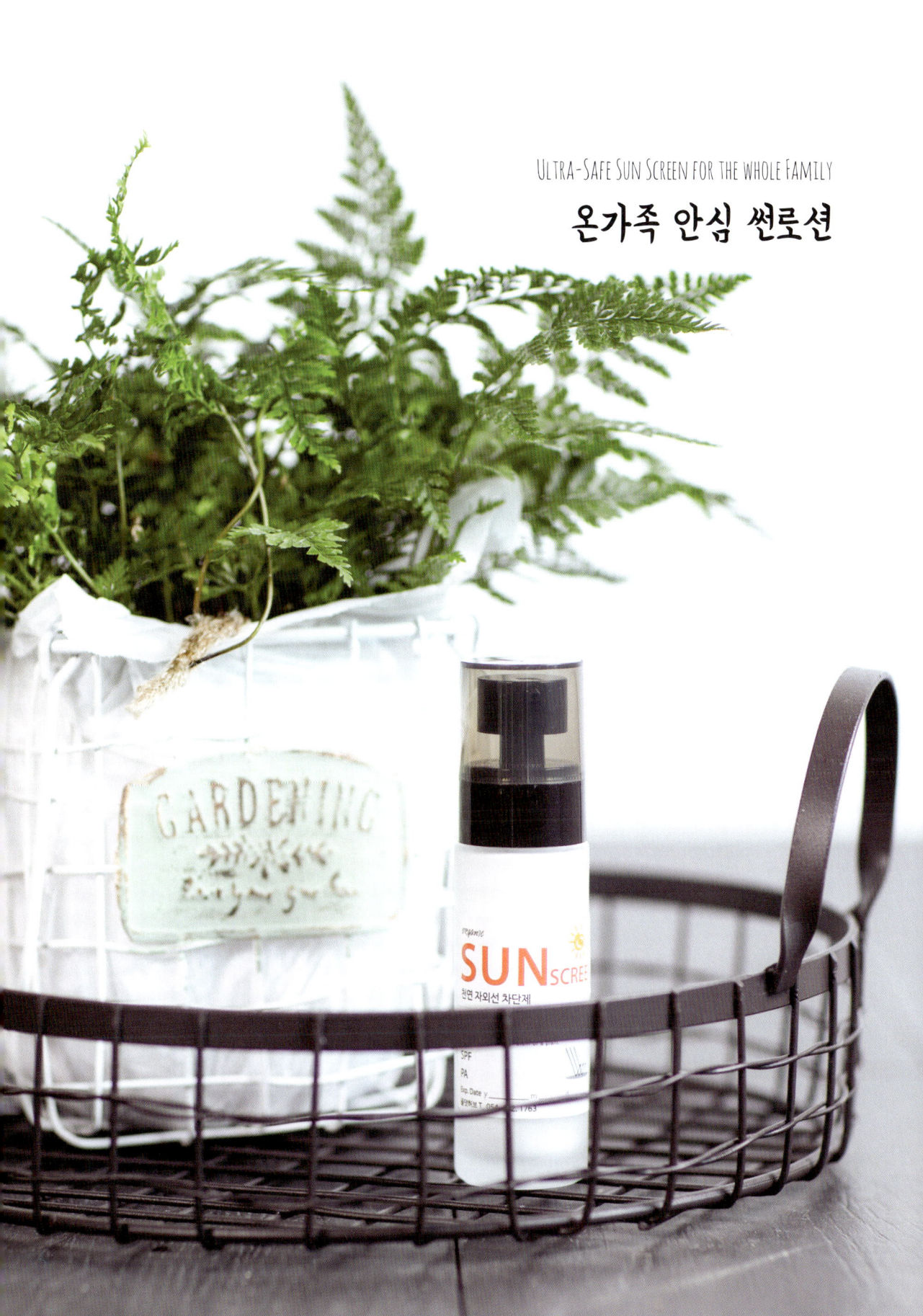

ULTRA-SAFE SUN SCREEN FOR THE WHOLE FAMILY

온가족 안심 썬로션

온가족 안심 썬로션

용량: 50ml _ 소요시간: 30분 _ 난이도: 상 _ 유효기한: 상온 3개월

도구

핫플레이트, 전자저울(0.1g~500g), 유리비이커 250ml 2개, 미니유리온도계 2개, 미니거품기, 미니블렌더, 통주걱(소), 시약스푼, 50ml펌프, 썬로션스티커, 소독용에탄올

재료

계 열		재 료 명	용 량	기 능
워터계열	1)	라벤더플로럴워터	14g	자외선차단, 진정
		로즈플로럴워터	18g	진정, 수렴
		히알루론산 고분자	1g	보습
	2)	알로에베라겔	4g	자외선차단, 수렴
오일계열	1)	블랙세서미오일	1g	자외선차단
		살구씨오일	3g	유연
		아보카도오일	3g	수분
		시어버터	1g	보습
		올리브유화왁스	2g	유화
		천연비타민E	0.5g	보존
	2)	세리신	0.5g	자외선차단
		징크옥사이드-분말	0.5g	자외선차단
		징크옥사이드-액상	3.5g	자외선차단
에센셜오일	6세 이상	라벤더	1방울	자외선차단, 진정
		만다린	2방울	영양
	6세 이하	라벤더	1방울	자외선차단, 진정

만드는 방법

워터와 오일이 70±5도일 때 유화가 잘 일어나기 때문에 워터계열과 오일계열을 따로 계량해 두 계열 모두 70±5도로 맞춰 줍니다.

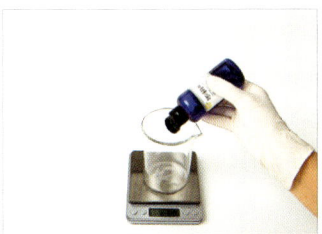

1. 워터계열 1)을 계량해 주세요.

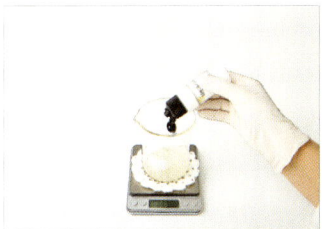

2. 다른 비이커에 오일계열 1)을 계량해 주세요.

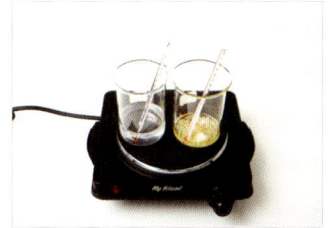

3. 두 비이커를 핫플레이트 낮은 온도 2~3에 올려 70±5도로 맞춰 주세요. 오일계열은 온도가 빨리 올라가기때문에 핫플레이트에 워터계열을 올려 60도가 되면 오일계열을 가열해 주세요.

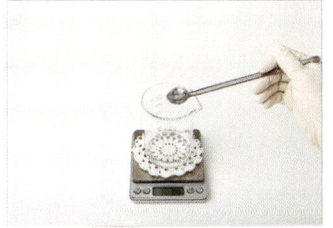

4. 워터계열 온도가 70±5도가 되면 워터계열 2) 알로에베라겔을 첨가해 미니거품기로 골고루 섞어주세요.

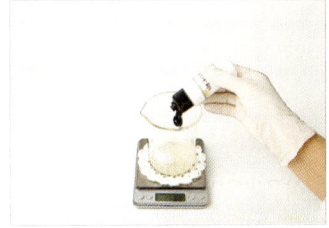

5. 오일계열의 온도가 70±5도가 되면 오일계열 2)를 첨가해 미니거품기로 골고루 섞어주세요.

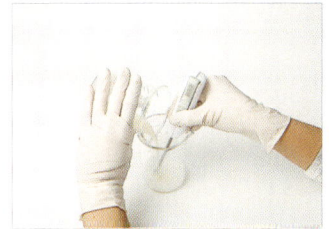

6. 워터를 오일에 천천히 부으면서 미니블렌더로 10초간 교반시켜주세요.

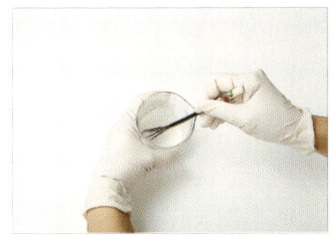

7. 2분간 미니거품기로 교반시켜 주세요. 유화가 일어날 때까지 미니블렌더 10초, 미니거품기 2분을 번갈아 가며 교반시켜 주세요.

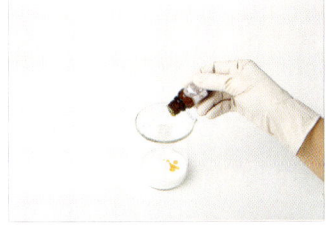

8. 유화가 일어나면 에센셜오일을 첨가해 주세요.

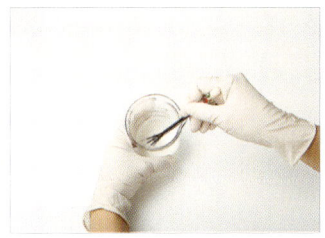

9. 골고루 섞은 다음 소독된 용기에 담고 라벨을 붙여주세요.
\# 상온에서 3개월 안에 사용해 주세요.

윤교수의 노케미강좌 4. 아이러니한 자외선 차단제

자외선은 피부의 멜라닌 세포를 증가시켜 기미나 주근깨를 유발하고 장시간 자외선에 노출되었을 때 각질층이 두터워지면서 콜라겐의 함량을 감소시켜 광노화, 피부암의 원인으로 1급 발암 물질로 분류됩니다. 자외선 중에서 자외선 A와 B는 오존층에서 흡수되지 않고 지표에 도달합니다. 자외선 B(280~320nm)는 피부에 즉각적 홍반을 일으키고 피부암의 원인이 되며 표피층까지 침투하는데 비해 자외선 A(320~400nm)는 파장이 길어 유리창을 통과해 차 안에서나 실내에서도 피부에 영향을 주고 진피층까지 깊숙이 투과되어 콜라겐을 손상시킵니다.

자외선 차단지수

SPF(Sun Protection Factor)는 자외선B를 차단하는 지수로 SPF 1은 10~15분간 안전함을 의미합니다. 실질적으로 생활자외선은 SPF 8~12가 적당하다고 합니다. 자외선차단지수가 높다고 해서 자외선을 100% 차단하지는 못합니다.

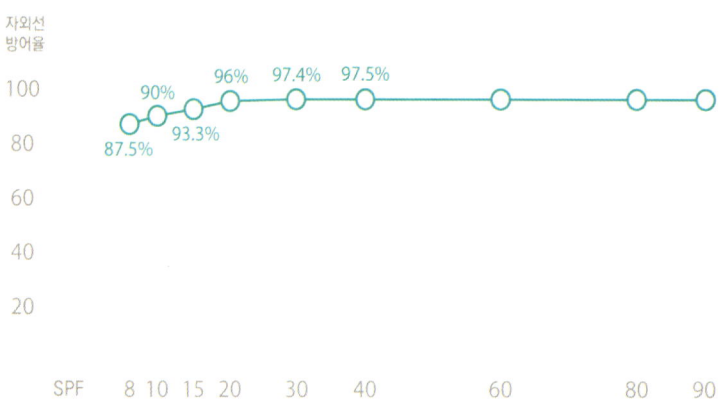

자외선지수에 따른 자외선 차단률

PA(Protection of UVA)는 자외선A를 차단하는 지수로 +1개~4개 붙는 것으로 지수를 결정합니다. 자외선차단지수 측정시 도포량은 2.0mg/1㎠입니다.

자외선차단제의 종류

천연으로 자외선을 차단시키는 원료로는 라벤더, 알로에, 헤이즐넛, 블랙세서미, 라즈베리씨드, 에뮤, 시어버터, 밀랍, 칸데릴라 왁스, 상백피 등이 있습니다. 이러한 천연원료로 자외선차단제를 만들면 자외선 차단지수 "SPF 5"를 넘기지 못합니다.

자외선 방어제는 크게 자외선 산란제와 자외선 흡수제로 분류됩니다. 이름 그대로 산란제는 자외선을 반사시키는 것이고, 흡수제는 자외선을 흡수하여 피부에 자외선이 닿는 것을 방지합니다.

자외선 산란제(무기 자외선차단제)는 물리적으로 자외선을 반사시키는 성분으로 티타늄디옥사이드(EWG 위험등급 1~3), 징크옥사이드(EWG 위험등급 2~3)가 있습니다.
* 티타늄디옥사이드는 국제암연구소에서 2B급 발암 물질로 분류되어 있습니다.

자외선 흡수제(유기 자외선차단제)는 자외선을 흡수해서 소멸시키는 성분으로 옥시벤존(Oxybenzone=벤조페논 3 : EWG 위험등급 8), 옥티노세이트(Octinoxate=시너메이트 Octyl methoxycinnamate : EWG 위험등급 6), 옥티살레이트(Octisalate : EWG 위험등급 4) 등으로 피부자극도가 매우 높은 성분입니다.

* 2018년 7월 미국 하와이주에서는 해변에서 옥시벤존과 옥티노세이트(시너메이트)가 함유된 자외선 차단제 사용을 금지하는 법안이 통과되어 2021년부터 발효가 됩니다. 연구결과 유기 자외선차단제 성분인 옥시벤존과 옥티노세이트가 해양생물의 내분비 교란과 갯녹음 현상을 일으켜 해양생태계 파괴의 주범으로 판단하고 내린 결론입니다. 이러한 유기 자외선차단제는 과연 해양생태계만 파괴시킬까요? 이미 2016년 4월 '세계내분비학회'에서 유기 자외선차단제가 내분비 교란을 일으켜 성사의 활동에 해로운 영향을 준다고 발표했습니다.

효과적으로 자외선을 차단하는 방법

피부암의 원인인 자외선을 차단하기 위해 내분비 교란을 일으키는 성분을 발라야 하는가에 대한 의문이 제기됩니다. 앞서 말씀드렸듯이 자외선차단지수는 지수일 뿐이지 자외선을 100% 방어하지는 못합니다. 최선의 방법은 자외선이 늘어나는 시기에 비타민C를 섭취하는 것입니다. 비타민C는 항산화 물질로서 멜라닌 색소형성을 억제하고 손상된 피부를 회복시켜주기 때문에 자외선으로 생성되는 기미나 잡티를 막아주는 역할을 합니다. '노케미라이프 안심 썬로션'으로 생활 자외선을 차단하고 썬캡, 모자, 양산, 긴 옷으로 자외선을 차단하시기 바랍니다.

Protective Activity of Silk Sericin against UV Radiation-Induced Skin Damage by Downregulating Oxidative Stress

Sericin is a family of major cocoon proteins specifically synthesized in the middle silk gland of the silkworm Bombyx mori. Application of UVB to HR-1 mice once daily for 7 days resulted in the formation of red skin lesions. The formation of these skin lesions by UVB light was significantly inhibited by topical application of sericin as compared to other treatments. This inhibition was characterized by decreased area and intensity of red color of the lesions in sericin-treated mice. This study demonstrated that topical application of sericin exerts a marked inhibitory effect on UVB-induced sunburn lesions and UVB-induced tumor promotion in the DMBA-initiated mouse skin. The results suggest that sericin could be a useful photopreventive agent against UVB-induced acute damage and tumor promotion. Ultraviolet radiation particularly UVB, besides being a potent DNA-damaging agent, induces effectively an acute inflammatory response in the skin subsequently leading to cellular. Silk sericin (SS), a hydrophilic protein polymer, is composed of 18 amino acids among which glutamic acid (5%), threonine (6%), glycine (14.20%), aspartic acid (15.74%), and serine (31.99%) are predominant. Sericin obtained from Philosamia ricini, Bombyx mori, and Antheraea assamensis could protect keratinocytes that had been irradiated by UV-A and UV-B, therefore it showed that sericin act as antioxidant (Kumar et al., 2018). Sericin was also shown to have the ability to absorb UV-B when tested using a UV-VIS spectrophotometer (Sukirno et al., 2021).

Sericin은 누에 Bombyx mori의 중간 비단샘에서 합성되는 고치 단백질 계열입니다. 7일 동안 HR-1 쥐에 UVB를 하루에 한 번 적용하면 붉은 피부 병변이 형성되었습니다. UVB 빛에 의한 이러한 피부 병변의 형성은 다른 치료법과 비교하여 Sericin의 국소 적용에 의해 상당히 억제되었습니다. 이러한 억제는 Sericin이 처리된 쥐에서 병변의 면적과 강도가 감소하는 것이 특징입니다. 이 연구는 Sericin의 국소 적용이 디메틸벤즈 유발 쥐 피부에서 UVB에 의한 햇볕에 그을린 병변과 UVB에 의한 종양 촉진에 현저한 억제 효과를 발휘한다는 것을 보여주었습니다. 이러한 결과는 Sericin이 UVB에 의한 급성 손상 및 종양 촉진에 대한 유용한 광예방제가 될 수 있음을 시사합니다. 자외선 방사선 특히 UVB는 강력한 DNA 손상제 외에도 피부에서 급성 염증 반응을 효과적으로 유도하여 세포로 이어집니다. 친수성 단백질 중합체인 실크 세리신(SS)은 18개의 아미노산으로 구성되어 있으며, 이 중 글루탐산(5%), 트레오닌(6%),

글리신(14.20%), 아스파르트산(15.74%) 및 세린(31.99%)이 우세합니다. Philosamia ricini, Bombyx mori 및 Antheraea assamensis에서 얻은 Sericin은 UV-A 및 UV-B에 의해 조사된 각질 세포를 보호할 수 있으므로 Sericin이 항산화제로 작용한다는 것을 보여주었습니다(Kumar et al., 2018). Sericin은 또한 UV-VIS 분광 광도계를 사용하여 테스트했을 때 UV-B를 흡수하는 능력이 있는 것으로 나타났습니다(Sukirno et al., 2021).

References

Boyer R.F. 2006. Biochemistry laboratory: modern theories and techniques. San Francisco, USA. Pearson Education Inc. David Sheehan. 2009. Physical biochemistry: principles and applications. 2nd ed. Oxford, UK. John Wiley & Sons Ltd. Hanson K.M., G. Enrico, C.J. Bardeen. 2006. Sunscreen enhancement of UV-induced reactive oxygen species in the skin. Radical Biology and Medicine, 41(8): 1205-1212. Kaur J, R. Rajkhowa, T. Tsuzuki, K. Millington, J. Zhang, X. Wang. 2013. Photoprotection by silk cocoons. Biomacromolecules. 14(10): 3660-7. Kleinsmith, L.J. 2006. Principles of Cancer Biology. San Francisco: Pearson Education: 103-118. Lowe N.J., N.A. Shaath.1990. Sunscreens: Development, Evaluation and Regulatory Aspects, Cosmetic Science and Technology Series. New York: 216. Moth of borneo [Online]. 2011 [cited 2011 Feb 10]. Available from: http://www.pherobase.com/part-3/bombycidae/bombycidae.php.php. Subhas C.K., B.C. Dash, R. Dash, D.L. Kaplan. 2008. Natural protective glue protein, sericin bioengineered by silkworms: Potential for biomedical and biotechnological applications. Progress in Polymer Science, 33: 998-1012. Sulayman A. O., G.R. Loppnow. 2008. Ultraviolet resonance Raman spectroscopy as a robust spectroscopic tool for in situ sunscreen analysis. Analytica chimica acta, 628: 57-66. Takasu, Y., H. Yamada, K. Tsubouchi. 2002. Isolation of three main sericin components from cocoon of the silkworm, Bombyx mori. Biosci. Biotechnol. Biochem, 66: 2715-2718. World Health Organization Ultraviolet radiation and the INTERSUN Programme. Health effects of UV radiation [Online]. 2011 [cited 2011 June 8]. Available from: http://www.who.int/uv/health/en/. Zhaorigetu, S.from cocoon of the silkworm, Bombyx mori. Biosci. Biotechnol. Biochem, 66: 2715-2718. World Health Organization Ultraviolet radiation and the INTERSUN Programme. Health effects of UV radiation [Online]. 2011 [cited 2011 June 8]. Available from: http://www.who.int/uv/health/en/ Zhaorigetu, S.

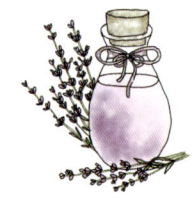

신의 선물 발효 보습팩은 피부진정과 항염, 뾰루지 진정에 효과적인 발효성분으로 피부를 숨쉬게 해 줍니다.

Godsend Extreme Moisturising and Fermented Facial Sheet Mask

신의 선물 발효 보습팩

신의 선물 발효 보습팩

용량: 50ml _ 소요시간: 10분 _ 난이도: 하 _ 유효기한: 냉장 3개월

도구

전자저울(0.1g~500g), 유리비이커 100ml, 시약스푼, 미니거품기, 통주걱(소), 50ml 금장캡 화이트용기, 눈금컵 20ml, 압축 마스크시트 4개, 발효보습팩 스티커, 소독용에탄올

재료

계열	재료명	용량	기능
워터계열	노니추출물	5g	항염
	겨우살이발효혼합진액	1g	면역강화
	갈락토미세스발효여과물	10g	재생, 피부장벽 강화
	로즈플로럴워터	10g	진정, 재생
	정제수	4g	베이스
보습제	모이스트24	12g	수분지속
	히알루론산 저분자	1.5g	보습
	히알루론산 고분자	1.5g	보습
	식물성글리세린	5g	보습
에센셜오일	만다린	1방울	영양
	로즈우드	1방울	상처치유, 재생

핵심원료

겨우살이발효혼합진액은 겨우살이, 녹차, 자소엽, 금은화, 바다포도, 병풀을 락토바실러스로 발효 혼합한 성분으로 유해균을 방어하는 특징을 가지고 있어서 면역강화에 도움을 줍니다. 뾰루지, 여드름, 아토피 등 각종 유해성분으로 피부 트러블이 있으신 분들에게 적극 추천하는 원료입니다.

만드는 방법

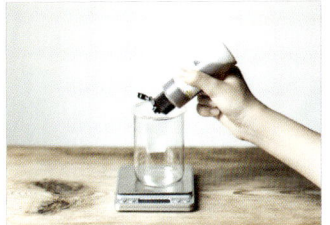

1. 워터계열을 계량해 주세요.

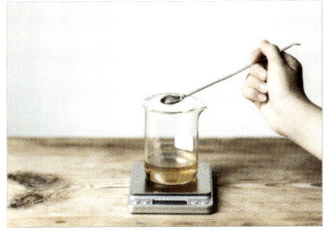

2. 보습제를 계량해 주세요.

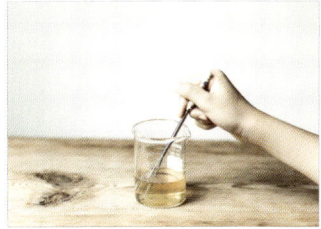

3. 미니거품기로 골고루 저어주세요.

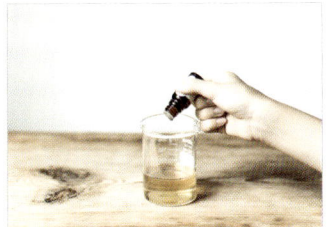

4. 에센셜오일을 첨가해 주세요.

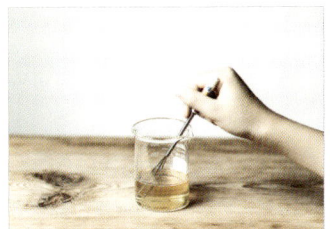

5. 미니거품기로 골고루 저어주세요.

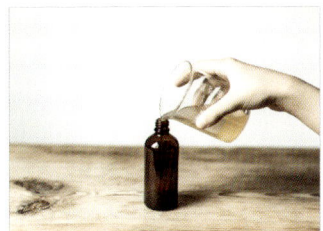

6. 소독된 용기에 담은 후 라벨을 붙여주세요.

냉장 보관해서 3개월 안에 사용해 주세요.

신의 선물 발효 보습팩 사용법

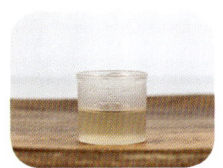

1. 눈금컵에 발효보습팩 12ml를 부어주세요.

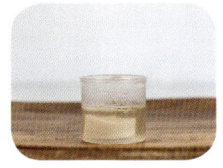

2. 압축 마스크시트를 넣어주세요.

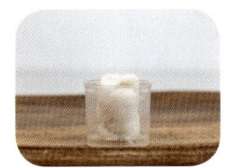

3. 발효보습팩이 시트에 모두 흡수되면 팩을 해주세요.

윤교수의 노케미강좌 5. 락토바실러스발효 혼합진액 Lactobacillus Multi Serum

Fermented cosmetics are cosmetics that use natural ingredients that have been fermented. Now, many of you guys may think that fermented ingredients are only for food, but now in Korea, fermented rice/beans/corn/etc. are one of the Korean skin care products. These do not have in negative side effects, but instead it keeps your skin healthy, strong, and smooth. Since fermented cosmetics use fermented natural ingredients, it is beneficial to all skin types including the sensitive ones.

발효 화장품은 천연 성분을 발효시켜 만든 화장품입니다. 많은 사람들은 발효된 성분이 음식만을 위한 성분이라고 생각할 수 있습니다. 그러나 현재 한국에서는 발효된 쌀, 콩, 옥수수 등으로 스킨케어 제품을 만듭니다. 부작용이 없고 피부를 건강하고 매끄럽게 유지시켜 주기 때문입니다. 발효 화장품은 발효된 천연 성분을 사용하기 때문에 민감한 피부를 포함한 모든 피부 타입에 유익합니다.

1) 발효란 무엇인가?

Fermentation is a metabolic process in which an organism converts a carbohydrate, such as starch or a sugar, into an alcohol or an acid. For example, yeast performs fermentation to obtain energy by converting sugar into alcohol. Bacteria perform fermentation, converting carbohydrates into lactic acid. Fermentation is a natural process. People applied fermentation to make products such as wine, mead, cheese and beer long before the biochemical process was understood. In the 1850s and 1860s Louis Pasteur became the first zymurgies or scientist to study fermentation when he demonstrated fermentation was caused by living cells. Most people are aware of food and beverages that are fermentation products, but may not realize many important industrial products results from fermentation.

발효란 세균, 곰팡이, 효모 등과 같은 미생물들이 자신들의 효소를 이용해 무기호흡의 방식으로 유기물을 분해하는 과정에서, 미생물이 에너지를 얻는 동시에 부산물을 산출하는 것입니다. 생산된 부산물은 사람에게 이로울 시 발효라 하고, 해로우면 부패라고 합니다. 발효를 거친 원료는 유해 물질이 제거되고, 인체에 이로운 다양한 유효 물질이 생성되어 효능이 극대화 되는 것입니다.

2) 미생물의 종류

인체에는 수 많은 종류의 미생물이 존재하는데 유익한 미생물과 유해한 미생물이 함께 공존합니다. 문제는 어느 미생물 군이 실권을 잡느냐에 따라 건강이 좌우된다는 것입니다. 장내 유익한 미생물들이 점점 줄고 있다는 것은 항생제 남용과 식수의 염소 소독, 살충제가 남아 있는 과일과 채소, 방부제가 들어 있는 가공식품, 탄산음료, 제산제, 스테로이드, 피임약 등이 장내 유익한 미생물을 줄이는 원인이 된다고 할 수 있습니다. 반면 장내 유익한 미생물은 음식물 속의 중금속이나 독소를 제거하는 작용을 하며 면역작용과 항균작용에 많은 관여를 하고 있으므로 이러한 장내 유익한 미생물을 늘이는 것이 건강증진에 도움이 된다는 것은 두말할 필요가 없다고 봅니다.

3) 발효화장품

아토피, 천식, 비염, 피부트러블, 피부노화를 방지하기 위해 비누, 샴푸, 보습제 등을 발효제품으로 구성하여 처방하면, 특이 면역의 근본적인 치유를 가능하게 합니다. 발효 보습제와 비누는 미생물 발효물이 함유되어 포도상구균 등 잡균을 없애는 효과가 있고 피부를 진정시켜주며, 긁어서 약해진 각질층에 도움을 줄 뿐만 아니라 피부 자생력을 키워 면역 불균형을 균형으로 맞춰줍니다.

4) 락토바실러스발효 혼합진액의 종류

락토바실러스 발효 매개 및 염증감소에 관한 논문 (Lactobacilluscasei reduces CD8+ Tcellmediated skin inflammation)에 의하면 락토바실러스는 CD8+크기를 조절하여 항원성 피부 염증을 줄일 수 있다는 증거를 제공하고 있습니다. (L.casei cell wall was as efficient as live L.casei to regulate both the CHS response and the haptenspecific CD8+ Tcell response, suggesting that cell wall components contribute to the immunomodulatory effect of L.casei. This study provides the first evidence that oral administration of L.casei can reduce antigenspecific skin inflammation by controlling the size of the CD8+ effector pool.)

락토바실러스란 유산균 종류 중 하나로 프랑스의 미생물 학자 '파스퇴르'가 발견했으며 비타민B 생성, 면역력 강화, 유해세균 억제, 멜라닌생성 억제, 피부면역력 증가, 항알러지 및 피부염증 완화, 아토피 피부염 완화, 미백 등의 효과가 연구에 의해 밝혀졌습니다. 락토바실러스는 세포 형성을 촉진하는 기능이 있지만 살균 효과도 있어 보존제로도 사용합니다.

- 어성초발효혼합진액 Houttuynia Cordata Fermented Multi Serum

어성초, 삼백초, 생강, 강황을 락토바실러스로 발효시킨 혼합진액으로 피부 유해균을 죽여 피부를 건강하게 만들어 줍니다.

- 겨우살이발효혼합진액 Mistletoe Fermented Multi Serum

겨우살이, 녹차, 자소엽, 금은화, 바다포도, 병풀을 락토바실러스로 발효시킨 혼합진액으로 면역강화에 도움을 줍니다. 뾰루지, 여드름, 아토피 및 피부 트러블이 있는 사람에게 도움을 줍니다.

- 강황발효혼합진액 Turmeric Fermented Multi Serum

강황, 생강, 녹차, 병풀, 금은화를 락토바실러스로 발효시킨 혼합진액으로 항염작용이 뛰어나 코 속 충혈 완화, 거담작용에 도움을 줍니다.

락토바실러스발효 혼합진액에 사용된 10가지 약초

- 어성초 (Houttuynia Cordata)

Houttuynia Cordata is used for its antiviral and antibacterial properties. It is effective in reducing DHT production and many types of upper and lower respiratory tract infections.
어성초는 항 바이러스 및 항균 특성을 위해 사용됩니다. 그것은 DHT 및 다양한 종류의 감염을 감소시키는데 효과적입니다.

- 삼백초 (Bluet)

A powder or extract of Bluet has an anti-inflammatory activity so that it is applied to skin regeneration and acne treatment. Its ingredients are also useful in the Demodex death.
삼백초의 분말 또는 추출물은 항염증 작용이 있어 피부 재생 및 여드름 치료에 사용됩니다. 삼백초 성분은 Demodex를 없애는 것에도 유용합니다.

- 생강 (Ginger)

In mice with ovalbumin (OVA)-induced allergic rhinitis, oral administration of 2% ginger diet reduced the severity of sneezing and nasal rubbing by nasal sensitization of OVA

and suppressed infiltration of mast cells in nasal mucosa and secretion of OVA-specific IgE in serum. 6-Gingerol inhibited the expression of not only Th2 cytokines but also Th1 cytokines in OVA-sensitized spleen cells. Accordingly, 6-gingerol suppressed in vitro differentiation of both Th1 cells and Th2 cells from naive T cells.
알러지성 비염을 유발한 쥐의 경우, 2% 생강 경구투여는 재채기 및 비강마찰의 정도가 감소하였고, T1세포와 T2세포의 체외적 분화를 억제하였습니다.

- 강황 (Turmeric)

Turmeric has a lengthy history as a medicine, spice and coloring agent, and turmeric essential oil is an extremely impressive natural health agent one that has some of the most promising anticancer effects around. This isn't surprising when you consider the fact that turmeric has at least 20 molecules that are antibiotic, 14 that are known cancer preventatives, 12 that are anti-tumor, 12 that are anti-inflammatory and that there are at least 10 different antioxidants in turmeric.
강황은 약, 향신료 및 착색제로 오랜 역사를 가지고 있으며 항암 효과가 있는 매우 인상적인 자연 건강 물질입니다. 강황에는 항생, 암예방, 항종양, 항염증, 항산화 등의 성분이 존재합니다.

- 겨우살이 (Mistletoe)

Mistletoe extracts are characterized by two main substance classes: mistletoe lectins and viscotoxins. Mistletoe is strongly anti-viral, so is particularly indicated in hepato-cellular carcinoma, squamous cell carcinomas, lymphomas and leukemias.
겨우살이 추출물은 미슬토 렉틴과 비스코톡신이라는 두 가지 물질로 특징지어 집니다. 겨우살이는 강력한 항바이러스제로 간세포암종, 편평세포암, 림프구, 백혈병에 효과가 있습니다.

- 녹차 (Green Tea)

Green Tea could act on our hair in a similar fashion to minoxidil, which is thought to stimulate hair growth because of its anti-oxidative capacity.
녹차는 산화 방지 능력이 있어 모발 성장 촉진제인 미녹시딜과 비슷한 방식으로 머리카락에 작용할 수 있습니다.

- 자소엽 (Perilla Frutescens)

Perilla frutescens L. due to its aromatic, antibacterial, anti-inflammatory and antioxidant traits has been traditionally used as medicinal plant in Eastern Asia. Alterations of mitochondria are interconnected with many chronic.

자소엽은 전통적으로 향이 좋고 항균, 항염증, 항산화제 특성 때문에 동아시아에서 약용식물로 사용되어 왔습니다.

- 금은화 (Honeysuckle)

Shampoos and conditioners to which Honeysuckle extract is added, makes the hair soft and silky. Moreover, the oil also prevents your hair from getting brittle and dry, thus improving the texture of your hair.

금은화를 첨가한 샴푸와 컨디셔너는 머리카락을 부드럽고 매끄럽게 만듭니다. 머리카락이 부서지고 건조해지는 것을 막아주며, 머리카락의 질감을 향상시켜 줍니다.

- 바다포도 (Caulerpa Lentillifera)

The sea grapes (Caulerpa Lentillifera) protect cell membranes as it is rich in vitamin A and C. This helps to prevent aging and other skin conditions, making it a sought-after ingredient for skincare products.

바다 포도는 비타민 A와 C가 풍부하기 때문에 세포막을 보호합니다. 이를 통해 노화 및 피부 상태를 조절하는 스킨케어 제품의 주요 소재가 됩니다.

- 병풀 (Centella Asiatica)

The Centella Asiatica Extracts have been used traditionally for wound healing and the research has been increasingly supportive for these claims. A preclinical study reported that various formulations (ointment, cream, and gel) of an aqueous CAE applied to open wounds in rats resulted in increased cellular proliferation and collagen synthesis at the wound site, as shown by an increase in collagen content and tensile strength.

병풀 추출물은 전통적으로 상처 치유에 이용되어 왔고 여러 연구가 이것을 뒷받침해 왔습니다. 한 임상 연구에서 쥐의 상처에 연고, 크림, 젤 등을 적용한 바, 세포증식 및 상처 부위에 콜라겐 합성을 증가시켰다고 보고하고 있습니다.

Review

You may think you know how this book was made, but you don't. Sure, the author wrote many recipes, and the illustrator took a long time creating the art. This book was made by Professor Geum-Soon Yun from Daegu University of Science, designed and photo edited by Halakh Kim, and translated by Philip Shin from GMU. I hope this book will help your family and your health.

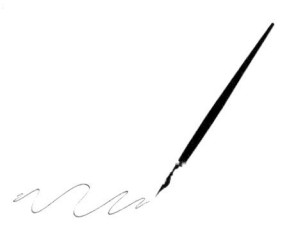

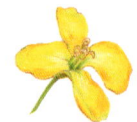

보습에 탁월한 캐놀라로 갈라진 입술을 보호해 주세요.

캐놀라오일(Canola oil)
유채씨앗에서 추출한 캐놀라오일은 단일 또는 다가불포화지방산을 90%이상 함유하고 있습니다. 올렌산이 풍부해 보습, 갈라진 피부에 도움을 주고 오일 특이취가 없고 저렴하며, 마트에서 쉽게 구할 수 있는 원료입니다.

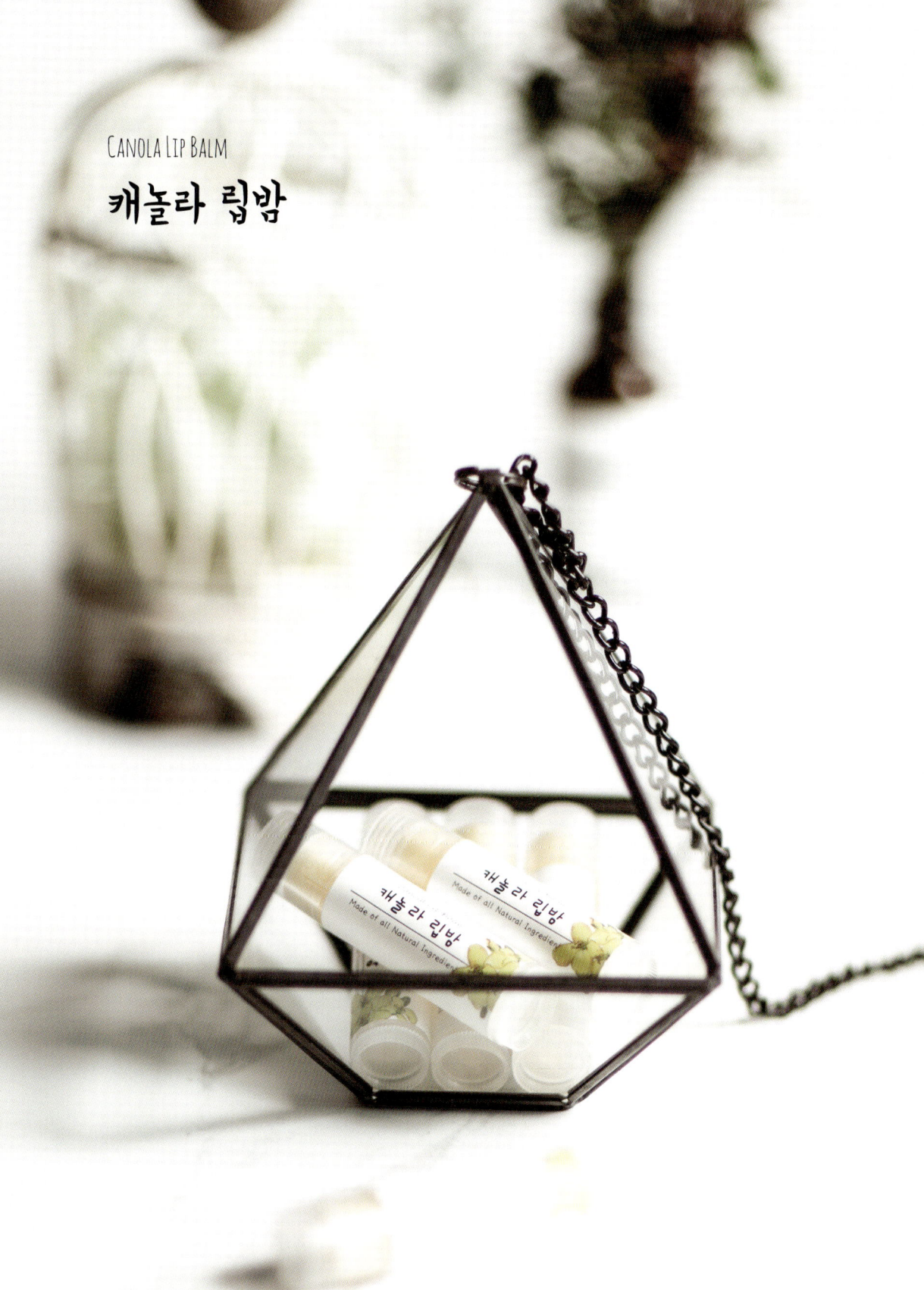

Canola Lip Balm

캐놀라 립밤

캐놀라 립밤

용량: 10ml(5ml 2개 분량) _ 소요시간: 20분 _ 난이도: 하 _ 유효기한: 상온 6개월

도구

핫플레이트, 전자저울(0.1g~500g), 유리비이커 100ml, 미니유리온도계, 시약스푼, 5ml 스틱용기 2개, 캐놀라립밤스티커, 소독용에탄올

재료

계열		재료명	용량	기능
오일계열		캐놀라오일	6g	갈라진 피부
		시어버터	2g	보습
경화제		밀랍-비정제	3g	경화
에센셜오일	12세 이상	만다린	4방울	탄력
		스윗오렌지	4방울	재생
	6세 이상	만다린	2방울	탄력
		스윗오렌지	2방울	재생
	6세 이하	만다린	1방울	탄력
		스윗오렌지	1방울	재생

REFERENCES

1. Shelanski HA, Shelanski MV. Anew technique of human patch tests. Proc Sci Sect Toilet Goods Assoc 204: 107-110; 1953.
2. Reed MJ, Berman B, Greenspan AH, Reardon RC. An improved standardized method for evaluating skin sensitization in humans (MESH).
Presented as a poster at the 62nd American Academy of Dermatology Meeting, 2004.
3. Gerberick GF, Robinson MK. Askin sensitization risk assessment approach for evaluation of new ingredients and products.
Contact Dermatitis 11: 65-73, 2000.
4. Jackson EM. Amodified cumulative patch test to substantiate hypoallergenic claims. Cosmetic Dermatol 7;8: 44-46, 1994.

3) Ethylhexylglycerin (에틸헥실글리세린)

Ethylhexylglycerin servces as a surfactant and preservant enhancer and acts as a safe preservative in minute amounts. It's a proven preservative-enhancer and is often used instead of controversial parabens (Read more in TIA's article on parabens and preservatives). Ethylhexylglycerin은 미량으로 계면활성제 및 방부제 역할을 합니다. 입증된 방부제로 논란의 여지가 있는 피라벤 대신에 사용됩니다.

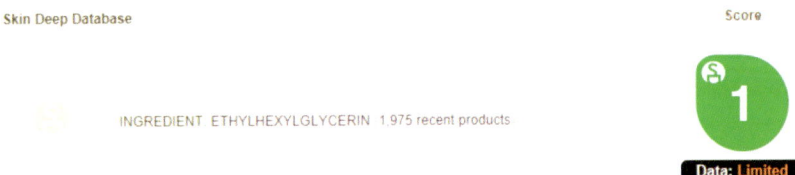

〈관련논문〉

ANTIMICROBIAL EFFICACY OF CAPRYLYL GLYCOL AND ETHYLHEXYLGLYCERINE IN EMULSION

Kunlayakorn Lawan1, Mayuree Kanlayavattanakul2, and Nattaya Lourith2

It was found to inhibit S. aureus within 7 days, E. coli and P. aeruginosa within 1 day, C. albicans within 3 days and A. niger within 28 days (data not shown) of which longer than this study. Furthermore, the presented 1:3 of caprylyl glycol and ethylhexylglycerin of this preservative system is obviously more effective than the commercial available mixture even though as this proportion of mixture is slightly higher cost than the commercial one. Therefore, further study should evaluate on precise concentration at the fine interval in the range of 0.51% - 0.99% of 1:3 mixture in order to examine the lower concentration with antimicrobial efficacy for reduction of self preservative proportion and cost of cosmetic preparation with safe and efficient.

REFERENCES

1. Epstein H. 2006. Cosmetic preservation: sense and nonsense. Clinics Dermatol 24: 551-2.
2. Kabara JJ, Orth DS, editors. 1997. Preservativefree and self-preserving cosmetics and drugs: principles and practice. New York: Mercel Dekker; p. 1-14.
3. Gaonkar TA, Geraldo I, Caraos L, Modak SM. 2005. An alcohol hand rub containing a synergistic combination of an emollient and preservatives:prolonged activity against transient pathogens. J Hosp Infect 59: 12-8.
4. Gaonkar TA, Geraldo I, Shintre M, Modak SM. 2006. In vivo efficacy of an alcohol-based surgical hand disinfectant containing a synergistic combination of ethylhexylglycerin and preservatives. J Hosp Infect 63: 412-7.
5. Shintre MS, Gaonkar TA, Modak SM. 2006. Efficacy of an alcohol-based healthcare hand rub containing synergistic combination of farnesol and benzethonium chloride. Int J Hyg Environ Health 209: 477-87.

효과적인 비율

Herbal Preservatives (한방방부제) -〉 1%
1,2 Hexanediol (1,2헥산디올) -〉 1.5%
Ethylhexylglycerin (에틸헥실글리세린) -〉 0.3%

위의 비율로 함께 사용 시 유효기한은 상온 1년입니다.

윤교수의 노케미강좌 7. 알코올이란?

**In chemistry, an alcohol is any organic compound in which the hydroxyl functional group (-OH) is bound to a saturated carbon atom. The term alcohol originally referred to the primary alcohol ethanol (ethyl alcohol), the predominant alcohol in alcoholic beverages.
알코올은 탄화수소원자단에 하이드록시기(-OH) 작용기가 붙어 있는 구조를 말합니다.**

단순한 알코올 형태는 사슬형 구조식 $C_nH_{2n+1}OH$(알킬기에 하이드록시기가 붙은)입니다. 술의 주요 성분인 에탄올(C_2H_5OH)은 알코올을 대표하며, 일반적으로 알코올은 에탄올이 포함된 술을 지칭하기도 합니다. 또한 약국에서 파는 소독용 에탄올도 있습니다. 에탄올은 2개, 메탄올은 1개의 탄소를 가지고 있습니다. 메탄올(CH_3OH)은 공업용 알코올입니다. 에탄올과 달리 메탄올은 매우 독성이 강하여, 10ml의 소량으로도 시신경이 파괴되어 실명할 수 있습니다. 에탄올(C_2H_5OH)은 섭취 시 몸 속 산화효소로 C_2H_4O(아세트 알데히드)가 되며 이 후 다시 한번 산화되어 $C_2H_4O_2$(아세트산)가 됩니다. 페놀은 알코올과 분자식은 같으나 고리형을 갖고 있습니다. 알코올은 탄소 원자에 결합하는 하이드록시기(-OH)의 숫자에 따라 1가 알코올, 2가 알코올, 3가 알코올 등으로 분류합니다. 대표적인 1가 알코올로는 메탄올, 에탄올 등이 있습니다. 2가 알코올은 글라이콜이라 불리기도 하며 에틸렌 글라이콜, 프로필렌 글라이콜 등이 있습니다. 3가 알코올은 글리세롤을 말합니다. 에탄올은 독성이 낮으며 물질을 녹이는 성질이 뛰어나기 때문에 약품이나 향수 등의 용매로 쓰입니다.

무수에탄올과 에탄올의 차이는 함량의 차이에 있습니다. 무수에탄올이란 물이 없는 에탄올이란 뜻으로 고순도의 에탄올이라는 뜻입니다. 순도가 99.9% 정도되는 에탄올이라 오히려 살균효과가 떨어집니다. 하지만 휘발 지속성이 좋아 오랜 발향을 필요로 하는 향수나 디퓨저, 비누에 많이 사용됩니다. 천연화장품이나 비누를 만들 때 무수에탄올을 사용하는 이유는 낮은 기화점을 이용하여 알코올을 쉽게 증발시키기 위한 목적이 큽니다. 향수를 만들 때 무수에탄올을 사용하는 이유는 물과 기름을 섞이게 하는 유화제 역할을 하며 휘산 작용을 하여 향이 빨리 확산되어 퍼지도록 하는데 목적이 있습니다. MP비누 제작 시 거품이 생길 때 뿌리면 거품을 없애주기도 하며 바로 증발되어 수분의 잔류량을 적게 합니다. HP비누(고온법 비누)를 만들 때는 투명도를 높이고 빨리 증발하여 피부 자극을 줄이기 위해 무수에탄올을 사용합니다. HP비누는 반드시 무수에탄올을 사용해야 합니다.

75% 정도의 에탄올에서 살균효과가 뛰어나다고 합니다.
* 현재 약국에서 판매되고 있는 알코올 83%는 100ml 기준으로 에탄올 83ml 중 96%라고 하니 79.68ml로 계산합니다. 순수 알코올은 알코올의 밀도 0.789를 곱하면 62.86752가 나옵니다. 물은 100 - 79.68 = 20. 32, 그렇다면 density = mass/volume 이니까
(62.86752/20. 32+62.86752) X 100 = 75.57325%가 나옵니다.

무수에탄올을 75% 에탄올로 만들려면,

무수에탄올 x 순도 ÷ 원하는 농도 = 총 만들어지는 양
순도 99% 무수에탄올 1000ml로 만들게 될 경우 계산을 하면
1000 x 0.99 ÷ 0.75 = 1320
무수 에탄올 1000ml에 정제수 320ml를 희석하면 총 1320ml의 75% 소독용 에탄올이 만들어집니다.

만성질환 클리닉

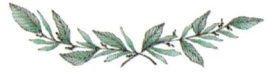

여드름 삭제 비누

여드름 어성초 발효 스킨

비염밤

비염 스프레이

아토밤

천연 꿈치 크림

근육통 젤파스

무좀퇴치 스프레이

Acne Clear Soap - Melt and Pour Soap Making
여드름 삭제 비누-MP법

많은 연구 결과에 따르면 여드름이 난 약한 피부에는 비누 사용이 맞지 않다고 합니다.
하지만 여드름에 맞게 만들어진 비누는 효과적인 관리 및 제어가 가능합니다.
여드름 삭제비누는 100% 천연성분 재료를 이용하여 치료합니다.
건강하고 매끈한 피부를 갖는 첫 번째 조건이 세안제인 비누인데,
비누는 거품, 사용감 뿐만 아니라 적정한 에센셜오일 사용과 함께
피부에 잔여물이 남지 않아야 하며 pH가 조절되어져야 합니다.

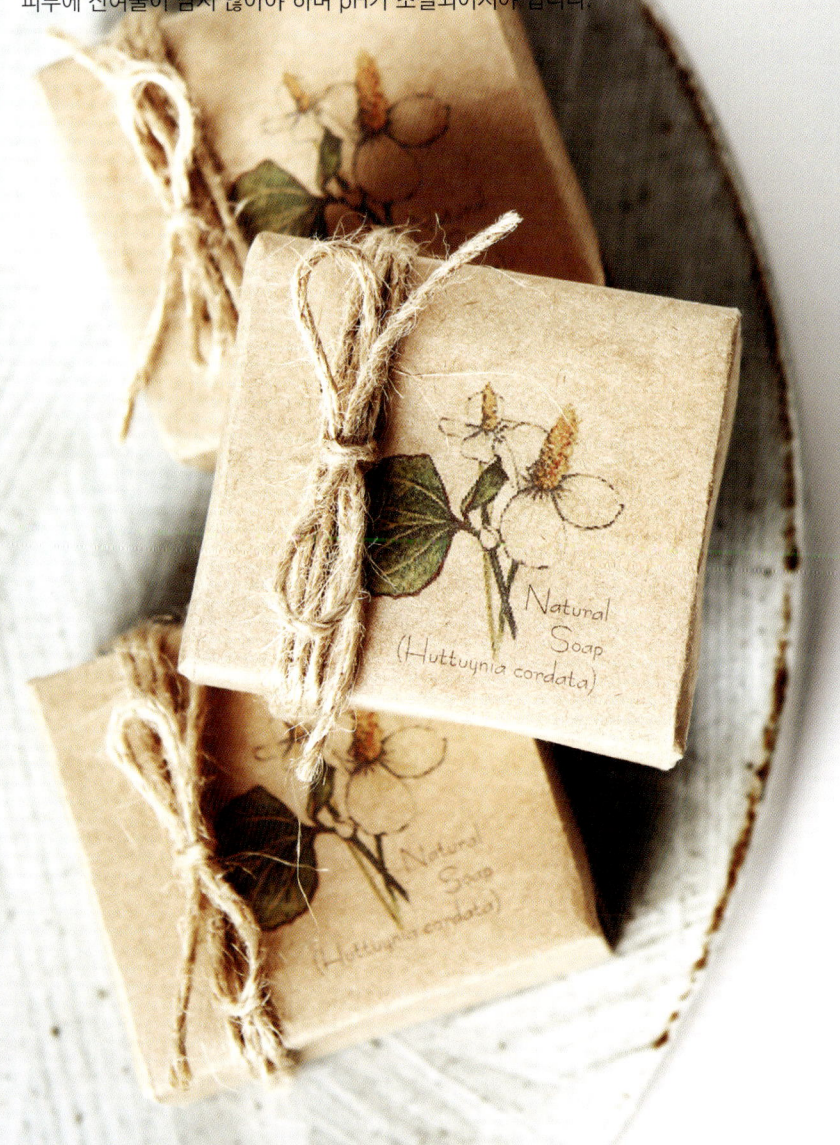

여드름 삭제 비누-MP법

용량: 600g(5개 분량) _ 소요시간: 1시간 _ 난이도: 중 _ 유효기한: 1년

도구

핫플레이트, 전자저울(1g/3kg), 1L 스텐비이커, 스텐계량컵 200ml, 칼, 도마, 시약스푼, 플라스틱스패츌러, 통주걱(소), 플라스틱스포이드3ml, 유리온도계, 500g몰드, 랩, 비누스티커, 소독용에탄올

재료

계열	재료명	용량	기능
비누베이스	투명비누베이스	600g	거품, 세정
첨가물	노니분말	0.5g	항염
	어성초분말	0.5g	항곰팡이, 살균
	온천입욕제(유자)	0.5g	살균
	꿀	10g	보습, 거품
에센셜오일	순수13정유	6ml	항염, 살균, 상처치유

* 순수13정유는 142 페이지를 참고해 주세요.

* 여드름 삭제비누로 꼼꼼히 세안을 하고 157페이지 "여드름 어성초 발효 스킨"을 듬뿍 뿌려 주세요.

* MP법 비누(Melt & Pour, 녹여붓기법)에 사용되는 비누베이스는 식물성 오일 성분으로 만들었으나 그 제작 과정에서 워터계열에 친숙하도록 구성되어져 있습니다. MP법 비누 제작시 식물성 오일을 첨가하면 거품과 보습력이 떨어집니다.

만드는 방법

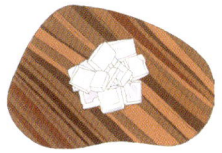

1. 투명비누베이스 600g을 작게 잘라주세요.

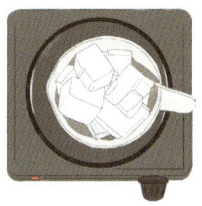

2. 비누베이스를 핫플레이트 낮은 온도에서 조금씩 천천히 녹여주세요.

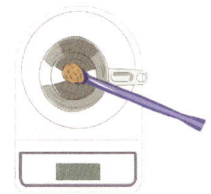

3. 비누베이스가 녹는 동안 스텐계량컵 200ml에 첨가물을 모두 계량해 통주걱으로 골고루 섞어주세요.

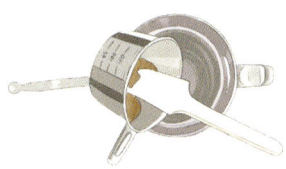

4. 비누베이스가 다 녹으면 #3을 첨가해 골고루 섞어주세요.

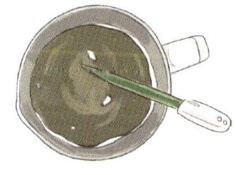

5. 비누액의 온도가 65~70도가 되면 에센셜오일 순수13정유 6ml를 첨가해 섞어주세요.

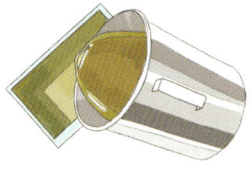

6. 몰드에 부은 다음 에탄올을 살짝 뿌려 거품을 없애 주세요.

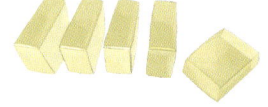

7. 냉동실에 30분 정도 굳힌 다음 잘라주세요.

랩에 싸서 습기 없고 서늘한 곳에 보관해 1년 안에 사용하세요.

윤교수의 노케미강좌 8. 항히스타민 13가지 에센셜오일 - 순수13정유

1. 시더우드 에센셜오일 Cedarwood Essential Oil
 -학명 : *Cedrus atlantica*
 -노트 : 베이스 노트
 -추출부위 : 나무
 -향기 : 오리엔탈 향, 따뜻한 나무향

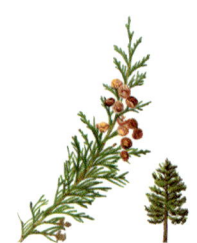

Cedarwood essential oil has antifungal, antiseptic, diuretic, astringent and sedative properties. It has the power to improve your skin, help with organ function, tighten muscles, improve metabolism and benefit your digestive system. And it contains the highest amount of sesquiterpenes. This explains why all Cedarwood Essential Oils are very powerful lymph decongestants, have the ability to reduce cellulite and are exceptional for hair and skin care.

Cedarwood Essential Oil Benefits:
Improves focus and wisdom
Promotes hair growth
Has anti-inflammatory agents
Cures toothaches
Strengthens gums
Reduces skin irritations
Relives spasms
Cures fungal infections
Repels bugs
Cures acne
Reduces cough
Stimulates metabolism

Regulates menstruation

Tightens muscles

Cleans out toxins

시더우드 에센셜오일은 항곰팡이, 방부제, 이뇨제, 수렴성 및 진정작용이 있습니다. 피부를 개선하고 장기 기능을 돕고 근육을 강화하고 신진 대사를 개선하며 소화 시스템에 도움이 되는 힘이 있습니다. 시더우드 오일은 세스퀴테르펜 함유량이 가장 높습니다. 이것은 림프 충혈 제거제이며 셀룰라이트를 줄이는 능력을 가지고 있으며 모발 및 피부 관리에도 탁월합니다.

2. 페퍼민트 에센셜오일 Peppermint Essential Oil

-학명 : *Mentha piperita*

-노트 : 탑 노트

-추출부위 : 잎

-향기 : 민트 특유의 상쾌하고 시원한 향

-주의할 점 : 눈 주위 사용금지

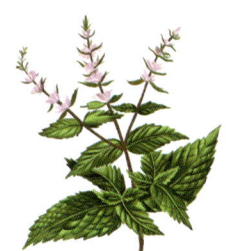

Peppermint essential oil gives a cooling sensation and has a calming effect on the body, which can relieve sore muscles when used topically. It also contains antimicrobial properties, so it can help freshen bad breath and soothe digestive issues. Peppermint is a hybrid species of spearmint and water mint (Mentha aquatica). And it has been proven effective in providing the much-required nourishment to hair. Because of its ability to relax blood vessels and stimulate blood flow to hair follicles, peppermint oil has also been used to stimulate hair growth.The most active ingredients include menthol (3545 percent) and menthone (1030 percent).

Peppermint Essential Oil Benefits:

Reduces stomach aches

Soothe digestive issues

Freshens bad breath

Relieves headaches

Antimicrobial properties

Improves mental focus

Clears respiratory tract

Boosts energy

Releases tight muscles

Cost-effective natural solution to replace pharmaceutical drugs

페퍼민트 에센셜오일은 차가운 느낌을 주며 몸에 진정 효과가 있어 국소적으로 사용할 때 근육통을 완화할 수 있습니다. 또한 항균 특성을 포함하고 있어 구취를 제거하고 소화 장애를 진정시킬 수 있습니다. 그리고 페퍼민트 오일은 모발에 영양을 공급하는 데 효과가 있음이 입증되었습니다. 혈관을 이완시키고 모낭으로의 혈류를 자극하는 능력때문에 모발 성장 촉진에 사용되었습니다. 페퍼민트의 활성 성분은 멘톨과 멘톤입니다.

3. 저먼 캐모마일 에센셜오일 German Chamomile Essential Oil

-학명 : *Matricaria reticulata*

-노트 : 미들 노트

-추출부위 : 꽃

-향기 : 강한 약초향

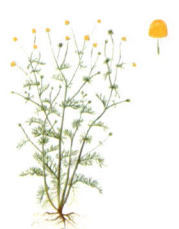

German chamomile oil is broadly used in the cosmetic industry, especially in formulations designed to improve dry, inflamed or irritated skin. It is also added in shampoos and conditioners.

German Chamomile Essential Oil Benefits:

Hair moisturizer

Moisturizing skin mist

May help relieve migraine

May provide relief from joint pain or tense

Skin toner

저먼 캐모마일 오일은 화장품 산업에서 광범위하게 사용되며, 특히 건조하거나 염증이 일어난 피부를 개선하기 위해 고안된 제형에서 사용됩니다. 샴푸와 컨디셔너에도 첨가됩니다.

4. 유칼립투스 에센셜오일 Eucalyptus Essential Oil

-학명 : *Eucalyptus radiata*

-노트 : 탑 노트

-추출부위 : 잎

-향기 : 톡 쏘는 상쾌한 향

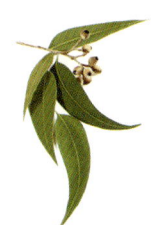

Are you looking for an essential oil that will help to boost your immune system, protect you from a variety of infections and relieve respiratory conditions Eucalyptus essential oil is one of the best essential oils for sore throats, cough, seasonal allergies and headaches. Eucalyptus oil Benefits are due to its ability to stimulate immunity, provide antioxidant protection and improve respiratory circulation.

Eucalyptus Essential Oil Benefits:

Improve seasonal allergies

Fight infections

Reduce pain and inflammation

Alleviate headaches

Aid wound care

Improve earaches

Boost mental clarity

Repel rats

면역계를 강화시키고 다양한 감염으로부터 보호하며 호흡기 증상을 완화시키는데 도움이 되는 에센셜 오일을 찾고 있습니까? 유칼립투스 에센셜 오일은 인후염, 기침, 계절성 알러지 및 두통에 가장 좋은 에센셜오일 중 하나입니다. 유칼립투스 오일의 유익한 점은 면역력을 자극하고 항산화제를 제공하며 호흡 순환을 개선하는 능력입니다.

5. 레몬 에센셜오일 Lemon Essential Oil

-학명 : *Citrus limon*

-노트 : 탑 노트

-추출 부위 : 과일 껍질

-향기 : 레몬 특유의 상쾌하고 산뜻한 향

-주의할 점 : 광과민성 반응에 주의

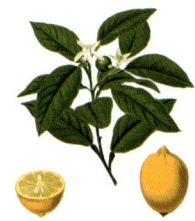

Lemon juice is made when squeezing lemons. It's tart, acidic, tasty and a good source of citric acid. While lemon essential oil tastes like lemon, it's actually quite different from lemon juice. Lemon essential oil is cold-pressed from the rind while lemon juice comes from the pulp. Lemon essential oil is very high in limonene. A study in Japan showed that diffusing lemon oil through the air systems of an office environment can have positive effects in the workers' mental accuracy. Lemon contains citric acid. From a scientific perspective, lemon essential oil is very high in limonene.

Lemon Essential Oil Benefits:
Relieves nausea
Improves digestion
Nourishes skin
May promote weight loss
Helps purify the body
Boosts oral health
Relieves cough and stimulates lymphatic drainage
Works as antimicrobial agent
May work as anti-tumor agent

* Research has shown that citric acid can prevent calcium oxalate crystallization and that extracts of Bryophyllum pinnatum may be able to reduce the size of existing calcium oxalate crystals in vivo.

레몬 에센셜오일은 껍질에서 냉각 압착됩니다. 그리고 리모넨 및 구연산이 매우 높습니다. 사무실에서 레몬 오일을 부려 공기정화를 시키는 것이 근로자에게 진정작용을 시켜 일의 정확도에 긍정적인 영향을 미칠 수 있다고 합니다.

6. 티트리 에센셜오일 Tea Tree Essential Oil

-학명 : *Melaleuca alternifolia*

-노트 : 미들 노트

-추출부위 : 잎

-향기 : 상쾌한 약초향

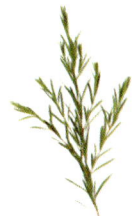

Tea tree oil, also known as melaleuca, is well-known for its powerful antiseptic properties and ability to treat wounds, which is why it's one of the top antibacterial essential oils. Tea tree oil is one of the best known and effective ways to treat and eradicate a Demodex mite infestation. Use a tea tree oil shampoo on the hair every day. Tea tree is a volatile essential oil derived mainly from the Australian native plant Melaleuca alternifolia. It's been widely used throughout Australia for at least the past 100 years and for over seven decades, it's been documented in numerous medical studies for its ability to kill many strains of bacteria, viruses and fungi.

Tea Tree Essential Oil Benefits:

Fight acne and other skin conditions

Improve dry scalp

Soothe skin irritations

Fight bacterial, fungal and viral infections

May help prevent antibiotic resistance

Relieve congestion and respiratory tract Infections

Help treat head lice

Help treat scabies

Improve bad breath

멜라루카 (melaleuca)라고 하는 티트리 오일은 강력한 항균성과 상처 치료 능력으로 유명합니다. 이것이 바로 항균 에센셜오일 중 하나입니다. 티트리 오일은 모낭충을 치료하고 제거하기 위한 것으로 가장 잘 알려져 있습니다. 티트리는 호주 토종 식물인 멜레루카 알터니폴리아 (Melaleuca alternifolia)에서 주로 추출되는 휘발성 에센셜 오일입니다. 호주 전역에서 적어도 지난 100년 동안 널리 사용되어 왔으며 70년 이상 박테리아, 바이러스 및 곰팡이 균주를 죽일 수 있는 능력은 수많은 의학 연구에서 입증되었습니다.

7. 라벤더 에센셜오일 Lavender Essential Oil
  -학명 : *Lavendula angustifolia*
  -노트 : 미들 노트
  -추출 부위 : 꽃
  -향기 : 우아하고 깨끗한 약초향

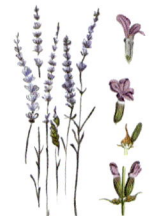

Lavender essential oil is the most used essential oil in the world today, but the Benefits of lavender were actually discovered over 2,500 years ago. Because of its powerful antioxidant, antimicrobial, sedative, calming and antidepressive properties, lavender oil Benefits abound and it's been used both cosmetically and therapeutically for centuries. The lavender oil removes the sting and heat from the burn and can help prevent the skin's blistering. Most of us know lavender's powerful fragrance from perfumes, shampoos, and even body wash. But lavender is also known as the secret scent of sleep. Its aroma is incredibly soothing and has been proven to improve sleep quality, relax the body, and even improve moods.

Lavender Essential Oil Benefits:
Reduce anxiety and emotional stress
Protect against diabetes symptoms
Improve brain function
Help to heal burns and wounds
Improve sleep
Restore skin complexion and reduce acne
Slow aging with powerful antioxidants
Relieve pain

Alleviate headaches

라벤더 에센셜 오일은 오늘날 세계에서 가장 많이 사용되는 에센셜 오일이지만, 실제로 라벤더의 장점은 2,500년 전에 발견되었습니다. 강력한 항산화, 항균, 진정 작용 및 항우울제 특성으로 인해 라벤더 오일은 수 세기 동안 미용적으로나 치료적으로 사용되어 왔습니다. 라벤더오일은 화상으로부터 열 및 땀을 제거하고 피부의 수포를 예방할 수 있습니다. 우리 중 대부분은 향수, 샴푸 및 바디 워시에서 라벤더의 강력한 향기를 알고 있습니다. 그리고 라벤더는 수면의 은밀한 향기로도 알려져 있습니다. 그 향기는 굉장히 진정되며 수면의 질을 개선하고 몸을 편안하게 하며 기분을 개선하는 것으로 입증되었습니다.

8. 사이프러스 에센셜오일 Cypress Essential Oil

-학명 : *Cupressus sempervirens*
-노트 : 미들 노트
-추출부위 : 가지와 잎
-향기 : 솔향기처럼 상쾌한 향

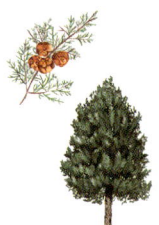

Cypress essential oil is valued because of its ability to fight infections, aid the respiratory system, remove toxins from the body, and work as stimulate that relieves nervousness and anxiety. There is an astringent quality of this oil that can help shrink external hemorrhoids and relieve pain. It can also induce normal blood flow to the area to spur healing and reduce the tension in muscle tissue in the rectum. As one of the many popular essential oils and hair, cypress oil works by improving blood circulation to scalp, causing more effective nutrition of hair follicles and strengthening them. This results in growing healthier and stronger hair, as well as reduced risks for hair loss.

Cypress Essential Oil Benefits:
Heals wounds and infections
Treats cramps and muscle pulls
Aids toxin removal
Promotes blood clotting
Eliminates respiratory conditions

Natural deodorant

Relieves anxiety

Treats varicose veins and cellulite

사이프러스 에센셜 오일은 감염과 싸우고, 호흡기를 돕고, 몸에서 독소를 제거하고, 신경성과 불안을 완화시키는 자극제로 작용하기 때문에 가치가 있습니다. 외부 치질을 수축시키고 통증을 완화하는 데 도움이 될 수 있습니다. 또한 치유를 촉진하고 직장의 근육 조직의 긴장을 완화시키기 위해 정상적인 혈류를 유도할 수 있습니다. 사이프러스 오일은 두피의 혈액 순환을 개선하여 모낭을 강화합니다. 이로 인해 건강한 모발이 증가하고 탈모 위험이 줄어듭니다.

9. 헬리크리섬 에센셜오일 Helichrysum Essential Oil

-학명 : *Helichrysum angustifolium*

-노트 : 미들 노트

-추출부위 : 꽃

-향기 : 달콤하면서 강한 약초향

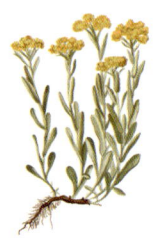

Helichrysum is a natural medicinal plant that's used to make a beneficial essential oil that boasts many different full-body Benefits due to its anti-inflammatory and antioxidant properties. Helichrysum essential oil, in the form of helichrysum angustifolium extract, has been established in various experimental studies to have strong abilities to lower inflammation due to several mechanisms: inflammatory enzyme inhibition, free radical scavenging activity and corticoid-like effects.

Helichrysum Essential Oil Benefits:
Allergies
Acne
Colds
Cough
Skin inflammation
Wound healing

Constipation

Indigestion and acid reflux

Liver diseases

Gallbladder disorders

Inflammation of the muscles and joints

Infections

Candida

Insomnia

Stomachaches

Bloating

헬리크리섬은 영원 불멸의 꽃으로 그리스어인 'helio(태양)'와 'chrysos(황금)'에서 유래한 것으로 'immortelle(영원불멸)' 또는 'everlasting(영원한)' 이라고도 불립니다. Helichrysum은 항염증 및 항산화 특성으로 인해 다양한 전신 효과를 자랑하는 유익한 에센셜오일을 만드는 데 사용되는 천연 약용 식물입니다. Helichrysum 에센셜 오일은 염증 억제, 자유래디컬 소거 활성 및 코르티코이드 유사 효과와 같은 여러 메커니즘으로 인해 염증을 낮추는 강력한 능력을 가졌으며 다양한 실험 연구에서 확립되었습니다.

10. 파인 에센셜오일 Pine Essential Oil

- 학명 : *Pinus sylvestris*
- 노트 : 미들 노트
- 추출부위 : 솔잎
- 향기 : 침엽수 특유의 은은하고 맑은 향

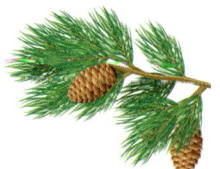

As a detoxifying ingredient and natural disinfectant, pine oil is commonly used in massage oil blends, household cleaning products and air fresheners. It can stimulate blood flow and help decrease swelling, tenderness and pain within sore muscles or joints associated with inflammation.

Pine Essential Oil Benefits:

Cleansing the home of bacteria, fungi, pathogens and yeast

Killing odors and purifying the air

Decreasing inflammation

Decreasing allergies

Fighting free radicals through the presence of antioxidants, including polyphenols

Treating muscle aches and pain

Energizing and lifting your mood and focus

파인은 해독 성분 및 천연 살균제로서, 마사지오일 첨가물, 가정용 세제 및 공기청정제에 일반적으로 사용됩니다. 혈류를 자극하고 염증과 관련된 근육통이나 관절의 부종, 통증을 감소시킵니다.

11. 쥬니퍼베리 에센셜오일 Juniperberry Essential Oil

-학명 : *Juniperus communis*

-노트 : 미들 노트

-추출부위 : 열매

-향기 : 솔 향기와 비슷한 향

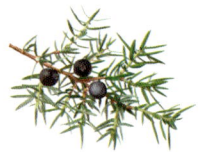

Juniper berry essential oil comes from the fresh or dried berries and needles of the Juniperus communis plant species. Known as a powerful detoxifier and immune system booster, juniper berry plants originate from Bulgaria and have a long history of naturally helping prevent both short- and long-term illnesses. Juniper berry oil can help to reduce the appearance of cellulite. Add 100 percent therapeutic grade juniper berry essential oil to grapefruit cellulite cream for impressive results.

Juniper Berry Essential Oil Benefits:

Can relieve bloating

May help heal and protect skin

Boosts digestion

Relaxant and sleep aid

Heartburn and acid reflex relief

Might reduce cellulite

Insect repellent

Natural antiseptic

Powerful antioxidant

Might help reduce high blood pressure

Flavor enhancer and natural preservative

쥬니퍼베리 에센셜 오일은 Juniperus communis 식물종의 신선하거나 건조한 열매에서 추출됩니다. 강력한 해독제 및 면역 시스템 부스터로 알려진 쥬니퍼베리는 불가리아에서 기원하며 자연적으로 장단기 질환을 예방할 수 있는 오랜 역사를 가지고 있습니다. 쥬니퍼베리 오일은 셀룰라이트를 감소시키는 데 도움을 줄 수 있습니다. 그레이프프룻 크림에 쥬니퍼베리 에센셜 오일을 첨가하면 인상적인 결과를 얻을 수 있습니다.

12. 패츌리 에센셜오일 Patchouli Essential Oil

-학명 : *Pogostemon cablin*

-노트 : 베이스 노트

-추출부위 : 잎

-향기 : 달콤하고 신비로운 느낌의 오리엔탈 향

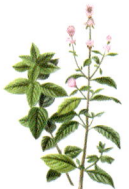

The strong scent of patchouli oil has been used for centuries in perfumes; more recently it's been used in incense, insect repellents and alternative medicines. It's also commonly used for skin care because of its ability to help alleviate skin issues, and it's considered one of best home remedies for acne, as well as for eczema, inflammation, and cracked, chapped or irritated skin. It has cell-rejuvenating properties, which is why it's often used in anti-aging skin care; it has the power to lessen the look of scars or marks on the skin.

Patchouli Essential Oil Benefits:

Fights depression

Boosts immune system

Works as a natural deodorant

Stops fungal growth

Reduces inflammation

Enhances mood

Strengthens hair

Fights infections

Clears dandruff

Treats skin conditions

Works as a bug repellent

Stimulates hormones

Fights fever

패츌리 오일의 강한 향기는 수 세기 동안 향수로 사용되어 왔습니다. 최근에는 향, 방충제 및 대체 의약품에 사용되었습니다. 그것은 또한 피부 문제를 완화시키는 능력 때문에 피부 관리에 자주 사용되며, 여드름, 습진, 염증, 갈라진 피부 또는 자극받은 피부를 위한 최고의 가정 요법 중 하나로 간주됩니다. 노화 방지 피부 관리에서 종종 사용되는 세포 재생 기능을 가지고 있습니다. 피부에 흉터나 자국이 생기는 것을 줄일 수 있는 힘이 있습니다.

13. 프랑킨센스 에센셜오일 Frankincense Essential Oil

-학명 : *Boswellia carterii*

-노트 : 베이스 노트

-추출부위 : 수지

-향기 : 숲속에 들어온 듯한 그윽한 나무향

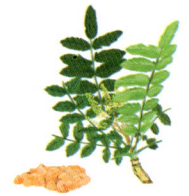

Frankincense oil is from the genus Boswellia and sourced from the resin of the Boswellia carterii or Boswellia sacra tree that's commonly grown in Somalia. Frankincense has been associated with many different religions over the years, especially the Christian religion, as it was one of the first gifts given to Jesus by the wise men. Frankincense oil stands out as being most beneficial, including terpenes and boswellic acids, which are strongly anti-inflammatory and protective over healthy cells.

Frankincense Essential Oil Benefits:

Helps reduce stress reactions and negative emotions

Helps boost immune system function and prevents illness

May help fight cancer or deal with chemotherapy side effects

Astringent and can kill harmful germs and bacteria

Heals skin and prevents signs of aging

Improves memory

May help balance hormones and improve fertility

Eases digestion

Acts as a sleep aid

Helps decrease inflammation and pain

프랑킨센스는 Boswellia 속에 속하며 소말리아에서 흔히 자란 Boswellia carterii 또는 Boswellia sacra 수지에서 나온 것입니다. 프랑킨센스는 여러 해 동안 여러 종교, 특히 기독교 종교와 관련되어 있는데, 그것은 동방박사들에 의해 그리스도에게 주어진 첫 번째 선물 중 하나이기 때문입니다. 프랑킨센스의 테르펜과 보스웰릭산은 항염증 및 건강한 세포를 보호하는데 유익한 것으로 나타났습니다.

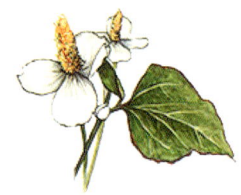

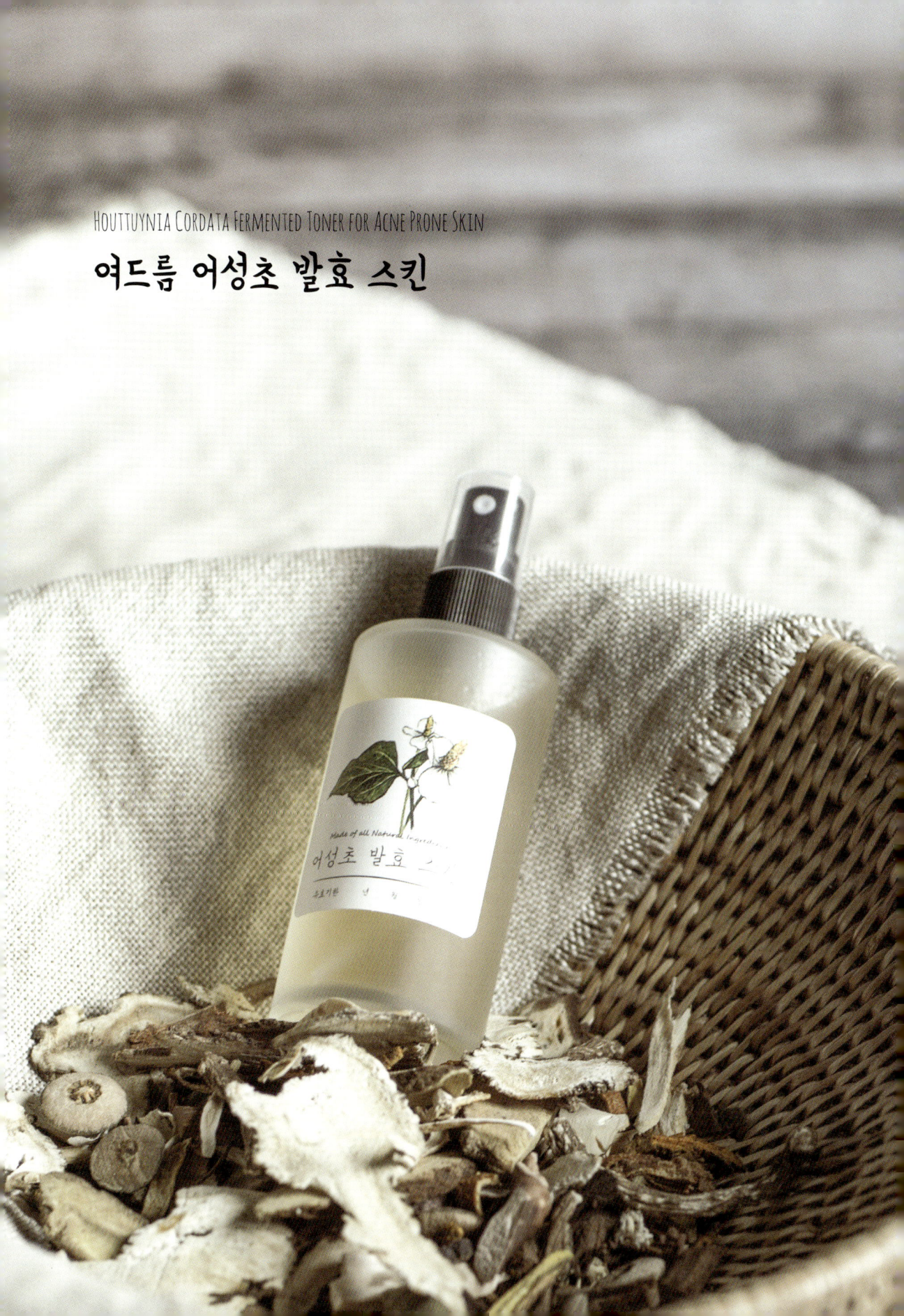

Houttuynia Cordata Fermented Toner for Acne Prone Skin

여드름 어성초 발효 스킨

여드름 어성초 발효 스킨

용량: 100ml _ 소요시간: 10분 _ 난이도: 하 _ 유효기한: 냉장 3개월

도구

전자저울(0.1g~500g), 유리비이커 250ml, 미니거품기, 통주걱(소), 100ml 스프레이, 어성초발효스킨스티커, 소독용에탄올

재료

계열	재료명	용량	기능
워터계열	티트리플로럴워터	58g	항미생물, 보존
	위치헤이즐워터	10g	수렴, 소독
	갈락토미세스발효여과물	20g	재생, 피부장벽 강화
	알로에베라겔	5g	수렴, 진정
보습제	리피듀어	0.5g	보습
	히알루론산 저분자	2g	보습
첨가물	어성초발효혼합진액	3g	항곰팡이, 염증
	천연한방방부제	1g	방부
에센셜오일	라벤더	4방울	진정
	티트리	4방울	항미생물, 항곰팡이
	제라늄	2방울	피지균형

* 발효혼합진액은 윤교수의 노케미강좌 5. 락토바실러스발효 혼합진액을 참고해 주세요.(120 페이지)

만드는 방법

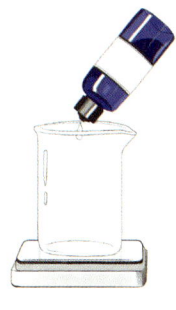
1. 워터계열을 모두 계량해 주세요.

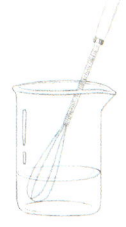
2. 미니거품기로 골고루 섞어 주세요.

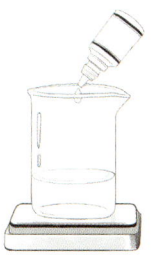
3. 보습제와 첨가물, 에센셜오일을 모두 계량해 주세요.

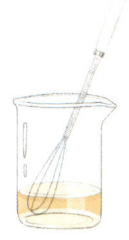
4. 미니거품기로 골고루 섞어 주세요.

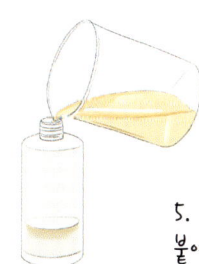
5. 소독된 용기에 담고 라벨을 붙여주세요.

냉장보관해서 3개월 안에 사용해 주세요.
사용할 때 마다 흔들어 주세요.

발효 스프레이는 모공 깊숙히 침투하여 여드름의 원인이 되는 불순물과 피지를 감소시키고 피부세포의 회전율을 높이고 안전하며 비자극적이며 비민감합니다. 진통제, 방부제, 수렴성 및 항염증제 특성이 있습니다. 세포 재생 능력은 피부의 외관을 전반적으로 향상시킵니다.

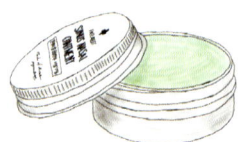

비염은 간지러움, 재채기, 눈물 등을 유발하여, 신경을 예민하게 만들기도 하며, 집중력을 떨어뜨리기도 합니다. 항히스타민제 또는 코티코스테로이드 약품으로 치료를 하지만, 해당 약품의 사용으로 인한 부작용을 무시할 수 없는 것이 사실입니다. 여기에서는 정유를 사용하는데 초점을 맞추고 있습니다.

오늘날에는 많은 사람들이 피부 트러블과 비염으로 고생을 하고 있습니다. 천연 비염밤은 코에 들어가기를 원하지 않는 모든 것을 잡습니다. 꽃가루, 먼지, 곰팡이, 비눗물 및 기타 알러지 항원과 같은 것들이 비강 통로에 들어갈 기회가 있기 전에 알레르겐을 포착하는 것입니다. 홈메이드 비염밤은 알러지 증상을 줄이고 제거하는데 실제로 효과가 있음을 보여줍니다!

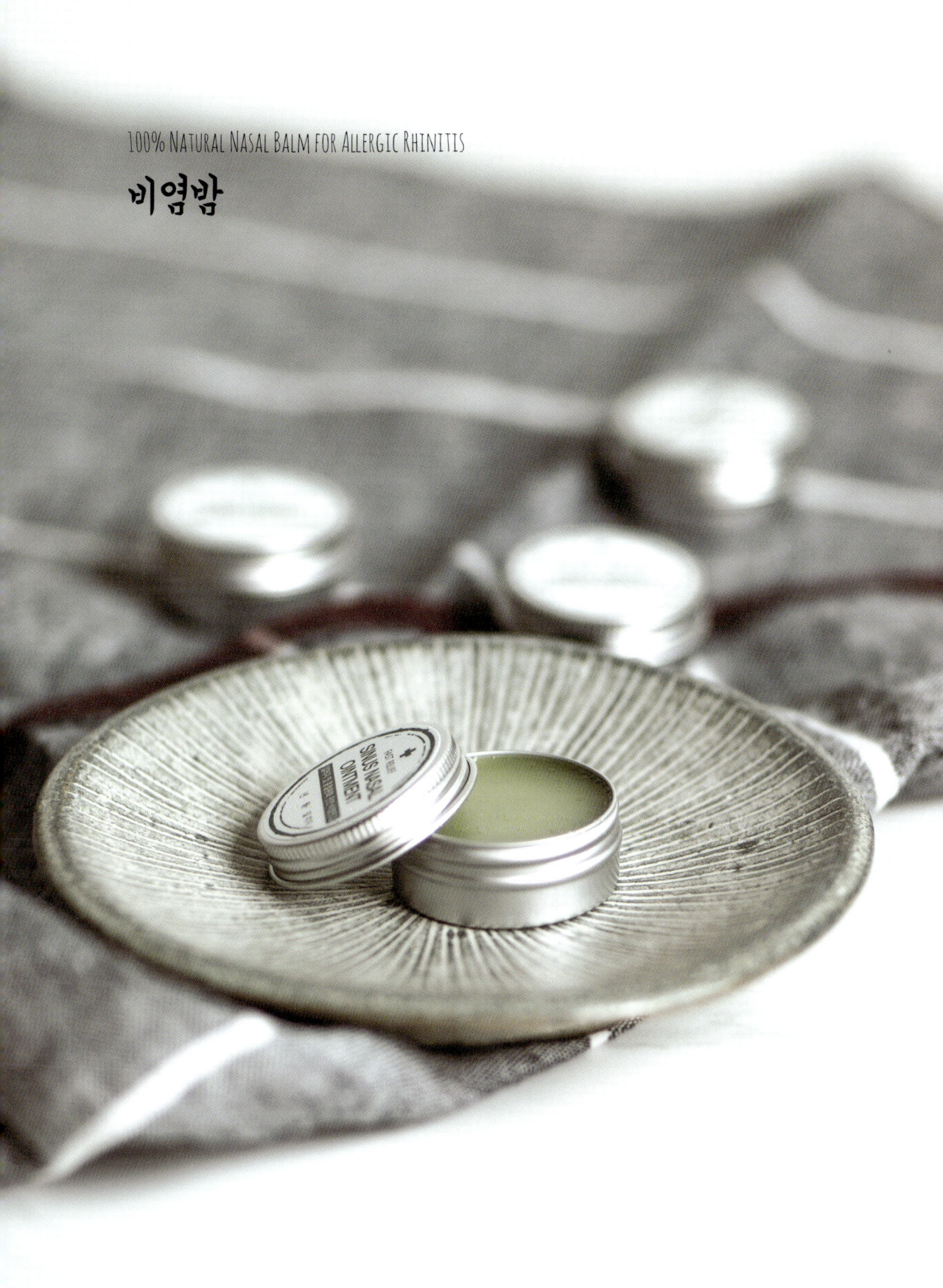

100% Natural Nasal Balm for Allergic Rhinitis
비염밤

비염밤

용량: 30ml(15ml 2개 분량) _ 소요시간: 20분 _ 난이도: 하 _ 유효기한: 6개월

도구

핫플레이트, 전자저울(0.1g~500g), 유리비이커 100ml, 미니유리온도계, 시약스푼, 15ml 알루미늄크림용기 2개, 비염밤스티커, 소독용에탄올

재료

계열	재료명	용량	기능
오일계열	청비고오일	5g	항염증, 충혈완화
	구아바오일	1g	히스타민 억제
	녹차씨오일	1g	진정
	모링가오일	1g	항염, 재생
	카렌듈라오일	5g	살균
	타마누오일	4g	항균, 재생
	달맞이꽃종자유	5g	가려움
	시어버터	4g	보습
경화제	밀랍-비정제	2.4g	경화
에센셜오일	카제풋	3방울	혈관수축
	순수13정유	2방울	항염증, 충혈완화
	로즈앱솔루트	1방울	탄력

* 순수13정유는 142 페이지를 참고해 주세요.
* 6세 이하는 순수13정유를 3방울만 사용해주시고 신생아는 순수13정유를 첨가하지 마세요.

만드는 방법

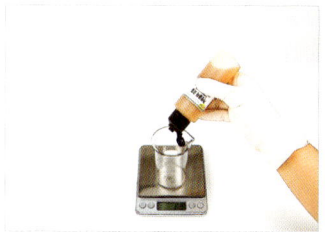

1. 오일계열과 경화제를 모두 계량해 주세요.

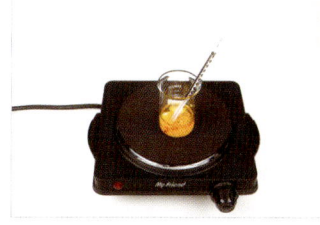

2. 핫플레이트 낮은 온도 2~3에 가열해 주세요.

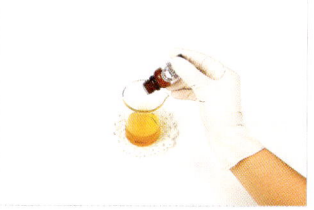

3. 65도가 되면 에센셜오일을 첨가해 주세요.

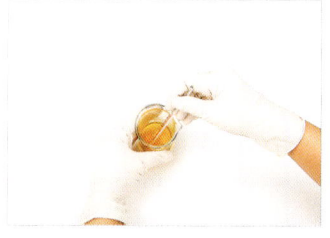

4. 미니유리온도계로 골고루 저어 주세요.

완성된 제품은 소독된 용기에 담고 라벨을 붙여 주세요.
내용물이 굳으면 뚜껑을 닫아주세요.
상온에서 6개월 안에 사용해 주세요.
사용방법은 171~172 페이지를 참고해 주세요.
하루에 한번 사용해 주세요.

▍청비고 오일 우리는 법

준비물
청비고 한약재 50g
호호바골든오일 500g
전자저울 (1g/3kg)
700ml 가량의 밀폐 유리 용기

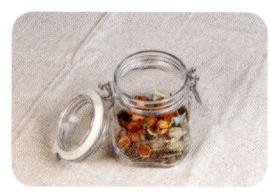

1. 700ml 가량의 유리용기에 청비고 한약재 50g을 모두 넣습니다.

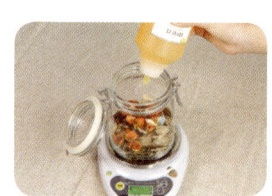

2. 호호바 골든 오일 500g을 붓고 햇빛이 드는 곳에서 4주 우린 후 걸러냅니다.

* 청비고 한약재 50g : 감초 5g, 도라지 5g, 박하 10g, 신이화 5g, 유근피 8g, 창이자 5g, 천궁 5g, 치자 7g
'청비고'란 맑을 청, 코 비 자를 따서 코를 맑게 해주는 연고를 뜻합니다.

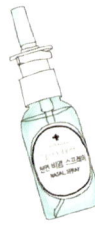 우리 나라에서는 3명 중 2명이 비염에 걸립니다. 사람들에 따라 통증의 범위는 다르지만 비염을 갖는 것은 모든 사람에게 불쾌한 경험입니다. 처방전 약은 값이 비싸고 불쾌한 부작용을 일으킬 수 있습니다. 이러한 좌절감과 만성적인 상태는 심지어 문제가 있는 폴립을 제거하기 위해 비강 수술로 이어질 수도 있습니다.

비염 환자들은 막힌 코에 좋은 것과 더불어 치료의 부작용을 걱정하지 않고 더 쉽게 숨을 쉬고 기분이 좋아지며 맑은 정신을 가지길 원합니다. 천연 비강 스프레이는 코 안을 좋은 상태로 촉진하며, 코막힘, 콧물, 비염과 같은 모든 합병증에 유용한 천연 스프레이 입니다.

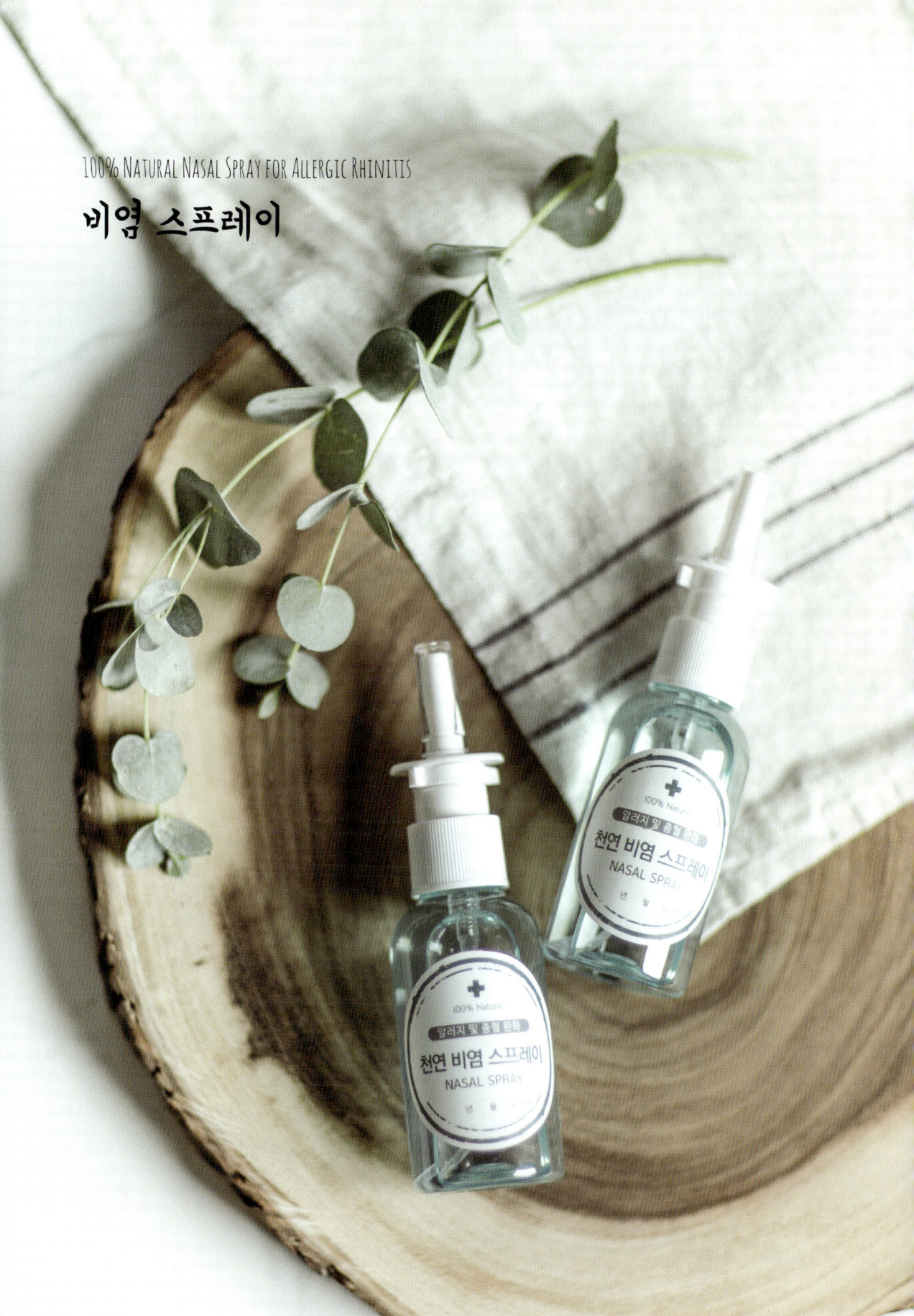

비염 스프레이

용량: 50ml _ 소요시간: 10분 _ 난이도: 하 _ 유효기한: 2주

도구

전자저울(0.1g~500g), 유리비이커 100ml, 미니거품기, 통주걱(소), 50ml코스프레이, 비염스프레이스티커, 소독용에탄올

재료

계열	재료명	용량	기능
워터계열	멸균생리식염수	47g	베이스
첨가물	박하수	10방울	살균, 청량감
	어성초발효혼합진액	3방울	염증, 항곰팡이
	강황발효혼합진액	4방울	상처치유, 재생
	겨우살이발효혼합진액	3방울	면역강화
	자일리톨분말	0.5g	항미생물
	히알루론산 저분자	0.8g	보습
	히알루론산 고분자	0.8g	보습

* 발효혼합진액은 윤교수의 노케미강좌 5. 락토바실러스발효 혼합진액을 참고해 주세요.(120 페이지)

만드는 방법

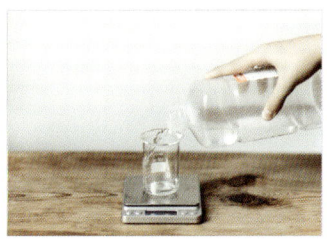

1. 워터계열 멸균생리식염수를 계량해 주세요.

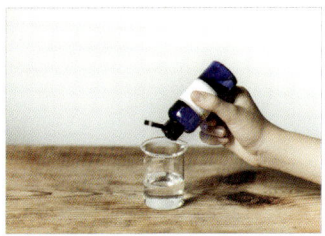

2. 첨가물을 모두 계량해 주세요.

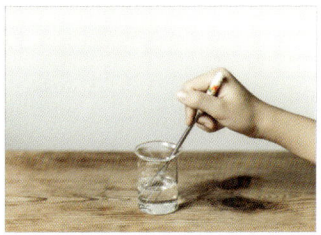

3. 미니거품기로 골고루 섞어 주세요.

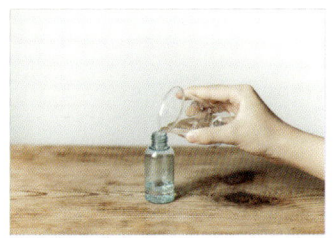

4. 소독된 용기에 담고 라벨을 붙여주세요.

2주 안에 사용해 주세요.
사용할 때마다 흔들어 주세요.
사용방법은 171~172 페이지를 참고해 주세요.
8시간 간격으로 뿌려주세요.

* 코 옆 영양혈을 문질러 주는 것도 도움이 됩니다.

윤교수의 노케미강좌 9. 알러지 비염의 이해

Understanding the Allergic Rhinitis-immune system connection
알러지 비염의 이해 – 면역 시스템 연관

Itchy eyes, scratchy throat, and sneezes that nearly knock you off your feet over and over again, allergies can feel like a never-ending misery.
가려운 눈, 칼칼한 목, 그리고 반복되는 재채기의 알러지는 끝없는 비참함을 느끼게 합니다.

Simply put, allergies happen when your immune system overreacts to an external substance. When this important system is weakened or suppressed, your first line of defense might not adequately defend you from bacterial attackers, which leaves you susceptible to all the detrimental germs that surround us.
간단히 말해 알러지는 면역계가 외부물질에 과민반응을 일으킬 때 발생합니다. 이 중요한 시스템이 약화되거나 억압될 때, 당신의 첫 방어선은 세균 공격자로 부터 당신을 보호하지 못할 수도 있습니다. 이로 인해 우리를 둘러싸고 있는 모든 해로운 세균에 감염될 수 있습니다.

You see, nearly 80 percent of your immune system resides in your digestive tract, and it turns out that the trillions of microbes that also live there have a huge influence on the balance and performance of your immune function, including.
면역 체계의 약 80%가 소화기관에 존재하며, 그 속에 살고 있는 미생물이 면역 기능의 균형과 성능에 큰 영향을 미친다는 사실이 밝혀졌습니다.

Your friendly flora (called probiotics) produce antimicrobial substances and acids-like lactic acid-that can eradicate bad bacteria and other microbes that can make you sick.
미생물 Probiotics는 항균물질 및 젖산과 같은 산을 생성하여 나쁜 박테리아와 다른 미생물을 근절시킬 수 있습니다.

Your intestinal barrier is an important part of your immune system that protects your bloodstream from the external environment of your gut. The good bacteria in your microbiome help increase your gut barrier's protective mucus layer, and they work to fortify and seal gaps in the intestinal wall.
장벽은 외부환경으로부터 혈류를 보호하는 면역 시스템의 중요한 부분입니다. 미생물에 있는 좋은 박테리아는 장벽을 보호하고 점액층을 증가시키고 장벽의 틈새를 강화하고 밀봉하도록 도와줍니다.

Beneficial bacteria promote antibody secretion, and they also increase levels of cells that produce immune-boosting antibodies like SIgA.
유익한 박테리아는 항체 분비를 촉진하며, SIgA(Secretory Immunoglobulin A)와 같은 면역강화 항체를 생산하는 세포의 수준을 증가시킵니다.

It's clear that your gut microbiome plays a big role in how your immune system handles true threats like harmful bacteria or viruses-but we now know that a lack of enough beneficial bacteria in the gut can contribute to the immune system's inability to distinguish friend from foe, leading to the dreaded immune system overreactions known as allergies.
당신의 면역 시스템이 해로운 세균이나 바이러스와 같은 위협을 다룰 때, 장내 미생물이 큰 역할을 한다는 것은 명백합니다. 그러나 장에서 유익한 박테리아가 결핍되면 면역계가 아군과 적군을 구별할 수 없게 되어, 알러지로 알려진 두려운 면역체계 과민반응으로 이어집니다.

In one study, scientists discovered that a lack of bacterial diversity in the guts of 3-month-old babies was associated with a high risk of developing asthma, which is often triggered by an allergen.
한 연구에서, 과학자들은 3개월된 아기의 내장에서 박테리아의 다양성이 부족하면 천식이 생길 위험성이 높다는 것을 알아냈습니다.

Fortunately, research shows that beneficial bacteria have a regulating effect on your immune system throughout your life, and replenishing your microbiome with probiotics now can ward off and treat annoying seasonal allergies. In a trial of 173 adults suffering from seasonal allergies, eight weeks of probiotic supplementation led to improved quality of life and fewer allergy-related nose symptoms.

다행히 연구 결과에 의하면, 프로바이오틱스 미생물을 보충하면 유익한 박테리아가 평생 동안 면역계에 조절효과를 가져 성가신 계절성 알러지를 피할 수 있다고 합니다. 계절성 알러지를 앓고 있는 성인 173명을 대상으로 8주간의 생균제 보충으로 삶의 질을 향상시키고 알러지 관련 비염증상을 줄였습니다.

〈Two Commandments for Avoiding Allergic Rhinitis Triggers〉
〈알러지 비염 회피 2계명〉

- Healing your gut and kicking allergies to the curb
- 내장을 치유하고 알러지 걷어차기

1. Place a hot cotton cloth around your nose.
코 주위에 뜨거운 면포를 두른다.

2. The Best Balm and Spray for Allergic Rhinitis
연고와 스프레이

Rhinitis is caused when there is congestion effect by the germs that have invaded in dry split apertures in nostrils. Wash the nostrils with a rhinitis spray and spray it often to keep nostrils moisturize. Then put some rhinitis ointment. (primary resource is natural wax) Rhinitis ointment helps to keep nostrils moisturize and prevents flower pollen and dusts. Rhinitis ointment also contains Moringa oil, Cheongbigo and Pure 13 Essential Oils so it heals inflammation immediately. You should moisturize nostrils with rhinitis spray that contain Bakhasu, Houttuynia Cordata Fermented Multi Serum and Turmeric Fermented Multi Serum. It also makes your nose relaxed by giving anti-inflammatory effect. Exercising in the sunlight helps the body form Vitamin D, which prevent histamine occurrence. And drinking warm water helps to prevent histamine. Don't forget to keep your body's temperature warm. Don't blow nose hard and don't pick nose with dirty fingers. Don't eat food that has a lot of antiseptic. Be sure to get several doses of vitamin C a day. To get enough vitamin C, we recommend taking at least two, usually three, doses of vitamin C daily. Apply either spray or balm for allergic rhinitis, and take vitamins C and E together.

비염은 코 안이 건조할 때 침입한 세균에 의해 혼잡 현상이 있을 때 발생합니다. 코 안을 씻고 보습을 유지하기 위해 비염 스프레이를 사용하십시오. 그런 다음 비염 연고를 바르세요. 비염 연고는 코 안에 보습을 유지시켜 꽃가루와 먼지를 예방합니다. 비염 연고는 모링가오일과 청비고 및 순수13정유를 포함하므로 즉시 염증을 치료합니다. 박하수, 어성초발효혼합진액, 강황발효혼합진액 약초가 포함되어 있는 비염 스프레이로 코 안에 습기를 공급해야 합니다. 항염증 효과를 줌으로써 코를 편안하게 합니다. 햇빛 속에서 운동을 하면 신체가 비타민 D를 형성하여 히스타민 발생을 예방할 수 있습니다. 그리고 따뜻한 물을 마시는 것도 히스타민을 예방하는데 도움이 됩니다. 몸의 온도를 따뜻하게 유지하는 것을 잊지 마십시오. 코를 세게 누르지 말고 더러운 손가락으로 코를 만지지 마십시오. 방부제가 많은 식품은 먹지 마십시오. 반드시 비타민 C를 몇 번 복용하는 것이 중요합니다. 충분한 비타민 C를 얻기 위해서, 매일 적어도 두 번, 또는 세 번, 비타민 C를 섭취하는 것을 추천합니다. 비염 스프레이나 연고를 바르고, 비타민 C를 복용하세요.

* How to Use Nasal Spray and Balm
비염 스프레이 및 비염밤 사용 방법

- Clean and sterilize the tip of the spray bottle with 'Ethanol as Disinfectants' before and after use.
    After shaking, press the mist release button at least 1 to 3 times in each nostril every 8 to 10 hours. (less than 3 times a day)
- Replace it by a new one within two weeks.
- Please put a small amount of rhinitis ointment on the cotton swab and gently apply it to the inside of your nose. Do this just before bedtime, or as your counselor recommends. Use different cotton swabs for each nose when applying ointment. Be sure to sterilize the tip of the cotton swab with 'Ethanol as Disinfectants' before use.
Use Nasal Balm once a day.
- 사용 전, 후 소독용 에탄올로 스프레이 병의 입구를 소독해야 합니다.
- 스프레이를 잘 흔든 후 8~10시간마다 각 콧구멍에서 최소 1~3회 분무 합니다. (하루에 3회 미만)
- 스프레이는 2주 안에 새 것으로 교체해야 합니다.

- 소독된 면봉에 비염밤을 아주 얇게 묻혀 콧망울 안쪽에 발라주세요. 비염밤을 바를 땐 각각 코마다 다른 면봉을 사용해야 합니다. 사용하기 전에 면봉 끝을 소독용 에탄올로 반드시 소독해야 합니다.
- 비염밤은 하루 1회 사용합니다.

〈비염 증상별 에센셜오일〉

- 항염증 : Parsley, German Chamomile
- 충혈완화 : Houttuynia Cordata Fermented Extract, Lemon Verbena, Lemonbalm, Rosemary, Patchouli
- 자연 혈관수축 : Cypress
- 히스타민 방지 : Nettle, Rehmanniae Radix, Luffa Cylindrica Roemer, Edible Soda
- 수분 유지 : Beeswax, Sheabutter, Glycerin
- 살균작용 : Clove
- 울혈제거 : Cedarwood
- 혈액순환 : Ginger
- 비강 및 부비강 정화 : Lemon
- 재생 : Lavender
- 소염 : German Chamomile
- 만성비염 : Eucalyptus
- 혈액 속의 지질 제거 : Perilla Oil, Fermented Mugwort Extract
- 비염 한약재 : 감초, 도라지, 박하, 신이화, 유근피, 창이자, 천궁, 치자
- 비염 에센셜오일(순수13정유) : Cedarwood(시더우드), Peppermint(페퍼민트), German Chamomile(저먼 캐모마일), Eucalyptus(유칼립투스), Lemon(레몬), Tea Tree(티트리), Lavender(라벤더), Cypress(사이프러스), Helichrysum(헬리크리섬), Pine(파인), Juniperberry(쥬니퍼베리), Patchouli(패츌리), Frankincense(프랑킨센스)

Fade into the foreign clime

- Philip Shin

The party's over, Miss Chloe,

It's time I sought a foreign clime.

Your voice is sad,

And tears they dim your loving eyes.

Oh, the rose all have left my cheeks,

For we are here with little time to stay…

Heavenly hosts, row the boat,

To the foreign clime where you live.

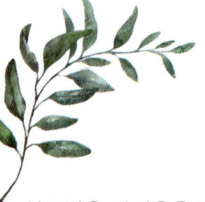

아토밤은 가려움을 가장 빨리 완화시키는 천연 원료로만 구성된 레시피입니다.
아토피성 피부의 가장 큰 문제는 건성입니다.
피부가 건조하게 말라 있을 때 박테리아 침입이 용이하고
가려움을 동반한 아토피가 발생하기 쉽습니다.

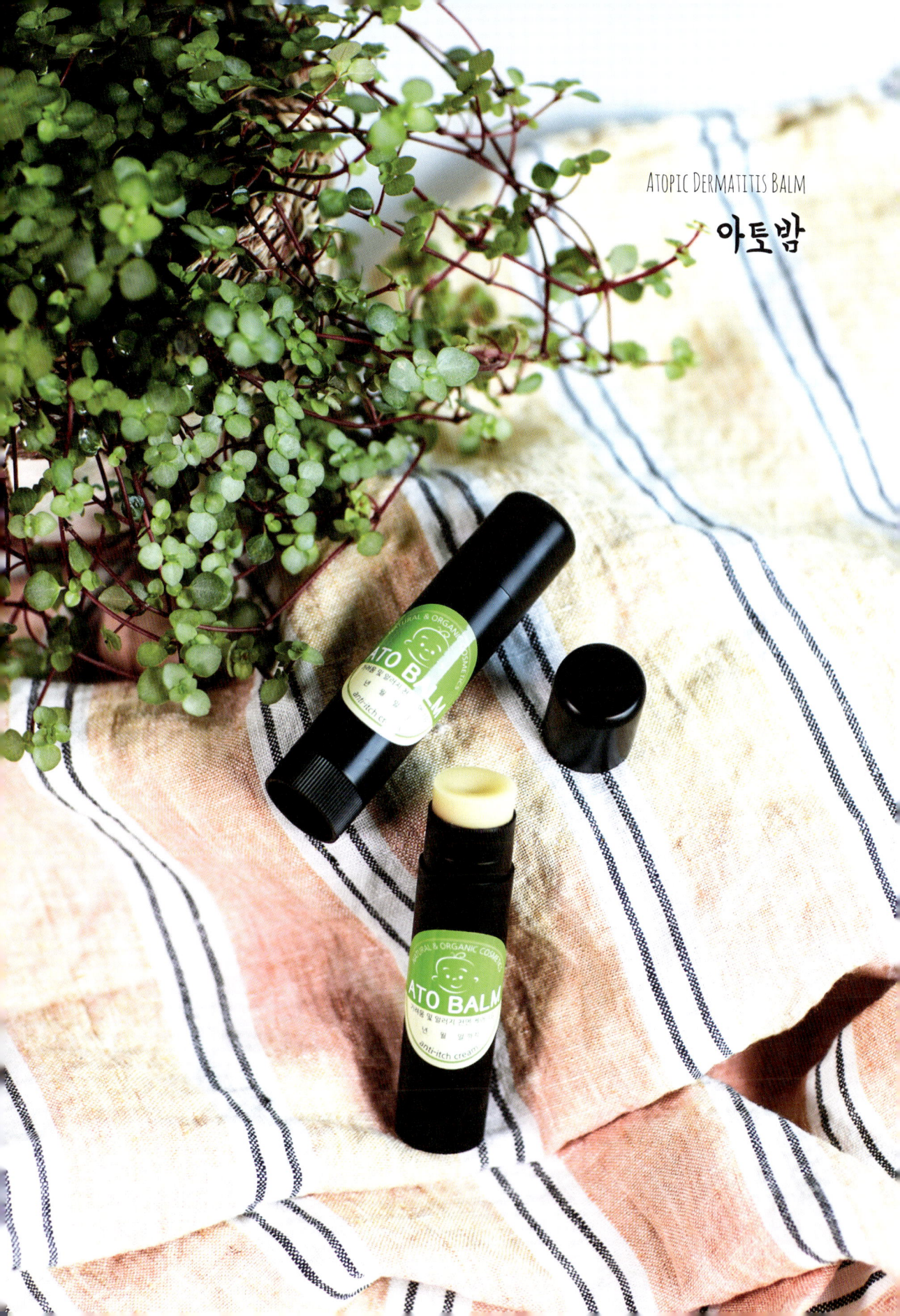

Atopic Dermatitis Balm

아토밤

아토밤

아토밤

용량: 30ml(15ml 2개 분량) _ 소요시간: 20분 _ 난이도: 하 _ 유효기한: 6개월

도구

핫플레이트, 전자저울(0.1g~500g), 유리비이커100ml, 미니유리온도계, 시약스푼, 15ml스틱용기블랙 2개, 아토밤스티커, 소독용에탄올

재료

계열	재료명	용량	기능
오일계열	자운고유	5g	진정, 가려움
	카렌듈라오일	4g	살균
	달맞이꽃종자유	4g	항소양
	타마누오일	3g	항균, 재생
	시어버터	4g	보습
경화제	밀랍-비정제	7g	경화
첨가물	세라마이드 지용성	2g	피부장벽강화
에센셜오일	순수13정유	4방울	항염증, 항소양
	라벤더	4방울	진정
	티트리	4방울	항미생물

* 순수13정유는 142 페이지를 참고해 주세요.
* 6세 이하는 에센셜오일을 반만 첨가해주세요.

만드는 방법

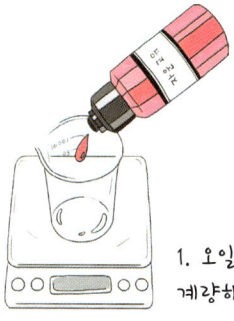

1. 오일계열과 경화제를 모두 계량해 주세요.

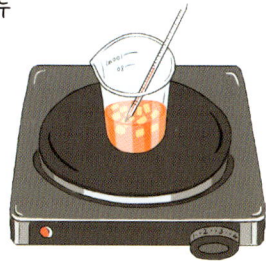

2. 핫플레이트 낮은 온도 2~3에 가열해 주세요.

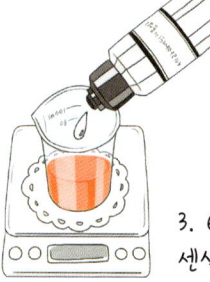

3. 65도가 되면 첨가물과 에센셜오일을 첨가해 주세요.

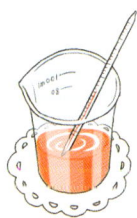

4. 미니유리온도계로 골고루 저은 후 용기에 부어주세요.

완성된 제품은 소독된 용기에 담고 라벨을 붙여 주세요.
1시간 정도 완전히 굳은 후에 사용해 주세요.
상온에서 6개월 안에 사용해 주세요.

윤교수의 노케미강좌 10. 면역시스템의 원리
Basic Principles of the Immune System

면역이란 자신에게 해가 되는 병원체가 체내에 침입하려고 할 때 이를 들어오지 못하도록 방어하거나 침입한 병원체를 제거하는 능력을 말합니다.

1. 병원체

세균(Bacteria), 바이러스(Virus), 곰팡이(Fungus)

2. 방어 작용

면역은 항원을 구분하지 않는 선천성 면역(비특이적 방어)과 항원을 구분하는 후천성 면역(특이적 방어)으로 나뉩니다. 면역은 백혈구가 담당하며 백혈구는 크게 탐식세포와 면역세포로 구분됩니다. 탐식세포는 다시 과립구와 단구로 나눌 수 있고 면역세포는 림프구를 말합니다.

3. 림프구

외부 항원에 대항하는 항체를 생산하는 B림프구(B cell), 바이러스나 세포 내 세균에 감염된 세포를 직접 공격하여 면역반응을 일으키는 T림프구(Helper T cell, Killer T cell, Suppressor T cell), B나 T세포와는 달리 스스로 암세포를 감지할 능력과 파괴시킬 수 있는 능력을 갖추고 있는 NK세포(Natural Killer cell)가 있습니다. NK세포는 원래 인간이 가지고 있는 자연의 힘을 기본으로 해서 생겨난 것입니다. B세포나 T세포 등 다른 킬러세포들은 자체적으로 암세포를 감지할 능력이 없습니다. 수상돌기 세포와 같은 다른 세포의 도움을 받아야만 암세포를 인식할 수 있으며, 그 후에야 암세포를 공격할 수 있습니다.

림프구는 모두 골수에서 생성됩니다. 골수에는 어떠한 세포로도 성장 가능한 조혈모세포가 있습니다. 이 조혈모세포가 림프구로 분화하는 것입니다. 조혈모세포가 줄기세포(간세포, stem cell)로 성장하여 이것이 혈류를 통하여 흉선으로 이동하면 흉선 내에서 분화되어 T세포가 됩니다. 또한 일부는 골수에서 B세포로 성숙 분화하여 항체 생성 세포가 되는 것입니다. 림프절은 림프구들의 집합 장소입니다. 림프절은 온 몸에 분포되어 있으며 비장이나 혈관 내에도 분포되어 있고 특히 머리, 목, 겨드랑이 밑, 복부, 사타구니에 집중되어 있습니다. 각 림프절은 림프구가 다수 모여 있는 구획된 조직 덩어리입니다. 이물질, 세균, 바이러스 등은 림프관을 통해 림프절로 모아지고 거기서 백혈구의 공격을 받아 죽게 됩니다. 림프구가 활성화되면 림프절이 확장되고 이러한 현상은 감염이 되었다는 것을 말해줍니다. 이러한 면역방어에도 일부 암세포는 림프구의 공격을 받고도 살아남아 급속하게 세포증식을 하면서 림프계를 따라 온몸으로 확산해 나가서 질병을 유발시키게 됩니다.

B림프구는 항원과 반응하여 항체를 만드는 세포이고, T림프구는 다른 면역세포와 작용하여 면역반응을 조절하거나 직접 다른 세포를 죽이는 세포들이고 자연살해세포는 자연면역반응에서 세포를 사살하는 역할을 수행합니다. 외부의 적이 침입했을 때 T세포나 B세포는 2~3일이 지나야 공격을 시작하는데 반해 NK세포는 즉각 싸우게 됩니다. NK세포는 강력한 항종양효과를 가지고 있고 T세포 다음으로 암세포 킬러입니다. T세포는 암의 면역에 주력이 되는 세포로 헬프-T, 킬러-T, 서프레서(Suppressor)T 종류가 있고 그 중에서도 킬러T는 면역세포 중에서도 최강의 암세포 킬러입니다. 과립구의 일종인 대식세포(Macrophage)가 처음으로 암을 발견하고 살상하여 먹어 치우면서 암시체조각을 헬프T에게 제시하면, 헬프T는 이것을 확인하고 킬러T에게 공격 명령을 내립니다. 그러면 킬러T가 활성화되어 암세포를 제거합니다. 자가면역질환(Autoimmune disease)은 킬러T가 암이 아닌 정상세포를 공격을 하는 것으로 암 다음의 난치병입니다. 이러한 경우에는 SuppressorT가 킬러T를 살상하여 면역 체계의 균형을 잡아야 하나 Suppressor의 힘이 약하면 킬러를 제압하지 못하여 자가면역질환이 발생합니다. Suppressor는 킬러T의 감독관입니다.

팔꿈치와 무릎은 매끄럽게 유지하기가 힘듭니다.
팔이나 다리를 구부릴 때마다 피부에 끊임없이 스트레스가 주어져서 그렇습니다.
천연 꿈치크림을 사용하면 거칠어진 팔꿈치와 발뒷꿈치, 무릎을 부드럽게 유지할 수 있습니다.

Ultra Softening Heel and Elbow Cream
천연 꿈치 크림

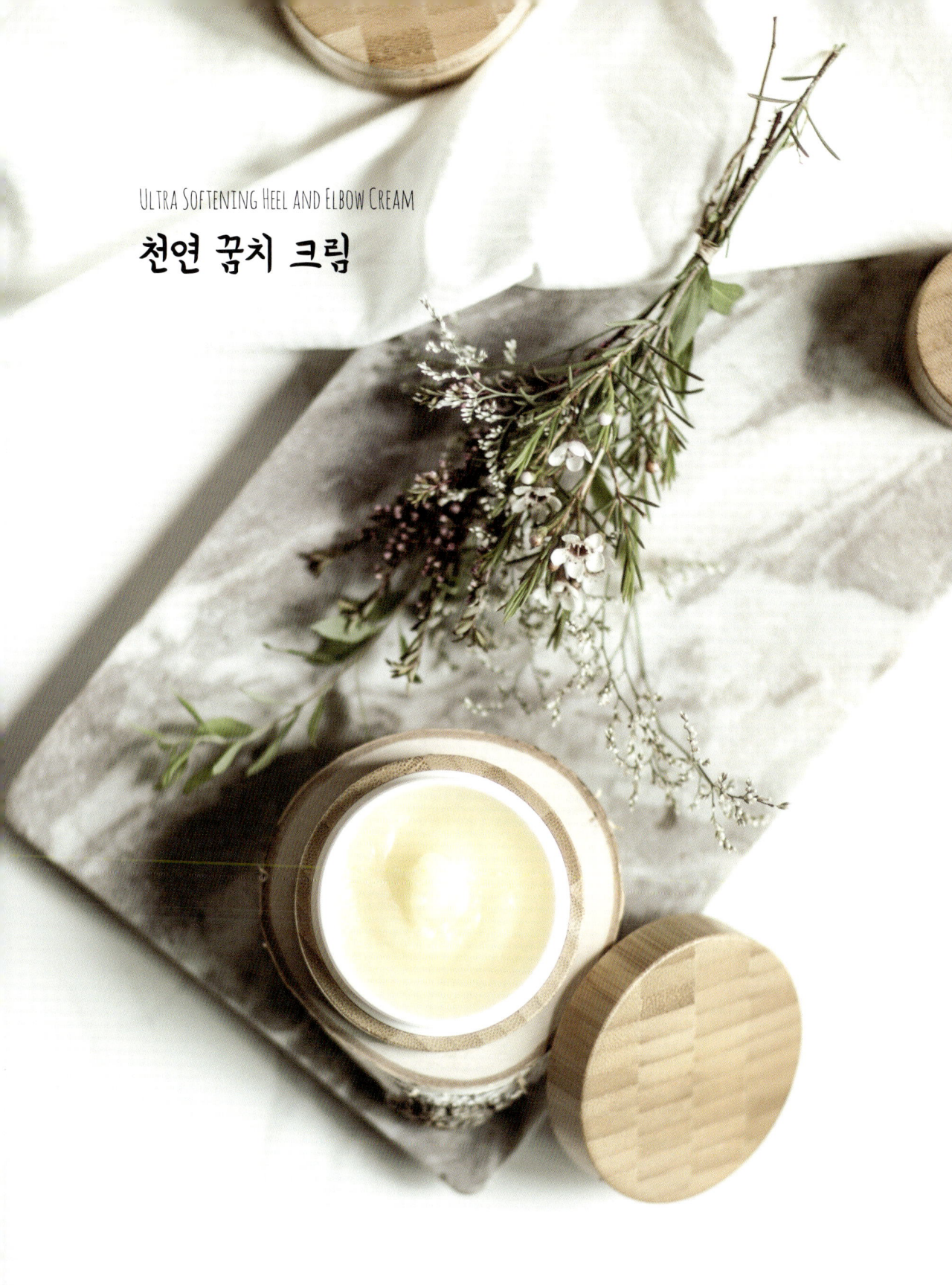

천연 꿈치 크림

용량: 30ml _ 소요시간: 20분 _ 난이도: 하 _ 유효기한: 6개월

도구

핫플레이트, 전자저울(0.1g~500g), 유리비커100ml, 미니유리온도계, 시약스푼, 30ml알루미늄크림용기, 꿈치크림스티커, 소독용에탄올

재료

계 열	재 료 명	용 량	기 능
오일계열	유기농아르간오일	6g	항산화
	호호바골든오일	5g	항염
	밍크오일	7g	유연, 재생
	유기농로즈힙오일	3g	노화
	시어버터	4g	보습
경화제	밀랍-비정제	2.4g	경화
에센셜오일	라벤더	2방울	진정, 살균
	로만캐모마일	2방울	항소양
	패츌리	2방울	갈라짐, 습진

천연 꿈치크림

만드는 방법

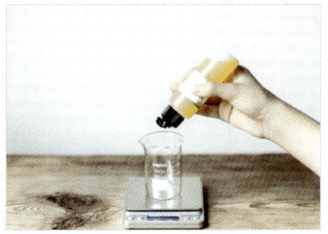
1. 오일계열을 모두 계량해 주세요.

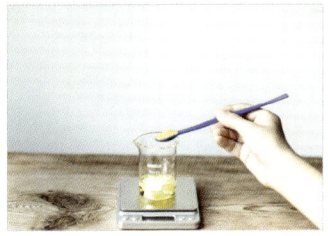
2. 경화제를 계량해 주세요.

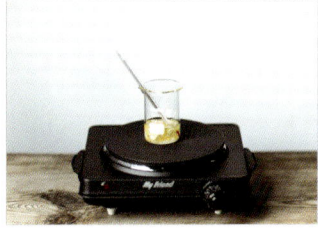
3. 핫플레이트 낮은 온도 2~3에 가열해 주세요.

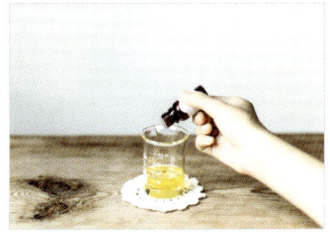
4. 65도가 되면 에센셜오일을 첨가해 주세요.

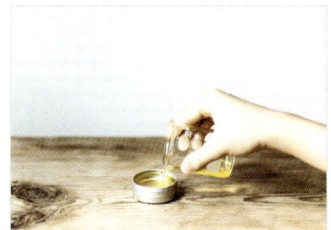
5. 미니유리온도계로 골고루 저은 후 소독된 용기에 담고 라벨을 붙여 주세요.

상온에서 6개월 안에 사용해 주세요.

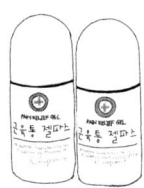 근육통 젤파스는 근육통에 도움을 주는 에센셜오일은 근육 이완 뿐만 아니라 스트레스 해소, 졸음 방지에도 도움을 줍니다.

MUSCLE PAIN ROLL-ON
근육통 젤파스

근육통 젤파스

용량: 50ml _ 소요시간: 20분 _ 난이도: 하 _ 유효기한: 6개월

도구

전자저울(0.1g~500g), 유리비이커100ml, 미니거품기, 통주걱(소), 시약스푼, 50ml볼용기, 근육통젤파스스티커, 소독용에탄올

재료

계열	재료명	용량	기능
워터계열	식물성에탄올	20.5g	흡수, 베이스
	멘톨	0.3g	근육통
	정제수	26g	베이스
점증제	카보폴프리젤	2.5g	점증
에센셜오일	페퍼민트	4방울	근육통
	로즈마리	3방울	근육통
	마조람	5방울	통증완화
	라벤더	3방울	진정

만드는 방법

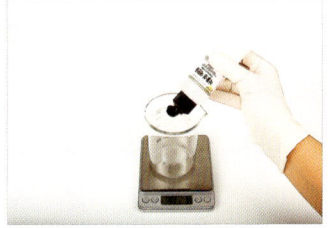

1. 식물성에탄올 20.5g과 멘톨 0.3g을 계량해 주세요.

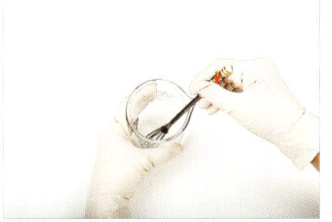

2. 멘톨이 모두 녹을 때까지 미니거품기로 저어 주세요.

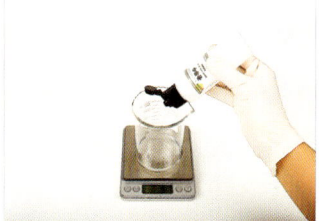

3. 정제수 26g, 카보폴프리젤 2.5g을 계량해 주세요.

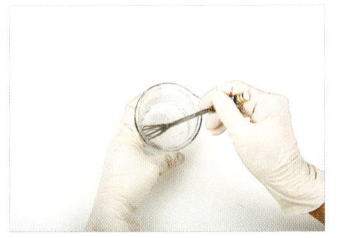

4. 점도가 생길 때까지 미니거품기로 저어 주세요.

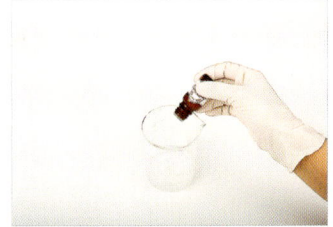

5. 에센셜오일을 첨가해 주세요.

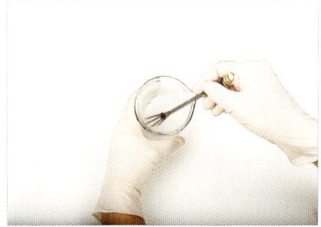

6. 미니거품기로 골고루 섞어주세요.

완성된 제품은 소독된 용기에 담고 라벨을 붙여주세요.
상온에서 6개월 안에 사용해 주세요.
3~4시간 간격으로 사용해주세요.

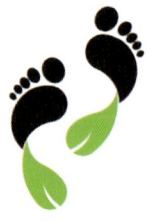

무좀은 특히 피부가 따뜻하고 촉촉할 때 발 피부의 상층부에 영향을 주는 곰팡이 감염입니다.
무좀은 직접 및 간접 접촉을 통해 전파될 수 있습니다.
발바닥, 특히 발가락 사이에 가려움증이 동반됩니다.
이 스프레이는 티트리 및 편백 등을 이용해 발의 냄새를 없애고 깨끗한 상태로 만듭니다.

Natural Antifungal Spray

무좀퇴치 스프레이

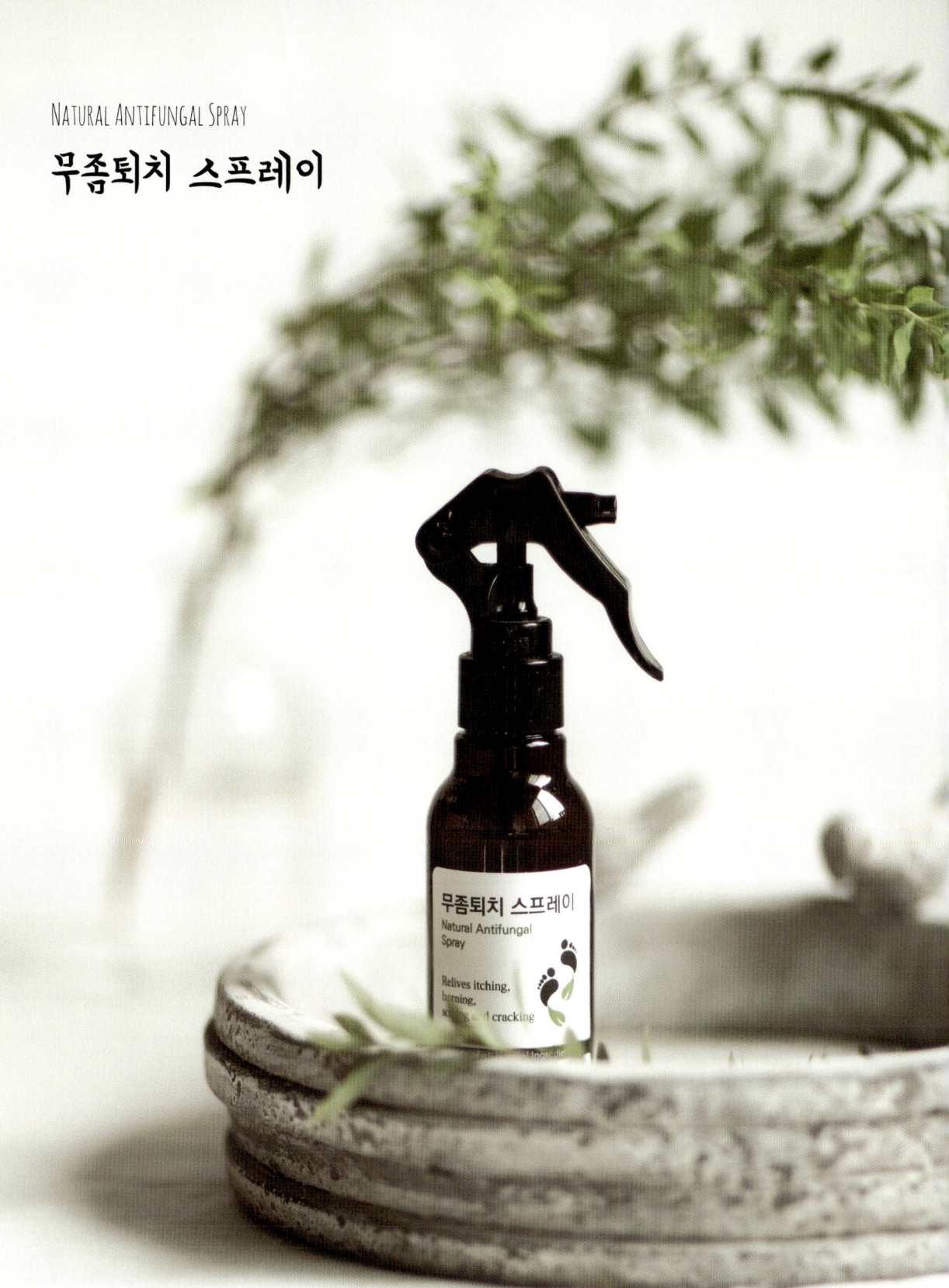

무좀퇴치 스프레이

용량: 120ml _ 소요시간: 10분 _ 난이도: 하 _ 유효기한: 6개월

도구

전자저울(0.1g~500g), 유리비이커 250ml, 미니거품기, 통주걱(소), 120ml건스프레이, 무좀퇴치스프레이스티커, 소독용에탄올

재료

계열	재료명	용량	기능
가용화제	식물성에탄올	10g	소독
에센셜오일	티트리 레몬그라스 순수13정유	20방울 5방울 5방울	항미생물 항곰팡이 살균, 항염
워터계열	편백워터 목초액	38.5g 50g	살균 소독

만드는 방법

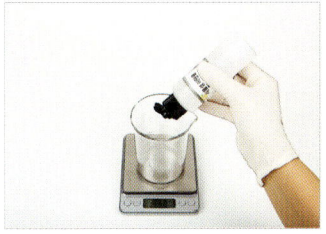

1. 식물성에탄올 10g을 계량해 주세요.

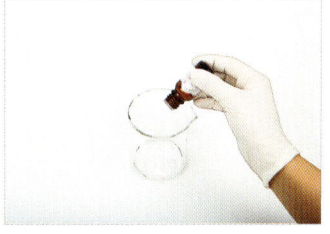

2. 에센셜오일을 모두 첨가해 주세요.

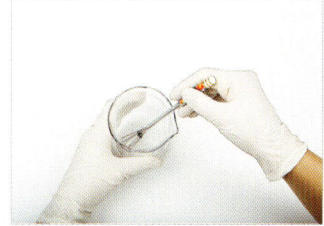

3. 미니거품기로 골고루 섞어주세요.

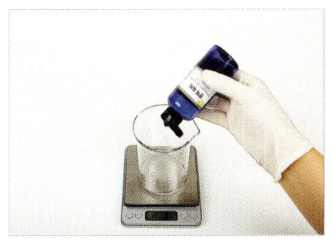

4. 워터계열을 모두 첨가해 주세요.

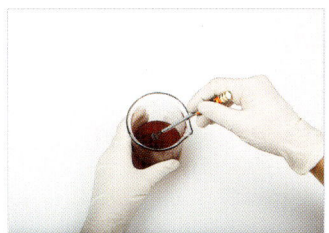

5. 미니거품기로 골고루 섞어주세요.

소독된 용기에 담고 라벨을 붙여 주세요.
사용할 때마다 흔들어 주세요.
6개월 안에 사용해 주세요.

사용방법

발을 깨끗하게 씻고 완벽하게 말린 후 무좀스프레이를 환부에 5~6번 뿌려주세요. 심하신 분은 10분 정도 말렸다가 다시 5~6번 뿌려주세요. 무좀균은 각질을 먹고 습기에 의해 증식됩니다. 발을 씻을 때 각질제거에 신경써 주세요. 발 외에 다른 곳에 절대 뿌리지 마세요.
어린아이와 반려동물이 없는 곳에서 분사해 주세요.

안심 아로마 생활용품

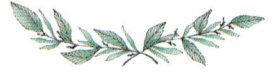

박하수 치약

안심 가글

항균 손 소독젤

촉촉 핸드워시

수분폭탄 핸드로션

모기밤

모기퇴치 스프레이

진드기퇴치 스프레이

냄새 싹~ 올인원 스프레이

천연 자스민삼박 고체향수

Natural Bakhasu Toothpaste
박하수 치약

천연으로 만든 치약은 맛이 없고 사용하다보면 역해서 천연치약을 사용하고 싶어도
사용하지 않는다는 말을 종종 듣는데요. 박하수 치약은 정말 상쾌하답니다.
양치 후 입안의 깔끔함으로 진정한 천연치약을 느껴보세요.

치약은 우리의 소화기관에 바로 들어갈 수 있는 성분이기도 하며 우리의 건강에 바로 영향을 미칠 수도
있습니다. 치약에는 치석제거와 광택을 위한 연마제, 합성계면활성제, 결합제, 감미제, 착색제, 방부제 등
여러 가지 화학 성분이 들어 있습니다. 그 중 합성 계면활성제는 피부 점막을 자극하는 것은 물론 위 점막
을 벗겨내고 세포막을 녹여서 위염, 위장 장애를 가져옵니다.

박하수 치약

용량: 100g(50ml 2개 분량) _ 소요시간: 20분 _ 난이도: 중 _ 유효기한: 2개월

도구

전자저울(0.1g~500g), 유리비이커500ml, 핸드블랜더, 미니거품기, 통주걱(소), 시약스푼, 주사기 50ml, 50ml튜브 2개 or 50ml펌프 2개, 치약스티커, 소독용에탄올

재료

계열	재료명	용량	기능
워터계열	박하수	33g	청량감, 살균
	식물성글리세린	33g	베이스
연마제	탄산수소나트륨	3g	연마
	덴탈실리카	3.5g	연마
기능성 첨가물	프로폴리스추출물	0.5g	항균
	자일리톨	16g	구충
	강황발효혼합진액	1g	살균
	천연한방방부제	1g	방부
에센셜오일	스피아민트	7방울	구충
점증제	쟁탄검	1.2g	점증
식물성 계면활성제	애플워시	8g	거품

* 3~6세는 스피아민트를 4방울만 첨가해 주세요.
* 3세 이하는 덴탈실리카, 스피아민트, 애플워시를 빼고 만들어 주세요.

만드는 방법

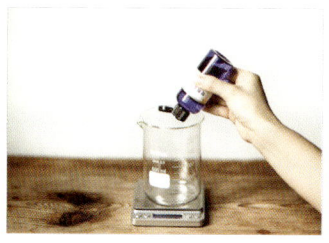

1. 워터계열, 연마제, 기능성 첨가물, 에센셜오일을 모두 계량해 주세요.

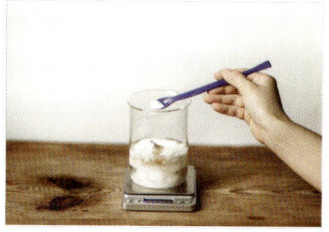

2. 점증제인 쟁탄검을 계량해 주세요.

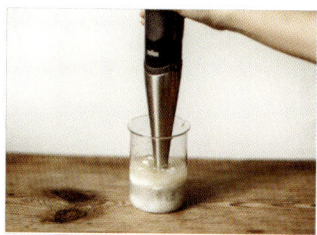

3. 핸드블랜더로 걸쭉해질 때 까지 골고루 섞어주세요. (약 1~2분 소요)

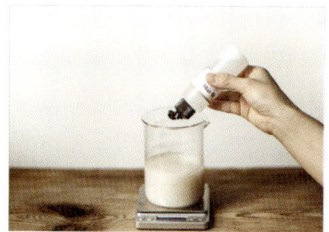

4. 애플워시를 첨가해 주세요.

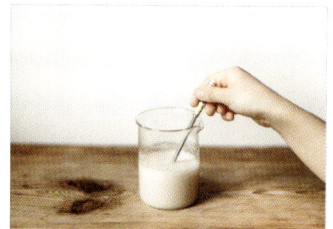

5. 미니거품기로 골고루 섞어 주세요.

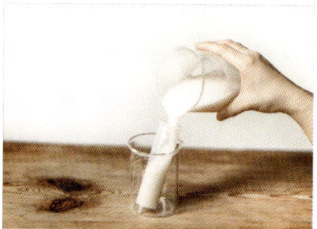

6. 주사기 50ml에 담아 주세요.

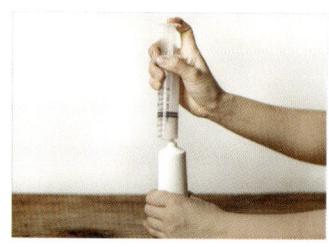

7. 소독된 용기에 담아 주세요.

상온에서 2개월 안에 사용해 주세요.

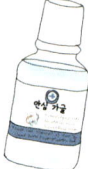

Ultra-Safe Mouth Wash
안심 가글

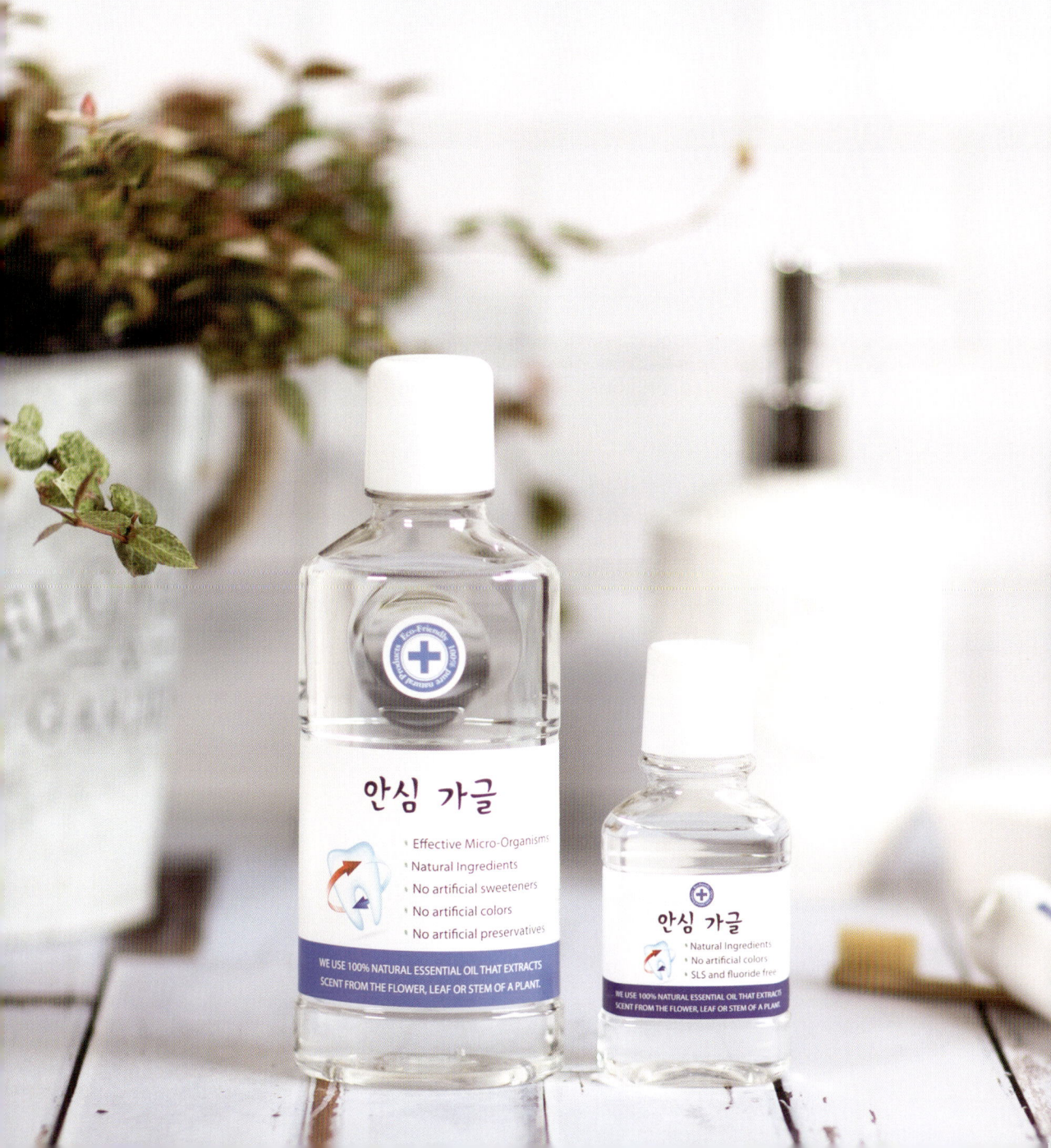

안심 가글

용량: 260ml _ 소요시간: 10분 _ 난이도: 하 _ 유효기한: 1개월

도구

전자저울(0.1g~500g), 유리비이커500ml, 시약스푼, 미니거품기, 통주걱(소), 260ml가글용기, 가글스티커, 소독용에탄올

재료

계열	재료명	용량	기능
워터계열	박하수	55g	살균, 청량감
	정제수	181g	베이스
기능성 첨가물	자일리톨	8g	구충
	강황발효혼합진액	3g	소독
	알로에베라 추출물	2g	진정
	토판염	1g	살균
	미르	1dr	살균
	티트리	1dr	소독

* 발효혼합진액은 윤교수의 노케미강좌 5. 락토바실러스발효 혼합진액을 참고해 주세요.(120 페이지)

만드는 방법

1. 워터계열을 모두 계량해 주세요.

2. 기능성 첨가물을 모두 계량해 주세요.

3. 미니 거품기로 자일리톨이 녹을 때 까지 잘 섞어 주세요.

4. 소독된 용기에 담고 라벨을 붙여 주세요.

\# 사용하기 전에 흔들어주세요.
\# 1개월 이내에 사용해 주세요.

안심 가글은 구강 내 구취를 몰아내는 동시에 항박테리아 및 항진균 특성을 가지고 있습니다.
입안을 상쾌하게 해주는 안심 가글입니다.

윤교수의 노케미강좌 11. 치약의 위험성과 치아에 좋은 천연 성분

1. 치약의 위험성

1) 방부제 : 어린이·청소년 10명 중 9명의 소변에서 방부제인 파라벤이 검출되었습니다. 파라벤에 다량 노출 시 성조숙증을 유발하며 성장에 영향을 미치며 여성의 경우 소량이라도 유방암을 초래한다고 합니다.

2) 합성 계면활성제 : 합성계면활성제 SLS는 석유계 황화합물로 심각한 비염 및 아토피를 유발하고 동시에 면역력 저하를 일으킵니다.

3) 플라스틱 연마제 : 미세 플라스틱은 스크럽제를 비롯해 세정제, 치약 등에 널리 사용되는데 치약 속 작은 알갱이가 입안에 남아 있어 잇몸 염증을 일으킵니다.

4) 불소 : 충치예방에 쓰이는 불소는 바퀴벌레나 쥐를 죽일 때 쓰는 독성물질로 오심, 구토, 설사를 일으킵니다.

5) 솔비톨 : 치약에 들어가는 솔비톨은 GMO 옥수수와 감자 등에서 뽑아낸 Glucose라는 포도당 성분에 화학물질인 니켈(Ni)을 넣고 80~125 정도의 압력, 140-150도의 온도로 만드는데 장에 쌓이면 복통을 유발합니다.

6) 인공 감미제 : 치약 본래의 쓴맛을 감추기 위해 첨가되는 인공감미료로 많이 사용되는 성분인 사카린은 과다섭취 시 방광암을 일으킵니다.

7) 살균제 : CMIT/MIT는 한동안 가습기 살균제로 물의를 일으킨 적이 있는데 치약에서도 발견되었습니다. 폐 및 간 손상 등을 유발합니다.

8) 트라이클로산 : 수십년 간 살균제로 사용된 트라이클로산은 간암을 유발한다는 학계의 연구에 의해 2017년 부터 구강제품에 사용 금지된 원료입니다.

2. 치아에 좋은 천연 성분
Get to Know Your Natural Toothpaste Ingredients

- Xylitol : Xylitol is a natural sweetener proven to have a positive effect on tooth and gum health. It is recommended by many natural dentists and is now a popular ingredient in natural toothpaste, gum and mouthwash.
자일리톨 : 자일리톨은 치아 및 잇몸 건강에 긍정적인 효과가 있는 것으로 입증된 천연 감미료입니다.

많은 자연 치과의사들에게 권장되며 현재는 천연 치약, 잇몸 및 구강 세척제에서 인기있는 성분입니다.

Warning : Xylitol can be extremely toxic to dogs. It is best to keep any Xylitol products or items stored safely away from dogs.
경고 : 자일리톨은 강아지에게 극히 유독합니다. 모든 자일리톨 제품은 강아지로부터 안전하게 분리하여 보관하는 것이 가장 좋습니다.

-Ginger root : Ginger is naturally antibacterial. If you enjoy the taste of ginger, feel free to use more.
생강 : 생강은 자연적으로 항균 작용을 합니다. 생강의 맛을 즐기고 싶다면 더 많이 사용하십시오.

-Spearmint : Most people associate mouthwash and toothpastes with mint flavor, this is because mint is great for your teeth and gums.
스피아민트 : 대부분의 사람들은 구강 세정제와 치약을 민트 향기와 관련시킵니다. 민트가 치아와 잇몸에 좋기 때문입니다.

-Turmeric : Turmeric is a powerful anti-inflammatory and great for overall oral health and in fighting gum disease.
강황 : 강황은 강력한 항염증제이며 전반적인 구강 질병과 싸우고 잇몸 질환에 좋습니다.

충치와 구강균주에 미치는 자일리톨의 영향 (The effect of xylitol on dental caries and oral flora)
논문이 -Journal List Clin Cosmet Investig Dent v.6 에 실렸습니다.

Xylitol, a five-carbon sugar polyol, has been found to be promising in reducing dental caries disease and also reversing the process of early caries. This paper throws light on the role and effects of various forms of xylitol on dental caries and oral hygiene status of an individual. Xylitol decreases the incidence of dental caries by increasing salivary flow and reducing the number of cariogenic (MS) and periodontopathic (Helicobacter pylori) bacteria, plaque levels, xerostomia, gingival inflammation, and erosion of teeth. Xylitol increases the concentrations of ammonia and amino acids in plaque, thereby neutralizing plaque acids. This experiment also concluded that xylitol positively impacts permanent teeth.

자일리톨은 충치 질환을 줄이고 초기 충치의 과정을 반전시킬 수 있다는 것이 밝혀졌습니다. 이 논문은 다양한 형태의 자일리톨이 치아 충치 및 구강 위생 상태에 미치는 영향과 역할에 대해 밝힙니다. 자일리톨은 타액 흐름과 치아우식 및 헬리코박터 파일로리균 박테리아, 플라그 수준, 구강건조증, 치은염 및 치아침식의 수를 줄임으로써 충치 발병률을 감소시킵니다. 또한 자일리톨은 플라그에서 암모니아와 아미노산의 농도를 증가시켜 플라그 산을 중화시킵니다. 이 실험은 또한 자일리톨이 영구적인 치아에 긍정적인 영향을 미친다는 결론을 내렸습니다.

REFERENCES

1. American Academy of Pediatric Dentistry Policy on the use of xylitol in caries prevention. Pediatr Dent. 2010;32(Special issue):36-38.

2. Rupesh S, Nayak UA. Genetic sensitivity to the bitter taste of 6-n propylthiouracil: a new risk determinant for dental caries in children. J Indian Soc Pedod Prev Dent. 2006;25(2):63-68. [PubMed]

3. Burt B. The use of sorbitol and xylitol sweetened chewing gum in caries control. J Am Dent Assoc. 2006;137(2):190-196. [PubMed]

4. Milgrom P, Ly KA, Rothen M. Xylitol and its vehicles for public health needs. Adv Dent Res. 2009;21:44-47. [PMC free article] [PubMed]

5. Tanzer JM, Thompson A, Wen ZT, Burne RA. Streptococcus mutans: fructose transport, xylitol resistance, and virulence. J Dent Res. 2006;85(4):369-373. [PMC free article] [PubMed]

6. Roberts MC, Riedy CA, Coldwell SE, et al. How xylitol-containing products affect cariogenic bacteria. J Am Dent Assoc. 2002;133(4):435-441. [PubMed]

7. Kontiokari T, Uhari M, Koskela M. Effects of xylitol on growth of nasopharyngeal bacteria in vitro. Antimicrob Agents Chemother. 1995;39(8):1820-1823. [PMC free article] [PubMed]

8. Nordblad A, Suominen-Taipale L, Murtomaa H, Vartiainen E, Koskela K. Smart Habit xylitol campaign, a new approach in oral health promotion. Community Dent Health. 1995;12:230-234. [PubMed]

9. Honkala E, Honkala S, Shyama M, Al-Mutawa SA. Field trial on caries prevention with xylitol candies among disabled school children. Caries Res. 2006;40(6):508-513. [PubMed]

10. Deshpande A, Jadad AR. The impact of polyol-containing chewing gums on dental caries: a systematic review of original randomized controlled trials and observational studies. J Am Dent Assoc. 2008;139(12):1602-1614. [PubMed]

11. Kandelman D, Bar A, Hefti A. Collaborative WHO xylitol field study in French Polynesia, part I: baseline prevalence and 32 month caries increment. Caries Res. 1988;22(1):55-62. [PubMed]

12. Kandelman D, Gagnon G. Clinical results after 12 months from a study of the incidence and progression of dental caries in relation to consumption of chewing-gum containing xylitol in school preventive programs. J Dent Res. 1987;66:1407-1411. [PubMed]

13. Hujoel PP, Makinen KK, Bennett CA, et al. The optimum time to initiate habitual xylitol gum-chewing for obtaining long-term caries prevention. J Dent Res. 1999;78:797-803. [PubMed]

14. Milgrom P, Ly KA, Roberts ME, Rothen M, Mueller G, Yamaguchi DK. Mutans streptococci dose response to xylitol chewing gum. J Dent Res. 2006;8:177-181. [PMC free article] [PubMed]

15. Shyama M, Honkala E, Honkala S, Al-Mutawa SA. Effect of xylitol candies on plaque and gingival indices in physically disabled school pupils. J Clin Dent. 2006;17:17-21. [PubMed]

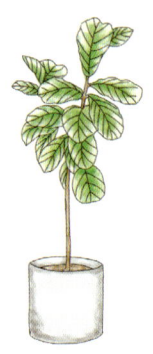
항균 손 소독젤은 비상시에 사용할 수 있는 손 살균제입니다.

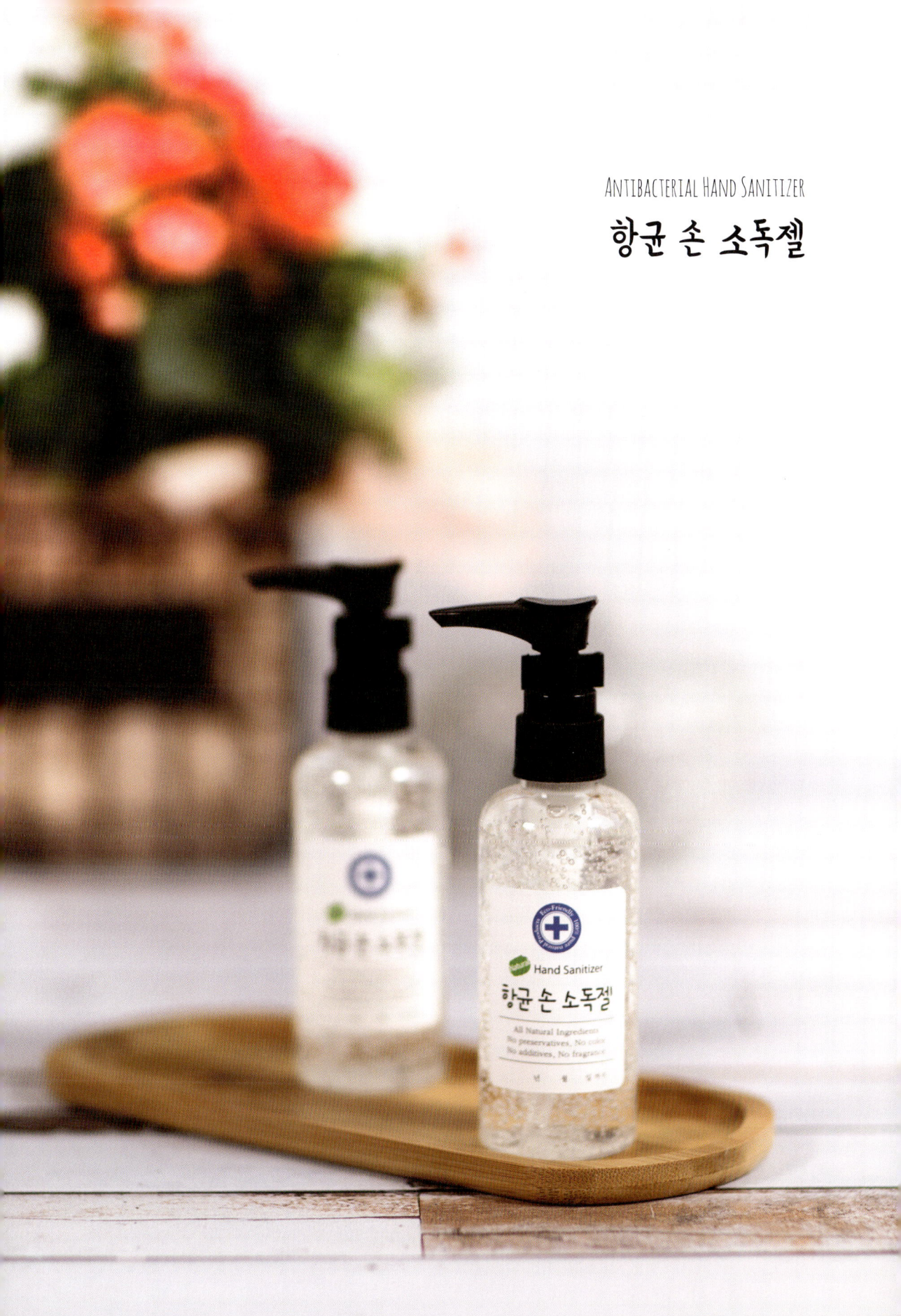

Antibacterial Hand Sanitizer
항균 손 소독젤

항균 손 소독젤

용량: 100ml _ 소요시간: 10분 _ 난이도: 하 _ 유효기한: 6개월

도구

전자저울(0.1g~500g), 유리비이커 250ml, 시약스푼, 미니거품기, 통주걱(소), 100ml투명안전클립펌프, 손소독젤스티커, 소독용에탄올

재료

계열	재료명	용량	기능
워터계열	티트리플로럴워터	24.5g	항미생물
	글리세린	5g	보습
점증제	카보폴프리젤	10g	점증
소독제	식물성에탄올	60g	소독
에센셜오일	유칼립투스	5방울	항바이러스
	티트리	3방울	항미생물
	순수13정유	2방울	항염

만드는 방법

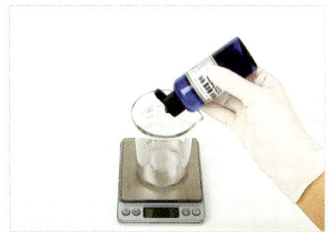

1. 워터계열을 모두 계량해 주세요.

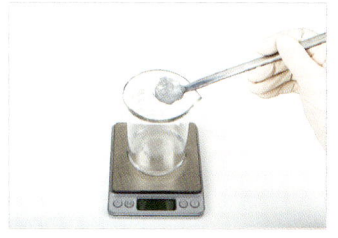

2. 점증제인 카보폴프리젤을 계량해 주세요.

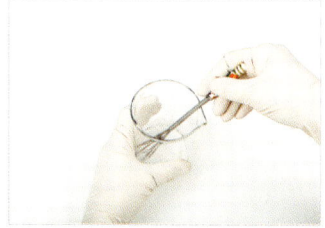

3. 미니 거품기로 점도가 생길 때까지 저어주세요.

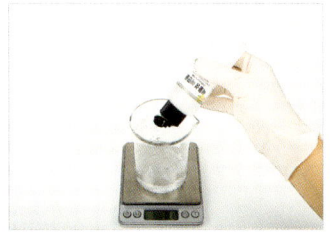

4. 점도가 생기면 소독제와 에센셜오일을 모두 계량해 주세요.

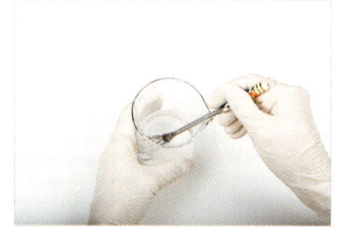

5. 미니 거품기로 골고루 저어주세요.

소독뒤 봉기에 담고 라벨을 붙여 주세요.
상온 6개월 안에 사용해 주세요.

*티트리 에센셜오일

강력한 항균성과 상처 치료 능력이 뛰어납니다. 호주 전역에서 적어도 지난 100년 동안 널리 사용되어 왔으며 박테리아, 바이러스 및 곰팡이 균주를 죽일 수 있는 능력에 대해 70년 이상 수많은 의학 연구에서 입증되었습니다.

*유칼립투스 에센셜오일

면역계를 강화시키고 다양한 감염으로부터 보호하며 호흡기 증상을 완화시키는데 도움이 되는 에센셜오일입니다.

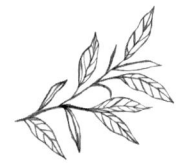

촉촉 핸드워시에 사용한 병풀추출발효여과물은 마데카솔의 원료인
마테카식산을 함유하고 있어 항염, 상처치유, 소독 역할이 뛰어납니다.
민감한 피부에 적합하며 피부보호막을 손상시키지 않고 불순물을 부드럽게 제거합니다.

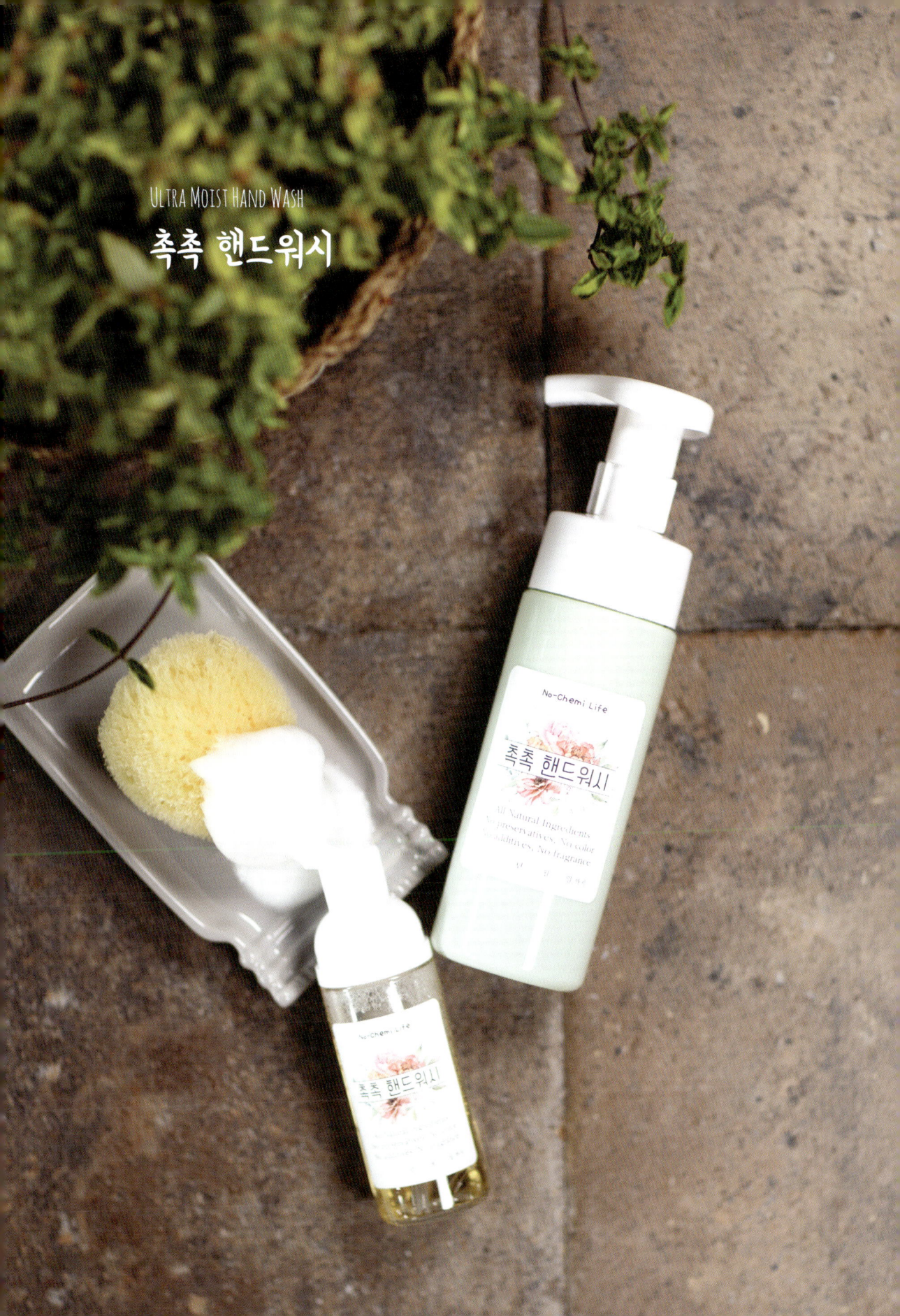

Ultra Moist Hand Wash
촉촉 핸드워시

촉촉 핸드워시

용량: 150ml _ 소요시간: 10분 _ 난이도: 하 _ 유효기한: 6개월

도구

전자저울(0.1g~500g), 유리비이커 250ml, 미니거품기, 통주걱(소), 150ml버블펌프, 핸드워시스티커, 소독용에탄올

재료

계열	재료명	용량	기능
워터계열	라벤더플로럴워터	20g	살균
	로즈플로럴워터	25g	민감, 재생
보습제	식물성글리세린	5g	보습
식물성 계면활성제	애플워시	90g	거품, 세정
첨가물	병풀추출발효여과물	3g	항염
	겨우살이발효혼합진액	5g	항미생물
	천연한방방부제	1.5g	방부
에센셜오일	만다린	10방울	재생
	레몬	5방울	항균

만드는 방법

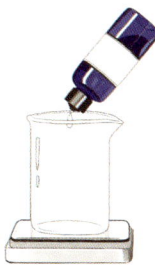

1. 워터계열, 보습제, 식물성 계면활성제를 모두 계량해 주세요.

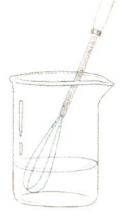

2. 미니 거품기로 골고루 섞어 주세요.

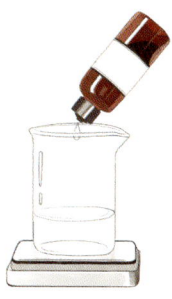

3. 첨가물과 에센셜오일을 모두 첨가해 주세요.

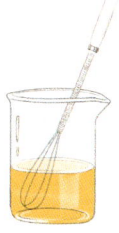

4. 미니 거품기로 골고루 섞어 주세요.

완성된 제품은 소독된 용기에 담고 라벨을 붙여주세요.
상온 6개월 안에 사용해 주세요.

민감한 피부든 아니든 겨울철에는 손이 마르고 심지어 갈라집니다. 피부가 수분을 유지하고 부드럽게 되도록 매일 천연 영양 로션을 사용하는 것이 중요합니다. Evening Primrose와 Avocado를 포함하여 제조된 이 핸드로션은 수분 손실 방지와 함께 손을 부드럽고 유연하게 가꾸어 줍니다. Lavender, Mandarin, Sweet Orange가 함유되어 기분좋은 향기가 납니다.

화장품은 냉장보관을 원칙으로 하나 핸드로션은 휴대용이라 위험도 1인 안전한 1,2-헥산디올을 방부제로 사용했어요.

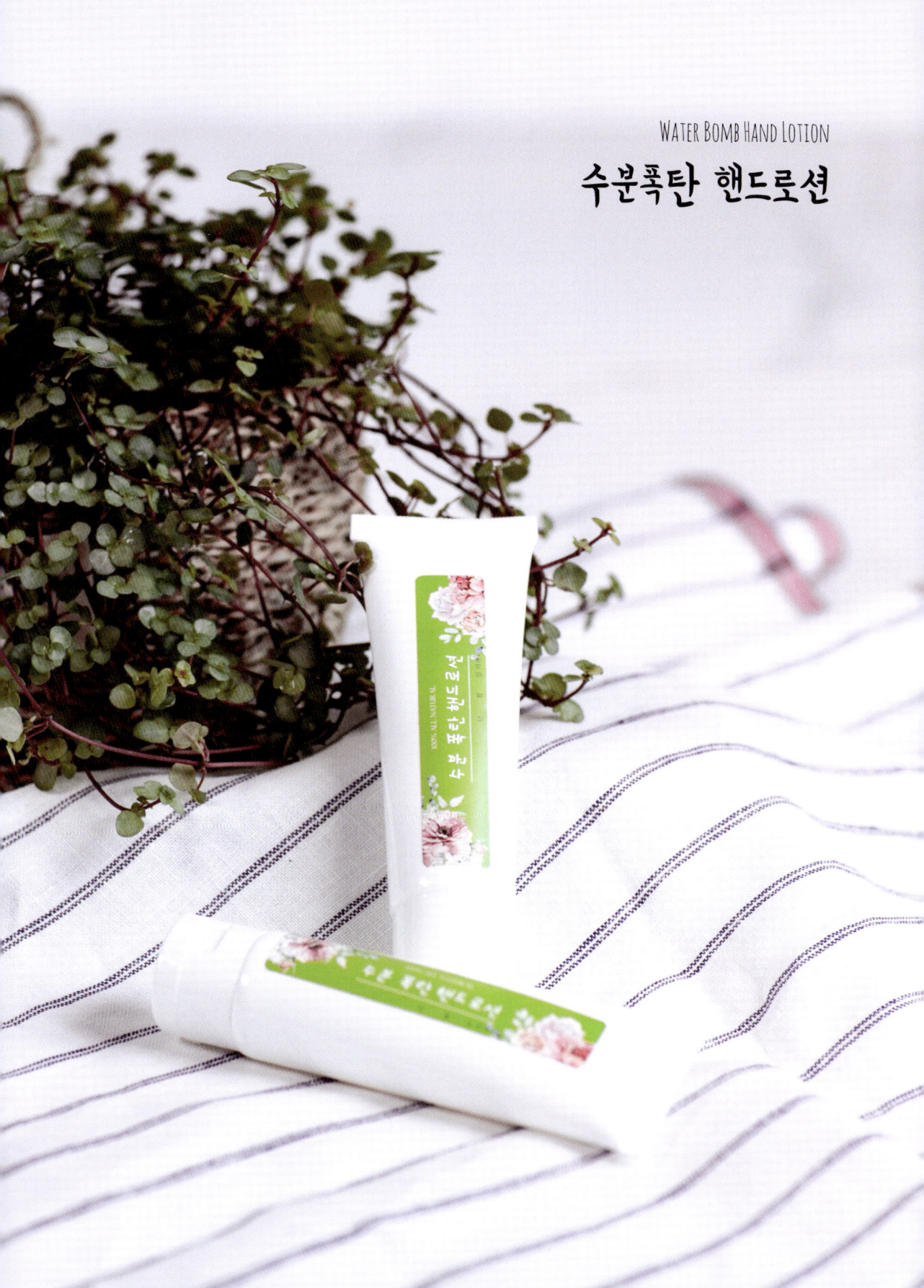

Water Bomb Hand Lotion

수분폭탄 핸드로션

수분폭탄 핸드로션

용량: 50ml _ 소요시간: 20분 _ 난이도: 중 _ 유효기한: 상온 3개월

도구

핫플레이트, 전자저울(0.1g~500g), 유리비이커 100ml 2개, 미니유리온도계 2개, 미니거품기, 미니블렌더, 통주걱(소), 시약스푼, 50ml튜브, 핸드로션스티커, 소독용에탄올

재료

계열		재료명	용량	기능
워터계열	1)	로즈플로럴워터	30g	민감, 재생
	2)	알로에베라겔	8g	보습
오일계열		엑스트라버진올리브오일	2.5g	유연
		달맞이꽃종자유	2.5g	가려움
		아보카도오일	2.5g	수분, 영양
		시어버터	2.5g	보습
		올리브유화왁스	1.5g	유화
방부제		1,2헥산디올	1g	방부
에센셜오일	12세 이상	라벤더	2방울	진정
		스윗오렌지	2방울	영양
		만다린	6방울	영양
	6세 이상	라벤더	1방울	진정
		스윗오렌지	1방울	영양
		만다린	3방울	영양
	6세 이하	라벤더	1방울	진정
		스윗오렌지	1방울	영양

만드는 방법

워터와 오일이 70±5도일 때 유화가 잘 일어나기 때문에 워터계열과 오일계열을 따로 계량해 두 계열 모두 70±5도로 맞춰 줍니다.

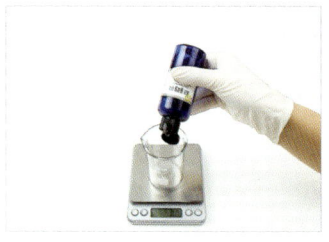

1. 워터계열 1)을 계량해 주세요.

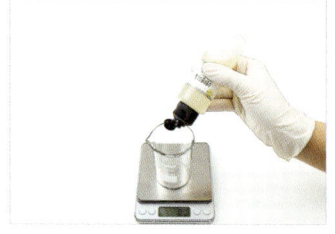

2. 다른 비이커에 오일계열을 모두 계량해 주세요.

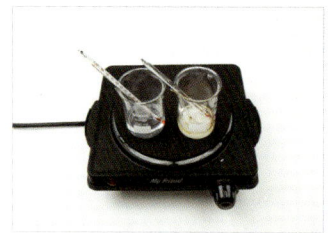

3. 두 비이커를 핫플레이트 낮은 온도 2~3에 올려 70±5도로 맞춰 주세요. 오일계열 온도가 빨리 올라가기 때문에 핫플레이트에 워터계열을 올려 60도가 되면 오일계열을 가열해주세요.

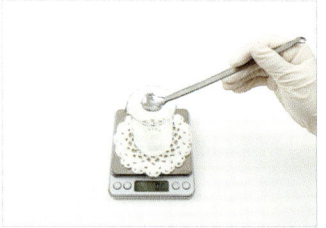

4. 워터계열 온도가 70±5도가 되면 워터계열 2) 알로에베라겔을 첨가해 미니거품기로 골고루 섞어주세요.

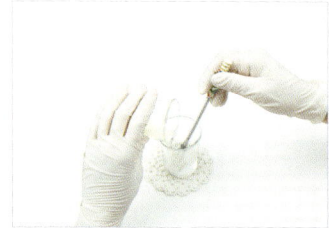

5. 워터계열과 오일계열의 온도가 70±5가 되면 워터를 오일에 천천히 부으면서 미니거품기로 2분간 빨리 교반시켜 주세요.

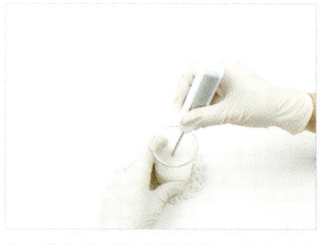

6. 10초간 미니블렌더로 교반시켜 주세요. 유화가 일어날 때까지 미니거품기 2분, 미니블렌더 10초를 번갈아 가며 교반시켜 주세요.

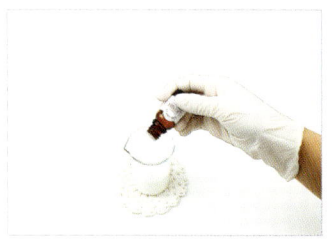

7. 유화가 일어나면 방부제와 에센셜오일을 첨가해 주세요.

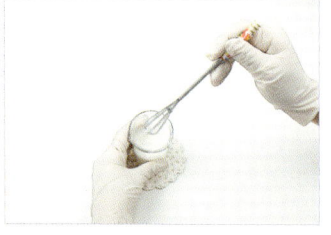

8. 골고루 섞은 다음 소독된 용기에 담고 라벨을 붙여주세요.

상온 3개월 안에 사용해 주세요.

대부분의 모기가 무는 것은 무해하지만 일부는 합병증을 유발할 수 있습니다. 모기가 당신을 물어 뜯는 것을 알아 채지 못할 수도 있지만 물린 후 며칠 동안 지속적인 가려움증을 동반하기도 합니다. 천연 모기 밤으로 가려움증을 이길 수 있습니다.

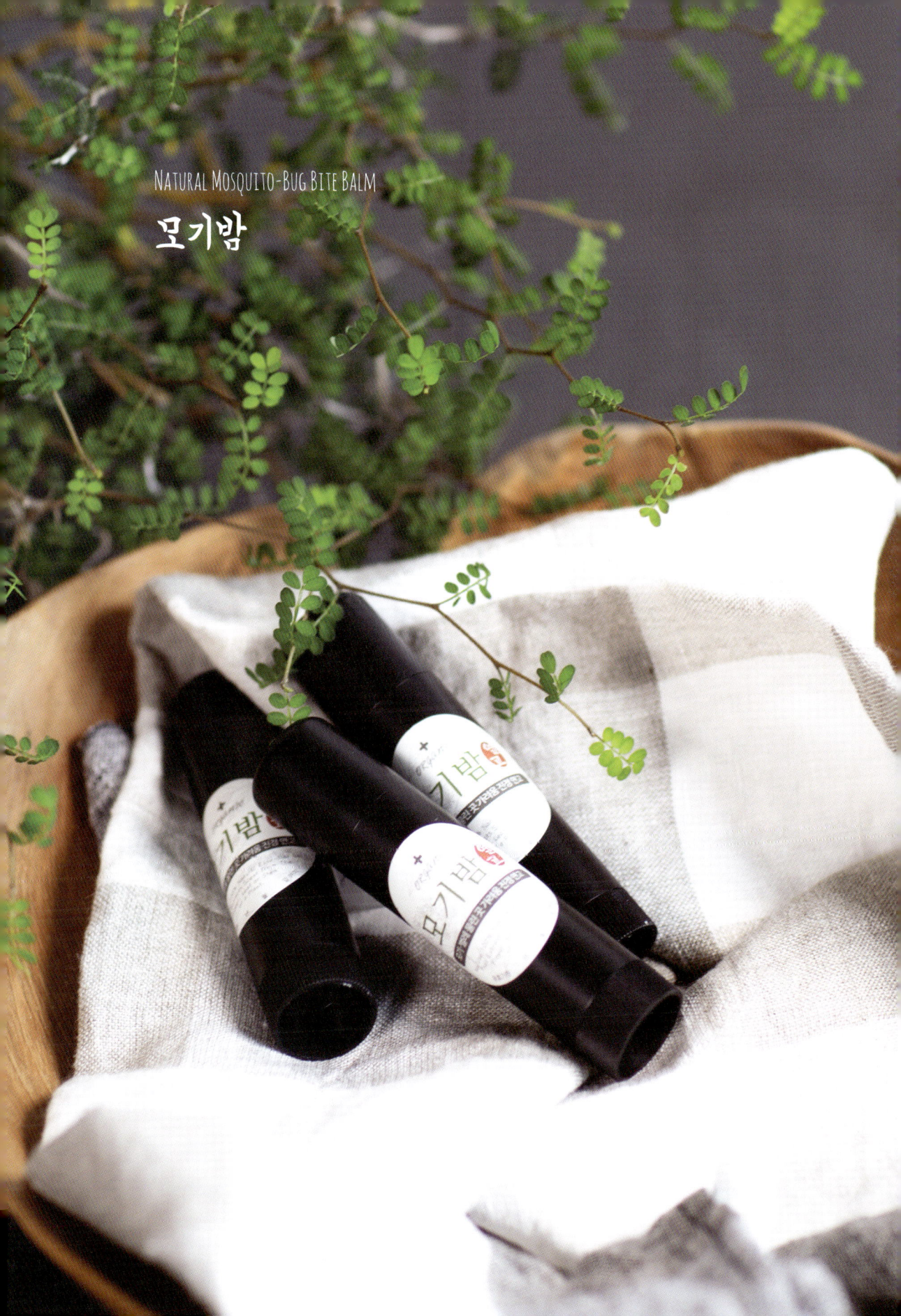

Natural Mosquito-Bug Bite Balm

모기밤

모기밤

용량: 30ml(15ml 2개 분량) _ 소요시간: 20분 _ 난이도: 하 _ 유효기한: 6개월

도구

핫플레이트, 전자저울(0.1g~500g), 유리비이커100ml, 미니유리온도계, 시약스푼, 15ml스틱용기블랙 2개, 모기밤스티커, 소독용에탄올

재료

계 열	재 료 명	용 량	기 능
오일계열	버진 코코넛오일	10g	가려움 완화
	카렌듈라오일	6g	살균
	호호바골든오일	5g	항염
경화제	밀랍-비정제	8g	경화
에센셜오일	시트로넬라	6방울	모기퇴치
	페퍼민트	3방울	살균
	순수13정유	3방울	항염, 소양
	시더우드	2방울	항염, 소양
	유칼립투스	2방울	모기퇴치
	일랑일랑	2방울	모기퇴치

만드는 방법

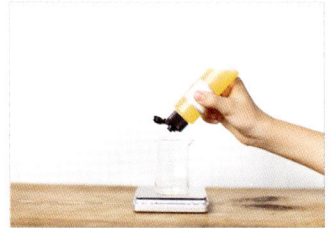

1. 오일계열을 모두 계량해 주세요.

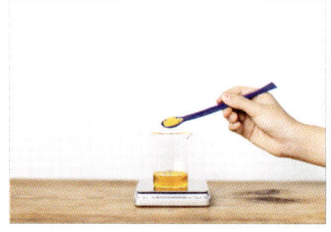

2. 경화제를 계량해 주세요.

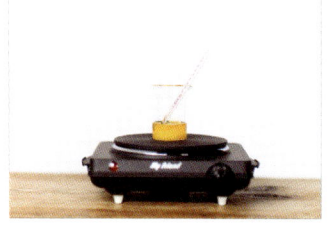

3. 핫플레이트 낮은 온도 2~3에 가열해 주세요.

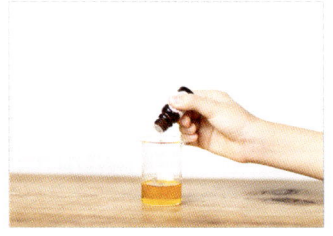

4. 65도가 되면 에센셜오일을 첨가해 주세요.

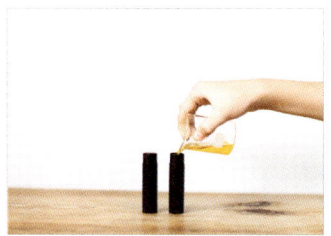

5. 미니유리온도계로 골고루 저은 후 소독된 용기에 담고 라벨을 붙여 주세요.

상온에서 6개월 안에 사용해 주세요.

* 야외활동 전에 발라주면 모기퇴치 역할을 하고 물렸을 때 바르면 소독, 살균작용으로 가려움을 빨리 완화시켜 줍니다.

모기퇴치 스프레이는 모기가 가장 싫어하는 허브들로 만들어졌습니다.

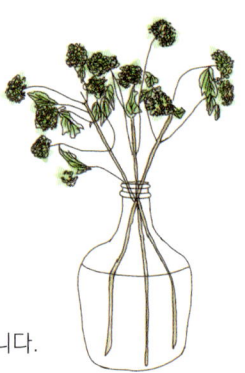

Mosquito Repellent Spray
모기퇴치 스프레이

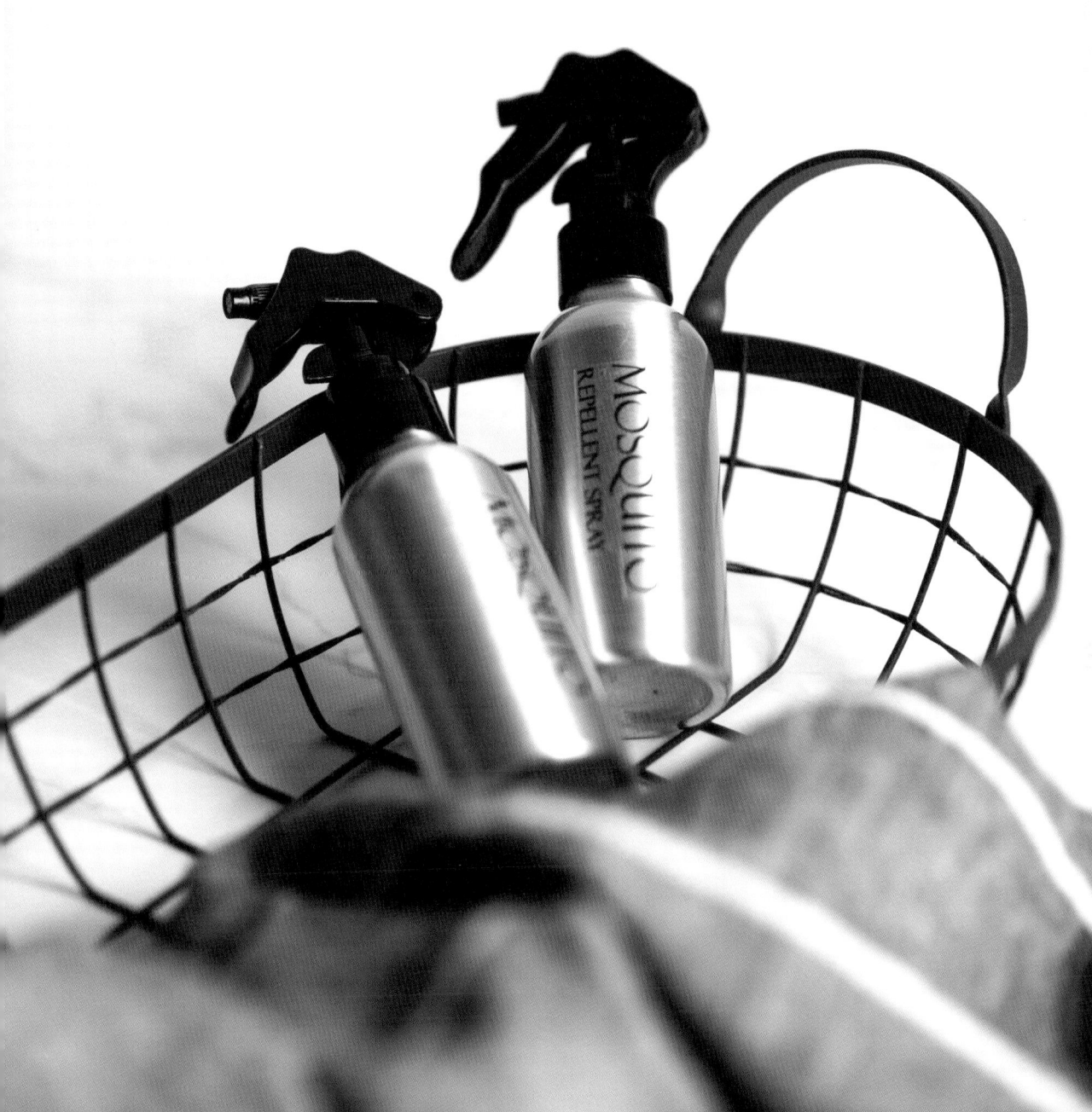

모기퇴치 스프레이

용량: 120ml _ 소요시간: 10분 _ 난이도: 하 _ 유효기한: 6개월

도구

전자저울(0.1g~500g), 유리비커 250ml, 미니거품기, 통주걱(소), 120ml 건스프레이, 모기퇴치스프레이 스티커, 소독용에탄올

재료

계열	재료명	용량	기능
가용화제	식물성 에탄올	30g	소독
에센셜오일	시트로넬라	16방울	모기퇴치
	페퍼민트	12방울	살균
	로즈마리	8방울	살균
	라벤더	4방울	진정
워터계열	박하수	10g	청량감
	정제수	42g	베이스
	스팟워터	18g	EM발효액, 계피, 탄산수소나트륨 혼합액

시트로넬라 에센셜오일

모기기피제로 알려진 시트로넬라는 벼과 식물로 citronellal 성분이 풍부해 방충과 탈취 역할을 담당합니다.

스팟 워터

스팟 워터는 해충을 퇴치하고 억제합니다. 피부 표면에 증기 장벽을 형성하여 모기가 피부에 착지 하는 것을 방지합니다.

만드는 방법

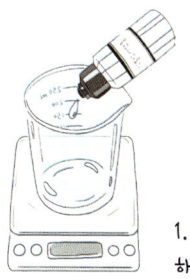

1. 식물성에탄올 30g을 계량해 주세요.

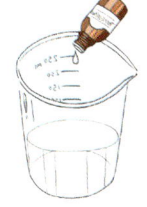

2. 에센셜오일을 모두 첨가해 주세요.

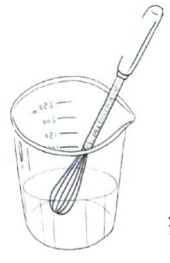

3. 미니 거품기로 잘 섞어 주세요.

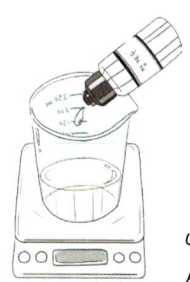

4. 워터계열을 모두 첨가해 주세요.

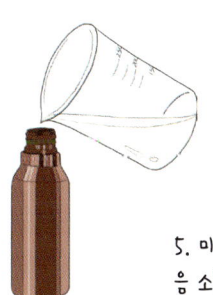

5. 미니 거품기로 골고루 섞은 다음 소독된 용기에 담아 주세요.

사용할 때마다 흔들어 주세요.
눈에 직접적으로 분사되지 않게 해주세요.
상온에서 6개월 안에 사용해 주세요.

현미경으로만 볼 수 있는 집 진드기는 죽은 피부와 동물의 털을 먹고 사는데 카펫, 소파, 침구, 커튼에도 살고 있습니다. 대체로 해롭지 않지만, 알러지가 있는 사람들에게는 알러지를 더 악화시키고 알러지와 천식의 원인이 됩니다.

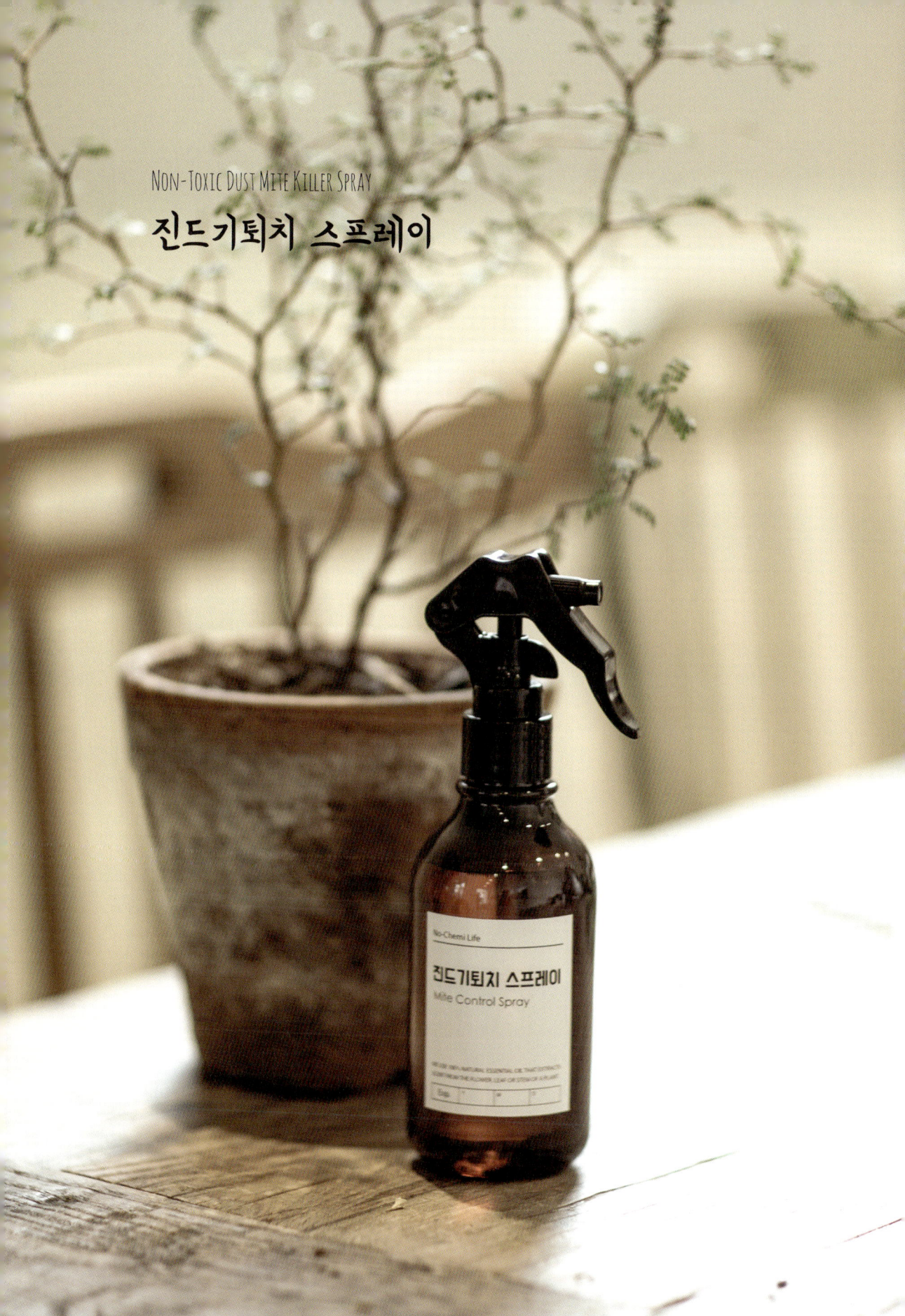

진드기퇴치 스프레이

용량: 120ml _ 소요시간: 10분 _ 난이도: 하 _ 유효기한: 1년

도구

전자저울(0.1g~500g), 유리비이커 250ml, 미니거품기, 통주걱(소), 120ml건스프레이, 진드기퇴치스티커, 소독용에탄올

재료

계열	재료명	용량	기능
소독제	식물성에탄올	70g	소독
에센셜오일	시나몬바크 시트로넬라 레몬그라스 유칼립투스	10방울 10방울 10방울 10방울	곤충신경마비 모기퇴치 항곰팡이 살균
워터계열	정제수	30g	베이스

만드는 방법

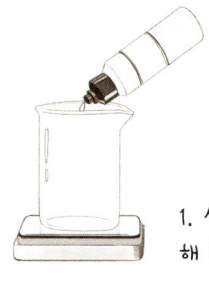
1. 식물성에탄올 70g을 계량해 주세요.

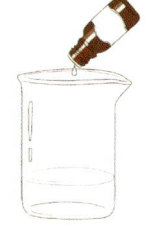
2. 에센셜오일을 모두 첨가해 주세요.

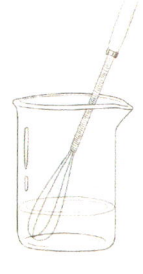
3. 미니 거품기로 잘 섞어 주세요.

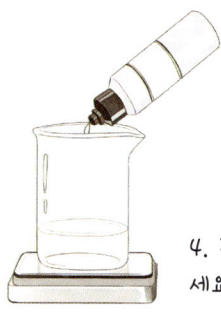
4. 정제수 30g을 계량해 주세요.

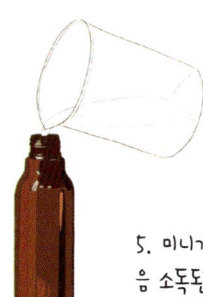
5. 미니거품기로 골고루 섞은 다음 소독된 용기에 담아주세요.

상온에서 1년 안에 사용해 주세요.
사용할 때 마다 흔들어 주세요.

* 시나몬 바크에는 Cinamic aldehyde 성분이 다량 함유되어 있는데 이 성분은 체온이 없는 진드기의 신경을 마비시키는 특징을 가지고 있어요. 이불, 카페트에 뿌려주셔도 좋고 산행할 때 신발과 옷 위에 뿌려주시고 피부에는 직접 분사하지 마세요.

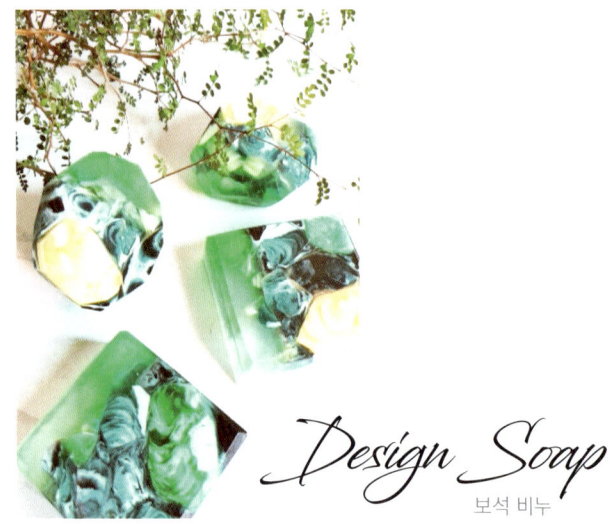

Design Soap
보석 비누

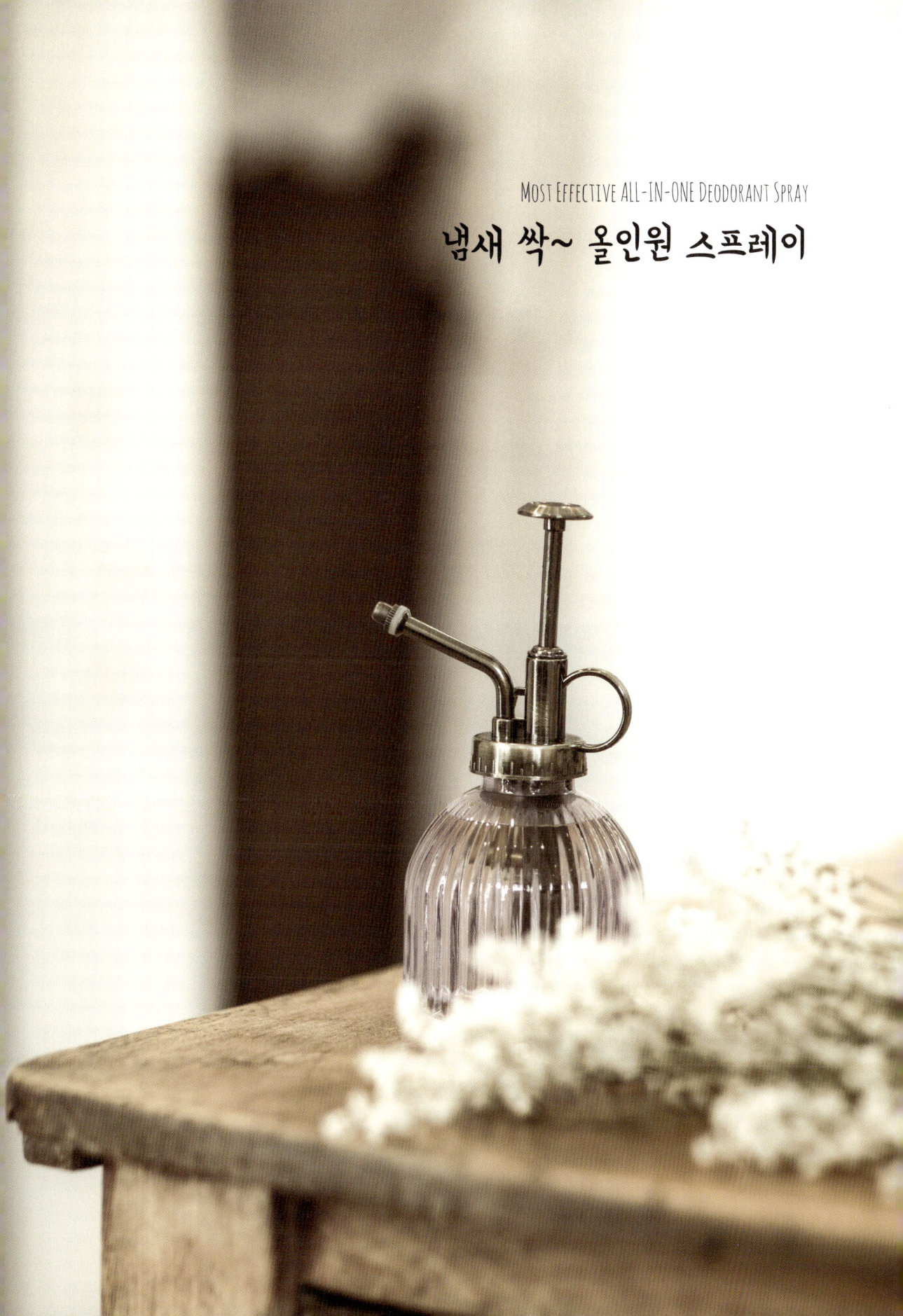

냄새 싹~ 올인원 스프레이

용량: 120ml _ 소요시간: 10분 _ 난이도: 하 _ 유효기한: 6개월

도구

전자저울(0.1g~500g), 유리비이커 250ml, 미니거품기, 통주걱(소), 120ml건스프레이, 올인원스프레이스티커, 소독용에탄올

재료

계열	재료명	용량	기능
가용화제	식물성에탄올	10g	가용화
에센셜오일	만다린 시더우드 순수13정유 티트리	10방울 2방울 2방울 2방울	살균 항박테리아 항알러지 항곰팡이
워터계열	박하수 위치헤이즐워터 로즈플로럴워터	30g 18g 20g	소독 소독 진정
첨가물	강황발효혼합진액 1,2헥산디올	19.2g 2g	항미생물, 소독 방부

만드는 방법

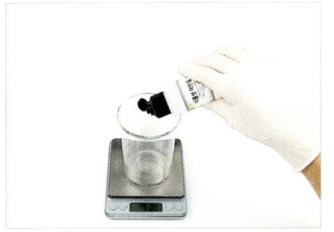

1. 가용화제와 에센셜오일을 모두 계량해 주세요.

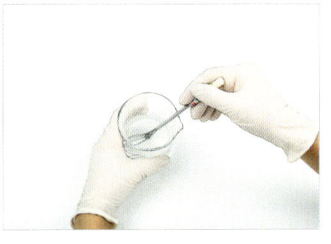

2. 미니거품기로 골고루 섞어 주세요.

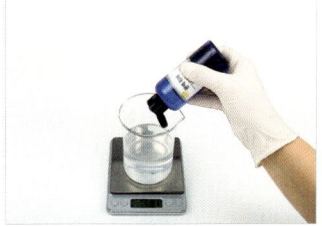

3. 워터계열과 첨가물을 모두 계량해 주세요.

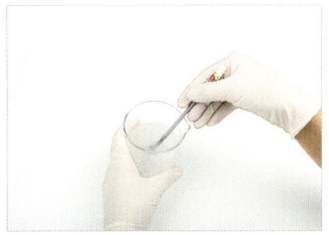

4. 미니거품기로 골고루 섞어 주세요.

완성되면 소독된 용기에 담고 라벨을 붙여 주세요.
상온 6개월 안에 사용해 주세요.
사용할 때마다 흔들어 주세요.
탈취를 원하는 모든 곳에 뿌려주세요.

2004년 차량용 스프레이 방향제에서 실명의 위험이 있는 메탄올과 내분비계 교란을 일으키는 디에틸프탈레이트가 검출되어 논란이 되었습니다. 특수 천연 추출물 성분이 함유된 올인원 천연 탈취 스프레이는 불연성, 비부식성 및 무독성입니다. 먼지, 꽃가루, 곰팡이, 박테리아를 향기로운 천연 성분으로 제거하고 곰팡이와 박테리아를 죽여 알러지 및 호흡기 질환의 위험을 예방합니다.

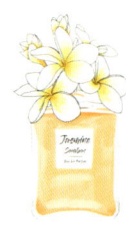

Jasmine sambac은 자스민 중에서 가장 향기로운 자스민으로 최고의 향기를 자랑합니다.
자스민 삼박은 추출양이 적어 수요는 많고 공급은 제대로 이루어지지 않고 있습니다.
자스민 삼박을 그리워하는 사람들을 위해 자스민 성분을 가진
에센셜오일로 자스민 삼박 향을 만들어 보았습니다.
조금이나마 자스민의 감미로움과 love한 향을 느껴보시길 바랍니다.

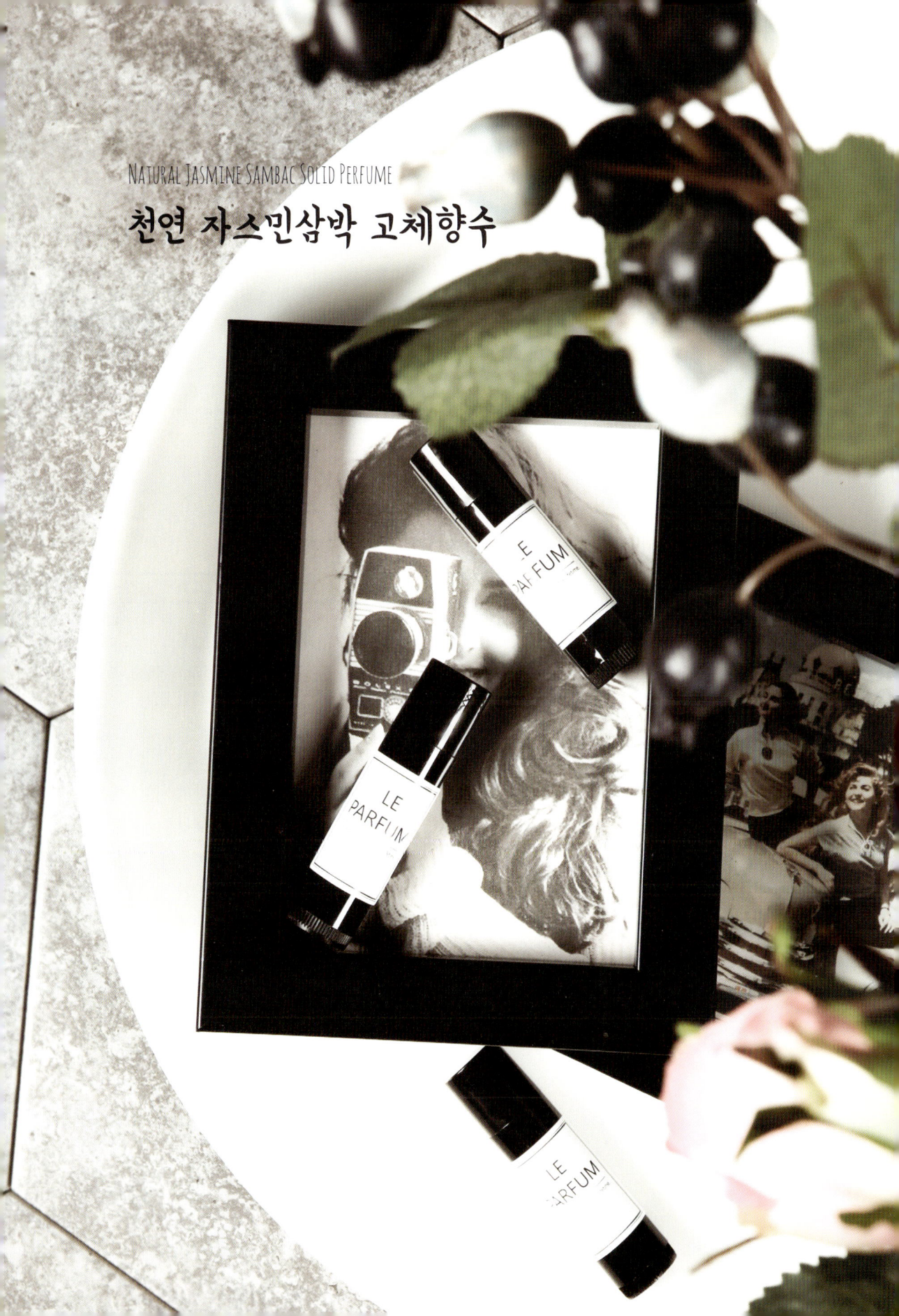

Natural Jasmine Sambac Solid Perfume
천연 자스민삼박 고체향수

천연 자스민삼박 고체향수

용량: 5ml _ 소요시간: 20분 _ 난이도: 하 _ 유효기한: 6개월

도구

핫플레이트, 전자저울(0.1g~500g), 유리비이커100ml, 미니유리온도계, 시약스푼, 5ml스틱용기, 향수스티커, 소독용에탄올

재료

계열	재료명	용량	기능
오일계열	호호바골든오일	4g	베이스
경화제	밀랍-비정제	1.5g	경화
에센셜오일	그레이프프룻	2방울	상큼
	네롤리	2방울	우아
	만다린	5방울	달콤
	일랑일랑	1방울	유혹
	로즈	2방울	love
	순수13정유	2방울	안정
	시더우드	1방울	고착

만드는 방법

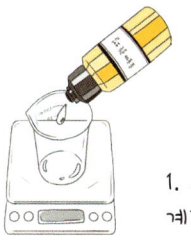

1. 오일계열과 경화제를 모두 계량해 주세요.

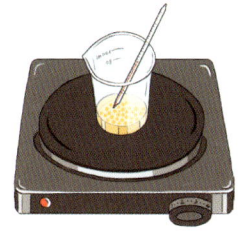

2. 핫플레이트 낮은 온도 2~3에 가열해 주세요.

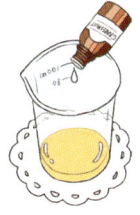

3. 65도가 되면 에센셜오일을 첨가해 주세요.

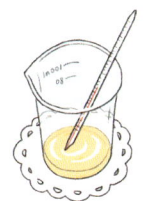

4. 미니유리온도계로 골고루 저은 후 소독된 용기에 담고 라벨을 붙여 주세요.

상온에서 6개월 안에 사용해 주세요.
한 시간 정도 완전히 굳은 후에 사용해 주세요.

뚝딱 노케미 베이스 맞춤형화장품

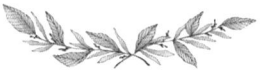

뚝딱 노케미 수분크림 베이스

뚝딱 노케미 핸드&바디로션 베이스

QUICK n EASY Moisturising Cream Base Ultra Premium - GUGGUL Anti-Aging Plex
뚝딱 노케미 수분크림 베이스 - 구글 플렉스

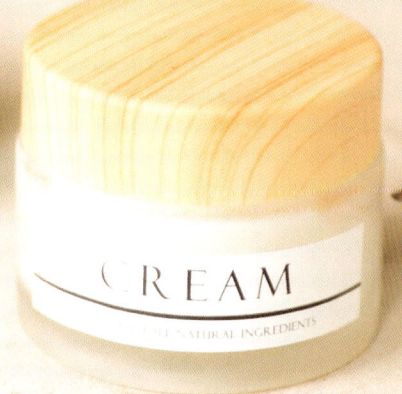

바쁜 당신을 위한 노케미 수분크림 베이스로 5분 만에 뚝딱 만들어보는 건 어떨까요?

뚝딱 노케미 수분크림 베이스 - 구굴 플렉스

용량: 50ml _ 소요시간: 5분 _ 난이도: 하 _ 유효기한: 상온 5개월

도구

전자저울(1g/3Kg), 유리비이커 100ml, 시약스푼, 미니거품기, 통주걱(소), 50ml 크림용기, 크림스티커, 소독용 에탄올

재료

계열	재료명	용량	기능
베이스	노케미 수분크림베이스	40g	보습, 진정
기능성첨가물	구굴 플렉스	10g	항산화, 보습, 미백
에센셜오일	로즈우드 만다린	2방울 1방울	상처치유, 재생 항균, 재생

만드는 방법

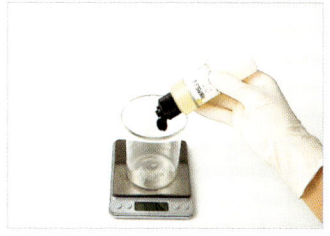

1. 노케미 수분크림 베이스 40g을 계량해 주세요.

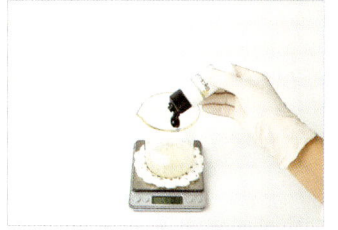

2. 구굴 플렉스 10g을 첨가해 주세요.

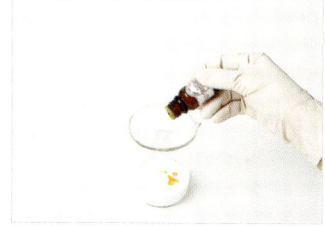

3. 에센셜오일을 첨가해 주세요.

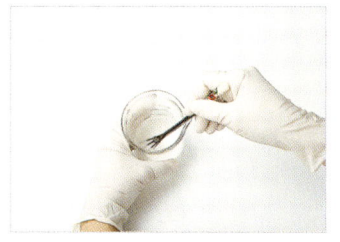

4. 미니 거품기로 골고루 섞은 다음 소독된 용기에 담고 라벨을 붙여주세요.

상온에서 5개월 안에 사용해 주세요.

* **노케미 수분크림 베이스**는 로즈플로럴워터, 병풀추출물, 네롤리플로럴워터, 모이스트 24, 모링가오일, 아르간오일, 금화규오일, 로즈힙오일, 아보카도오일, 카렌듈라오일, 호호바오일, 시어버터가 함유되어 있어 안심하고 사용하시면 됩니다.

---

* **구굴 플렉스** GUGGUL Anti-Aging Plex

GUGGUL Plex is an anti-aging Face Moisturizer that contains our Frankincense Hydrate complex. This unique blend of hydrating and skin-conditioning ingredients is gentle and lightweight. Soaking into the upper layers of the skin, this hydrating plex provides long-lasting moisture.

GUGGUL Plex는 프랑킨센스 하이드레이트 복합체를 함유한 노화 방지 페이스 모이스처라이저입니다. 수분 공급 성분과 피부 컨디셔닝 성분이 독특하게 혼합된 이 제품은 부드럽고 가볍습니다. 피부의 상층부에 스며들어 오랫동안 촉촉함을 선사합니다.

〈전성분〉

Rose Water, Perilla Frutescens Extract, Green Tea Extract, Centella Asiatica Extract, Wheat Grass Extract, Aloe Vera Gel, Avocado Oil, GUGGUL Oil, Madecassic Acid, Squalene, MSM, Sericin, Arbutin, Alpha-bisabolol, Adenosine, Frankincense Essential Oil

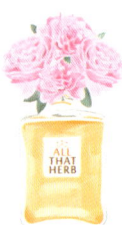

노케미 핸드&바디로션 베이스에 올릭서 향수 블렌딩 에센셜오일로 5분 만에 뚝딱 핸드로션 퍼퓸을 만들어 보세요. 자연의 향기는 우리 뇌를 정상화시키고 마음의 평안을 가져다줍니다.

QUICKnEASY Hand & Body Lotion Base Ultra Premium - Organic Hand Lotion Perfumes

뚝딱 노케미 핸드&바디로션 베이스 - 유기농 핸드로션 퍼퓸

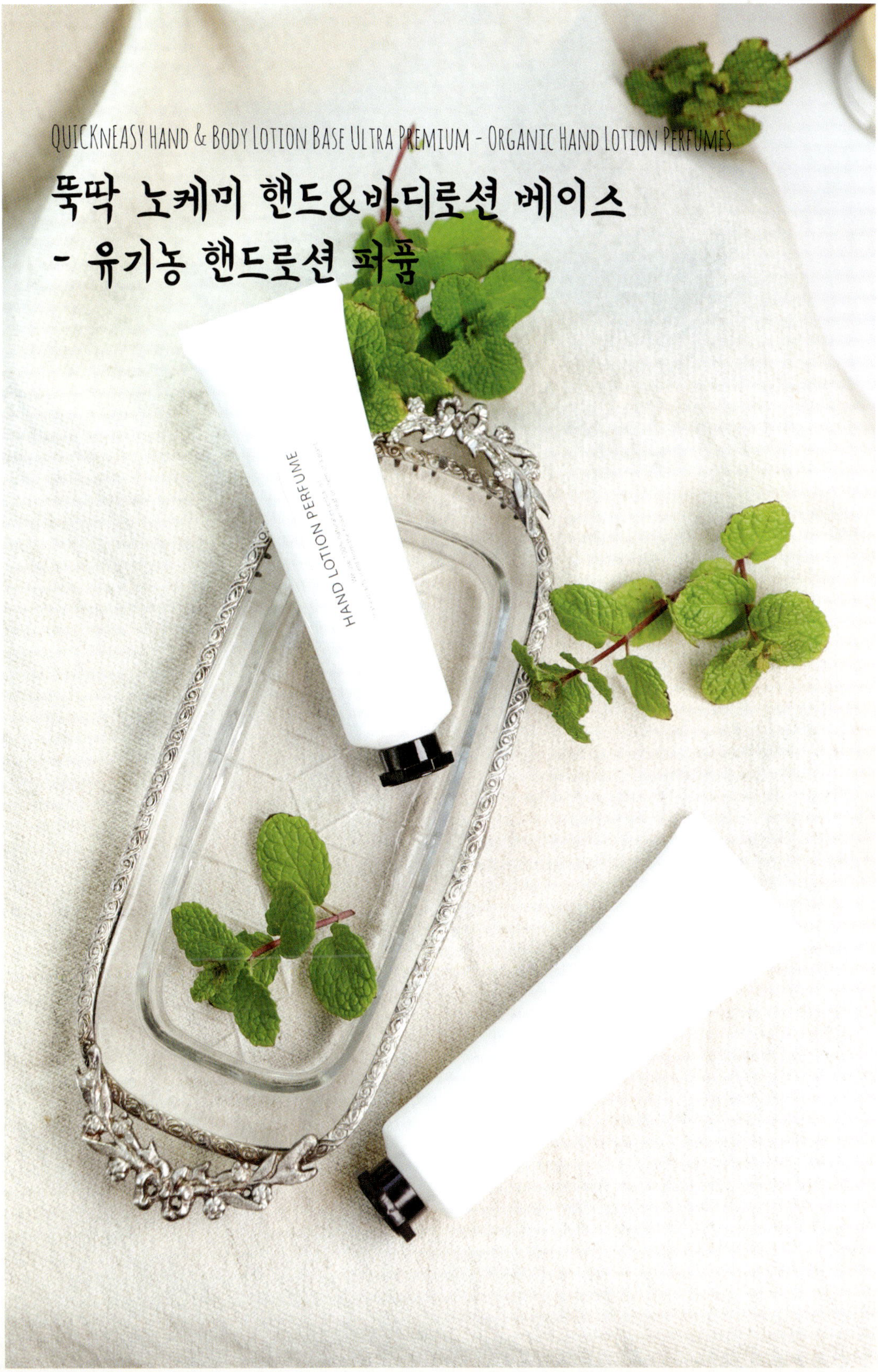

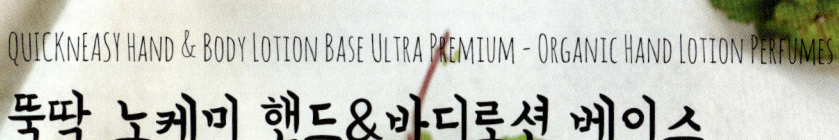

유기농 핸드로션 퍼퓸

뚝딱 노케미 핸드&바디로션 베이스 - 유기농 핸드로션 퍼퓸

용량: 50ml _ 소요시간: 5분 _ 난이도: 하 _ 유효기한: 상온 5개월

도구

전자저울(0.1~500g), 유리비이커 100ml, 250ml, 시약스푼, 미니거품기, 통주걱(소), 50ml 튜브용기, 핸드로션스티커, 50ml 주사기, 소독용 에탄올

재료

계열	재료명	용량	기능
베이스	노케미 핸드&바디로션 베이스	50g	보습, 진정
에센셜오일	쏘프레쉬 - 향수 블렌딩 에센셜오일	0.2g	상쾌, 살균
	굳슬립 - 향수 블렌딩 에센셜오일	0.1g	기분전환
	아그라바 - 향수 블렌딩 에센셜오일	0.1g	향기로움
	바닐라 에센셜오일	0.1g	감미로움

* 올릭서 34종 향수 블렌딩 에센셜오일에서 다양한 천연 향기를 만나보세요. (244 페이지)

유기농 핸드로션 퍼퓸

만드는 방법

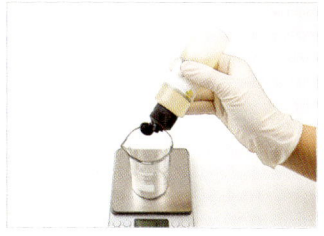

1. 노케미 핸드&바디로션 베이스 50g을 계량해 주세요.

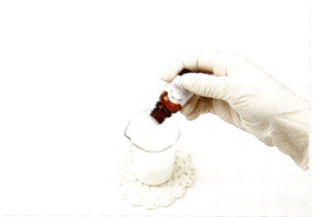

2. 에센셜오일을 첨가해 주세요.

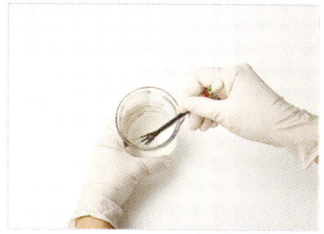

3. 미니 거품기로 잘 섞어 주세요.

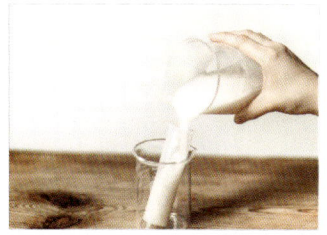

4. 50ml 주사기에 모두 담아주세요.

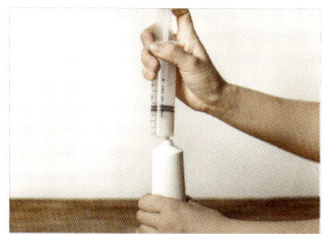

5. 소독된 용기에 담고 라벨을 붙여주세요.

상온에서 5개월 안에 사용해 주세요.

* **노케미 핸드&바디로션 베이스**는 로즈플로럴워터, 네롤리플로럴워터, 모이스트 24, 올리브오일, 아르간오일, 달맞이꽃종자오일, 아보카도오일, 카렌듈라오일, 호호바오일, 시어버터가 함유되어 있어 안심하고 사용하시면 됩니다.

노케미라이프 | 243

올릭서 34종 향수 블렌딩 에센셜오일

The scent of organic perfume is soft and cozy and reminds us of a gentle breeze blowing over a sand dune covered in the evening dew; as we swing in a hammock under the stars.
유기농 향수의 향기는 부드럽고 포근하며 저녁 이슬이 맺힌 모래 언덕 위로 불어오는 산들바람과 별빛 아래 해먹에 누워 그네를 탈 때를 떠올리게 합니다.

1) The scent of spring morning
- **SO FRESH**

Note: Citrus

Citrus notes are absolutely fresh, rendering perfumes extremely airy and light

봄날 아침의 향기 _ **쏘 프레쉬**

시트러스 향은 마음을 안정시키고 진정시켜 줍니다.

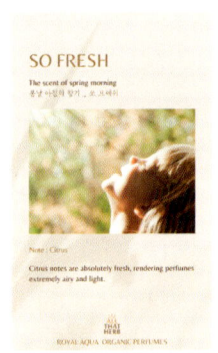

2) High alpine wild grass scent
- **JUST BREATHE**

Note: Camphorous, Coniferous

It relieves rhinitis with essential oils that are good for the respiratory system and makes the lungs healthy.

고원 야생초 향기 _ **저스트 브리드**

호흡기에 좋은 에센셜 오일은 비염을 완화하고 폐를 건강하게 만들어 줍니다.

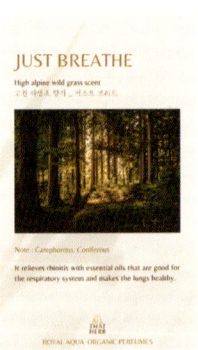

3) A restful slumber scent

- **GOOD SLEEP**

Note: Floral, Herbaceous, Citrus

This blend helps to loosen-up from a long day or slip into a restful slumber.

편안한 숙면의 향기 _ **굿 슬립**

이 블렌드는 긴 하루의 긴장을 풀거나 편안한 잠에 빠지는 데 도움이 됩니다.

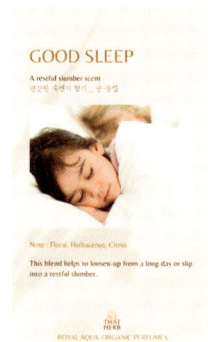

4) The scent of hundreds of dewy strands

- **SECRET GARDEN**

Note: Floral

Oriental lily notes combine with frankincense to create a rich, resinous perfume with green hues and straw undertones.

이슬 젖은 수백가닥의 향기 _ **시크릿 가든**

오리엔탈 릴리 노트와 프랑킨센스가 결합하여 녹색 색조와 밀짚 색조가 있는 풍부하고 수지 같은 향수를 만듭니다.

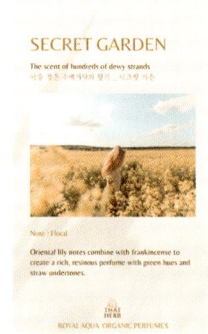

5) Airy and pure scent of Eden

- **VERYKOKKO**

Note: Gourmand, Fruity

Meant to evoke sunlit skin, the scent is complemented by the fresh snap of yuja and oriental flowers.

상큼하고 순수한 에덴의 향기 _ **베리코코**

햇볕에 쬐인 피부를 연상시키는 이 향수는 유자의 산뜻한 스냅과 동양의 꽃으로 보완됩니다.

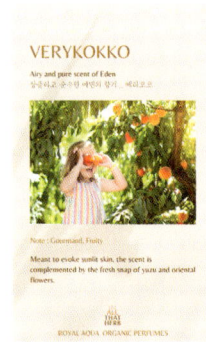

6) The Scent of the Night

- **ARABIAN NIGHTS**

Note: Oriental, Floral

This perfume enchants an exotic and alluring scent.

밤의 향기 _ **아라비안 나이트**

이 향은 이국적이고 매혹적인 분위기를 자아냅니다.

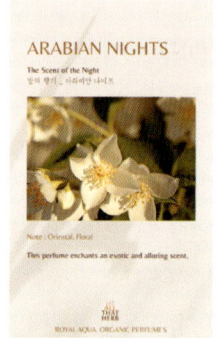

7) A soap scent bursting drop by drop

- **SOAPY**

Note: Soapy

Here is the best and most luxurious organic soapy-smelling scent to try for your day.

방울 방울 터지는 비누향기 _ **쏘피**

당신의 하루를 위해 시도해볼 수 있는 가장 고급스러운 유기농 비누 향입니다.

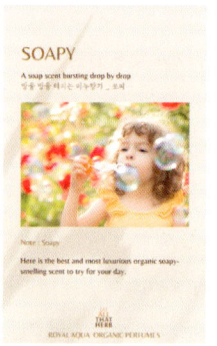

8) Slightly creamy scent with sensual accents

- **BEYOND THE MOUNTAIN**

Note : Floral, Fruity

The complex aroma of osmanthus touch is rich, sweet, uniquely fruity, a mouth-watering, honeyed note.

관능적인 악센트가 있는 크리미한 향 _ **비욘더 마운틴**

달콤하고 독특한 과일향이 나며 군침이 돌게 하는 허니 노트입니다.

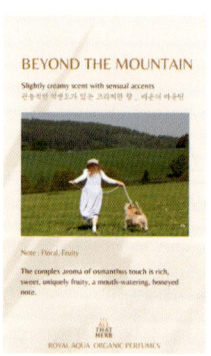

9) Fresh, woody, balsamic scent

- **KING OF KINGS**

Note : Coniferous, Balsamic

It has an earthy, woody, piney, or balsamic scent,
and is also soft, sweet, and citrusy.

신선하고 우디한 발사믹 향 _ **킹 오브 킹즈**

흙, 우디, 솔향 또는 발사믹 향이 나며 동시에
부드럽고 달콤하며 시트러쉬 합니다.

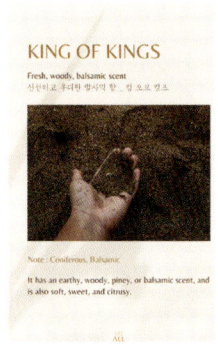

10) Basic Instinct

- **DEEP BLUE**

Note : Floral, Citrus

In tight bud, the scent's lightly, almost ethereally floral.

원초적 본능 _ **딥 블루**

단단한 새싹에서의 향기는 가볍고,
미묘한 플로럴 향을 풍깁니다.

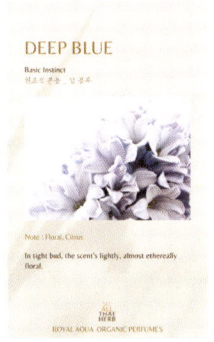

11) The magic scent of the Thousand and One Nights

- **EASTLAND**

Note : Oriental, Floral, Balsamic

It is a perfect scent for those who wish to escape
into a world of mystery and magic.

천일야화의 마법 향기 _ **이스트랜드**

신비와 마법의 세계로 탈출하고 싶은
사람들에게 완벽한 향기입니다.

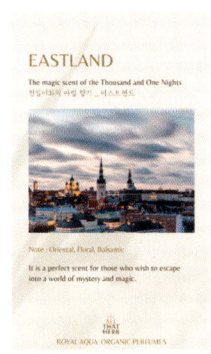

12) The Scent of the Wild Garden

– GARDEN BLOOM

Note : Floral, Citrus, Mossy

The scent transports to a colorful and diverse garden verdant with flowers and plants.

야생정원의 향기 _ **가든 블룸**

꽃과 식물로 가득한 화려하고 다양한 정원을 연상시키는 향기를 선사합니다.

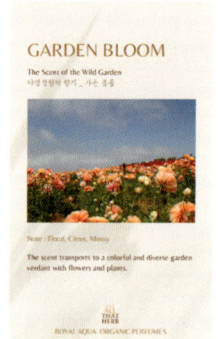

13) The sparkling aroma with sweet and sour elements

– FRAiCHE

Note : Citrus, Fruity

FRAiCHE has a citrus smell that is a blend between mandarin and grapefruit.

상콤달콤 스파클링 향 _ **프레슈**

'프레슈'는 만다린과 자몽이 섞인 시트러스 향이 특징입니다.

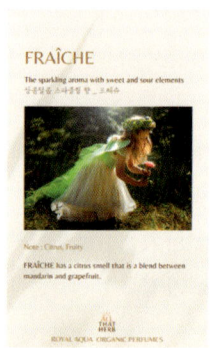

14) A green mysterious utopia scent

– AGRABAH

Note : Oriental, Floral

AGRABAH is a utopia scent that is greener, lighter, and mysterious.

푸르고 신비로운 유토피아 향 _ **아그라바**

'아그라바'는 더 푸르고, 더 가볍고, 더 신비로운 유토피아 향입니다.

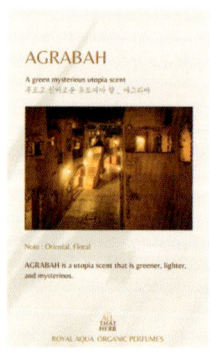

15) Top Doctors

- **PURE 13 ESSENTIAL OILS**

Note : Herbaceous

With their therapeutic properties, these

'pure 13 essential oils' have a very fresh, uplifting scent.

최고의 의사 _ **순수 13 정유**

치료 효과가 있는 이 '순수 13 에센셜오일'은 매우 신선하고

기분을 고양시키는 향을 가지고 있습니다.

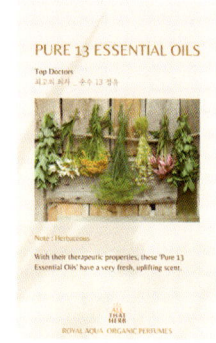

16) My Old Study

- **QUMRAN**

Note : Woody, Herbaceous

It's made of pure bergamot and cedarwood

so that people who are sensitive

can also like it.

오래된 나의 서재 _ **쿰란**

순수한 버가못과 시더우드로 만들어져

민감한 사람들도 좋아할 수 있습니다.

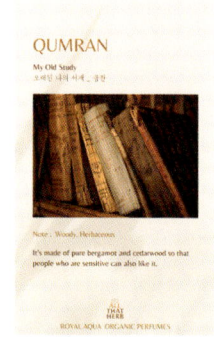

17) Biblical Perfumes from the Holy Land

- **HOLY ANOINTING OIL**

Note : Woody, Balsamic, Spicy

Myrrh smells woody, warm, resinous, smoky,

medicinal, astringent, spicy, concentrated, and cool.

거룩한 땅 성지의 향수 _ **홀리 어노인팅 오일**

몰약은 나무 향, 따뜻함, 수지 향, 스모키 향, 약용 향,

수렴성 향, 매운 향, 시원한 향이 납니다.

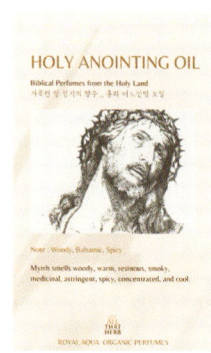

18) Lively, Bright, and Cheerful Scent

- VIVID

Note : Floral, Citrus

'VIVID' creates an intense solar scent that speaks about light, joy, comfort, and warmth.

활기차고 밝고 경쾌한 향 _ **비비드**

'비비드' 향은 빛, 기쁨, 편안함, 따뜻함을 표현하는 강렬한 태양의 향을 연출합니다.

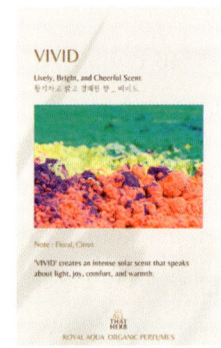

19) The scent of the beach

- WAIKIKI SUNSET

Note : Minty, Fruity, Coniferous

The scent of the beach is infused with the Waikiki Sunset Perfume.

해변의 향기 _ **와이키키 선셋**

해변의 향기가 와이키키 선셋 퍼퓸으로 스며듭니다.

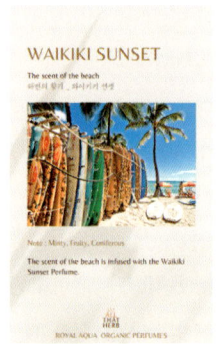

20) On My Way Home

- MEMORIES

Note : Woody, Gourmand

Every drop of this perfume will make every event of your life special and unforgettable.

집으로 가는 길 _ **메모리즈**

이 향수를 한 방울만 뿌려도 인생의 모든 순간을 특별하고 잊을 수 없는 순간으로 만들어 줍니다.

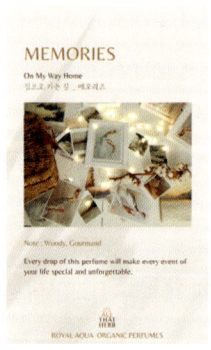

21) The scent of a stylish and courteous gentleman

- DiCaprio

Note : Chypre, Herbaceous

DiCaprio is a fusion of oakmoss, pine, and fir.
It's light but masculine.

스타일리시하고 예의바른 신사의 향기 _ **디카프리오**

'디카프리오'는 오크모스, 파인, 퍼니들 향입니다.
가볍지만 남성적인 향입니다.

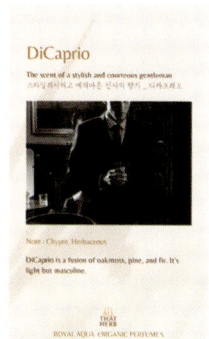

22) Foreign clime, exotic scent

- NEVER ENDING

Note : Floral, Soapy

This ambrosial oil retains the full complement of
its intrinsic therapeutic and aromatic qualities.

낯선 땅 이국적인 향기 _ **네버 엔딩**

이 신성한 오일은 고유의 치료 효과와 향기로운 특성을
완벽하게 보완합니다.

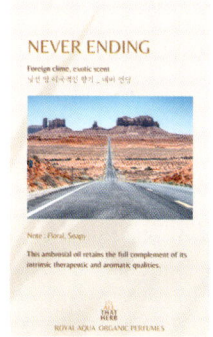

23) Heavenly-green, a sparkling scent

- PIKRO

Note : Green, Citrus

PIKRO has a deep, complex, green aroma with notes of
citrus zest, citrus blossom and slight woody undertones.

헤븐리-그린, 반짝임의 향 _ **피크로**

피크로는 시트러스 향, 시트러스 꽃, 약간의 우디함과 함께
깊고 복합적인 그린 아로마를 가지고 있습니다.

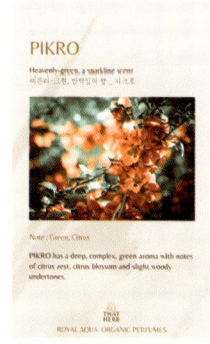

24) The sweet, fresh scent of first love

– **WHORU**

Note : Floral, Citrus, Powdery

Dare to fall in love with this vibrant, sensual

and feminine scent to awaken the sensuality in you.

첫사랑의 달콤하고 신선한 향기 _ **후아유**

활기차고 관능적이며 여성스러운 향이 내면의 관능을

일깨워 주는 이 향수와 사랑에 빠져보세요.

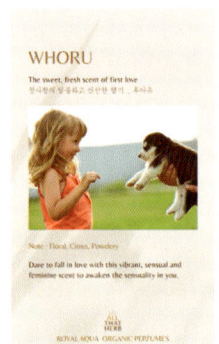

25) Scents of purity

– **INNOCENT**

Note : Floral, Powdery

Wear this amazing perfume now and

attract all the men around you.

정결의 향 _ **이노센트**

지금 이 놀라운 향수를 뿌리고

주변의 모든 남성들을 매료시켜 보세요.

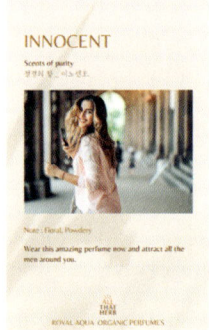

26) Beautiful Life

– **WALKING IN THE AIR**

Note : Floral, Powdery

The perfume is a sweet floral blend of rose,

ylang ylang, and a touch of hyssop.

뷰티풀 라이프 _ **워킹 인디에어**

향수는 장미, 일랑일랑, 히솝의 터치가 어우러진

달콤한 플로럴 블렌드입니다.

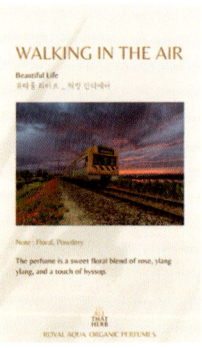

27) Top of the world

– **SKY HIGH**

Note : Floral, Gourmand

The violet note shows light green elements

that are reminiscent of the freshness of the alpine meadow.

탑 오브 더 월드 _ **스카이 하이**

바이올렛 노트는 고산 초원의 신선함을 연상시키는

밝은 녹색을 연상시켜 줍니다.

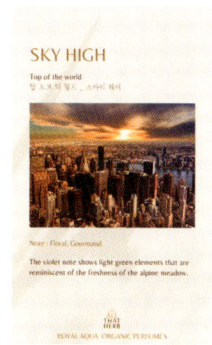

28) The scent of honey nipping at your nose

– **ACACIA**

Note : Floral

Its floral sweetness, with soothing properties,

will perfume your home with notes of robinia, violet and honey.

코끝을 스치는 꿀의 향기 _ **아카시아**

진정 효과가 있는 꽃의 달콤함은 로비니아, 바이올렛,

꿀 향으로 집안을 향기롭게 합니다.

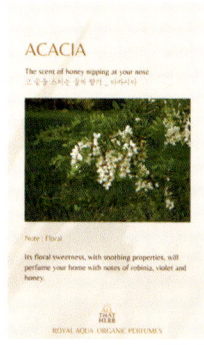

29) Fluttering and dancing in the breeze

– **NARCISSUS**

Note : Floral

미풍에 한들한들 춤추는 _ **나시서스**

Continuous as the stars that shine and

twinkle on the milky way....

빛나는 별처럼

은하수에 반짝이며...

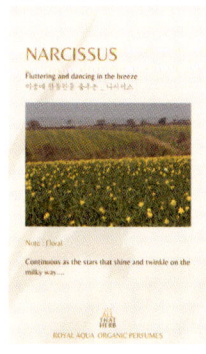

30) An earthy, mossy aroma

– SENJA ISLAND

Note : Mossy

An earthy damp aroma, provoking visions of

a lush green forest landscape

흙내음 가득한 이끼향 _ **센야 아일랜드**

무성한 녹색 숲 풍경을 연상시키는 흙의

축축한 향기가 느껴집니다.

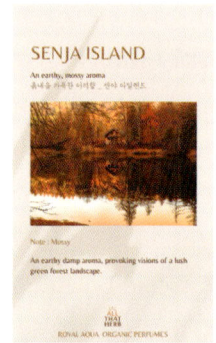

31) The woody scent of a cabin in the woods

– OAKLAND

Note : Chypre, Floral, Mossy, Coniferou

It starts with a fresh hit of citrus notes,

followed by florals and an earthy, woody base to round it off.

숲속 오두막 우디향 _ **오크랜드**

시트러스 노트의 상큼한 향으로 시작해 플로럴 향과

흙 내음 가득한 우디 베이스로 마무리합니다.

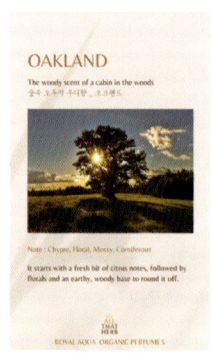

32) Its sharp, herbaceous, and woody scent.

– CEDRUS

Note : Fougere, Woody

Pure and natural, like free air through the forest,

with a blend of lavender and sandalwood.

날카롭고 초본적이며 나무가 우거진 향기 _ **시더러스**

라벤더와 시더우드가 어우러져 숲 속 자유로운 공기처럼

순수하고 자연스럽습니다.

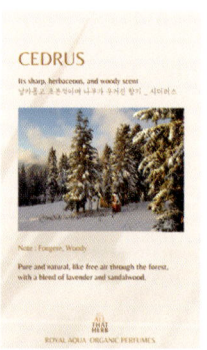

33) Romantic men's scent

- **SPRING RAIN**

Note : Fougere, Fresh

It combines classic fougere notes with
the bracing scent of early morning spring rain.

낭만적인 남자의 향기 _ **스프링 레인**

고전적인 푸제르 노트가 이른 아침 봄비의
상쾌한 향기와 만납니다.

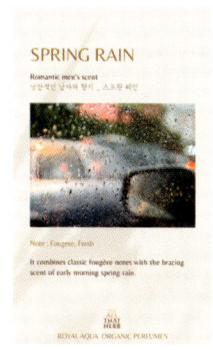

34) A scent that whispers in your ear

- **WHISPER**

Note : Green, Floral

A whisper garden blossoms, a soft hug of light wind,
and the slight bittersweetness of a green flower.

당신의 귀에 속삭이는 향기 _ **위스퍼**

속삭이는 정원의 꽃, 가벼운 바람의 부드러운 포옹,
그리고 초록 꽃의 약간 씁쓸함과 달콤함이 느껴집니다.

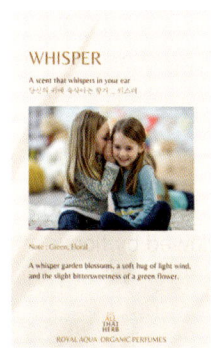

윤교수의 노케미강좌 12. 합성향료의 위험성

합성향료의 위험성

왜 합성 향료를 피해야 하나요?

시중에 판매되는 향수의 대부분은 합성향수입니다. 백화점, 약국 등에서 구매하는 거의 모든 제품은 합성향료로 구성되어 있습니다. 이러한 합성 향료는 여러분이 알고 있는 것보다 더 많은 해를 끼칠 수 있습니다.

합성 향료의 화학 물질은 신체에 부정적인 영향을 미치며, 가장 흔한 부작용 중 하나는 내분비 교란입니다. 일반적으로 우리의 신진대사를 조절하고 성호르몬의 대사에도 영향을 미치는 갑상선에 영향을 주며, 이는 호르몬 불균형을 초래하고 PMS 증가, 팽만감, 유방 압통 및 과도한 월경주기와 같은 에스트로겐 우세 증상을 초래할 수 있습니다.

합성 향료는 일반적으로 재생 불가능한 자원인 석유로 만들어집니다. 석유는 자연에서 쉽게 분해되지 않는 비생분해성 물질이기도 합니다. 또한 인체 내에서 생분해되지 않습니다. 실제로 일부 일반적인 합성 향은 암 및 기타 건강 문제와 관련이 있는 것으로 나타났습니다.

합성 향료를 만드는 데 사용되는 3,000가지 화학 물질 중 1,200가지 이상이 "우려 화학 물질"로 지정되었습니다.
특히 사람의 호르몬을 모방하여 비정상적인 세포 재생을 초래하는 내분비 교란 물질이 우려됩니다. 이는 가장 적은 양으로도 위험할 수 있습니다. 합성 향료에 포함된 화학 물질의 95% 이상이 석유화학 제품에서 파생됩니다.

건강이 걱정되거나 환경에 미치는 영향을 줄이고 싶다면 인공 향수보다 천연 향수가 더 나은 선택입니다.

WHY SHOULD YOU AVOID SYNTHETIC FRAGRANCES?

Synthetic perfumes account for the majority of perfumes on the market. Anything you buy from a department store, chemist, etc. will be made up of synthetic fragrances. These synthetic fragrances may be causing you more harm than you know.

Chemicals in synthetic fragrances have negative impacts on the body, with one of the most common side effects being an endocrine disrupter. Commonly affecting the thyroid gland, which controls our metabolism, and also impacts the metabolism of sex hormones, this can lead to an imbalance of hormones and an increase in estrogen-dominant symptoms such as increased PMS, bloating, breast tenderness, and heavy cycles.

Synthetic fragrances are usually made from petroleum, which is a non-renewable resource. Petroleum is also a non-biodegradable material, meaning it does not decompose easily in nature. It also does not biodegrade in the human body. In fact, some common synthetic scents have been linked to cancer and other health problems.

Of those 3000 chemicals used to create a Synthetic fragrance, more than 1,200 have been flagged as "chemicals of concern". Particularly concerning are endocrine disruptors which mimic human hormones and lead to abnormal cell reproduction. These can have an effect in the tiniest of doses. More than 95% of chemicals in synthetic fragrances are derived from petrochemicals.

If you're worried about your health or want to reduce your impact on the environment, natural perfumes are a better choice than artificial ones.

References
1 Synthetic Musks Factsheet, WWF Detox Campaign

2 Synthetic Musks, Campaign for Safe Cosmetics

3 Phthalates: why you need to know about the chemicals in cosmetics , The Guardian

4 Phthalates (THAL-ates) The Everywhere Chemical, Zero Breast Cancer

5 Lee, Dong-Wook et al. "Prenatal and postnatal exposure to di-(2-ethylhexyl) phthalate and neurodevelopmental outcomes: A systematic review and meta-analysis." Environmental research vol. 167 (2018): 558-566. doi:10.1016/j.envres.2018.08.023

6 Di (2-ethylhexyl)phthalate (DEHP), United States Environmental Protection Agency

7 Steinemann A. (2018). Fragranced consumer products: effects on asthmatics. Air quality, atmosphere, & health, 11(1), 3-9. https://doi.org/10.1007/s11869-017-0536-2

8 Steinemann A. (2016). Fragranced consumer products: exposures and effects from emissions. Air quality, atmosphere, & health, 9(8), 861-866. https://doi.org/10.1007/s11869-016-0442-z

9 IFRA Transparency List , International Fragrance Association

10 The RIFM Science Program

11 Bickers et. all 2002, The safety assessment of fragrance materials

12 3,163 ingredients hide behind the word "fragrance", EWG (Envoronmental Working Group)

13 Fact Sheet: The Fragrance Industry's Policy Failures and Trade Secret Myth, WVE (Women's Voices for the Earth)

14 Unpacking the Fragrance Industry: Policy Failures, the Trade Secret Myth and Public

Health, WVE (Women's Voices for the Earth)

15 Zhang, Xiaolei et al. "Fate and transport of fragrance materials in principal environmental sinks." Chemosphere vol. 93,6 (2013): 857-69. doi:10.1016/j.chemosphere.2013.05.055

16 Homem, Vera et al. "Long lasting perfume--a review of synthetic musks in WWTPs." Journal of environmental management vol. 149 (2015): 168-92. doi:10.1016/j.jenvman.2014.10.008

17 Washam, Cynthia. "A Whiff of Danger: Synthetic Musks May Encourage Toxic Bioaccumulation." Environmental Health Perspectives vol. 113,1 (2005): A50.

18 Taylor, Kathryn M et al. "Human exposure to nitro musks and the evaluation of their potential toxicity: an overview." Environmental health : a global access science source vol. 13,1 14. 11 Mar. 2014, doi:10.1186/1476-069X-13-14

1. 향료의 부작용

민감반응에 의해 홍조나 가벼운 물집을 동반하는 알러지 반응과 Furocoumarin을 함유한 에센셜오일을 바르고 자외선에 노출되있을 때 광독성이 일어날 수 있습니다.

아래 내용은 소비자 안전센터 소비자안전국 식의약안전팀에서 2014년 7월 향수제품 안전실태조사에서 보고한 내용입니다.

1) 향료의 부작용

향료는 다양한 부작용이 보고되고 있는데, 면역계에 작용하여 알러지(Allergy reaction)를 유발하거나 접촉성 피부염(Irritant contact dermatitis), 색소 이상(Pigmentary anomalies), 광화학 반응(Photo-reactions), 천식과 같은 호흡기(General/respiratory) 질환을 유발할 수 있음.

[향료의 부작용]

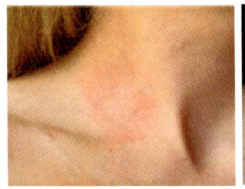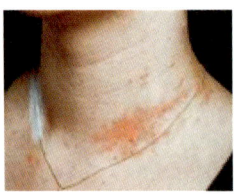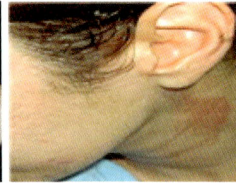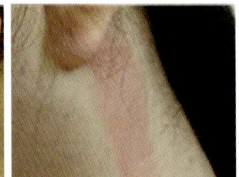

알러지 접촉피부염1

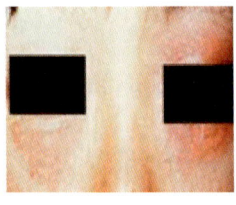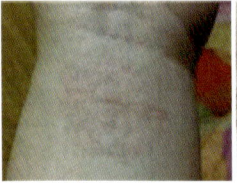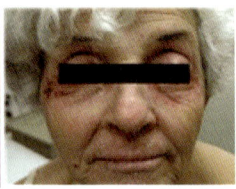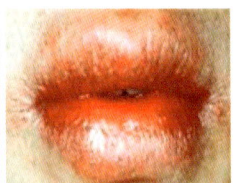

알러지 접촉피부염2

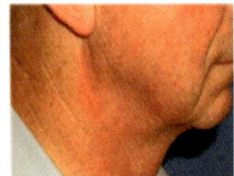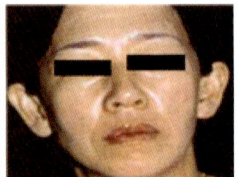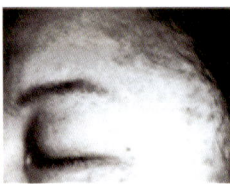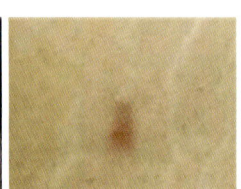

광접촉 피부염   홍반성 반   과색소침착 반
                                                      (macule)

(출처: 서울대학교병원 및 대한피부과학회지, 의료전문학술지 Clinic JOURNAL Monthly 등)

○ 1986년 미국 국립과학원(NAS, National Academy of Sciences)은 보다 철저한 조사가 필요한 6가지 신경독소 중 하나로 향료를 지목함.

○ 1999년 미국 독성물질관리센터(PCC, Posion Control Center)는 화장품 제품 형태별 위해발생 실태를 발표했는데, perfume·cologne·aftershave 제품군이 가장 위해도가 높은 것으로 나타남.

[개인관리용품 범주별 위해 발생 수]

Personal Care Category	위해발생 건수	Personal Care Category	위해발생 건수
perfume, cologne, aftershave	23,342	creams, lotions, makeup	19,519
toothpaste with fluoride	21,678	soaps	16,631
nail products except polish	19,731	mouthwash(alcohol)	12,934
nail polish	10,442	deodorants	10,330
suntan/sunscreens	8,330	bath oil, bubble bath	8,260
shampoos	8,136	powers with talc	4,429
lipsticks, lip balms	3,395		

(단위 : 건)

○ The Allergy Site에서는 화장품에 포함된 대표적인 알르레기 물질로 향료를 들며, 두통·어지러움·피부 부작용·호흡장애·메스꺼움 등의 다양한 부작용을 유발할 수 있다고 소개함.

○ 1999.12월 EU 화장품 및 식품 이외 제품 과학위원회(SCCNFP, Scientific Committee on Cosmetic Products and Non-Food Products)가 발표한 보고서
  FRAGRANCE ALLERGY IN CONSUMERS 에 따르면, 습진 환자의 약 30~45%가 화장품에 든 향료 성분에 알르레기 반응을 보이고, 향료는 화장품으로 인한 접촉성 알르레기의 주된 원인임을 밝힘.
  네덜란드 중소도시의 개인병원에서 6년 간(1981~1986) 1,781명의 환자를 대상으로 조사한 결과, 화장품을 통한 알르레기 반응의 45.1%가 향료 성분이 원인이 된 것으로 밝혀짐.

○ 2008년 영국 의학연구소(MRC) 리처드 샤프(Richard Sharpe) 박사는 태아의 생식기관이 형성되는 시기인 임신 초기(약 8~12주 사이)에 향수나 향료가 포함된 화장품을 피부에 바르면 태아의 남성 호르몬에 영향을 미쳐 고환암 등 생식 기능에 문제가 있는 남아를 출산할 위험이 커진다는 연구 결과를 발표함
  - 동 시기는 테스토스테론(testosterone)을 포함한 남성 호르몬 안드로겐(androgen)이

가장 활성화되는 시점이나, 호르몬에 불균형이 발생하면 음경과 고환 등 생식기관이 제대로 형성되지 못할 수 있음.
  - 특히, 임신 초기에는 여성이 해당 사실을 인지하지 못할 수 있으므로 더욱 주의할 필요가 있음을 강조함.

○ 2009년 스탠리(Stanley M. Caress) 박사와 앤(Anne C. Steinemann) 박사가 발표한 보고서 미국인의 향기 민감증 유병률(Prevalence of fragrance sensitivity in the American population) 에 따르면 미국인의 10.9%는 향 첨가 세탁용품, 19%는 공기방향제, 30.5%는 기타 향 첨가 제품으로 인해 부작용을 겪고 있는 것으로 나타남.

○ 2012년 영국 켄트 앤드 캔터베리 병원 피부과 컨설턴트 스잔나 바론(Susanna Baron) 박사는 향기 제품에 노출된 사람의 1/3이 건강에 부정적 영향을 받고 있으며, 접촉성 알르레기의 주된 원인이라고 밝힘.

○ 영국 편두통활동연합회(MAA, Migraine Action Association)는 향수가 편두통의 원인이 될 수 있음을 경고함.

○ 2012년 미국 알러지 천식 면역학회(ACAAI) 연례 학술회의에서 루이지 애나주립대학 의과대학 새미(Semi L. Banna) 교수는 2~3%의 소비자들이 방향성 향료가 포함된 화장품에 알러지 반응을 나타내고 있다고 발표함.
  - 향료 알러지는 실제 진단율이 낮은 데다 신뢰할 만한 피부 테스트법이나 혈액 검사법이 존재하지 않아 실제 발생률은 훨씬 높을 것으로 추정함.

○ 2013년 미국 여성건강 진흥단체인 '지구를 위한 여성들의 목소리(WVE: Women's Voices for the Earth)'는 보고서 Secret Scents: The Allergens Hiding In Your Scented Products 를 통해 각종 퍼스널 케어 제품과 세제류에 포함된 방향성 물질로 인하여 수백만 명의 미국인이 접촉성 피부염·습진과 같은 알러지를 겪고 있다고 발표함.

2) 해외의 향수 퇴출 움직임

□ 향료의 안전성 문제로 인해 최근 미국·캐나다 등에서는 단순 규제 차원을 넘어 새로운 유형의 대기오염(Air Pollution)으로 분류하고, 향수 퇴출 움직임이 확산되고 있음.

○ 미국 미네소타주 위즈덤 에어리어 병원은 1999년부터 모든 병원 구역 내의 향수 사용을 금지함.

○ 미국 워싱턴주 해리슨 메디컬 센터는 직원 및 방문자가 향수를 뿌리고 병원에 출입하는 것을 금지함.

○ 미국 오리건주 포틀랜드시는 2011년부터 공무원들의 향수 사용을 금지하고 향기 없는 청소 제품을 사용하고 있음.

○ 미국 오클라호마주 터틀시는 향수를 뿌린 사람들의 시청사 출입을 금지함.

○ 미국 미주리주 제퍼슨 시티 공원시설관리국은 각종 회의와 프로그램에 참석하는 사람들의 향수 사용 금지를 권고함.

○ 2013년 미국 펜실베니아 주의회는 학교 향수 금지법안(Fragrance Free Schools Act)을 상정하여 2014.3월 발효됨.
  - 법안을 주도한 주하원 마르시아 한 의원(공화, 노스햄튼)은 "미국의 거의 모든 학교가 땅콩 관련 음식의 반입을 금지하고 있는데, 땅콩 알르레기를 지닌 아동의 비율은 기껏해야 0.5% 안팎이다"며 "향수 알르레기 비율은 이보다 높은 0.6%이니까 땅콩처럼 금지해야 마땅하다"고 주장함.
  - 실제로 펜실베니아주 베들레헴에 위치한 프리덤 고교에서 한 학생이 향수 알르레기 때문에 쓰러져 병원 응급실에 실려 가는 위해사례가 발생함.

○ 2007.7월 미국 디트로이트시 공무원 수잔 맥브라이드(Susan McBride)는 시를 상대로 직원의 향수 사용 금지 및 알러지 치료비, 약물 치료로 불가능했던 임신 준비 비용에 대한 손해배상 소송을 연방법원에 제기함.
  - 2010.3월 시는 수잔 맥브라이드(Susan McBride)에게 100,000 달러를 배상하고 직원의 향수 사용 금지 정책을 시행하기로 합의함.

○ 캐나다 노바스코샤주는 주 전체의 종합병원 · 학교 · 공공건물에서 향기금지 정책을 시행하고 있음.

○ 캐나다 핼리 팩스시는 직장 · 학교에서 향수 사용을 금지하는 권고안 ('No-Scent' awareness program)을 시행중임.

○ 2013.9월 캐나다 매니토바주 브랜든 교육청 교육위원들은 향수 사용금지 정책 발의(a scent-free policy motion)를 만장일치로 통과시킴.

○ 호주 알르레기 및 환경 민감성 지원 연구 협회는 향수 자제 운동을 시작함.

['No Scents Makes Good Sense' Campaign]

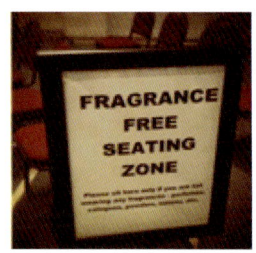 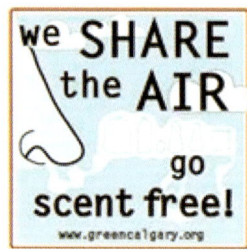 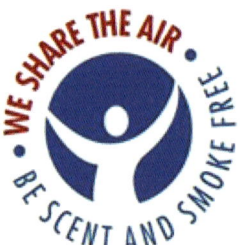

2. 알러지 유발향료의 종류

우리나라 화장품 법상 착향제의 구성 성분 중 성분의 명칭을 기재·표시하여야 하는 알러지 유발성분의 종류

연번	성분명	CAS 등록번호
1	아밀신남알	CAS No 122-40-7
2	벤질알코올	CAS No 100-51-6
3	신나밀알코올	CAS No 104-54-1
4	시트랄	CAS No 5392-40-5
5	유제놀	CAS No 97-53-0

6	하이드록시시트로넬알	CAS No 107-75-5
7	아이소유제놀	CAS No 97-54-1
8	아밀신나밀알코올	CAS No 101-85-9
9	벤질살리실레이트	CAS No 118-58-1
10	신남알	CAS No 104-55-2
11	쿠마린	CAS No 91-64-5
12	제라니올	CAS No 106-24-1
13	아니스알코올	CAS No 105-13-5
14	벤질신나메이트	CAS No 103-41-3
15	파네솔	CAS No 4602-84-0
16	부틸페닐메틸프로피오날	CAS No 80-54-6
17	리날룰	CAS No 78-70-6
18	벤질벤조에이트	CAS No 120-51-4
19	시트로넬올	CAS No 106-22-9
20	헥실신남알	CAS No 101-86-0
21	리모넨	CAS No 5989-27-5
22	메틸 2-옥티노에이트	CAS No 111-12-6
23	알파-아이소메틸아이오논	CAS No 127-51-5
24	참나무이끼추출물	CAS No 90028-68-5
25	나무이끼추출물	CAS No 90028-67-4

제품에 전성분 기재 표기 시 모든 향료는 향료로 표시할 수 있는데
알러지 유발향료를 제품에 사용했을 시
사용 후 씻어내는 제품에는 0.01% 초과,
사용 후 씻어내지 않는 제품에는 0.001% 초과 함유하는 경우에는 향료로 표시할 수 없고 성분명을 적어야 한다.

[알러지 유발성분의 표시 기준인 0.01%, 0.001%의 산출 방법]

알러지 유발성분 % = 알러지 유발성분 용량 ÷ 제품의 내용량 × 100

예1) 사용 후 씻어내는 샴푸(250g) 제품에 리날룰 0.05g 포함 시,
   0.05 g ÷ 250 g × 100 = 0.02% → 0.01% 초과하므로 표시 대상

예2) 사용 후 씻어내지 않는 로션(150g) 제품에 리날룰 0.01g 포함 시,
   0.01 g ÷ 150 g × 100 = 0.006% → 0.001% 초과하므로 표시 대상

[The 25 substances of the allergenic fragrance]

No.	Ingredients	Features
1	Amyl cinnamal /애멀씬어멀ㄹ/	alpha-amyl cinnamic aldehyde
2	Benzyl alcohol /벤z질랄커헐/	an aromatic alcohol
3	Cinnamyl alcohol /씬어멀랄커헐/	found in cinnamon leaves
4	Citral /씯츄뤌/	occurs in the essential oils of plants such as lemongress
5	Eugenol /유쥐널ㄹ/	aromatic oily liquid extracted from certain essential oils especially from clove oil, nutmeg, cinnamon, basil and bay leaf
6	Hydroxy citronellal /하이듀롹씨씯츄넬럴/	an odorant used in perfumery
7	Isoeugenol /아이쏘유쥐널ㄹ/	aromatic oily liquid extracted from certain essential oils especially from nutmeg
8	Amyl cinnamyl alcohol /애멀씬어멀 알커헐/	synthetic fragrance compound
9	Benzyl salicylate /벤z질썰리썰렡/	a salicylic acid benzyl ester
10	Cinnamal /씬어멀ㄹ/	yellow oily liquid that gives cinnamon its spice
11	Coumarin /쿠머륀/	found in many plants
12	Geraniol /줘뤠니얼ㄹ/	the primary component of rose oil, palmarosa oil, and citronella oil

13	Anise alcohol /애니쌀커헐/	a fragrance and flavorant. It occurs naturally but is produced by reduction of anisaldehyde
14	Benzyl cinnamate /벤z질씨너메트/	the ester derived from cinnamic acid and benzyl alcohol
15	Farnesol /f뷜니썰/	produced from 5-carbon isoprene compounds in both plants and animals
16	Butylphenyl Methylpropional /뷰틸f뻐늘ㄹ메th띨프뤄피오널/	a synthetic aromatic aldehyde
17	Linalool /을리널룰/	found in many flowers and spice plants
18	Benzyl benzoate /벤z질벤z죹/	an organic compound which is used as a medication and insect repellent
19	Citronellol /씰츄뤄넬로/	found in the oils of rose (18~55%) and Pelargonium geraniums
20	Hexyl cinnamaldehyde /헥썰씨너맬더하읻/	found naturally in the essential oil of Jasmine
21	Limonene /을리머닌/	the major component in the oil of citrus fruit peels
22	Methyl 2-Octynoate /매th띨투악티놑/	The Methyl 2-octynoate molecule contains of 14 Hydrogen atom(s), 9 Carbon atom(s) and 2 Oxygen atom(s) - a total of 25 atom(s).
23	Alpha-Isomethyl Ionone /알f빠 아이쎠메th뜰 아이어넌/	a colorless or pale straw-colored liquid
24	Oak moss /옥마쓰/	found in many mountainous temperate forests throughout the Northern Hemisphere
25	Tree moss /츄뤼마쓰/	found in damp, shady places throughout the Northern Hemisphere

알러지 유발성분이 모든 사람에게 알러지를 유발한다는 것이 아니라 계란이니 복숭아에 알러지 증상이 있는 사람처럼 표기한 성분에 알러지 반응이 있는 사람은 주의를 하라는 것입니다.

알러지 유발향료의 EWG 등급은 평균 5이지만 향수나 화장품에 자주 사용되는 합성향료의 EWG 등급은 평균 7임을 고려해볼 때 식품의약품안전처에서 고시한 알러지 유발향료만 집중해서 다룰 것이 아니라 모든 합성향료를 주의해야합니다.

ex) lilial EWG 8
　　hydroxy citronellal EWG 6

윤교수의 노케미강좌 13. 78가지 에센셜오일의 생물학적, 약리학적 역할
The Biological and Pharmacological Activity of 78 Essential Oils

1) Lime 라임 /을라임/

How sad it was to see the lime-tree's fate!
The rain and sun nurtured it despite odds;
And one day when I stared at her foliage,
Amazed I'as to see it covered by fruits!

"There is a time for everything on earth;
There is a season for all things," God says;
The keys to success- patience and strong faith;
God will decide when all things fruition best.

One never knows when God uses someone;
One never knows when God does miracles;
One never should look down upon others;
God has a plan for everything He makes!

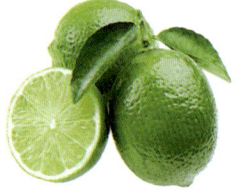

Botanical Name : *Citrus aurantifolia*
Note : Top Note
Part of the Plant : Peels
Country of Origin : Italy
Extraction Method : Cold Pressed
Aromas : Soft, Zesty, Slightly fruity lime aroma, more tart than sweet.

Lime essential oil is packed with antioxidants and nutrients like vitamin C that are highly beneficial for skin health. Vitamin C helps promote collagen production which increases elasticity in the skin and improves texture overall. It is known to have calming effects on the mind, allowing you to relax and focus on tasks more easily. It may be used for the treatment of fluid cellulite. Lime blends well with other Citrus oils and also with Neroli, Lavender, Ylang ylang, and Rosewood. Cold pressed lime is phototoxic.

Primary Benefits :
May help prevent heart diseases
May relieve inflammation
May prevent kidney stone
May boost immunity
May increase iron absorption
May provide relief from gout

라임 에센셜오일은 피부에 매우 유익한 항산화제와 비타민 C와 같은 영양소가 풍부하게 함유되어 있습니다. 비타민 C는 콜라겐 생성을 촉진하여 피부의 탄력을 높이고 전반적인 피부결을 개선하는 데 도움을 줍니다. 마음을 진정시키는 효과가 있어 긴장을 풀고 업무에 더 쉽게 집중할 수 있도록 도와주는 것으로 알려져 있습니다. 또한 셀룰라이트 치료에도 사용할 수 있습니다. 라임은 다른 시트러스 오일은 물론 네롤리, 라벤더, 일랑일랑, 로즈우드와 잘 어울립니다.

2) Lemon 레몬 /을레먼/

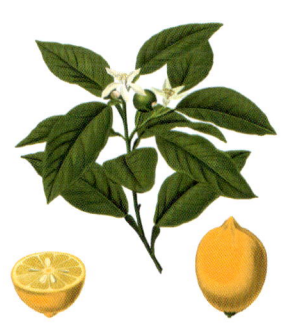

Lemon tree very pretty
And the lemon flower is sweet
But the fruit of the poor lemon
Is impossible to eat.
I left Sicily for the Amalfi Coast where lemon.

Botanical Name : *Citrus limon*
Note : Top Note
Part of the Plant : Peels
Country of Origin : India
Extraction Method : Cold Pressed
Aromas : Lemon's unique fresh and refreshing scent,

Lemon is best known for its ability to cleanse toxins from the body, and it's widely used to stimulate lymphatic drainage, rejuvenate energy, purify skin, and fight bacteria and fungi. Lemon oil is popular because of its refreshing scent and invigorating, purifying, and cleaning properties. Lemon is a powerful cleansing agent, purifying the air and serving as a nontoxic cleaner throughout the home.

Primary Benefits :
Has antifungal properties
Boosts oral health

레몬은 몸 안의 독소를 정화하는 능력이 뛰어나며 림프 배수를 자극하고 에너지를 되찾게 하며 피부를 정화하고 박테리아 및 곰팡이와 싸우는 데 널리 사용됩니다. 레몬 오일은 상쾌한 향과 활력, 정화, 청소 효과로 인해 인기가 높습니다. 레몬은 강력한 세정제로서 공기를 정화하고 집 전체에 무독성 세정제 역할을 합니다.

3) Bergamot 버가못 /벌r거맛/ - Bergapten Free

Green with chlorophyll oil
Sugared the soul, contained, complete

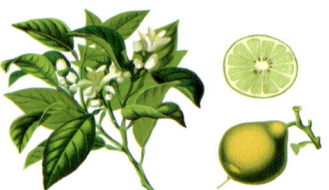

Botanical Name : *Citrus bergamia*
Note : Top Note

Part of the Plant : Peels
Country of Origin : Italy
Extraction Method : Steam Distilled
Aromas : Sunny, Sweet, Tartness and acidity

Bergamot essential oil is well-known for its soothing aromatherapy treatment. Several compounds in bergamot oil have immunomodulatory, wound-healing activities, and anti-inflammatory properties. This may make bergamot oil an effective spot treatment for acne or other small wounds on the skin if you do not have sensitive skin. It's aroma is refreshing and rounded; sweet, but complex and deep at the same time; similar to lime, but with floral, herbal, and resinous undertones.

Primary Benefits :
Stress reduction
Bergamot oil for acne and skin

버가못 오일은 면역 조절, 상처 치유 활동 및 항염증 특성을 가지고 있습니다. 민감한 피부가 아닌 경우 버가못 오일은 여드름이나 피부의 기타 작은 상처에 대한 효과적인 국소 치료제가 될 수 있습니다. 향은 상쾌하고 둥글며 달콤하고 동시에 복잡하고 깊으며 라임과 비슷하지만 꽃, 허브, 수지 향이 느껴집니다.

4) Sweet Orange 스윗 오렌지 /쉬러륀쥐/

"Only the shared orange turns sweet."

Botanical Name : *Citrus sinensis*
Note : Top Note
Part of the Plant : Peels
Country of Origin : Italy
Extraction Method : Cold Pressed

Aromas : Delicately sweet and citrusy with the aroma of fresh cut oranges.

Used in aromatherapy applications, orange essential oil can deodorize while exuding its own fresh and energizing scent. Simply inhaling the scent of the oil from the bottle has a sedative, relaxing effect that simultaneously reduces anxiety and contributes to the feeling of being alert. If you drop orange oil into your pan diffuser, a refreshing orange scent can spread throughout the room. This is reputed to boost the mood and even improve digestion. In addition, it can be effective in reducing pain and anxiety. Sweet orange oil is a top note that blends nicely with many essential oils including cedarwood, cinnamon, clary sage, jasmine, lavender, rosemary, and all other citrus oils.

Primary Benefits :
Pain relief

아로마테라피에 사용되는 오렌지 에센셜오일은 특유의 상쾌하고 활기찬 향을 발산하며 탈취 효과에 뛰어납니다. 기분을 좋게 하고 소화를 개선하는 것으로 잘 알려져 있으며 또한 통증과 불안을 줄이는 데 사용할 수 있습니다. 병에 담긴 오일 향을 흡입하는 것만으로도 진정 및 이완 효과가 있어 불안감을 줄이고 기분을 전환하는 데 도움이 됩니다. 오렌지 오일을 팬 디퓨저에 떨어뜨리면 방 전체에 상쾌한 오렌지 향이 퍼질 수 있습니다. 스윗 오렌지 오일은 시더우드, 시나몬, 클라리 세이지, 자스민, 라벤더, 로즈마리 및 기타 모든 시트러스 오일을 포함한 많은 에센셜오일과 잘 혼합되는 탑 노트입니다.

5) Yuja 유자 /이유좌/

More floral than an orange and nearly as tart as a lime,
with a scent that is dense and disarming.

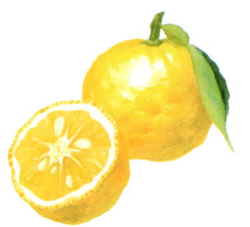

Botanical Name : *Citrus junos*
Note : Top Note
Part of the Plant : Peels

Country of Origin : Korea
Extraction Method : Steam Distilled and Cold Pressed
Aromas : Bright, Strong, Faintly floral, Citrus with balsamic notes in the drydown

Yuja essential oil is well known for application within personal fragrancing. Yuja oil is also commonly used in cosmetics, perfume, and aromatherapy. Curiously, this fruit may provide several benefits, including reducing inflammation and promoting heart health. Yuja essential oil possesses a delightful citrus aroma that smells like a cross between mandarin essential oil and grapefruit essential oil. Children are very likely to enjoy the aroma. Yuja blends great with other citrus scents such as Lemongrass, Orange zest, and Grapefruit.

Primary Benefits :
May have anticancer properties
May protect your brain
Possible uses for heart failure
May protect against infection

유자 오일은 화장품, 향수, 아로마테라피에도 일반적으로 사용됩니다. 신기하게도 이 과일은 염증을 줄이고 심장 건강을 증진하는 등 여러가지 이점이 있습니다. 유자 에센셜오일은 만다린 에센셜오일과 자몽 에센셜오일을 섞은 듯한 기분 좋은 시트러스 향을 가지고 있습니다. 아이들 또한 유자 향을 좋아할 가능성이 큽니다. 유자는 레몬그라스, 오렌지 제스트, 자몽과 같은 다른 시트러스 향과 잘 어울립니다.

6) Peppermint 페퍼민트 /펩'뻘r민/

Woe unto you, scribes and Pharisees, hypocrites! for ye pay tithe of mint and anise and cummin, and have omitted the weightier matters of the law, judgment, mercy, and faith: these ought ye to have done, and not to leave the other undone. (Matt 23:23)
The Greek word Heduosmos, or mintha, means 'having a sweet smell' and refers to 'a sweet-smelling herb or mint. The Hebrews used mint as a strewing herb at home and in

the Temple, prizing its clean and aromatic scent. They served mint at the Spring Passover Feast of the Paschal Lamb, and today it is one of the 'bitter herbs' of the paschal feast.

Botanical Name : *Mentha piperita*
Note : Top Note
Part of the Plant : Leaves
Country of Origin : USA
Extraction Method : Steam Distilled
Aromas : Light, Clean, and fresh scent

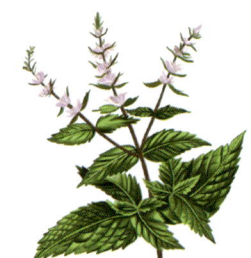

Peppermint essential oil gives a cooling sensation and has a calming effect on the body, which can relieve sore muscles when used topically. It also contains antimicrobial properties, so it can help freshen bad breath and soothe digestive issues. Peppermint is a hybrid species of spearmint and water mint(Mentha aquatica). And it has been proven effective in providing the much-required nourishment to hair. Because of its ability to relax blood vessels and stimulate blood flow to hair follicles, peppermint oil has also been used to stimulate hair growth. The most active ingredients include menthol and menthone.

Primary Benefits :

For nausea

Relieves muscle and joint pain

Sinus care and respiratory aid

Seasonal allergy relief

Alleviates headaches

Promotes hair growth and reduces dandruff

Relieves itchiness

페퍼민트 에센셜오일은 시원한 느낌을 주며 몸을 진정시키는 효과가 있어 국소적으로 사용하면 근육통을 완화할 수 있습니다. 또한 항균 성분이 함유되어 있어 구취를 상쾌하게 하고 소화기 문제를 진정시키는 데 도움이 될 수 있습니다. 페퍼민트는 스피어민트와 워터민트(멘타 아쿠아티카)의 교잡종입니다. 또한 모발에 필요한 영양을 공급하는 데 효과적인 것으로 입증되었습니다. 혈관을 이완하고 모낭으로의 혈류를 자극하는 페퍼민트 오일은 모발 성장을 촉진하는 데도 사용되어 왔으며, 활성 성분으로는 멘톨과 멘톤이 있습니다.

7) Eucalyptus Radiata 유칼립투스 라디에타 /유끌립터쓰 뤠이디아러/

Trees are used throughout the Bible as metaphors for various aspects of faith. In John's vision of heaven, recounted in Revelation 21 and 22, the river of life flows through the city, with the tree of life growing beside it, "and the leaves of the tree are for the healing of the nations"(Rev 22:2).

There is a big Eucalyptus tree right behind where I live
The trunk is large, with the branches straight and long

Botanical Name : *Eucalyptus radiata*
Note : Top Note
Part of the Plant : Leaves
Country of Origin : Australia
Extraction Method : Steam Distilled
Aromas : Fresh, Clean, Minty, Camphorous

Are you looking for an essential oil that will help to boost your immune system, protect you from a variety of infections and relieve respiratory conditions Eucalyptus essential oil is one of the best essential oils for sore throats, cough, seasonal allergies and headaches. Eucalyptus oil benefits are due to its ability to stimulate immunity, provide antioxidant protection and improve respiratory circulation.

Primary Benefits :
High in antioxidants

May relieve cold symptoms

May treat dry skin

Can help keep your teeth healthy

Can act as a natural insect repellent

Stimulating immune system

면역 체계를 강화하고 호흡기 질환을 완화하는 데 도움이 되는 에센셜오일을 찾고 계신가요? 유칼립투스 에센셜오일은 인후염, 기침, 계절성 알러지 및 두통에 가장 좋은 에센셜오일 중 하나입니다. 유칼립투스 오일은 면역력을 활성화시키고 항산화 기능을 제공하여 호흡기 순환을 개선할 수 있다는 장점이 있습니다.

8) Rosemary Verbenone 로즈마리 버베논/뤄z즈머뤼 v붤비넌/

"I thought these were weeds."

Botanical Name : *Rosmarinus officinalis verbenoniferum*
Note : Middle Note
Part of the Plant : Flowering Tops and Leaves
Country of Origin : France
Extraction Method : Steam Distilled
Aromas : Pungent, Lavender-like, Aromatic

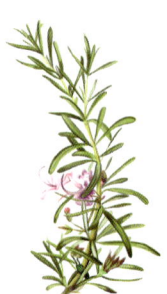

Rosemary is a potent source of plant compounds that offer a variety of health benefits. Rosemary contains a number of powerful substances, including carnosic acid, carnosol, and rosmarinic acid, which offer anti-inflammatory, antioxidant, and antimicrobial effects. Research suggests that rosemary oil may promote hair growth by enhancing blood flow to small blood vessels in the scalp, increasing the production of hormone-like lipids involved in hair follicle growth, and inhibiting inflammatory pathways involved in the progression of alopecia. A new study found that using essential oils such as rosemary improved the functioning of a key brain pathway that plays a role in learning and memory.

Primary Benefits :

Discourages hair loss and boosts growth

Neurological protection

Antioxidants and anti-inflammatory compounds

Liver boosting

Improving digestion

Improves memory

Neurological protection

Prevent brain aging

Protection against macular degeneration

로즈마리는 다양한 건강상의 이점을 제공하는 식물 화합물의 강력한 공급원입니다. 로즈마리에는 항염증, 항산화, 항균 효과를 제공하는 카르노산, 카르노솔, 로즈마린산을 비롯한 여러가지 강력한 물질이 포함되어 있습니다. 연구에 따르면 로즈마리 오일은 두피의 작은 혈관으로의 혈류를 강화하고 모낭 성장과 관련된 호르몬 유사 지질 생성을 증가시키며 탈모증 진행과 관련된 염증 경로를 억제함으로써 모발 성장을 촉진할 수 있다고 합니다. 또한 기억력 증진에도 도움이 됩니다. 새로운 연구에 따르면 로즈마리와 같은 에센셜오일을 사용하면 학습과 기억에 중요한 역할을 하는 주요 뇌 경로의 기능이 향상되는 것으로 나타났습니다.

9) Cypress 사이프러스 /싸잎풰쓰/

Come, my loved one, let us go out into the field; let us take rest among the cypress-trees. (Song of Solomon 7:12)

Botanical Name : *Cupressus sempervirens*
Note : Middle Note
Part of the Plant : Branches and Leaves
Country of Origin : Spain
Extraction Method : Steam Distilled

Aromas : Fresh, Clean, Herbaceous, Spicy, Slightly woody evergreen

Cypress essential oil is valued because of its ability to fight infections, aid the respiratory system, remove toxins from the body, and work as stimulate that relieves nervousness and anxiety. There is an astringent quality of this oil that can help shrink external hemorrhoids and relieve pain. It can also induce normal blood flow to the area to spur healing and reduce the tension in muscle tissue in the rectum. As one of the many popular essential oils and hair, cypress oil works by improving blood circulation to scalp, causing more effective nutrition of hair follicles and strengthening them. This results in growing healthier and stronger hair, as well as reduced risks for hair loss.

Primary Benefits :

Heals wounds and infections
Treats cramps and muscle pulls
Promotes blood clotting
Eliminates respiratory conditions
Acne effect
Deep pore cleanser
Hair loss effect
Dandruff effect
Natural deodorant
Relieves anxiety

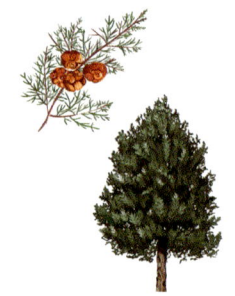

사이프러스 에센셜오일은 감염과 싸우고, 호흡기를 돕고, 몸에서 독소를 제거하고, 긴장과 불안을 완화하는 자극제로 작용하는 능력으로 인해 가치가 높습니다. 이 오일에는 수렴성 성분이 있어 외부 치질을 수축시키고 통증을 완화하는 데 도움이 될 수 있습니다. 또한 해당 부위의 정상적인 혈류를 유도하여 치유를 촉진하고 직장 근육 조직의 긴장을 줄일 수 있습니다. 사이프러스 오일은 두피로의 혈액 순환을 개선하여 모낭에 보다 효과적인 영양을 공급하고 모낭을 강화하는 작용을 합니다. 그 결과 모발이 더 건강하고 튼튼하게 자랄 뿐만 아니라 탈모 위험도 줄어듭니다.

10) Fir Needle 퍼니들 /fㅃrㄴ를/

Instead of the thorn shall come up the fir tree, and instead of the brier shall come up the myrtle tree: and it shall be to the LORD for a name, for an everlasting sign(that) shall not be cut off.(Isaiah 55:13)

Botanical Name : *Abies balsamea*
Note : Middle Note
Part of the Plant : Needle
Country of Origin : Canada
Extraction Method : Steam Distilled
Aromas : Fresh, Balsamic, Sweet, Evergreenconiferous aroma

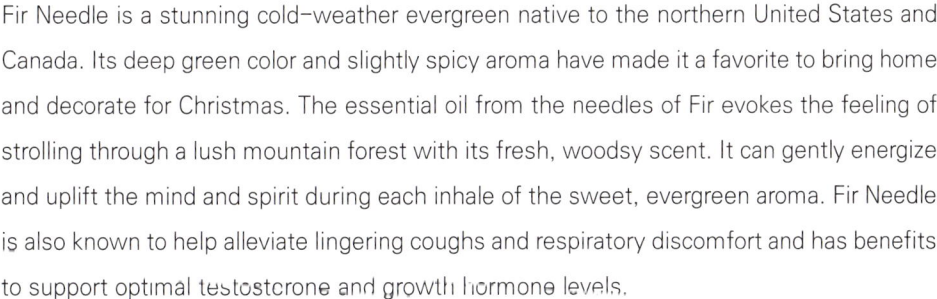

Fir Needle is a stunning cold-weather evergreen native to the northern United States and Canada. Its deep green color and slightly spicy aroma have made it a favorite to bring home and decorate for Christmas. The essential oil from the needles of Fir evokes the feeling of strolling through a lush mountain forest with its fresh, woodsy scent. It can gently energize and uplift the mind and spirit during each inhale of the sweet, evergreen aroma. Fir Needle is also known to help alleviate lingering coughs and respiratory discomfort and has benefits to support optimal testosterone and growth hormone levels.

Primary Benefits :

Alleviates pain
For respiratory issues
Gets rid of unwanted odours
Supports optimal growth hormone levels

퍼 니들은 미국 북부와 캐나다에 자생하는 추운 날씨의 상록수입니다. 짙은 녹색 색상과 살짝 매콤한 향이 나서 집에 가져가 크리스마스 장식으로 즐겨 사용합니다. 퍼 니들의 침엽에서 추출한 에센셜오일은 싱그러운 숲속의 향기와 함께 울창한 산림을 산책하는 듯한 느낌을 줍니다. 달콤한 상록수 향기를 흡입할 때마다 마음과 정신에 부드럽게 활력을 불어넣고 기분을 고양시킬 수 있습니다. 퍼 니들은 기침과 호흡기의 불편함을 완화하고 테스토스테론과 성장 호르몬 수치를 최적으로 유지하는 데 도움이 되는 것으로도 알려져 있습니다.

11) Lavender 라벤더 /을라v뷀덜r/

Another ancient text which mentions lavender is the Bible, although not necessarily as we know it. In biblical texts, lavender is often referred to as spikenard or nard (from the Greek name for lavender, naardus, after the Syrian city Naarda).

"Then took Mary a pound of ointment of spikenard, very costly, and anointed the feet of Jesus, and wiped his feet with her hair; and the house was filled with the odour of the ointment." (Gospel of John, 12:3)

Botanical Name : *Lavendula angustifolia*
Note : Middle Note
Part of the Plant : Flowers
Country of Origin : France
Extraction Method : Steam Distilled
Aromas : Very fresh, Sweet, Green-floral, Herbaceous aroma.

Lavender essential oil has a calming scent, which makes it an excellent tonic for the nerves. It has a long history of use for treating migraines, headaches, anxiety, depression, nervous tension, and emotional stress. To improve your quality of sleep, diffuse lavender oil in your bedroom before or during sleep. For burn relief and to treat cuts, scrapes or wounds, mix three to five drops of lavender oil with ½ teaspoon of coconut oil, and apply the mixture to the area of concern.

Primary Benefits :

Improves sleep and insomnia

Could help treat skin blemishes

Reduce blood pressure and heart rate

Could relieve asthma symptoms

Hair care

Improves mood and reduces stress

Supports brain function

라벤더 에센셜오일은 차분한 향을 갖고 있어 탁월한 강장제 역할을 합니다. 편두통, 두통, 불안, 우울증, 신경 긴장 및 정서적 스트레스를 치료하는 데 오랫동안 사용되어 왔습니다. 수면의 질을 높이려면 잠자기 전이나 잠자는 동안 침실에 라벤더 오일을 뿌립니다. 화상을 완화하고 베인 상처, 찰과상, 상처를 치료하려면 라벤더 오일 3~5방울과 코코넛 오일 ½티스푼을 섞어 우려되는 부위에 바르세요.

12) Hyacinth Absolute 히아신스 앱솔루트 /하아씬th쌥썰롣/

This is how I saw the horses in my vision: The horsemen had breastplates that were fiery red, hyacinth blue, and sulfur yellow. The heads of the horses were like lions' heads, and from their mouths came fire, smoke, and sulfur. (Rev 9:17)

Botanical Name : *Hyacinthus orientalis*
Note : Middle Note
Part of the Plant : Flowers
Country of Origin : France
Extraction Method : Supercritical Fluid Extraction
Aromas : Sweet, Green, Soft floral aroma

Many skin care products contain hyacinth. The use of Hyacinth and its antimicrobial, antifungal, and antibacterial properties make it the perfect choice for treating many skin disorders. Though Hyacinth is not known for its hair care benefits, it provides shampoos and conditioners with the amazing fragrance of a fresh flower.

Primary Benefits :
Treats eczema
Makes skin healthy
Imparts a great fragrance to the hair

많은 스킨케어 제품에는 히아신스가 첨가되어 있습니다. 히아신스는 항균, 항진균, 항박테리아 성분으로 다양한 피부 질환을 치료하는 데 좋은 선택이 될 수 있습니다. 또한 히아신스는 모발 관리에도 사용될 수 있지만, 이 부분은 잘 알려져 있지 않습니다. 샴푸와 컨디셔너에 사용하여 신선한 꽃 향기를 선사합니다.

13) Rose Otto 로즈오또 /뤄z죠또/

"I am the rose of Sharon, and the lily of the valleys."(Solomon 2:1)

Sharon is a plain and it is one of the largest valley-plains in all of Palestine. Back at the time of Solomon, it was considered a wild, fertile plain that had many beautiful flowers in it. Sharon was supposed to have been known for its beauty and majesty back in those days.

Botanical Name : *Rosa damascena*
Note : Middle Note
Part of the Plant : Flowers
Country of Origin : Bulgaria
Extraction Method : Hydrodistilled
Aromas : Divinely sweet, Floral, Slightly woody back note

Steam distilled Rose essential oil is known as Rose Otto and solvent extracted rose oil is known as Rose Absolute. Both are beautiful, intoxicating oils, but there are some differences. Rose Otto is lighter in color and thinner in viscosity than Rose Absolute. Aromatically, Rose Absolute traditionally can have a heartier, more intense aroma than Rose Otto. Still, both are incredibly concentrated and just a little goes a long way.

Primary Benefits :
Lowers stress, anxiety, and depression
Decreases pain
Boosts libido
Increases hair growth

수증기 증류법으로 증류된 로즈 에센셜오일은 로즈 오또(Rose Otto)로 알려져 있고, 용매 추출된 로즈 오일은 로즈 앱솔루트(Rose Absolute)로 알려져 있습니다. 둘 다 아름답고 중독성 있는 오일이지만 몇 가지 차이점이 있습니다. 로즈 오또는 로즈 앱솔루트보다 색이 더 연하고 점도가 더 묽습니다. 향은 전통적으로 로즈 앱솔루트가 로즈 오또 보다 더 진하고 강렬한 향을 풍깁니다. 하지만 두 제품 모두 농축도가 매우 높기 때문에 조금만 사용해도 큰 효과를 볼 수 있습니다.

14) Rose Geranium 로즈 제라늄 /뤄z줘뤠념/

While red geraniums are bloomed against my window glass,
And low above my green-sweet hill the gypsy wind-clouds pass.

Botanical Name : *Pelargonium graveolens var. roseum*
Note : Middle Note
Part of the Plant : Leaves and Tops
Country of Origin : Reunion Islands
Extraction Method : Steam Distilled
Aromas : Sweet, Green, Leafy-rosy aroma with a fruity/minty undertone; has a sweet rosy drydown.

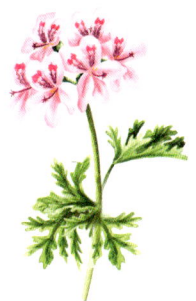

Our organically crafted Rose Geranium Essential Oil, also popularly known as Rose-Scented Geranium Oil, is steam distilled from the leaves and flowering tops of the Pelargonium roseum plant. The cooling, uplifting Rose-scented Geranium Oil from Reunion Islands has long been adored both for the delicious complexity of its bouquet and for the broad range of its applications.

Primary Benefits :
May regulate blood sugar levels
Antimicrobial, antifungal, and antiviral properties

장미향 제라늄 오일로도 널리 알려진 유기농 로즈 제라늄 에센셜오일은 펠라고늄 로지움 식물의 잎과 꽃에서 증기로 증류한 것입니다. 레위니옹 제도의 시원하고 상쾌한 로즈 제라늄 오일은 부케의 맛있고 복합적인 향과 다양한 응용 분야로 오랫동안 사랑받아 왔습니다.

15) Lily Absolute 릴리 앱솔루트 /을릴랲썰롵/

 Consider the lilies of the field, how they grow: they neither toil nor spin, yet I tell you, even Solomon in all his glory was not arrayed like one of these. But if God so clothes the grass of the field, which today is alive and tomorrow is thrown into the oven, will he not much more clothe you, O you of little faith? Therefore do not be anxious, saying, 'What shall we eat?' or 'What shall we drink?' or 'What shall we wear?' For the Gentiles seek after all these things, and your heavenly Father knows that you need them all. But seek first the kingdom of God and his righteousness, and all these things will be added to you.(Matthew 6:28-33)

We probably remember moments when these words pulled us through a hard time.

Jesus tells us to "consider" the lilies. According to Strong's Concordance, the word used there is katamanthanō. It means "to learn thoroughly."
Jesus pointed to the lilies and the birds to press into our hearts, or cause us to "learn

thoroughly," that He is the Creator and Sustainer of all life, from the smallest of creatures to the greatest.

This verse flies in the face of the "God helps those who help themselves" mindset. God tends to those who trust in Him. God provides for those who put Him and His kingdom first. Sometimes that provision comes in a variety of ways, but He is always faithful to His children.

Earlier in the same chapter of Matthew, Jesus warns us about focusing too much attention on money. Reminding us that earthly treasures succumb to worldly decay but promising the everlasting wealth that comes when we store our wealth in Heaven.

Botanical Name : *Lilium candidum*
Note : Middle Note
Part of the Plant : Flowers
Country of Origin : France
Extraction Method : Organic Extraction (Hexane Free)
Aromas : Mensely sweet, Floral aroma with good tenacity

For a sweet sensual atmosphere in your bedroom, put a small amount in potpourri. Add a few drops to hot water, drape a towel over your head and inhale the vapors to clear the lungs and nasal passages. Lily essential oil is also normally used in cosmetic products because it is great for your skin too. The oil contains potent moisturizing and soothing properties which helps to prevent dry skin and skin cracks.

Primary Benefits :

Cure heart diseases

Reduces scars

Promotes skin health

Relieve mental problems

Treats chronic lung diseases

침실에 달콤하고 관능적인 분위기를 연출하고 싶다면 포푸리에 소량을 넣어보세요.
뜨거운 물에 몇 방울을 떨어뜨린 후 수건을 머리에 두르고 증기를 흡입하여 폐와 콧속을 깨끗하게 하세요.
피부에 좋은 릴리 오일은 화장품에도 많이 사용되고 있습니다. 이 오일에는 강력한 보습 및 진정 성분이 함유되어 있어 피부 건조와 피부 갈라짐을 예방하는 데 도움이 됩니다.

16) Coffee Bean 커피빈 /커f쁵빈/

She smiles slyly and lifts the cup to her lips
and I quietly wonder to myself

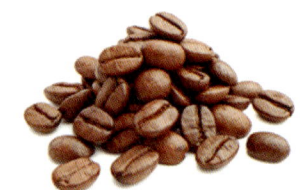

Who's going to make her coffee
When I'm gone?

Botanical Name : *Coffea arabica*
Note : Middle Note
Part of the Plant : Roasted Beans
Country of Origin : Brazil
Extraction Method : Cold Pressed
Aromas : Sweet, Strong, Rich aroma of freshly brewed coffee

Coffee essential oil helps drivers stay focused on long car trips. It is also safe and has no side effects.

Primary Benefits :
Uplifts your mood
Boosts immunity
Aids respiratory functions
Heals insect stings and bites
Beneficial For hair treatment

커피 에센셜오일은 장거리 운전 시 운전자의 집중력을 유지하는 데 도움이 됩니다. 또한 안전하며 부작용이 없습니다.

17) Green Apple 그린애플 /그륀앺뻘/

"Keep me as the apple of your eye; hide me in the shadow of your wings"

Botanical Name : *Malus pumila*
Note : Middle Note
Part of the Plant : Peel/Seed
Country of Origin : India
Extraction Method : Steam Distilled
Aromas : Mild, Characteristic

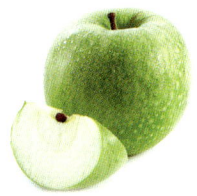

Green apple has been known to reduce stress levels, promote relaxation, and even lower blood pressure. Inhaling green apple essential oils can help improve circulation, increase energy levels, and enhance mood.

Primary Benefits :
Prevents diabetes
Reduces dandruff

그린애플은 스트레스를 낮추고 혈압을 조절하며 휴식을 촉진하는 데 도움이 되는 것으로 알려져 있습니다. 또한, 그린애플 에센셜오일을 흡입하면 혈액 순환을 개선하고 에너지 수준을 높이며 기분을 개선하는 데 도움이 될 수 있습니다.

18) Vanilla Absolute 바닐라 앱솔루트 /v뷔닐랍썰룻/

A glass of vanilla yoghurt
A piece of cake for breakfast
A plate of macaroon for lunch
And some pasta for supper
Hiking on weekend to the mountain to

Botanical Name : *Vanilla planifolia*
Note : Base Note, Excellent fixative
Part of the Plant : Beans
Country of Origin : Madagascar
Extraction Method : Organic Extraction (Hexane Free)
Aromas : Deep, Sweet, Warm, Rich, Characteristic vanilla aroma with caramel and chocolate-like nuances and deep balsamic undertones

Vanilla oil's sedative effects on the body allow it to naturally lower blood pressure by relaxing the body and mind. High blood pressure is when the pressure on the arteries and blood vessels becomes too high and the arterial wall becomes distorted, causing extra stress on the heart. High blood pressure levels can put you at risk of having a stroke, heart attack, and diabetes. Vanilla oil helps you to get more sleep, which is another easy way to lower blood pressure levels. Mix it with floral essential oils to make soap for a nice scent.

Primary Benefits :
Contains antioxidant properties
Boosts libido
Lowers blood pressure

바닐라 오일은 몸과 마음을 편안하게 하여 혈압을 자연스럽게 낮추는 효과가 있습니다. 고혈압은 동맥과 혈관에 가해지는 압력이 너무 높아져 동맥벽이 뒤틀리며 심장에 추가적인 스트레스를 주는 상황을 의미합니다. 혈압이 높아지면 뇌졸중, 심장마비, 당뇨병 등의 위험도 높아집니다. 바닐라 오일은 더 많은 수면을 취할 수 있도록 도와주며, 이는 혈압을 낮추는 또 다른 쉬운 방법입니다. 플로럴 에센셜오일과 혼합하여 비누를 만들면 향기가 좋습니다.

19) Cedarwood 시더우드 /씨더룬/

The cedar tree is a tree planted by God(Psalm 104:16, Isaiah 41:19). It is considered to be the first of trees(1 Kings 4:33). The Bible describes the cedar tree as strong and durable (Isaiah 9:10), graceful and beautiful(Psalm 80:10, Ezekiel 17:23), high and tall(Amos 2:9, Ezekiel 17:22), fragrant(Song of Songs 4:11) and spreading wide(Psalm 80:10-11). The eagle makes its nest and perches in the high branches of the cedar trees(Jeremiah 22:23, Ezekiel 17:3-5).

Cedar wood was imported by King Solomon(1 Kings 10:27, 1 Kings 5:10~11). It was widely used in building temples(1 Kings 5:5, 1 Kings 6:9~10), palaces(2 Samuel 5:11, 1 Kings 7:2-3) and ships(Ezekiel 27:5). Phoenicians have sailed across the world using ships built from cedar wood. King Solomon made himself a chariot of the wood of Lebanon(Song of Solomon 3:9). The cedar wood that was used to prepare the water of separation and to purify leprosy(Leviticus 14:4~7, Leviticus 14:49~52) is illustrative of powerful nations (Ezekiel 31:3, Amos 2:9), the flourishing of saints(Psalm 92:12) and the majesty, strength and glory of Christ(Song of Solomon 5:15, Ezekiel 17:22~23). The cedar tree is mentioned 72 times in the Bible.

Botanical Name : *Cedrus atlantica*
Note : Base Note
Part of the Plant : Wood
Country of Origin : India
Extraction Method : Steam Distilled
Aromas : Sweet, Woody, Warm, Balsamic

Cedarwood essential oil has antifungal, antiseptic, diuretic, astringent and sedative properties. It has the power to improve your skin, help with organ function, tighten muscles, improve metabolism and benefit your digestive system. And it contains the highest amount of sesquiterpenes. This explains why all Cedarwood Essential Oils are very powerful lymph decongestants, have the ability to reduce cellulite and are exceptional for hair and skin care.

Primary Benefits :
Relieves symptoms of seborrhoea
Prevents infections
Relieves spasms
Health tonic
Acts as an astringent
Promotes urination
Eliminates cough
Insect repellant
Sedative effect
Reduces fungal infections
Controls fever
Cures epilepsy & neurological disorders
Treats alopecia

시더우드 에센셜오일은 항진균, 방부, 이뇨, 수렴, 그리고 진정 효과를 가지고 있습니다. 이 오일은 피부 상태를 개선하고, 장기 기능을 돕고, 근육을 강화하며, 신진대사를 개선하며 소화 기능을 돕는 데 효과적입니다. 또한, 시더우드 에센셜오일은 많은 양의 세스퀴테르펜을 함유하고 있는데, 이는 림프 충혈을 완화하고 셀룰라이트를 감소시키는 데 도움을 줄 수 있습니다. 또한 모발과 피부 관리에도 탁월한 효과가 있습니다.

20) Patchouli 패츌리 /팻츌리/

The sun was warm on my back, you were beside me, listening to me play guitar, your hair perfumed with argan oil and patchouli, Patchouli everywhere! The pillowcases, the sheets, life was patchouli scented when I was with you.

Botanical Name : *Pogostemon cablin*
Note : Base Note
Part of the Plant : Leaves
Country of Origin : Indonesia
Extraction Method : Steam Distilled
Aromas : Sweet, Spicy, Musky, Woody balsamic odor, Rich root odor.

The strong scent of patchouli oil has been used for centuries in perfumes; more recently it's been used in incense, insect repellents and alternative medicines. It's also commonly used for skin care because of its ability to help alleviate skin issues, and it's considered one of best home remedies for acne, as well as for eczema, inflammation, and cracked, chapped or irritated skin. It has cell-rejuvenating properties, which is why it's often used in anti-aging skin care; it has the power to lessen the look of scars or marks on the skin.

Primary Benefits :

Antidepressant

Antiseptic

Aphrodisiac

Astringent

Natural deodorant

Diuretic

Minimizes scars

Perfumery fixative

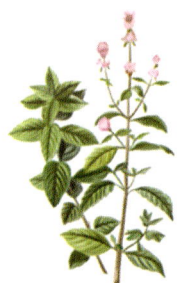

패츌리 오일은 오랫동안 강한 향으로 향수에 사용되어 왔으며, 최근에는 향기, 방충제, 그리고 대체 의약품으로 널리 활용되고 있습니다. 뿐만 아니라 피부 문제를 완화하는 데 도움이 되어 여드름 뿐만 아니라 습진, 염증, 갈라지거나 자극받은 피부에 대한 우수한 가정 요법 중 하나로 알려져 있습니다. 또한 세포 재생 효과가 있어 노화 방지 스킨 케어에 자주 사용되며, 피부의 흉터나 자국을 완화하는 효과가 있습니다.

21) Grapefruit 그레이프프룻 /그뤱f쁘룥/

Sweltering days when grapefruits
Are extra delicious.

Botanical Name : *Citrus paradisi*
Note : Top Note
Part of the Plant : Peels
Country of Origin : South Africa
Extraction Method : Cold Pressed
Aromas : Zesty, Tangy citrus

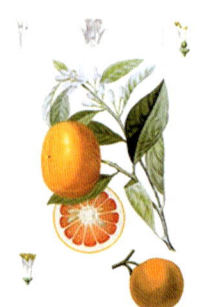

The lymphatic system performs a vital role within our body and is also involved in the removal of unwanted as well as toxic substances. Grapefruit oil guarantees healthy functioning of the lymphatic system and increases its activity, therefore clearing the body of toxins as well as battling problems just like cellulite, blood urea, rheumatism, arthritis, gout, and renal calculi.

Primary Benefits :
Lymphatic
Support immune system
May suppress appetite
Antiseptic

Natural deodorant

Diuretic

Improves hair health

림프계는 우리 몸에서 중요한 역할을 수행하며 원치않는 물질과 독성 물질을 제거하는 데에도 관여합니다. 자몽 오일은 림프계의 건강한 기능을 지원하고 림프계의 활동을 촉진시켜 몸의 독소를 제거하고 셀룰라이트, 혈뇨, 류머티즘, 관절염, 통풍, 신장 결석과 같은 문제와 싸우는 데 도움이 됩니다.

22) Mandarin 만다린 /맨더륀/

After the disillation process remains a rich and thick peel paste, called pomace. This is the starting material that is used to produce our MelanoGray.

Botanical Name : *Citrus reticulata*
Note : Top Note
Part of the Plant : Peels
Country of Origin : Italy
Extraction Method : Cold Pressed
Aromas : Intense, Fresh, Sweet, Fruity, Juicy, Sharp, Tangy with elements of candied orange and a delicate floral

Citrus reticulata oil, also called tangerine oil or mandarin essential oil, is made by mechanically extracting the zest. The extract has a pleasant citrus fragrance, which is why it is often used in aromatic products to help minimize stress. Mainly composed of monoterpenes (limonene), the mandarin or tangerine essential oil has powerful properties : calming, relaxing, antispasmodic, circulatory, slightly antiseptic, and anti-fungal. Mandarin essential oil is remarkable for dealing with cases of insomnia, nervousness, and anxiety. It is one of the most calming essential oils that can help with depression and apprehension. 1 drop of mandarin essential oil could be added to the hanky or 2 drops could be added to the diffuser in order to assist the metabolism process or promote appetite.

Primary Benefits :

Antiseptic

Sedative function

Circulatory

Depurative

Hepatic

Cytophylactic

Tonic

Stomachic

감귤 오일 또는 만다린 에센셜오일로 알려진 시트러스 레티큘라타 오일은 껍질을 압착법으로 추출하여 만들어집니다. 이 추출물은 상쾌하고 기분 좋은 감귤 향으로 스트레스를 최소화하는 데 도움이 되어 자주 아로마 제품에 사용됩니다. 주로 모노테르펜인 리모넨으로 구성된 만다린 또는 탠저린 에센셜오일은 진정, 이완, 진경제, 순환, 그리고 약간의 방부제 및 항진균제와 같은 강력한 특성을 가지고 있습니다. 불면증, 신경과민, 불안을 치료하는 데에도 탁월하며, 우울증과 불안에 도움이 될 수 있는 가장 진정 효과가 있는 에센셜오일 중 하나입니다. 또한, 만다린 에센셜오일을 손수건에 1방울 떨어뜨려 냄새를 맡거나 디퓨저에 2방울 떨어뜨려 효과를 누릴 수 있습니다.

23) Spearmint 스피아민트 /쑾뻘r민/

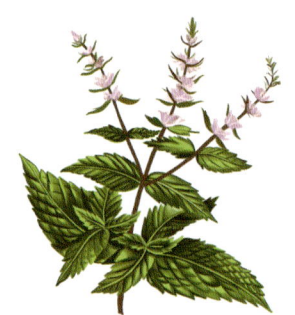

Delish on my tongue

Sprinklings of sugar

Squishy between my teeth

Yummy on my lips

Spearmint delights

Botanical Name : *Mentha spicata*

Note : Top Note
Part of the Plant : Leaves
Country of Origin : USA
Extraction Method : Steam Distilled
Aromas : Minty, Fresh and perhaps slightly fruity

Spearmint essential oil has carvonel content which provides a cooling and relaxing effect on the muscles and nerves. It helps to relax spasms and calms down its contractions. It provides relief from aches, spasmodic coughs, aches and pulling sensations in intestines, loss of appetite and abdominal regions. Spearmint essential oil is cooling, refreshing, stimulating, and aids digestion.

Primary Benefits :
Heal wounds
Relaxation effect
Prevent infections
Stimulate brain function
Treat bites

스피아민트 에센셜오일에는 carvone 성분이 함유되어 있어 근육과 신경을 시원하게 하고 긴장을 완화시키는 효과가 있습니다. 또한, 경련을 이완시키고 수축을 진성시키는 데 도움이 됩니다. 통증, 경련성 기침, 장의 통증과 당김, 식욕 부진, 복부 부위의 불편함을 완화시키는 데도 효과적입니다. 더불어 냉각감과 상쾌함 등의 자극을 줄 뿐만 아니라 소화를 돕는 데에도 도움이 됩니다.

24) Niaouli 니아울리 /니알리/

Niaouli oil ranked one of the highest in long-term
mosquito repellent.

Botanical Name : *Melaleuca quinquenervia*
Note : Top Note
Part of the Plant : Leaves
Country of Origin : Madagascar
Extraction Method : Steam Distilled
Aromas : Penetrating, Pleasant, Sweet, Fresh aroma with similar nuances to eucalyptus.

With a sweet and woody aroma, Niaouli essential oil is known as a naturally stimulating essential oil that can help keep the skin and mouth clean and healthy-looking. Similar to Eucalyptus radiata, Niaouli stimulates the immune system and treats sinusitis and rhinitis.

Primary Benefits :

Analgesic

Antirheumatic

Heals scars and skin infections

Antiseptic

Balsamic

Decongestant

Expectorant

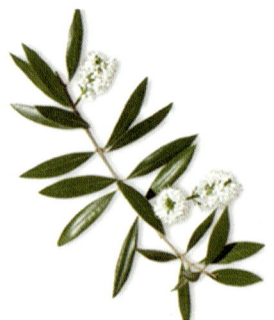

Niaouli 에센셜오일은 달콤하고 나무향이 나는데, 이는 피부와 입을 깨끗하고 건강하게 유지하는 데 도움이 되는 자연 자극 에센셜오일로 알려져 있습니다. 유칼립투스 라디에타와 마찬가지로 니아울리는 면역 체계를 자극하고 부비동염과 비염을 치료하는 데 도움이 됩니다.

25) Ravensara 라벤사라 /뤠v븐싸롸/

I recommend Tea tree, Niaouli and Ravensara essential oils when it comes to boosting your immune system (more on each oil below) as this group are the best representative essential oils when it comes to your immunity system. Their anti-microbial properties are powerful which makes this group a very good choice when it comes to immune boosting essential oils.

Botanical Name : *Ravensara aromatica*
Note : Top Note
Part of the Plant : Leaves
Country of Origin : Madagascar
Extraction Method : Steam Distilled
Aromas : Slightly medicinal, Eucalyptus-like, Slightly sweet, and fruity

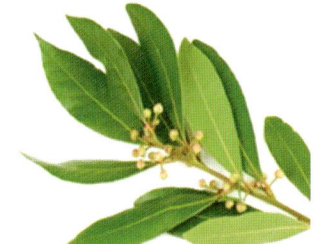

Traditionally, Ravensara is called "healing oil." One of nature's more therapeutic yet gentle oils, ravensara oil is best known for its soothing and soothing properties of the respiratory tract. A report published in the Flavour and Fragrance Journal stated that Ravensara essential oil is a powerful oil from the mysterious island of Madagascar, that beautiful spot on the Eastern coast of Africa. Its essential oil is praised in Madagascar as a "Cure All" oil, in much the same way as tea tree oil is heralded in Australia.

Primary Benefits :
May reduce pain
May inhibit fungal infections
May fight viral infections
May enhance libido

전통적으로 라벤사라는 "치유의 오일"이라고 불립니다. 자연에서 가장 치료 효과가 뛰어나면서도 부드러운 오일 중 하나인 라벤사라 오일은 호흡기를 진정시키는 효능으로 가장 잘 알려져 있습니다. 향 저널에 게재된 보고서에 따르면 라벤사라 에센셜오일은 아프리카 동부 해안의 아름다운 명소인 마다가스카르의 신비로운 섬에서 추출한 강력한 오일이라고 합니다. 라벤사라 에센셜오일은 호주에서 티트리 오일이 명성을 얻고 있는 것과 마찬가지로 마다가스카르에서 '만병통치' 오일로 찬사를 받고 있습니다.

26) Citronella 시트로넬라 /씯춰넬라/

Citronella Mist contains eight aromatic essential oils known to repel mosquitoes.
(Citronella, Lemon Eucalyptus, Catnip, Lemongrass, Thyme, Lavender, Basil, Patchouli)
Catnip essential oil contains the compound nepetalactone, considered ten times stronger than DEET, according to an Iowa State University study.

Botanical Name : *Cymbopogon winterianus*
Note : Top Note
Part of the Plant : Leaves
Country of Origin : Indonesia
Extraction Method : Steam Distilled
Aromas : Floral, Citrus-like, Sweet, Fresh, and lemony

Citronella oil is an essential oil that's made from the distillation of the Asian grass plant in the Cymbopogon genus. Today, citronella oil is probably best known as a natural insect repellant, but its uses and benefits extend beyond keeping bugs at bay. The antiseptic properties of citronella essential oil fight infections in wounds, as well as the urinary tracts, urethra, prostate, and kidneys, while simultaneously protecting them from developing sepsis.

Primary Benefits :
Inhibits bacterial growth
Fights depression
Eliminates infections
Relieves spasms
Anti-inflammatory
Removes bad odor
Eliminates toxins
Stimulates urination

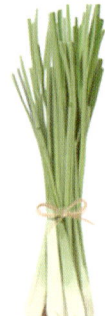

Reduces fever

Inhibits fungal growth

Acts as an insect repellant

Prevents stomach disorders

Treats minor cuts

Vermifuge

Deodorant, insecticide

시트로넬라 오일은 Cymbopogon 속의 아시아 풀 식물을 증류하여 만든 에센셜오일입니다. 오늘날 시트로넬라 오일은 천연 방충제로 가장 잘 알려져 있지만 그 용도와 이점은 벌레를 막는 것 이상입니다. 시트로넬라 에센셜오일의 살균 특성은 상처뿐만 아니라 요로, 요도, 전립선 및 신장의 감염을 퇴치하는 동시에 패혈증 발병으로부터 보호합니다.

27) Eucalyptus Lemon 유칼립투스 레몬 / 육끌립튜쓸레먼/

OLE is similar to icaridin (picaridin) in that it doesn't leave behind a greasy residue. Additionally, picaridin products with a concentration of 20% are similar to OLE products with concentrations of 30%. However, OLE is a natural product and doesn't contain any chemicals and is just as effective at repelling mosquitoes as picaridin.

Botanical Name : *Eucalyptus citriodora*
Note : Top Note
Part of the Plant : Leaves
Country of Origin : Australia
Extraction Method : Steam Distilled
Aromas : Refreshing, Lemony-herbaceous, Sweetcamphoraceos aroma with citronella-like note

Lemon eucalyptus leaves possess powerful antibacterial and fungicidal properties.

Researchers suggest Trusted Source that the compounds present in eucalyptus essential oils may directly bind to virus proteins and prevent them from causing viral infections.

Primary Benefits :
Maybe an effective insect repellent
May improve respiratory health
Might prevent & heal insect bites

레몬 유칼립투스 잎은 강력한 항균 및 살균 특성을 가지고 있습니다. 연구원들은 유칼립투스 에센셜오일에 존재하는 화합물이 바이러스 단백질에 직접 결합하여 바이러스 감염을 예방할 수 있다고 제안합니다.

28) Lemongrass 레몬그라스 /을레먼그뤠쓰/

Sweet smelling Calamus refers to the many aromatic grasses found growing in abundance in the Holy Land, of which Lemongrass is one. In this scripture the Lord delivers instructions to Moses for the proper way to make and use Holy Oil.

Botanical Name : *Cymbopogon flexuosus*
Note : Top Note
Part of the Plant : Leaves
Country of Origin : India
Extraction Method : Steam Distilled
Aromas : Fresh, Lemony, Grassy, Earthy, and Sweet.

Extracted from the leaves and stalks of the lemongrass plant, lemongrass oil has a powerful, citrus scent. It's often found in soaps and other personal care products. In fact, lemongrass essential oil is a popular tool in aromatherapy to help relieve stress, anxiety, and depression. Breathe in the vapors from an essential oil diffuser. Diffuse lemongrass oil mixed with orange essential oil in your home for a perky, vibrant scent to start your morning off right.

Primary Benefits :
Treats infections
Obesity
Detoxifies the body
Treats insomnia
Type-2 diabetes
Insect repellent

레몬그라스 식물의 잎과 줄기에서 추출한 레몬그라스 오일은 강력한 시트러스 향을 가지고 있습니다. 비누와 기타 개인 위생용품에서 흔히 발견됩니다. 실제로 레몬그라스 에센셜오일은 스트레스, 불안, 우울증을 완화하는 데 도움이 되는 아로마테라피의 인기 있는 도구입니다. 에센셜오일 디퓨저에서 나오는 증기를 흡입해 보세요. 집에서 레몬그라스 오일과 오렌지 에센셜오일을 섞어 디퓨징하면 활기차고 생기 넘치는 향으로 아침을 바로 시작할 수 있습니다.

29) May Chang 메이창 /메이췡/

Lemon and May Chang soap brings citrus freshness to your morning wash. An everyday luxury for yourself or to gift to your favourite friend. This soap would bring a smile to someone's face on their birthday.

Botanical Name : *Litsea cubeba*
Note : Top Note
Part of the Plant : Ripe Fruits (Berries)
Country of Origin : India
Extraction Method : Steam Distilled
Aromas : Fresh, Sweet-green, Lemony, Citrus aroma

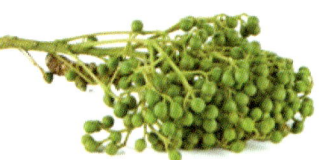

May chang oil is extracted by steam distillation of the fresh fruits, and yields a pale yellow liquid with a fresh, intensely lemon fragrance with fruity and spicy undertones. It has surprisingly good antiseptic, antifungal and antiviral properties too, which can be used to help keep coughs, colds, and athletes' foot at bay. The oil may be helpful in warding off mosquitoes and may even be added to a natural shampoo for dogs, along with other ingredients like honey, lemongrass oil and citronella oil.

Primary Benefits :
Asthma
Backache
Regulate blood pressure

메이창 오일은 신선한 과일을 수증기 증류법으로 추출하여 얻은 연한 노란색 액체로, 과일 향과 매콤한 레몬 향이 감도는데, 이것은 놀라울 정도로 우수한 방부제, 항진균제, 항바이러스 특성을 가지고 있어 기침, 감기, 무좀을 예방하는 데 사용될 수 있습니다. 또한 이 오일은 모기 퇴치에 도움을 줄 수 있으며 꿀, 레몬그라스 오일, 시트로넬라 오일과 같은 다른 성분과 함께 반려견용 천연 샴푸에 첨가할 수도 있습니다.

30) Lemon Verbena 레몬 버베나 /을레먼v뷜비너/

On gray November morns
In the cottage on the edge
Of Winter in Muir Woods
Crave the scents of lavender
And lemon verbena, sprinkled
On your thirsty wrist

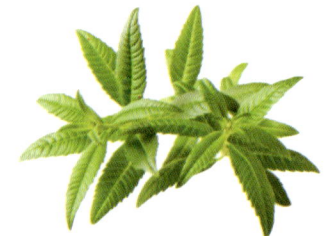

Botanical Name : *Lippia citriodora*
Note : Top Note
Part of the Plant : Leaves

Country of Origin : Morocco
Extraction Method : Steam Distilled
Aromas : Fresh, Lemony, Sweet, Frutiy

Some of the aromatherapy benefits of Lemon Verbena are anti-inflammatory, antiviral and relaxing sedative oil for stress, depression, and insomnia. Lemon Verbena is also a powerful anti-inflammatory suited to skin care for reducing puffiness. Lemon Verbena is a powerful room freshener that helps remove stale odors when diffused or added in room freshener sprays.

Primary Benefits :

Digestive health

Relieve congestion

레몬버베나는 다양한 아로마테라피 효능을 가지고 있는데, 이 중에는 항염증, 항바이러스, 스트레스, 우울증, 불면증을 진정시켜주는 효과가 있습니다. 또한 레몬버베나는 붓기를 완화하기 위한 피부 관리에도 적합한 강력한 항염증제입니다. 방향제 스프레이에 레몬 버베나를 첨가하면 퀴퀴한 냄새를 제거하는 데에도 도움이 됩니다.

31) Neroli 네롤리 /네롤리/

Neroli.

The white blossoms,

The bitter orange tree,

The floral perfume

Botanical Name : *Citrus aurantium var. amara*
Note : Top Note
Part of the Plant : Flowers

Country of Origin : Morocco
Extraction Method : Steam Distilled
Aromas : Bright, Citrusy, and green with subtle undertones of honey and orange

Neroli essential oil pushes away sadness, creates a sense of joy and happiness whilst uplifting your entire mood. That's the reason this oil is thoroughly utilized in Aromatherapy techniques.

Primary Benefits :
Lowers inflammation & pain
Decreases blood pressure & cortisol levels
Exhibits antimicrobial & antioxidant activities
Repairs & rejuvenates skin
Antidepressant
Deodorant
Treat athlete's foot
Sleeping disorder

네롤리 에센셜오일은 슬픔을 밀어내고 기쁨과 행복감을 불러일으키며 기분 전체를 고양시킵니다. 이것이 바로 이 오일이 아로마테라피 기법에 철저하게 활용되는 이유입니다.

32) Geranium 제라늄 /저뤠념/

The leaves and flowers of scented geraniums are edible. Thanks to the essential oils in their leaves, they lend not only decorative touches but also a fine aroma to meat dishes, salads and desserts. Varieties with a lemon aroma add zest to salads, sorbets or tea.

Botanical Name : *Pelargonium graveolens*
Note : Middle Note

Part of the Plant : Leaves and Tops
Country of Origin : Reunion Islands
Extraction Method : Steam Distilled
Aromas : Green floral, Musky, Sweet

Geranium oil is a popular essential oil derived from the leaves and flowers of the Pelargonium graveolens plant, which is commonly known as the rose-scented geranium. It's important to note that there are several different species of geranium, and the specific aroma and properties of geranium oil can vary depending on the plant variety. Geranium oil is often used in skincare products for its ability to balance oil production, improve skin elasticity, and promote a healthy complexion. It's believed to be effective in managing skin conditions like acne, eczema, and dermatitis.

Primary Benefits :

Wrinkle reducer

Muscle helper

Urination increaser

Natural deodorant

Insect repellant and bug bite healer

Astringent

Cicatrisant

Hemostatic

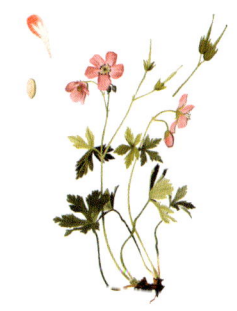

제라늄 오일은 일반적으로 장미향 제라늄으로 알려진 펠라고늄 그라베올렌스 식물의 잎과 꽃에서 추출한 인기있는 에센셜오일입니다. 제라늄에는 다양한 종류가 있어서 오일의 특성과 향이 식물의 종류에 따라 조금씩 다를 수 있습니다. 제라늄 오일은 피지 생성을 균형 있게 조절해 줌으로써 피부의 윤기를 유지합니다. 또한 피부 탄력을 개선하고 건강한 안색을 촉진하는 능력을 갖추고 있습니다. 이러한 이유로 스킨케어 제품에 자주 사용됩니다. 그뿐만 아니라 제라늄 오일은 여드름, 습진, 피부염과 같은 피부 질환을 관리하는 데 효과적인 것으로 알려져 있습니다.

33) Rosewood 로즈우드 /뤄z쥰/

Bearing fruits from the paling branches,
The tree holds out a hand.
In the cow-grazen forests of my home;
On an indian rosewood tree, I rest.

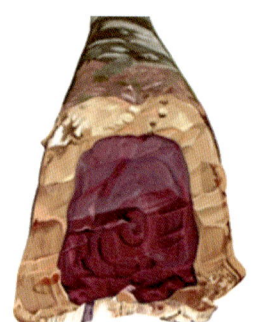

Botanical Name : *Aniba rosaeodora*
Note : Middle Note
Part of the Plant : Wood
Country of Origin : Brazil
Extraction Method : Steam Distilled
Aromas : Sweet, Woody, Fruity, Floral

Rosewood essential oil is derived from the wood of the Aniba rosaeodora tree, primarily found in South America, especially in the Amazon rainforest. The oil is obtained through a process called steam distillation. Rosewood oil is known for its calming and grounding effects. It is often used to reduce stress, anxiety, and feelings of nervousness. Inhaling the scent of rosewood oil can help promote a sense of relaxation and well-being. Add a drop to rosehip oil and apply to skin to promote glowing, youthful skin.

Primary Benefits :

Soothes your mind

Heals the skin

Promotes smoother skin

Enhances libido

Offers pain relief

As a powerful deodorant

As a powerful insecticide

May boost memory

로즈우드 에센셜오일은 주로 남아메리카, 특히 아마존 열대우림에서 자생하는 아니바 로세오도라 나무에서 추출한 것입니다. 이 오일은 수증기 증류법을 통해 얻어집니다. 로즈우드 오일은 진정 및 안정 효과로 잘 알려져 있습니다. 스트레스, 불안, 긴장감을 줄이는데 자주 사용됩니다. 그 향기는 마음을 안정시키고 심신을 평화롭게 해줍니다. 로즈우드 오일의 향을 흡입하면 긴장을 완화하고 웰빙을 증진하는 데 도움이 될 수 있습니다. 로즈힙 오일에 한 방울을 떨어뜨려 피부에 바르면 윤기 있고 젊은 피부로 가꾸어 줍니다.

34) Cowberry 카우베리 /카베뤼/

Up here in crowberry,
Moonwort and asphodel
And Very Berry Cowberry

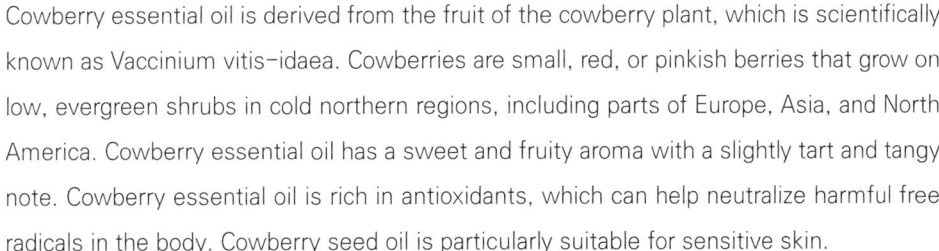

Botanical Name : *Vaccinium vitis-idaea*
Note : Middle Note
Part of the Plant : Dried seed
Country of Origin : India
Extraction Method : Super Critical Fluid Extraction
Aromas : Retains the aroma of fresh Amaranth seeds

Cowberry essential oil is derived from the fruit of the cowberry plant, which is scientifically known as Vaccinium vitis-idaea. Cowberries are small, red, or pinkish berries that grow on low, evergreen shrubs in cold northern regions, including parts of Europe, Asia, and North America. Cowberry essential oil has a sweet and fruity aroma with a slightly tart and tangy note. Cowberry essential oil is rich in antioxidants, which can help neutralize harmful free radicals in the body. Cowberry seed oil is particularly suitable for sensitive skin.

Primary Benefits :
Treatment for recurrent urinary tract infections

Improves eye health

Promoting oral health

Anti-hyperpigmentation

카우베리 에센셜오일은 Vaccinium vitis-idaea로 알려진 카우베리 식물의 열매에서 추출됩니다. 카우베리는 유럽, 아시아, 북미 등 추운 북부 지역의 낮은 상록 관목에서 자라는 작고 붉은색 또는 분홍빛을 띠는 열매입니다. 카우베리 에센셜오일은 약간 시큼하고 톡 쏘는 향과 함께 달콤한 과일 향이 납니다. 카우베리 에센셜오일은 항산화 물질이 풍부하여 신체의 유해한 활성 산소를 중화시키는 데 도움이 될 수 있습니다. 카우베리 오일은 특히 민감한 피부에 적합합니다.

35) Juniperberry 쥬니퍼베리 /쥰벌r베뤼/

My preferred combination of oils for treating cellulite is:

15 drops of Juniper Oil.

10 drops of Lavender Oil.

8 drops of Argan Oil.

2 Tbsp of Almond Oil.

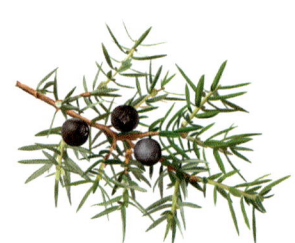

Botanical Name : *Juniperus communis*
Note : Middle Note
Part of the Plant : Berries
Country of Origin : India
Extraction Method : Steam Distilled
Aromas : Woody, Green, Sweet-balsamic, Spicy, and Clean

Juniperberry essential oil comes from the fresh or dried berries of the Juniperus communis plant species. Known as a powerful detoxifier and immune system booster, juniperberry plants originate from Bulgaria and have a long history of naturally helping prevent both short- and long-term illnesses. Juniperberry oil can help to reduce the appearance of cellulite. Add 100 percent therapeutic grade Juniperberry essential oil to grapefruit cellulite cream for impressive results.

Primary Benefits :

Integumentary system

Can relieve bloating

May help heal and protect skin

Might reduce cellulite

Insect repellent

Natural antiseptic

Powerful antioxidant

쥬니퍼베리 에센셜오일은 쥬니퍼러스 커뮤니스 식물 종의 신선하거나 말린 열매에서 추출합니다. 강력한 해독제 및 면역 체계 강화제로 알려진 쥬니퍼베리 식물은 불가리아가 원산지이며, 장단기 질병 예방에 자연적으로 도움을 주는 오랜 역사를 가지고 있습니다. 쥬니퍼베리 오일은 셀룰라이트 감소에 도움이 될 수 있습니다. 100% 치료용 등급의 쥬니퍼베리 에센셜오일을 그레이프프룻 셀룰라이트 크림에 첨가하면 인상적인 결과를 얻을 수 있습니다.

36) Pine 파인 /파인/

What is Pycnogenol? Pycnogenol is the registered trademark brand name of French maritime pine bark extract. It's used as a natural supplement for several conditions, including dry skin and ADHD.

A 2015 reviewTrusted Source indicates that pine bark extract can be used to treat metabolic syndrome and related disorders such as obesity, diabetes, and high blood pressure. The review found evidence that pine bark extract may:

reduce blood sugar levels in people with diabetes

lower blood pressure

reduce waist size

improve kidney function

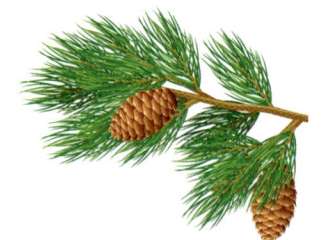

Botanical Name : *Pinus sylvestris*
Note : Middle Note
Part of the Plant : Needle
Country of Origin : Portugal
Extraction Method : Steam Distilled
Aromas : Sharp, Sweet, Refreshing

As a detoxifying ingredient and natural disinfectant, pine oil is commonly used in massage oil, household cleaning products and air fresheners. It can stimulate blood flow and help decrease swelling, tenderness and pain within sore muscles or joints associated with inflammation. To deodorize and freshen a room with the crisp, fresh, warm, and comforting aroma of pine essential oil, add 2-3 drops to a diffuser of choice.

Primary Benefits :

May aid in skin care

May have certain cosmetic applications

May boost metabolism

May aid in eye care

May treat injuries

May relieve respiratory problems

Air freshener

파인 오일은 해독 성분이자 천연 소독제로, 주로 마사지 오일이나 가정용 청소 제품, 방향제 등에 자주 사용됩니다. 이 오일은 혈류를 자극하고 염증과 관련된 근육이나 관절의 부기, 압통, 통증을 줄이는 데 도움을 줄 수 있습니다. 또한, 파인 에센셜오일은 상쾌하고 신선하며 따뜻하고 편안한 향으로 실내를 탈취하고 상쾌하게 하는데 사용될 수 있습니다. 원하는 디퓨저에 2~3방울을 떨어뜨려 사용해 보세요.

37) Basil Linalool 바질 리날룰 /베이z즐리널룰ㄹ/

Sweet Linalool Basil has a cooling, almost minty, sweet, licorice-like herbal scent.

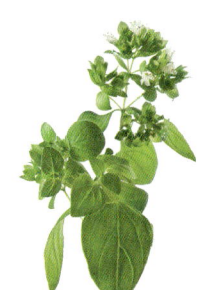

Botanical Name : *Ocimum basilicum L.*
Note : Middle Note
Part of the Plant : Flowering plant
Country of Origin : Egypt
Extraction Method : Steam Distilled
Aromas : Sweet, Spicy, with balsamic woody undertone.

Basil Linalool essential oil has a gentle, sweet, and slightly floral aroma, which sets it apart from the traditional basil essential oil with its more pungent and herbal scent. This makes it a favored option in aromatherapy for those who prefer a milder fragrance. Basil Linalool essential oil is often used in aromatherapy to help reduce stress, anxiety, and nervous tension.

Primary Benefits :
Cold and flu treatment
Natural odor eliminator and cleaner
Ear infection remedy
Energizer and mood enhancer
Insect repellent
Digestive booster
Stress-fighter

바질 리날룰 에센셜오일은 부드럽고 달콤하며 약간의 꽃 향이 나기 때문에, 기존의 바질 에센셜오일과는 달리 매운 허브 향이 강조되지 않습니다. 따라서 더 부드러운 향을 선호하는 사람들에게는 인기 있는 선택지입니다. 또한 바질 리날룰 에센셜오일은 스트레스, 불안, 신경 긴장을 줄이는 데 도움이 되어 아로마테라피에 자주 활용됩니다.

38) Bay Laurel 베이로렐 /베일러뤨ㄹ/

"I have seen the wicked in great power, and spreading himself like a green bay tree – the evergreen bay laurel". (Psalm 37:35)

Botanical Name : *Laurus nobilis*
Note : Middle to Top Note
Part of the Plant : Leaves
Country of Origin : Turkey(Türkiye)
Extraction Method : Steam Distilled
Aromas : Strong, Fragrant and spicy aroma with woody and smoky tones reminiscent of clove oil and star anise.

Bay laurel leaf oil is also supposed to be a good tonic for the hair, as it boosts hair growth and prevents excessive hair loss. Because it is also an astringent, it helps to tighten the grip of the hair follicles and the hair roots, thus avoiding loss of hair. It helps to moisturize the scalp too, thus preventing dandruff and flaky scalp. As such, your hair will look much healthier and your scalp's health will be drastically improved.

Primary Benefits :

Provides respiratory relief

Regulates menstrual flow

Offers pain relief

Heal wounds

Potent insect repellent

Promote hair growth

월계수 잎 오일은 모발 성장을 촉진하고 탈모를 예방하여 모발에 좋은 강장제로 알려져 있습니다. 또한 수렴 효과가 있어 모낭과 모근을 강화하여 모발 손실을 예방하는 데 도움이 됩니다. 이 오일은 두피에 수분을 공급하여 비듬과 두피 각질을 예방하는 데에도 효과적입니다. 결과적으로, 모발이 훨씬 건강해 보이고 두피의 건강도 크게 개선됩니다.

39) German Chamomile 저먼 캐모마일 /절r먼캠맠/

German Chamomile is not perennial, and is propagated by seed planting or letting the flower heads go to seed for the next year. The stems are hairless, branching, and longer, with a few flowers on the tops.

German Chamomile smells more like sweet straw and offers many powerful toning and healing properties.

Botanical Name : *Matricaria chamomilla*
Note : Middle Note
Part of the Plant : Flowers
Country of Origin : Nepal
Extraction Method : Steam Distilled
Aromas : Warm, Herbaceous, Coumarinic

German Chamomile is well-known for its potent anti-inflammatory properties. The essential oil contains compounds like chamazulene and bisabolol, which can help reduce inflammation, making it a valuable choice for various skin and health conditions. German Chamomile can help with allergies and skin sensitivities by reducing inflammation and itchiness. A few drops of the essential oil can be added to a warm bath to remove weariness and ease pain in any part of the body.

Primary Benefits :
Digestive upset
Skin irritation

저먼 캐모마일은 강력한 항염증 효능으로 잘 알려져 있습니다. 에센셜오일에는 염증을 줄이는 데 도움이 되는 카마줄렌과 비사보롤과 같은 화합물이 함유되어 있어 다양한 피부 및 건강 상태에 도움이 될 수 있습니다. 특히 저먼 캐모마일은 알러지와 피부 민감성을 개선하는 데 도움이 될 수 있습니다. 따뜻한 욕조에 에센셜오일 몇 방울을 첨가하면 신체의 피로를 풀고 통증을 완화할 수 있습니다.

40) Roman Chamomile 로만 캐모마일 /뤄먼캐멀/

Roman Chamomile is a perennial herb from the daisy family, Asteraceae. It produces feathery leaves, and large, white, daisy-like flowers with yellow centres, often with double flower heads.

Steam Distilled from the flowers of this small perennial creates a sweet, "green," herbaceous apple-like scent.

Botanical Name : *Anthemis nobilis*
Note : Middle Note
Part of the Plant : Flowers
Country of Origin : USA
Extraction Method : Steam Distilled
Aromas : Warm, Sweet, Herbaceous, and fruity

Roman Chamomile essential oil has a sweet, fruity, and herbaceous aroma with a pleasant, apple-like note. The oil is typically pale to clear in color, which sets it apart from German Chamomile oil, which is typically deep blue. Roman Chamomile essential oil is considered one of the gentlest essential oils and is often recommended for those who are new to aromatherapy. It is also a common choice for individuals seeking relaxation, stress relief, and improved sleep. To help calm children, diffuse Roman Chamomile oil at home or dilute 1~2 drops with coconut oil and apply the mixture topically to the area in need.

Primary Benefits :

Fights anxiety and depression

Serves as a natural allergy reliever

Helps alleviate PMS symptoms

Reduces symptoms of insomnia

Boosts skin health

Gentle enough for children

로만 캐모마일 에센셜오일은 달콤하고 과일향이 나는 허브향과 기분 좋은 사과 향을 가지고 있습니다. 오일은 일반적으로 색상이 옅거나 투명하며, 이는 짙은 파란색인 저먼 캐모마일 오일과 구별됩니다. 로만 캐모마일 에센셜오일은 가장 순한 에센셜오일 중 하나로 간주되며 아로마테라피를 처음 접하는 사람들에게 종종 권장됩니다. 또한 휴식, 스트레스 해소, 수면 개선을 원하는 개인이 일반적으로 선택하는 제품이기도 합니다. 어린이를 진정시키려면 집에서 로만 캐모마일 오일을 발향하거나 코코넛 오일에 1~2 방울을 희석하여 필요한 부위에 국소적으로 발라 주세요.

41) Clary Sage 클라리 세이지 /클레뤼 쎄잇쥐/

Although both oils smell herbaceous, the scent of Sage is robust and piquant, while the scent of Clary Sage has a softer, sweeter profile, exuding floral, earthy, and nutty tones with a fruity nuance.

Botanical Name : *Salvia sclarea*
Note : Middle Note
Part of the Plant : Flowering Tops and Leaves
Country of Origin : France
Extraction Method : Steam Distilled
Aromas : Lavender with leathery and amber nuances

Clary Sage essential oil has a distinct, herbal, and slightly

sweet aroma with earthy and nutty undertones. It is often
described as having a "musky" or "woody" scent. Clary Sage essential oil is often a popular choice for those seeking emotional balance, relaxation, and relief from menstrual discomfort.

Primary Benefits :
Reducing menstrual cramps
Lowers blood pressure
Aphrodisiac
Astringent
Fights leukemia

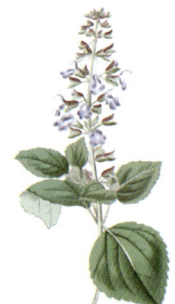

클라리 세이지 에센셜오일은 흙냄새와 견과류 향이 가미된 독특한 허브 향과 약간 달콤한 향이 특징입니다. 흔히 "사향" 또는 "우디" 향이 나는 것으로 묘사됩니다. 클라리 세이지 에센셜오일은 정서적 균형, 휴식, 생리통 완화를 원하는 사람들에게 인기가 많습니다.

42) Helichrysum 헬리크리섬 /헬러크뤼씀/

The vast range of therapeutic properties and efficacy of this essential oil is truly impressive and is perhaps rooted in its unique chemical composition. It has been reported that the diketones in this oil can not currently be found in any other, so together with the unusually high levels of neryl acetate, this may contribute to its outstanding ability to ease pain, reduce inflammation, fade bruises and scars, and regenerate skin cells. It is the ultimate 'healing' oil.

Botanical Name : *Helichrysum italicum*
Note : Middle Note
Part of the Plant : Flowers
Country of Origin : France

Extraction Method : Steam Distilled

Aromas : Rich, Pungent, Warm, Sweet herbaceous, very diffusive aroma with honey and tea-like, earthy undertones; has outstanding tenacity.

Helichrysum essential oil has a unique and distinctive aroma that is often described as sweet, earthy, and slightly herbaceous. It has a complex scent with warm, honey-like undertones. Due to its regenerative properties, Helichrysum oil can promote the healing of wounds and skin irritations. It may help reduce the appearance of scars and support overall skin health.

Primary Benefits :

Acne treatment
Anti-inflammatory that helps boost heart health
Kidney stone reliever

헬리크리섬 에센셜오일은 달콤하고 흙향이 나며 약간의 풀향이 나는 독특한 향을 가지고 있습니다. 따뜻하고 꿀 같은 느낌이 나는 복합적인 향이 특징입니다. 재생 특성으로 인해 헬리크리섬 오일은 상처와 피부 자극의 치유를 촉진할 수 있습니다. 흉터를 줄이고 전반적인 피부 건강을 유지하는 데 도움이 될 수 있습니다.

43) Hyssop 히솝 /히쌉/

"Cleanse me with hyssop, and I will be clean; wash me, and I will be whiter than snow." (Psalm 51:7)

Botanical Name : *Hyssopus officinalis var. decumbens*
Note : Middle Note
Part of the Plant : Leaves and Tops
Country of Origin : Spain

Extraction Method : Steam Distilled
Aromas : Powerful, Fresh, Cool woody,
Lavender- and eucalyptus-like

Hyssop essential oil was mentioned in ancient texts, including the Bible, for its purifying properties. Hyssop prevents infections from developing in wounds and cuts. Due to its antiseptic properties, when it's applied to an opening of the skin, it fights infection and kills bacteria. It also helps in healing deep cuts, scars, and insect bites and even can be one of the great home remedies for acne. Hyssop has antibiotic propertes from the plant's volatile oils. While the antibiotic properties are generally strong, they show the best results on shallow wounds and fungus infections.

Primary Benefits :

Fights infections
For pain & bruises
Cold & fever
Heals respiratory conditions

히솝 에센셜오일은 성경을 포함한 고대 문헌에서 정화작용을 하는 것으로 언급되었습니다. 히솝은 상처와 베인 곳에서 감염이 발생하는 것을 예방합니다. 또한 살균 특성을 가지고 있어 피부에 바르면 감염과 싸우고 박테리아를 죽입니다. 깊은 상처나 흉터, 벌레 물림을 치료하는 데 도움이 되며 심지어 여드름에 대한 훌륭한 가정 요법 중 하나가 될 수도 있습니다. 히솝은 식물의 휘발성 오일에서 나오는 항생 특성을 가지고 있는데, 이러한 특성은 일반적으로 얕은 상처나 곰팡이 감염에 가장 좋은 결과를 보여줍니다.

44) Lavender Wild 라벤더 와일드 /을라v벤덜r와일/

Love, just like wild lavender, can grow in the least likely of places.

Botanical Name : *Lavandula Angustifolia*

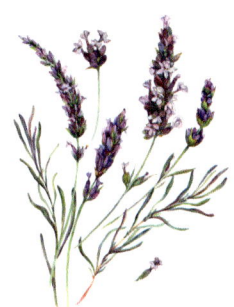

Note : Middle Note
Part of the Plant : Flowering Tops
Country of Origin : France
Extraction Method : Steam Distilled
Aromas : Rustic, Floral, Herbaceous, Unique

Lavender Wild (Lavandula angustifolia) is a fragrant herb that is native to the Mediterranean region, but it can be found growing wild in various parts of the world. Lavender Wild essential oil is derived from lavender plants that grow in their natural, uncultivated environment. Lavender essential oil has a sweet, floral, and herbaceous aroma. It is often described as having a pleasant, relaxing, and balanced scent. Soothing, it helps relieve wounds, burns, or insect bites, as well as promoting relaxation and sleep.

Primary Benefits :

Antioxidant protection

Relieves headaches

Improves sleep and insomnia

Relieves pain

라벤더 와일드(Lavandula angustifolia)는 지중해 지역이 원산지인 향기로운 허브이지만 세계 여러 지역에서 야생으로 자라는 것을 볼 수 있습니다. 라벤더 와일드 에센셜오일은 경작되지 않는 자연 환경에서 자라는 라벤더 식물에서 추출됩니다. 이로 인해 달콤한 꽃향과 허브향이 어우러져 기분 좋고, 편안하며, 균형 잡힌 향을 가지고 있다고 흔히 묘사됩니다. 또한, 라벤더 와일드 에센셜오일은 진정 효과가 있어 상처, 화상, 벌레 물림을 완화하고 휴식과 수면을 촉진하는 데 도움이 됩니다.

45) Marjoram 마조람 /말r죠륌/

Marjoram, also known as sweet marjoram, is an aromatic herb in the mint family that has been grown in the Mediterranean, North Africa, and Western Asia for thousands of years.

While similar to oregano, it has a milder flavor and is often used to garnish salads, soups, and meat dishes.

Botanical Name : *Origanum majorana*
Note : Middle Note
Part of the Plant : Leaves and Flowering Tops
Country of Origin : Egypt
Extraction Method : Steam Distilled
Aromas : Sweet, Minty and woody

Marjoram essential oil has a warm, sweet, and herbaceous scent. It is often described as having a comforting and calming aroma. For women dealing with hormone imbalance, this herb may finally help you maintain normal and healthy hormone levels. Marjoram essential oil blends well with other essential oils, including Lavender, Bergamot, Rosemary, and Eucalyptus. These blends can create unique aromatic experiences and enhance the potential therapeutic benefit.

Primary Benefits :

Digestive aid

Women's issues / hormonal balance

Type 2 diabetes management

Cardiovascular health

Pain relief

Gastric ulcer prevention

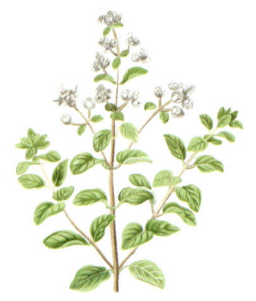

마조람 에센셜오일은 따뜻하고 달콤한 허브 향을 띄고 있습니다. 또한, 편안하고 차분한 향을 가졌다고 묘사됩니다. 특히 호르몬 불균형을 겪는 여성들에게 정상적이고 건강한 호르몬 수치를 유지하는 데 도움이 될 수 있습니다. 마조람 에센셜오일은 라벤더, 버가못, 로즈마리, 유칼립투스 등 다른 에센셜오일과 잘 블렌딩되며, 이러한 블렌딩은 독특한 아로마 경험을 제공하고 잠재적인 치료 효과를 향상시킬 수 있습니다.

46) Palmarosa 팔마로사 /팔마뤄싸/

A combination of tea tree oil and Palmarosa oil is more effective in acne care than use of tea tree oil alone.

Botanical Name : *Cymbopogon martinii*
Note : Middle Note
Part of the Plant : Leaves
Country of Origin : India
Extraction Method : Steam Distilled
Aromas : Floral, Sweet, and slightly rose-like aroma with lemony herbal undertones

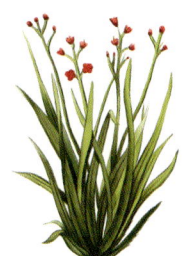

Palmarosa essential oil has a sweet, floral, and slightly rosy scent. It is often described as having a pleasant, uplifting, and refreshing aroma. The oil is enriched with compounds like flavonoids, polyphenols and phenolic acids. It shows great antioxidant property, which scavenges the damaging free-radicals in our body. Viral infections like athlete's foot, ringworm and prolonged itching can also be treated effectively by applying this blend externally.

Primary Benefits :
Antiseptic
Eliminates free radicals

팔마로사 에센셜오일은 달콤하고 꽃향기가 나며 약간 장밋빛이 도는 향을 가지고 있습니다. 쾌적하고 기분을 고양시키며 상쾌한 향이 나는 것으로 묘사되기도 합니다. 이 오일에는 플라보노이드, 폴리페놀, 페놀산과 같은 화합물이 풍부하게 함유되어 있습니다. 이는 우리 몸의 손상된 자유 래디칼을 제거하는 훌륭한 항산화 특성을 보여줍니다. 무좀, 백선, 장기간 가려움증과 같은 바이러스 감염도 이 혼합물을 외부에 바르면 효과적으로 치료할 수 있습니다.

47) Petitgrain 페티그레인 /페리그뤠인/

Petitgrain is a volatile oil distilled from the leaves and sometimes from the bitter orange tree's twigs. It has a less floral and citrus-like smell than Neroli or Orange. Petitgrain as a fragrance note has a distinct scent that is sweet but tart, with a subtle floral and woody characteristic. The scent melds very well with citrus, floral, and woody notes.

Botanical Name : *Citrus aurantium var. dulce*
Note : Middle Note
Part of the Plant : Leaves and Twigs
Country of Origin : Paraguay
Extraction Method : Steam Distilled
Aromas : Woodsy, Fresh, Green, Sparkling, Bright, with a distinctive orange blossom

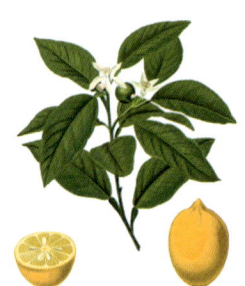

There are three essential oils derived from the bitter orange tree. Petitgrain oil is distilled from the leaves and twigs of the tree, Neroli essential oil is distilled from the blossoms, and Bitter Orange oil is produced by cold pressing the rinds of the fruits. Petitgrain has a deep, complex, green aroma with notes of citrus zest, citrus blossom, and slight woody undertones. Its soothing smell relieves one from sadness, fear, and depression as well.

Primary Benefits :

Heals wounds

Sedative

Skin benefits

Memory enhancer

Supports cardiovascular health

Reduces stress

Treats hypertension

비터 오렌지 나무에서 추출한 세 가지 에센셜오일이 있습니다. 페티그레인 오일은 나무의 잎과 잔가지에서 증류되고, 네롤리 에센셜오일은 꽃에서 증류되며, 비터 오렌지 오일은 과일 껍질을 냉압착하여 생산됩니다. 페티그레인은 감귤 향, 감귤 꽃향, 약간의 나무 향이 나는 깊고 복잡한 녹색 향을 가지고 있습니다. 마음을 진정시키는 향기는 슬픔, 두려움, 우울함도 덜어줍니다.

48) Sage 세이지 /쎄이쥐/

In the Bible, burning incense began when God instructed Moses to prepare a specific blend of spices and herbs and to burn them as a holy and perpetual incense offering to the Lord (Exodus 30:8-9, 34-38). The burning of incense symbolized the prayers of God's people going up before him:

The sacrificial death of Jesus Christ on the cross and his shed blood, the Law of Moses has now been fulfilled. Therefore, rituals like burning of incense as a means of approaching God are no longer necessary:

Botanical Name : *Salvia officinalis*
Note : Middle Note
Part of the Plant : Leaves and Tops
Country of Origin : Croatia
Extraction Method : Steam Distilled
Aromas : A fresh and warmly spicy scent

While their names would suggest they are similar, Sage essential oil and Clary Sage carry significant differences. While Sage is strong, spicy, and clarifying, Clary Sage is gentle and soothing with a sweet, floral fragrance. Though Sage Oil has historically been used largely to address complaints related to digestion, it continues to be used in a vast array of versatile applications including skin care, hair care, overall health care, and in the making of cosmetics and fragrant soaps.

Primary Benefits :
May support oral health
May support memory and brain health
May lower 'Bad' LDL cholesterol

이름에서 유사함을 알 수 있지만 세이지 에센셜오일과 클라리 세이지는 상당한 차이가 있습니다. 세이지(Sage)는 강하고 매콤하며 맑은 느낌을 주는 반면, 클라리 세이지(Clary Sage)는 달콤한 꽃향기로 부드럽고 마음을 진정시켜줍니다. 세이지 오일은 역사적으로 소화와 관련된 불편함을 해결하기 위해 주로 사용되어 왔지만 피부 관리, 모발 관리, 전반적인 건강 관리, 화장품 및 향 비누 제조를 포함한 다양한 용도로 계속해서 사용되고 있습니다.

49) Tea Tree 티트리 /티튜뤼/

Rinsing your mouth with salt water, turmeric and tea tree has been shown to be very beneficial in healing gums inflamed by gingivitis. It can also help reduce pain and bacteria, relieve bad breath and remove particles of food.

Botanical Name : *Melaleuca alternifolia*
Note : Middle Note
Part of the Plant : Leaves
Country of Origin : Australia
Extraction Method : Steam Distilled
Aromas : Fresh, Camphor-like

Tea tree oil, also known as melaleuca, is well-known for its powerful antiseptic properties and ability to treat wounds, which is why it's one of the top antibacterial essential oils. Tea tree oil is an effective way to treat and eradicate a Demodex mite infestation. Use a tea tree oil shampoo on the hair every day. Tea tree is a volatile essential oil derived mainly from the Australian native plant Melaleuca alternifolia. It's been widely used throughout Australia for at least the past 100 years and for over seven decades, it's been documented in numerous medical studies for its ability to kill many strains of bacteria, viruses, and fungi. Twenty drops in a tumbler of warm water used as a gargle quickly clear up a sore throat in the early stages; it should be an excellent prophylactic for many infective conditions which gain entrance to the body through the naso-pharynx.

Primary Benefits :

Fights acne and other skin conditions
Improves dry scalp
Fights bacterial, fungal and viral infections
May help prevent antibiotic resistance
Helps treat scabies
Improves bad breath

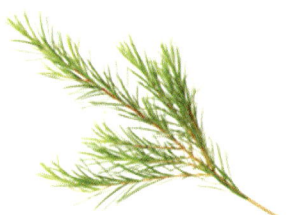

멜라루카라고도 알려진 티트리 오일은 강력한 살균 특성과 상처 치료 능력으로 잘 알려져 있으며, 이것은 최고의 항균 에센셜오일 중 하나입니다. 티트리 오일은 모낭충 진드기 침입을 치료하고 근절하는 효과적인 방법입니다. 매일 머리에 티트리 오일 샴푸를 사용하세요. 티트리는 주로 호주 자생 식물인 멜라루카 알터니폴리아(Melaleuca alternifolia)에서 추출한 휘발성 에센셜오일입니다. 이는 지난 100년 이상 호주 전역에서 널리 사용되었으며, 70년 이상 동안 다양한 종류의 박테리아, 바이러스 및 곰팡이를 죽이는 능력이 수많은 의학 연구에서 입증되었습니다. 따뜻한 물 텀블러에 20방울을 떨어뜨려 가글하면 초기 단계의 인후염을 빠르게 치료할 수 있으며, 비인두를 통해 체내로 유입되는 많은 감염성 질환을 예방하는 데 탁월한 효과를 기대할 수 있습니다.

50) Thyme 타임 /타임/

Linalool's aroma is softer and woodier than thyme ct. thymol. With its soothing scent and gentle touch, this variety of thyme can help cleanse germs while treating skin and mucous membranes tenderly.

Botanical Name : *Thymus vulgaris*
Note : Middle Note
Part of the Plant : Leaves and Tops
Country of Origin : Spain
Extraction Method : Steam Distilled
Aromas : Thyme has a woody, medicinal scent described as spicy and green.

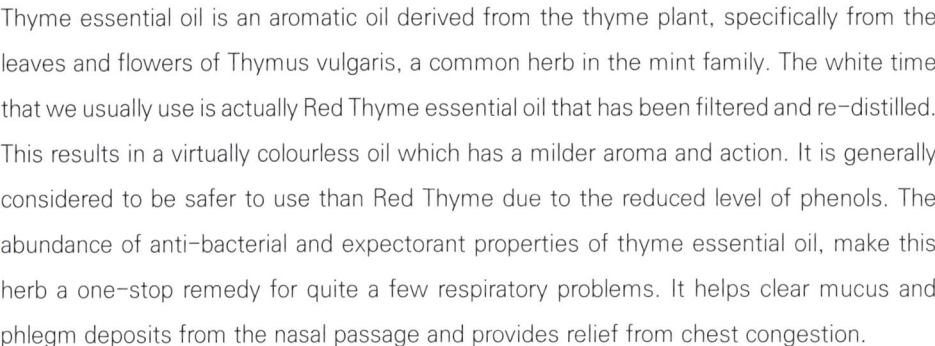

Thyme essential oil is an aromatic oil derived from the thyme plant, specifically from the leaves and flowers of Thymus vulgaris, a common herb in the mint family. The white time that we usually use is actually Red Thyme essential oil that has been filtered and re-distilled. This results in a virtually colourless oil which has a milder aroma and action. It is generally considered to be safer to use than Red Thyme due to the reduced level of phenols. The abundance of anti-bacterial and expectorant properties of thyme essential oil, make this herb a one-stop remedy for quite a few respiratory problems. It helps clear mucus and phlegm deposits from the nasal passage and provides relief from chest congestion.

Primary Benefits :

Anti-carcinogenic

Acne

Cardiac

Carminative

Diuretic

Cicatrisant

Expectorant

Hypertensive

Insecticide

Vermifuge

타임 에센셜오일은 민트과에 속하는 흔한 허브인 Thymus vulgaris의 잎과 꽃에서 추출한 아로마 오일입니다. 우리가 일반적으로 사용하는 화이트타임은 사실 여과 및 재증류 과정을 거친 레드타임 에센셜오일입니다. 그 결과 더 순한 향과 작용을 지닌 무색의 오일이 생성됩니다. 일반적으로 페놀 함량이 낮기 때문에 레드 타임보다 사용하기에 더 안전한 것으로 간주됩니다. 타임 에센셜오일은 풍부한 항균 및 거담 특성을 가지고 있어서 호흡기 문제에 대한 원스톱 치료법이 됩니다. 콧물에 쌓인 점액과 가래를 제거하고 가슴이 막힌 증상을 완화하는 데 도움이 됩니다.

51) Black Pepper 블랙페퍼 /블랙펲뻘r/

Warm notes of Italian Bergamot, Black Pepper and Patchouli are balanced with warm Vanilla, Amber and Nutmeg.

Botanical Name : *Piper nigrum*
Note : Middle Note
Part of the Plant : Dried Peppercorn Fruit
Country of Origin : India
Extraction Method : Steam Distilled
Aromas : Transparent, Bright, Zesty opening segues into warm, Woody

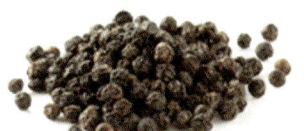

The aroma of Black Pepper essential oil delights with a transparent, bright, zesty opening that segues into warm, woody, refined spiciness with citrus/fruity back notes characteristic of freshly cracked black pepper.
Black Pepper essential oil is used in minute quantities in perfumery to pique the interest with the opening notes of the perfume and to add depth to the overall composition.

Primary Benefits :
Lowers cholesterol
Eases feelings of anxiety and cigarette cravings

블랙 페퍼 에센셜오일의 향은 투명하고 밝고 강렬한 시작으로 갓 갈라진 후추 특유의 시트러스/과일 향이 나는 따뜻하고 우디하며 세련된 스파이시향으로 이어집니다. 블랙 페퍼 에센셜오일은 향수 제조 시 소량으로 사용되어 향수의 오프닝 노트로 흥미를 불러일으키고 전체 구성에 깊이를 더해줍니다.

52) Cinnamon Bark 시나몬 바크 /씨너먼 밝/

"Come South Wind, Blow Upon My Garden that its Spices May Flow"

Botanical Name : *Cinnamomum verum*
Note : Middle Note
Part of the Plant : Dried inner bark
Country of Origin : Sri Lanka
Extraction Method : Steam Distilled
Aromas : Spicy, Enticing, Comforting and Sweet

Cinnamon bark essential oil has a strong, spicy, and sweet scent. In both human and animal models, cinnamon has been shown to have positive effects on insulin release, which means it can help keep blood sugar stable and therefore prevent chronic fatigue, moodiness, sugar cravings, and overeating. You can make your own natural home deodorizer and freshener by combining therapeutic scents like cinnamon, orange, lemon and cloves in a diffuser or homemade room spray.

Primary Benefits :

Heart health-booster
Natural aphrodisiac
Improves blood sugar levels
Hair and lips
Fights parasites
Fights fungal infections

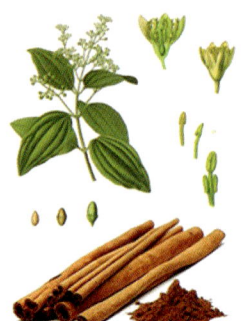

시나몬 바크 에센셜오일은 강하고 매콤하며 달콤한 향을 가지고 있습니다. 인간과 동물 모두에서 시나몬은 인슐린 방출에 긍정적인 영향을 미치는 것으로 나타났습니다. 즉, 시나몬은 혈당을 안정적으로 유지하여 만성 피로, 침울함, 설탕 갈망 및 과식을 예방할 수 있습니다. 디퓨저나 홈메이드 룸 스프레이에 계피, 오렌지, 레몬, 정향과 같은 테라피 향을 조합하여 나만의 천연 가정용 탈취제 및 방향제를 만들 수 있습니다.

53) Clove Bud 클로브 버드 /클러번/

Rosemary, Eucalyptus, Clove, and lemon mixed and dissolved in distilled water, vinegar, or fractionated coconut oil. Also, used for hand sanitizer and general multi-purpose cleaner.

Botanical Name : *Syzygium aromaticum*
Note : Middle Note
Part of the Plant : Buds
Country of Origin : Indonesia
Extraction Method : Steam Distilled
Aromas : Warm, Spicy scent

There's a good reason why clove oil is included in the Four Thieves Oil Blend. With its potent antibacterial and antiviral abilities, studies suggest it can help boost the immune system to fight off, or even prevent, the common cold and flu. Eugenol has been shown to have inhibitory effects on oxidative stress and inflammatory responses, thereby helping defend against chronic diseases.

Primary Benefits :
Supports skin health
High antioxidant content
Powerful antibacterial
Immune system booster

May help lower blood pressure and boost heart health

Four Thieves 오일 블렌드에 클로브 오일이 포함된 데에는 그럴 만한 이유가 있습니다. 강력한 항균 및 항바이러스 능력을 가진 정향 오일은 면역 체계를 강화하여 감기와 독감을 퇴치하거나 예방하는 데 도움이 될 수 있다는 연구 결과가 있습니다. 유제놀은 산화 스트레스와 염증 반응을 억제하는 효과가 있어 만성 질환을 예방하는 데 도움이 되는 것으로 나타났습니다.

54) Coriander 코리안더 /코뤼앤덜r/

How they glow green on the summer window ledge,
Giving off a heady aroma every time I brush past.

Botanical Name : *Coriandrum Sativum*
Note : Middle Note
Part of the Plant : Seeds
Country of Origin : France
Extraction Method : Steam Distilled
Aromas : Sweet, Herbaceous, Spicy, Woody, and slightly fruity

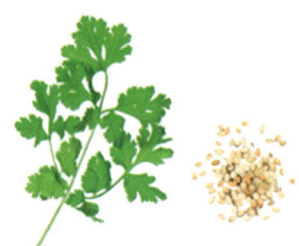

As an aphrodisiac coriander is famous for its mention in the "Arabian Nights" where it was used in a concoction to cure a merchant of impotence. The Greeks and Romans used coriander in their love potions. In the Middle Ages, Hippocrates created a drink that became a staple at many wedding parties. It contained herbs such as coriander, cardamom, clove, ginger, and cinnamon and was called "Hippocras". The drink was eventually banned because it stimulated the libido too much.

Primary Benefits :
Aphrodisiac
Lipolytic

Carminative

Depurative

Analgesic

최음제 코리안더(고수)는 "아라비안 나이트"에서 발기부전 상인을 치료하기 위해 혼합물로 사용되었다고 언급된 것으로 유명합니다. 그리스인과 로마인들은 사랑의 묘약에 고수풀을 사용했습니다. 중세 시대에 히포크라테스는 많은 결혼식 파티에서 필수품이 된 음료를 만들었습니다. 고수풀, 카다몬, 정향, 생강, 계피 등의 허브가 함유되어 있어 '히포크라스'라고 불렸습니다. 그러나 이 음료는 성욕을 너무 많이 자극했기 때문에 결국 금지되었습니다.

55) Fennel 펜넬 /fˈpˤɛnəlɾ/

When he has leveled its surface, does he not cast abroad (the seed of) dill or fennel and scatter cummin [a seasoning], and put the wheat in rows,

and barley in its intended place,

and spelt (an inferior kind of wheat) as the border?

(And he trains each of them correctly])

for his God instructs him correctly and

teaches him. (Isaiah 28:25~26)

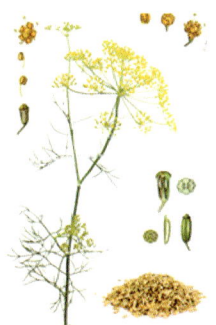

Botanical Name : *Foeniculum vulgare*
Note : Middle to Top Note
Part of the Plant : Seeds
Country of Origin : Hungary
Extraction Method : Steam Distilled
Aromas : Fresh, Sweet, Earthy, Spicy, and Anise-like

Fennel essential oil is best known as a powerful ingredient for good digestive health. Like its root plant, it has a licorice-like flavor and an aroma that's developed from crushing the seeds of the fennel plant and going through a process of steam distillation. Fennel is an antiseptic, can help reduce and possibly eliminate gut spasms, helps prevent gas and bloating, has purifying and detoxifying effects, is an expectorant, can help increase the flow of breast milk, and is a natural laxative and even a mouth freshener. While lots of vegetables can cause abdominal cramping, gas and bloated stomach, especially when eaten raw, fennel and fennel essential oil may do the opposite. Fennel essential oil can help to clear the bowels, relieve constipation, and get rid of gas and bloating, providing much-needed relief. You can also add a drop of Fennel Oil to each corner of your shower, the aroma will rise with the steam to create a decongesting atmosphere.

Primary Benefits :
Helps heal wounds
Relieves gas and constipation
Treats digestive issues
Galactogogue
Emmenagogue

펜넬 에센셜오일은 소화기 건강을 위한 강력한 성분으로 가장 잘 알려져 있습니다. 뿌리 식물과 마찬가지로 회향 식물의 씨앗을 으깨고 수증기 증류 과정을 거쳐 생성되는 감초와 같은 맛과 향을 가지고 있습니다. 펜넬은 방부제이며 장 경련을 줄이고 제거하는 데 도움이 되며, 가스와 팽만감을 예방하는 데 도움이 되고 정화 및 해독 효과가 있으며 거담제이며 모유의 흐름을 증가시키는 데 도움이 될 수 있으며, 천연 완하제 및 심지어 구강 청정제이기도 합니다. 많은 양의 식물은 특히 생으로 섭취할 때 복부 경련, 가스 및 복부 팽만감을 유발할 수 있지만 회향과 회향 에센셜오일은 그 반대일 수 있습니다. 펜넬 에센셜오일 장을 깨끗하게 하고, 변비를 완화하고, 가스와 팽만감을 없애는데 도움이 되어 꼭 필요한 완화 효과를 제공합니다. 샤워할 때 펜넬 오일을 한 방울 떨어뜨리면 수증기와 함께 향이 올라와 답답한 기분을 해소하는 데 도움이 됩니다.

56) Nutmeg 넛맥 /넘맥/

Serotonin, known as 5-hydroxytryptamine or 5-HT is found mainly in the brain, bowels and blood vessels. It transmits the messages between nerve cells and contributes to general well-being and happiness. Its most important role is to maintain mood balance, social behavior, appetite and digestion, sleep, memory, and sexual desire. Low serotonin is known to cause depression. One of the best-known mood enhancers for women (and men) is nutmeg.
(Vanilla, Cayenne Pepper, Rosemary, Nutmeg, Fenugreek)

Botanical Name : *Myristica fragrans*
Note : Middle Note
Part of the Plant : Kernels
Country of Origin : India
Extraction Method : Steam Distilled
Aromas : Spicy, Light, Fresh, Warm, Sweet-spicy, Highly aromatic aroma

Nutmeg essential oil has a warm, spicy, and sweet aroma with hints of woody and slightly fruity notes. Nutmeg oil contains various chemical constituents, including myristicin, alpha-pinene, sabinene, and other compounds, which contribute to its therapeutic properties. Nutmeg oil is frequently suitable for dealing with kidney infections and kidney diseases. It may also help in dissolving kidney stones and accumulations of uric acid in other areas of the body, like those that result in gout and joint inflammation.

Primary Benefits :

Acts as a tonic to the brain and mind
Respiratory problems
Kidney health

넛맥 에센셜오일은 나무 향과 약간의 과일향이 가미된 따뜻하고 매콤하며 달콤한 향을 가지고 있습니다.

넛맥 오일에는 치료 특성에 기여하는 미리스티신, 알파-피넨, 사비넨 및 기타 화합물을 포함한 다양한 화학 성분이 포함되어 있습니다. 신장 감염 및 신장 질환 치료에 종종 적합합니다. 또한 통풍과 관절 염증을 일으키는 부위와 같이 신체의 다른 부위에 축적된 요산과 신장 결석을 용해시키는 데 도움이 될 수 있습니다.

57) Turmeric 투메릭 /털매륔/

Turmeric is refered as a "Queen of Spices". Heals wound, cuts amd burns : Turmeric act as a natural antibacterial and antiseptic agent and is very effective and used as a disinfectant.

Botanical Name : *Curcuma longa*
Note : Middle Note
Part of the Plant : Rhizomes
Country of Origin : India
Extraction Method : Steam Distilled
Aromas : Spicy, Woody, and fresh

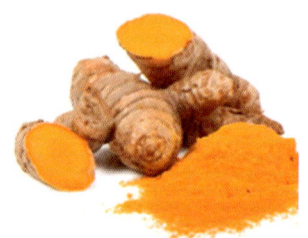

Traditionally, turmeric has been used in Chinese and Indian Ayurvedic medicine to treat arthritis since turmeric's active components are known to block inflammatory cytokines and enzymes. That's why it's known as one of the best essential oils for arthritis around. Studies have shown turmeric's ability to help reduce pain, inflammation and stiffness related to rheumatoid arthritis and osteoarthritis.

Primary Benefits :

Helps fight colon cancer

Aids in reducing arthritis and joint issues

Improves liver health

Helps combat breast cancer

Improves the common cold

강황의 활성 성분이 염증성 사이토카인과 효소를 차단하는 것으로 알려져 있기 때문에 전통적으로 중국과 인도 아유르베다 의학에서는 강황을 관절염 치료에 사용해 왔습니다. 강황은 관절염에 가장 좋은 에센셜오일 중 하나 입니다. 연구에 따르면 강황은 류마티스 관절염 및 골관절염과 관련된 통증, 염증 및 근육결림을 줄이는 데 도움이 되는 것으로 나타났습니다.

58) Benzoin 벤조인 /벤죠인/

Onycha (Styrax benzoin)

"The Lord said to Moses: Take sweet spices, stacte,[another name for myrrh] and onycha, and galbanum, sweet spices with pure frankincense and make an incense blended as by the perfumer, seasoned with salt, pure and holy; and you shall beat some of it into powder, and put part of it before the covenant in the tent of meeting where I shall meet with you; it shall be for you most holy. When you make incense according to this composition, you shall not make it for yourselves; it shall be regarded by you as holy to the Lord." (Exodus 30:34~36)

Benzoin was used both as medicine and as incense in the ancient world. They used it in perfume and blended it in holy anointing oils, and used it as an ointment to heal skin wounds.

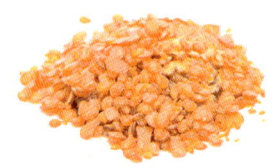

Botanical Name : *Styrax tonkinensis*
Note : Base Note, Fixative
Part of the Plant : Resin
Country of Origin : Laos
Extraction Method : Resin Extract
Aromas : Rich, Intensely sweet, Warm, Powdery, Balsamic, Vanilla-like aroma, with a subtle

spicy/cinnamon-like undertone

Benzoin Resin oil is extracted from the resin of the Styrax Benzoin tree that belongs to the Styracaceae family. It has been used by all the different cultures, in all the different parts of the world as an incense or a perfumery because of its deep, warm, wood and vanilla-like aroma. It is known to bring peace and calm to the mind and soul. Add 1 drop of Niaouli oil, 1 drop Eucalyptus oil and 1 drop of Benzoin oil in the steam inhalation which relieves the collected phlegm and mucus, congestion and clears the passages of breathing.

Primary Benefits :

May improve circulation

May prevent sepsis

May remove bad odor

May treat cough

벤조인 레진 오일은 Styracaceae과에 속하는 Styrax Benzoin 나무의 수지에서 추출됩니다. 깊고 따뜻한 나무 향과 바닐라 같은 향 때문에 세계 각지의 다양한 문화권에서 향이나 향수로 사용되어 왔습니다. 마음과 영혼에 평화와 평온을 가져다 주는 것으로 알려져 있습니다. 증기 흡입에 니아울리 오일 1방울, 유칼립투스 오일 1방울, 벤조인 오일 1방울을 추가하면 모인 가래와 점액, 울혈을 완화하고 호흡 통로를 깨끗하게 해줍니다.

59) Frankincense 프랑킨센스 /f쁘렝껀쎈스/

Until the cool of the day

When the shadows flee away,

I will go my way to the mountain of myrrh

And to the hill of frankincense.

Botanical Name : *Boswellia carteri*

Note : Base Note

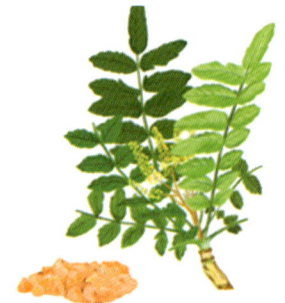

Part of the Plant : Resin (Gum)
Country of Origin : Somalia
Extraction Method : Hydro-Distilled
Aromas : Austere, Earthy, Balsamic, Camphor-like, Spicy, Soft lemon.

Frankincense oil is from the genus Boswellia and sourced from the resin of the Boswellia carterii or Boswellia sacra tree that's commonly grown in Somalia. Frankincense has been associated with many different religions over the years, especially the Christian religion, as it was one of the first gifts given to Jesus by the wise men. Frankincense oil stands out as being most beneficial, including terpenes and boswellic acids, which are strongly anti-inflammatory and protective over healthy cells.

Primary Benefits :
May help fight cancer and deal with chemotherapy side effects
Astringent and can kill harmful germs and bacteria
Protects skin and prevents signs of aging
Improves memory
May help balance hormones and improve fertility
Eases digestion
Acts as a sleep aid
Helps decrease inflammation and pain

유향 오일은 보스웰리아 속 식물로 소말리아에서 흔히 재배되는 보스웰리아 카테리 또는 보스웰리아 사크라 나무의 수지로부터 추출합니다. 유향은 동방박사들이 예수님께 드린 첫 번째 선물 중 하나이기 때문에 오랜 세월 동안 다양한 종교, 특히 기독교와 연관되어 왔습니다. 유향 오일은 강력한 항염증 및 건강한 세포를 보호하는 테르펜과 보스웰릭산 등 가장 유익한 성분을 함유하고 있는 것으로 알려져 있습니다.

60) Myrrh 미르 /멀r/

"On coming to the house, they saw the child with his mother Mary, and they bowed down and worshiped him. Then they opened their treasures and presented him with gifts of gold, frankincense, and myrrh."(Matthew 2:11)

Botanical Name : *Commiphora myrrha*
Note : Base Note
Part of the Plant : Resin (Gum)
Country of Origin : Somalia
Extraction Method : Steam Distilled
Aromas : Woody and slight medicinal smell

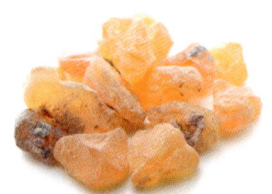

Myrrh oil is derived from the fragrant resin of the tree in the Commiphora family. It has a long history dating back to biblical days – the three wise men gifted myrrh to baby Jesus. Myrrh oil has a viscous consistency with a subtle rich deep scent. It is reputed to increase collagen production in the skin and create a supple tone. It is also effective at reducing pain associated with arthritic joints. Its rich scent serves to sedate and calm and is a very centering oil. To promote oral health add 1-2 drops to your toothpaste.

Primary Benefits :

Kills harmful bacteria

May support oral health

Supports skin health and may help heal sores

Combats pain and swelling

May be a powerful antioxidant

Kills some parasites

몰약 오일은 Commiphora과에 속하는 나무의 수지에서 추출됩니다. 그것은 성경 시대로 거슬러 올라가는 오랜 역사를 가지고 있습니다. 세 명의 현자가 아기 예수에게 몰약을 선물한 것입니다. 몰약

오일은 점성이 있고 은은하고 풍부하며 깊은 향을 가지고 있습니다. 피부 속 콜라겐 생성을 증가시켜 탄력있는 피부톤을 만들어준다고 알려져 있습니다. 관절염과 관련된 통증을 줄이는 데도 효과적입니다. 풍부한 향은 차분해지고 진정 효과가 있으며 중심을 잡아주는 오일입니다. 구강 건강을 증진하려면 치약에 1~2방울을 떨어뜨려 사용하세요.

61) Spikenard 스파이크나드 /쑾빠잌날/

Spikenard and saffron; calamus and cinnamon, with all trees of frankincense; myrrh and aloes, with all the chief spices: 15 A fountain of gardens, a well of living waters, and streams from Lebanon. (Song of Songs 4:14)

Botanical Name : *Nardostachys jatamansi*
Note : Base Note
Part of the Plant : Rhizomes/Roots
Country of Origin : Nepal
Extraction Method : Steam Distilled
Aromas : Sweet, Resinous, Damp earth, Mellow spicy aroma

Biblically, it's referenced when Mary of Bethany spent a year's worth of wages to buy this oil and anoint Jesus' feet before the Last Supper.
Spikenard, also called nard, nardin, and muskroot, is a flowering plant of the Valerian family with the scientific name Nardostachys Jatamansi. It grows in the Himalayas of Nepal, China, and India, and is found at altitudes of about 10,000 feet. Spikenard is also antifungal, so it promotes skin health and helps heal ailments caused by fungal infections. This powerful plant is able to ease itching, treat patches on the skin, and treat dermatitis.

Primary Benefits :

Eliminates odor
Reduces inflammation

Acts as a laxative
Promotes healthy sleep
Boosts uterine health

성경적으로는 최후의 만찬 전에 베다니의 마리아가 이 기름을 사서 예수님의 발에 바르기 위해 1년 치 품삯을 썼던 일이 언급되어 있습니다. 나드(nard), 나르딘(nardin), 사향뿌리(muskroot)라고도 불리는 스파이크나드는 학명이 Nardostachys Jatamansi인 발레리아과의 꽃이 피는 식물입니다. 네팔, 중국, 인도의 히말라야 산맥에서 자라며 약 10,000피트의 고도에서 발견됩니다. Spikenard는 또한 항진균제이므로 피부 건강을 촉진하고 곰팡이 감염으로 인한 질병을 치료하는 데 도움이 됩니다. 이 강력한 식물은 가려움증을 완화하고, 피부의 반점을 치료하고, 피부염을 치료할 수 있습니다.

62) Rose Absolute 로즈 앱솔루트/뤄z잼썰룻/

Even roses have thorns. In 2 Corinthians 12, the Apostle Paul writes,
"That is why, for Christ's sake, I delight in weaknesses, in insults, in hardships, in persecutions, in difficulties. For when I am weak, then I am strong."

Our thorns, though they may be many, when combined with God's plan, His timing, and grace, can be a beautiful thing. And this beautiful thing can be used for our good and His glory.

Botanical Name : *Rosa damascena*
Note : Base Note
Part of the Plant : Flowers
Country of Origin : Bulgaria
Extraction Method : Organic Extraction (Hexane Free)
Aromas : Deep and rich, Sweet-spicy scent

Rose essential oil, often referred to as the "queen of essential oils," is derived from the petals of the rose plant, typically Rosa damascena or Rosa centifolia. This essential oil is highly prized for its exquisite and alluring aroma, as well as its various therapeutic and cosmetic uses. Rose oil is renowned for its ability to promote emotional balance, reduce stress, and alleviate anxiety. Rose essential oil is a versatile oil that blends well with other essential oils, including floral oils like lavender and geranium, citrus oils like bergamot and neroli, and woody oils like sandalwood and cedarwood.

Primary Benefits :

Eases pain
Decreases anxiety and stress
Antibacterial, antifungal properties
Eases depressive symptoms

"에센셜오일의 여왕"으로 불리는 로즈 에센셜오일은 일반적으로 Rosa damascena 또는 Rosa centifolia와 같은 장미 식물의 꽃잎에서 추출됩니다. 이 에센셜오일은 정교하고 매혹적인 향뿐만 아니라 다양한 치료 및 미용 용도로 높은 평가를 받고 있습니다. 로즈 오일은 정서적 균형을 촉진하고 스트레스를 줄이며 불안을 완화하는 능력으로 유명합니다. 로즈 에센셜오일은 라벤더, 제라늄 같은 꽃 오일, 버가못, 네롤리 같은 시트러스 오일, 샌달우드, 시더우드 같은 우디 오일 등 다른 에센셜오일과 잘 블렌딩되는 다용도 오일입니다.

63) Jasmine Absolute 자스민 앱솔루트/줴z즈민앺썰룯/

Star-shaped milk petals
Scented blossoms burst thriving
Sweet Jasmine blooming

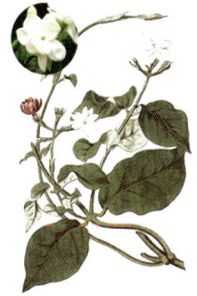

Botanical Name : *Jasminum grandiflorum*
Note : Middle to Base Note
Part of the Plant : Flowers

Country of Origin : India
Extraction Method : Organic Extraction (Hexane Free)
Aromas : Intoxicating, Floral, Exotic, and intense

Jasmine is an extremely well-known flower. It features a powerful yet sweet, pleasing as well as intimate aroma, that is common in flowers that bloom only at night. The three commercially cultivated species used for essential oil production are J. auriculatum, J. grandiflorum, J. sambac. J. Grandiflorum is native to northern Iran, Afphanistand and Kashmir, and has been introduced and is commercially cultivated in many countries, principally around the Mediterranean. Jasmine essential oil has a sweet, rich, and intoxicating floral scent. It is often described as having a warm and sensual aroma that is both exotic and soothing.

Primary Benefits :
Depression and anxiety relief
Increase arousal
Improve immunity and fight infections
Help with falling sleep
Decrease symptoms of menopause
Serve as a natural mood-lifting perfume

자스민은 매우 유명한 꽃입니다. 밤에만 피는 꽃에서 흔히 볼 수 있는 강력하면서도 달콤하고 기분 좋고 친밀한 향기가 특징입니다. 에센셜오일 생산에 사용되는 상업적으로 재배되는 세 가지 종은 J.auriculatum, J. grandiflorum, J. sambac입니다. J. grandiflorum은 이란 북부, 아프파니스탄드 및 카슈미르가 원산지이며 주로 지중해 주변의 많은 국가에 도입되어 상업적으로 재배되고 있습니다. 자스민 에센셜오일은 달콤하고 풍부하며 중독적인 꽃 향을 가지고 있습니다. 이국적이고 마음을 진정시키는 따뜻하고 감각적인 향기가 나는 것으로 종종 묘사됩니다.

64) Jasmine Sambac Absolute 자스민 삼박 앱솔루트 /줴z즈민쌤백앱썰롯

Jasminum sambac is a nightblooming jasmine. It is heavier on indoles than Jasminim G., and its scent is darker, greener and more animalic.

Botanical Name : *Jasminum sambac*
Note : Middle to Base Note
Part of the Plant : Flowers
Country of Origin : India
Extraction Method : Organic Extraction (Hexane Free)
Aromas : Flowery, Fruity, Green

Jasminum sambac, commonly known as Arabian jasmine, is a fragrant flowering plant in the jasmine family (Oleaceae). It is native to Southeast Asia, including countries like India, Pakistan, and the Philippines. This plant is prized for its aromatic and beautiful white flowers. Jasmine Sambac has an ecstatic, compelling, sensual, and miraculous aroma that has magical powers vested in it. Add 1 drops of this oil to your regular skin care cream or lotion and massage it gently on to your skin for treating dry skin, sensitive skin, greasy skin and for fading away scars and stretch marks.

Primary Benefits :
Excellent aphrodisiac
Relieves pain and inflammation
Acts as a tonic to the skin

일반적으로 아라비아 자스민으로 알려진 Jasminum sambac은 자스민과(Oleaceae)에 속하는 향기로운 꽃 식물입니다. 인도, 파키스탄, 필리핀 등 동남아시아가 원산지입니다. 이 식물은 향기롭고 아름다운 흰색 꽃으로 유명합니다. Jasmine Sambac은 마법의 힘이 담겨 있는 황홀하고 강렬하며 감각적이고 기적적인 향기를 가지고 있습니다. 평소 사용하는 스킨 케어 크림이나 로션에 이 오일을 한 방울 떨어뜨려 피부에 부드럽게 마사지하면 건성 피부, 민감성 피부, 기름진 피부를 치료하고 흉터와 튼살을 완화할 수 있습니다.

65) Ylang Ylang 일랑일랑 /일랑일랑/

Spring flowers blooming. A vibrant floral blend of honeyed neroli and spiced ylang ylang with hints of bitter orange, jasmine and nutmeg.

Notes: Top notes are elderberry and lemon peel; middle notes are neroli, nutmeg and cumin; base notes are tuberose, white jasmine and ylang ylang.

Botanical Name : *Cananga odorata*
Note : Base Note
Part of the Plant : Flowers
Country of Origin : Madagascar
Extraction Method : Steam Distilled
Aromas : Deep, Rich, Honey and spice

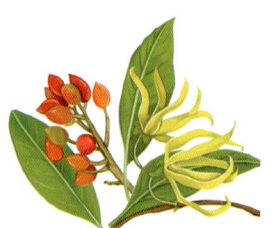

Ylang-ylang essential oil has a sweet, rich, and intensely floral scent. In Indonesia, Ylang Ylang flowers, believed to have aphrodisiac properties, are sprinkled on the bed of a newlywed couple. Today, Ylang Ylang Oil continues to be used for its health-enhancing characteristics. Due to its soothing and stimulating properties, it is reputed to be beneficial for addressing ailments associated with women's reproductive health, such as premenstrual syndrome and low libido. If stress is keeping you up at night, you may also want to try mixing this essential oil with lavender for a more powerful sedating effect.

Primary Benefits :
Immune and heart health booster
Mood enhancer and anxiety fighter
Skin health preserver

May have antimicrobial properties

May help in wound healing

Prevents hair loss and boosts hair growth

May help fight malaria

May help relax bladder muscles

일랑일랑 에센셜오일은 달콤하고 풍부하며 강렬한 꽃 향을 가지고 있습니다. 인도네시아에서는 최음 효과가 있다고 알려진 일랑일랑 꽃을 신혼 부부의 침대 위에 뿌립니다. 오늘날 일랑일랑 오일은 건강 증진 특성으로 인해 계속해서 사용되고 있습니다. 진정 및 자극 효과로 인해 월경전 증후군, 성욕 저하 등 여성의 생식 건강과 관련된 질병을 해결하는 데 도움이 되는 것으로 알려져 있습니다. 스트레스로 인해 밤잠을 설치는 경우, 이 에센셜오일과 라벤더를 섞어 사용하면 더욱 강력한 진정 효과를 얻을 수 있습니다.

66) Sandalwood 샌달우드 /쌘들룬/

The king used the sandalwood for fine cabinetry in The Temple of God and the palace complex, and for making harps and dulcimers for the musicians. Nothing like that shipment of sandalwood has been seen since.(1 Kings 10:12-22)

Botanical Name : *Santalum album*
Note : Base Note
Part of the Plant : Heartwood
Country of Origin : India
Extraction Method : Steam Distilled
Aromas : Oriental and balsamic with a soft, Sweet, Rich, Woody

Sandalwood oil comes from the heartwood of trees in the Santalum genus. A base note, Sandalwood makes an excellent fixative for perfumes, as it has strong staying power on the skin and its pleasant dry-down scent is compatible with most other notes.

Primary Benefits :
Relaxing and calming
Natural aphrodisiac
Anti-inflammatory
Expectorant

샌달우드 오일은 산탈룸(Santalum) 속 나무의 심재에서 추출합니다. 이 오일은 기분 좋은 드라이 다운 향으로 베이스 노트로 사용되며, 피부에 머무르는 힘이 강해 향수를 위한 훌륭한 고정제 역할을 합니다.

67) Vetiver 베티버 /vˈbeɪtɪvˈbɜːr/

Vetiver essential oil, with its deep and rich scent, is widely reported to be deeply grounding and often used to help promote a peaceful sleep
because of its calming effects. It's because of this t
hat some people also call it the Oil of Tranquility.

Botanical Name : *Chrysopogon zizanioides*
Note : Base Note
Part of the Plant : Roots
Country of Origin : India
Extraction Method : Steam Distilled
Aromas : Dry, Earthy, Woody, Leathery and smoky

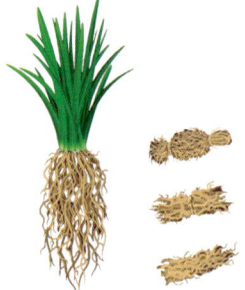

The roots of the vetiver plant are unique in their ability to grow downward, creating a thick tangle of roots in the ground.
The essential oil extracted from the vetiver roots has a distinct earthy, woody, and smoky aroma and is valued for its various therapeutic and aromatic uses. Vetiver oil is highly

regarded for its calming and grounding properties. It is used to reduce stress, anxiety, and restlessness, as well as to promote relaxation and emotional stability. It can be used to rinse your hair to give you a cooling and refreshing feeling.

Primary Benefits :
Heals scars and marks on skin
Treats ADHD

베티버 식물의 뿌리는 아래쪽으로 자라는 능력이 독특하여 땅에 뿌리가 두껍게 얽혀 있습니다. 뿌리에서 추출한 에센셜오일은 독특한 흙향, 나무 향, 스모키 향을 갖고 있으며 다양한 치료 및 방향 용도로 가치가 높습니다. 베티버 오일은 진정 및 안정 효과로 높은 평가를 받고 있습니다. 스트레스, 불안을 줄이고 휴식과 정서적 안정을 촉진하는 데 사용됩니다. 머리를 헹굴 때 사용하면 시원하고 상쾌한 느낌을 줄 수 있습니다.

68) Oakmoss Absolute 오크모쓰 앱솔루트 /옥모쌥썰룻/

Oakmoss infuses warmth, intensity and depth to an amber or chypre fragrance. Its aroma is very facoted: earthy, bitter, wet, mushroomy, woody, marine (reminiscent of seaweed), leathery and slightly smoky.

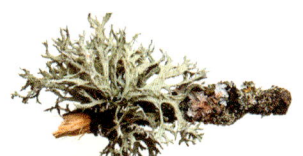

Botanical Name : *Evernia prunastri*
Note : Base Note
Part of the Plant : Lichen
Country of Origin : India
Extraction Method : Organic Extraction (Hexane Free)
Aromas : Dry, Earthy, Bark and pine-like top notes
over smooth, Rich notes of moss, Wood, Decaying leaf, Fungus, Lichen, and damp earth notes

The aroma of Oakmoss has dry, earthy, bark, and pine-like notes over smooth, rich notes of moss, wood, lichen, and damp earth notes. Deep, mysterious, and evocative, Oakmoss is an excellent fixative with tremendous tenacity. Ours contain a low percentage of atranol, which is safe and meets international standards.

Primary Benefits :
Expectorant
Repel insects

오크모스의 향기는 나무, 이끼류, 축축한 흙의 부드럽고 풍부한 향 위에 건조한 흙향이 나며 나무껍질과 소나무 같은 향이 있습니다. 이 깊고 신비로운 향기는 엄청난 끈기를 지닌 탁월한 고정제로 사용됩니다. 또한, 낮은 비율의 아트라놀이 포함되어 있어 안전하고 국제 표준을 충족합니다.

69) Osmanthus Absolute 오스만투스 앱솔루트 /오z즈맨th떠쌥썰룰/

"I inhale the scent of Osmanthus
So deeply that
I feel pregnant with it."

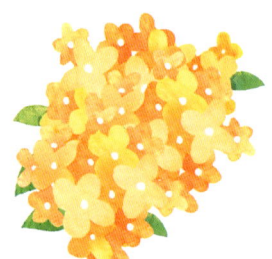

Botanical Name : *Osmanthus fragrans*
Note : Middle to Base Note
Part of the Plant : Flowers
Country of Origin : China
Extraction Method : Organic Extraction (Hexane Free)
Aromas : Intensely rich, Sweet, Fruity-floral aroma with honeyed apricot, Dried raisin and plum nuances, Light spicy and soft green notes, and faint animalic / leather undertones

Osmanthus essential oil has a sweet, fruity, and floral scent. It is often described as having a delightful and exotic fragrance that is both fruity and floral, with apricot-like undertones.

Due to its pleasant and romantic aroma, osmanthus oil is sometimes considered an aphrodisiac, enhancing intimacy and sensuality.

Primary Benefits :
May help with anxiety
May nourish and soften the skin
May help with allergies
May repel insects
High levels of vitamin B3

오스만투스 에센셜오일은 달콤하고 과일향과 꽃향이 납니다. 종종 살구 같은 느낌이 나는 과일 향과 꽃향이 어우러진 유쾌하고 이국적인 향으로 묘사됩니다.
기분 좋고 낭만적인 향기로 인해 오스만투스 오일은 때때로 친밀감과 관능미를 향상시키는 최음제로 간주됩니다.

70) Oregano 오레가노 /올r가노/

Research has found that oregano has been traditionally used in the treatment of kidney stones. It acts as a diuretic which increases urine volume and reduces supersaturation of crystals and anti-spasmodic agent or relieves pain. Oregano increases the dissolution of kidney stones.

Botanical Name : *Origanum vulgare*
Note : Middle to Top Note
Part of the Plant : Flowering Tops
Country of Origin : Hungary
Extraction Method : Steam Distilled
Aromas : Very fresh, Vibrant, Warm, with a pungent, spicy, mildly woody undertone.

Botanically known as Origanum vulgare, oregano is a flowering plant from the same family as mint. Oil of oregano contains two powerful compounds called carvacrol and thymol, both of which have been shown in studies to have strong antibacterial and antifungal properties. Oregano oil can easily get rid of dandruff in just a week.

Primary Benefits :
Natural alternative to antibiotics
Fights infections and bacterial overgrowth
Helps reduce side effects from medications / drugs

식물학적으로 Origanum vulgare로 알려진 오레가노는 민트와 같은 과에 속하는 꽃이 피는 식물입니다. 오레가노 오일에는 카바크롤(carvacrol)과 티몰(thymol)이라는 두 가지 화합물이 포함되어 있으며, 연구에서 두 가지 모두 강력한 항균 및 항진균 특성을 갖는 것으로 나타났습니다. 오레가노 오일은 단 일주일 만에 비듬을 쉽게 제거할 수 있습니다.

71) Camphor 캠퍼 /캠f뿔r/

My beloved is unto me as a cluster of camphire in the vineyards of Engedi. Behold, thou art fair, my love; behold, thou art fair; thou hast doves' eyes. Behold, thou art fair, my beloved, yea, pleasant: also our bed is green. The beams of our house are cedar, and our rafters of fir.

Botanical Name : *Cinnamomum camphora*
Note : Middle Note
Part of the Plant : Wood
Country of Origin : China
Extraction Method : Steam Distilled
Aromas : Somewhat eucalyptus-like due to its high cineole content.

Camphor essential oil is derived from the Cinnamomum camphora botanical and processed by steam distillation. It can be used topically to relieve pain, irritation, and itching. Applying camphor to the skin helps to relieve pain and inflammation.

Primary Benefits :

Reduce pain and relieve skin irritation

Anti-bacterial and anti-inflammatory

Relieve muscle tension

캠퍼 오일은 Cinnamomum camphora 식물에서 추출되며 수증기 증류법으로 가공됩니다. 이 오일은 국소적으로 사용하여 통증, 자극, 가려움증을 완화하는 데 도움이 됩니다. 또한, Camphor를 피부에 바르면 통증과 염증을 완화하는 데 도움이 될 수 있습니다.

72) Ginger 진저 /쥔절r/

Ginger, in contrast to aspirin or ibuprofen-type drugs, may actually improve gastrointestinal function. For example, endurance athletes can suffer from nausea, and ginger is prized for its anti-nausea properties.

Botanical Name : *Zingiber officinale*
Note : Middle Note
Part of the Plant : Rhizomes
Country of Origin : India
Extraction Method : Steam Distilled
Aromas : Warm, Spicy, Woody scent with a hint of lemon and pepper

Ginger essential oil is a boon for skin and hair. Its antioxidant properties can help protect the skin against free radicals and the anti-inflammatory and antiseptic properties of ginger oil can help repair the appearance of the skin. When applied to the hair or scalp, it can strengthen the strands, soothe itching and reduce dandruff. Ginger essential oil is also used as a natural remedy for respiratory diseases.

Primary Benefits :

Treats upset stomach and supports digestion

Helps infections heal

Aids respiratory problems

Acts as a natural aphrodisiac

진저 에센셜오일은 피부와 모발에 많은 이점을 제공합니다. 그 안에 함유된 항산화 성분은 활성산소로부터 피부를 보호하고, 항염 및 살균 성분이 피부 외관을 회복하는 데 도움이 될 수 있습니다. 이 오일을 머리나 두피에 바르면 머리카락을 강화하고 가려움증을 진정시키며 비듬을 줄일 수 있습니다. 또한, 진저 에센셜오일은 호흡기 질환에 대한 자연 요법으로도 사용됩니다.

73) Valerian 발레리안 /v뷜리뤼언/

In aromatherapy, valerian root oil is best known as a powerful sleep aid. It is also thought to help quell anxiety and soothe cramping.

Botanical Name : *Valerianan officinalis*
Note : Base Note
Part of the Plant : Roots
Country of Origin : India
Extraction Method : Steam Distilled
Aromas : Warm-woody, Balsamic, Musky

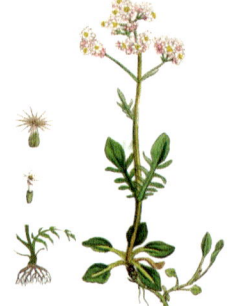

It is a well-known fact that numerous herbalists and physicians use preparations containing Valerian essential oil in the treatment of many psychosomatic problems, peripheral, central and autonomic nervous system conditions. The attention-enhancing property of this herb has made some German physicians to use Valerian root to treat ADHD, attention deficit hyperactivity disorder in children.

Primary Benefits :
Naturally aids sleep
Lowers blood pressure
Neurologic
Improves cognitive abilities

약초 학자와 의사가 수많은 심리적 문제, 말초, 중추 및 자율 신경계 질환의 치료에 발레리안 에센셜오일을 함유한 제제를 사용한다는 것은 잘 알려진 사실입니다. 이 허브의 주의력 향상 특성으로 인해 일부 독일 의사는 발레리안 뿌리를 사용하여 어린이의 주의력 결핍 과잉 행동 장애인 ADHD를 치료했습니다.

74) Copaiba 코파이바 /컵파이버/

Copaiba has beta-caryophyllene (β-caryophyllene) as its main component. This chemical component has analgesic or pain-killing properties.

Both copaiba oil and CBD oil have BCP(Beta-caryophyllene)

Copaiba oil has a lot more BCP than what CBD oil possesses. However, if you take a really close look, you'll realize that CBD oil has a lot more things that copaiba doesn't have. Copaiba oil, on the other hand, doesn't just contain BCP. It also has other beneficial compounds, like humulene, copaene, and bergamotene.

Botanical Name : *Copaifera officinalis*
Note : Base Note
Part of the Plant : Resin
Country of Origin : Brazil

Extraction Method : Steam Distilled
Aromas : Sweet, Slightly spicy, Woody earthy aroma

One of the most fascinating things about Copaiba essential oil is that it contains BCP (beta-caryophyllene), which is one of the most effective and therapeutic compounds found in Cannabis Oil. Coming from the Copaiba tree, it does not contain any psychotropic cannabinoids. So you can have similar health benefits as CBD, without worrying about THC contamination or any legal issues which are associated with CBD oil use.

Primary Benefits :

Anti-inflammatory

Neuroprotective agent

Possible liver damage preventer

Dental / oral health booster

Pain helper

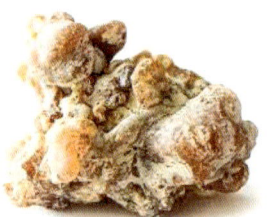

코파이바 에센셜오일의 가장 흥미로운 점 중 하나는 대마초에서 발견되는 가장 효과적이고 치료적인 화합물 중 하나인 BCP(베타-카리오필렌)를 함유하고 있다는 것입니다. 코파이바 나무에서 나오는 이 오일에는 어떠한 향정신성 칸나비노이드가 포함되어 있지 않습니다. 따라서 THC 오용이나 CBD 오일 사용과 관련된 법적 문제에 대해 걱정하지 않고도 CBD와 유사한 건강상의 이점을 누릴 수 있습니다.

75) Pure 13 Essential Oils 순수 13 정유 /퓨어rth떨틴이쎈셜로일z즈/

Cedarwood, Peppermint, German Chamomile, Eucalyptus, Lemon, Tea Tree, Lavender, Cypress, Helichrysum, Pine, Juniperberry, Patchouli, and Frankincense

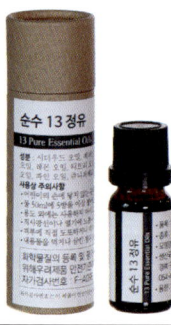

76) Narcissus Absolute 나르시스 앱솔루트 /날r씨써쌥썰룿/

I wandered lonely as a cloud
That floats on high o'er vales and hills,
When all at once I saw a crowd,
A host, of golden daffodils;
Beside the lake, beneath the trees,
Fluttering and dancing in the breeze.

Continuous as the stars that shine
And twinkle on the milky way,
They stretched in never-ending line
Along the margin of a bay:
Ten thousand saw I at a glance,
Tossing their heads in sprightly dance.

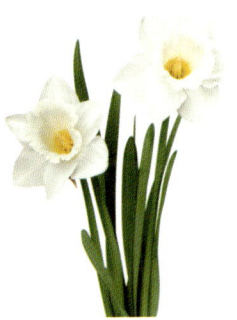

The waves beside them danced; but they
Out-did the sparkling waves in glee:
A poet could not but be gay,
In such a jocund company:
I gazed-and gazed-but little thought
What wealth the show to me had brought:
For oft, when on my couch I lie
In vacant or in pensive mood,
They flash upon that inward eye
Which is the bliss of solitude;
And then my heart with pleasure fills,
And dances with the daffodils.

Botanical Name : *Narcissus Poeticus*
Note : Middle Note
Part of the Plant : Flowers
Country of Origin : France
Extraction Method : Organic Extraction (Hexane Free)
Aromas : Sweet green herbaceous odour with heavy floral undertones

We find the aroma of this current batch of Narcissus Absolute to be heady, lushly sweet, and intensely floral with a sheerly spiced aquatic accord and faint nuance of oak moss earthiness. Narcissus blends well with many other aromatics and is truly a hidden gem in a natural perfumer's repertoire of aromatics. It is often used as a middle note in perfumes.

Primary Benefits :
Moisturizing
Anti-ageing
Hormonal balance

나르시스 앱솔루트의 향은 향긋한 아쿠아틱 어코드와 참나무 이끼의 흙냄새가 은은하게 느껴지는 강렬한 플로럴 향으로, 맑고 달콤합니다. 수선화는 다른 많은 아로마 향료와 잘 어우러지며 천연 조향사의 아로마 레퍼토리에서 숨은 보석과도 같은 향료입니다. 향수에 미들 노트로 자주 사용됩니다.

77) Wintergreen 윈터그린 /윈떨r그륀/

Wintergreen oil is sometimes applied directly to the skin as a wash for achy joints (rheumatism), sore muscles, and lower back pain. Wintergreen oil is applied to the skin as a "counterirritant" to relieve muscle pain. Counterirritants work by causing irritation that reduces pain and swelling in the underlying tissue.

Botanical Name : *Gaultheria procumbens*

Note : Middle Note
Part of the Plant : Leaves
Country of Origin : India
Extraction Method : Steam Distilled
Aromas : Strong, Characteristic, Sweet-minty, Woody aroma

Wintergreen oil contains an aspirin-like chemical that can help reduce pain, congestion, swelling and fever associated with common illnesses. Studies show it's even a alternative therapy to NSAIDs (pain-relieving drugs). Massaging a few drops of diluted oil into the skin is also great for relieving achy joints from arthritis or rheumatism.

Primary Benefits :

Muscle pain relief

Cold and flu treatment

Antibacterial and antiviral

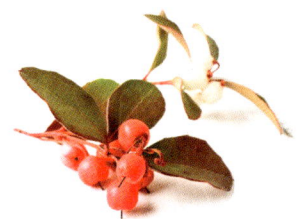

원터그린 오일에는 아스피린과 유사한 화학 물질이 함유되어 있어 일반적인 질병과 관련된 통증, 충혈, 부기 및 발열을 줄이는 데 도움이 될 수 있습니다. 연구에 따르면 NSAID(진통제)를 대체할 수 있는 요법이라고 합니다. 희석된 오일을 피부에 몇 방울 떨어뜨려 마사지하면 관절염이나 류머티즘으로 인한 관절 통증을 완화하는 데도 좋습니다.

78) Amber 엠버 /앰벌r/

The amber which drops "through seasons and centuries to the ground" transforms "clear air" into "a flawed translucence," the past refracted through time.

Amber

It never mattered that there was once a vast grieving:
trees on their hillsides, in their groves, weeping-

a gold dropping

through seasons and centuries to the ground—
until now.

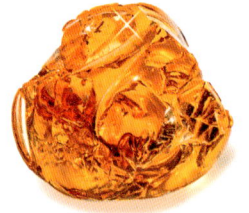

Botanical Name : *Pinus succinefera*
Note : Base Note, Excellent Fixative
Part of the Plant : Fossilized Tree Resin / Retinite
Country of Origin : India
Extraction Method : Dry Distillation
Aromas : Smoky, Leathery, Woody aroma with great ertenacity

Amber oil is a dark brown, very thick liquid, a smokey note with a faint hint of citrus, an earthy note reminiscent of patchouli at first glance, but more floral, similar to benzoin but a little more powdery. There are several places around the world where amber fossils are produced, mainly in the Baltic region, but high-quality amber oil is mainly produced in the Himalayas. Amber oil is the best product with strong notes of smoky, leathery, woody and reasinous unique to amber. Amber is famous for its unique fragrance and also acts as a fragrance fixing agent, so it is a popular oil used as a base note in the perfume industry.

Primary Benefits :
May lower stress & anxiety

앰버 오일은 짙은 갈색의 매우 진한 액체로 시트러스의 희미한 힌트가 있는 스모키 노트, 언뜻보기에 패출리를 연상시키는 흙빛 노트이며 벤조인과 비슷하지만 파우더리 꽃 향기가 더 강합니다. 호박 화석이 생산되는 곳은 주로 발트해 지역을 중심으로 전 세계에 여러 곳이 있지만, 고품질의 앰버 오일은 히말라야 지역에서 주로 생산됩니다. 앰버 오일은 앰버 특유의 스모키하고 가죽 같고 목질적이며 끈적끈적한 느낌이 강한 최고의 제품입니다. 앰버는 독특한 향으로 유명하고 향 고정제 역할도 하기 때문에 향수 업계에서 베이스 노트로 사용되는 인기있는 오일입니다.

[별표1] 화장품 성분 명칭 표준화 - 영어명칭 음역방법

번호	분류	영어명칭 음역방법
1	-mer	머로 음역하였다 Poloxamer /펄락써멀r/ 폴록사머
2	X	단어의 처음에 오는 X는 'ㅈ'으로, 중간 또는 말미에 오는 X는 'ㄱㅅ'로 기재하였습니다. Xylitol /z자일러털ㄹ/ 자일리톨 Dextran /덱쓰튜뤈/ 덱스트란
3	-ium	'윰'으로 음역하되 앞의 자음과 붙여서 명명합니다. Chromium Oxide /크뤄미엄 악싸읻/ 크로뮴옥사이드
4	-ol, -al, -one	기능단을 표시하는 접미사 -ol, -al, -one 등은 자음과 분리하여 명명합니다. 단, phenol은 예외로 하며 '페놀'로 명명합니다. Methanol /메th떠널/ 메탄올 Bisabolol /비써벌럴ㄹ/ 비사보롤
5	-acid	'애씨드'로 명명합니다. 다만, amino acid는 "아미노산", fatty acid는 "지방산"으로 명명합니다.
6	-ase	효소를 뜻하는 -ase는 '-아제'로 명명합니다.
7	모음과 자음 사이의 r	모음과 자음 사이의 r은 표기하지 않거나 모음에 ㄹ 받침으로 붙여 명명합니다. 다만, r 다음에 m 오는 경우는 '름'으로 명명하며, ar-로 시작되는 경우는 "아(亞)-산"과의 혼동을 피하기 위하여 "아르-"로 명명합니다. carbomer /칼버멀r/ 카보머 carboxy /칼벅씨/ 카복시- chloroform /클러뤄f뷺/ 클로로포름 arsine /알r씬/ 아르신
8	-er	-er은 'ㅓ'로 표기하였습니다. ester /에쓰털r/ 에스터 ether /이th떨r/ 에터 terpene /털r삔/ 터펜
9	th	th는 "트"로 명명하지만, "thio-"와 "ortho"는 각각 "티오"와 "오쏘"로 명명합니다. sodium thiosulfate /쏘리엄 th띠어썰f풰읕/ 트레오닌 Threonine /th뜨뤼어나인/ 트레오닌 Thio- /th띠어/ 티오-

번호	분류	영어명칭 음역방법
10	-ene	'-엔'으로 명명합니다. Benzene /벤z진/ 벤젠
11	-ide	'-아이드'로 명명합니다. 단, 'imide'는 '이미드'로, 'amido'는 '아미도'로, 'imido'는 '이미도'로 각각 명명합니다. Hydride /하이듀롸읻/ 하이드라이드
12	hy-, cy, xy-, ty-	hy-, cy-, xy-, ty-는 각각 '하이-', '사이-', '자이-', '타이-'로 명명합니다. Hydride /하이듀롸읻/ 하이드라이드 Xylene /z자일린/ 자일렌 Styrene /쓰타이륀/ 스타이렌 Anhydro /언하이듀뤄/ 안하이드로 Aldehyde /얼더하읻/ 알데하이드 Glyco- /글라이코/ 글라이코-
13	u	u는 일반적으로 'ㅜ'로 명명하지만 'ㅓ' 또는 'ㅠ'로 명명하는 경우도 있습니다. Toluene /털류인/ 톨루엔 Sulfide /썰f빠읻/ 설파이드 Butane /뷰테인/ 부탄

[별표2] 원료의 배합목적

번호	배합목적	영어명칭
1	pH 조정제	pH Adjusters /피엣취 어줘쓰털r쓰/
2	가소제	Plasticizers /플래쓰터싸이z절쓰 /
3	각질제거제	Exfoliants /익쓰f뽈리언츠/
4	감미제	Flavoring Agents /f쁠레이v붜륑 에이젼츠/
5	결합제	Binders /바인덜쓰/
6	계면활성제	Surfactants /썰f뷐턴츠/
7	계면활성제(거품촉진제)	Surfactants - Foam Boosters /썰f뷐턴츠- f봄 부쓰털r쓰/

번호	배합목적	영어명칭
8	계면활성제(분산제)	Surfactants – Dispersing Agents /썰f삑턴츠-디쓰펄r씽 에이젼츠/
9	계면활성제(세정제)	Surfactants – Cleansing Agents /썰f삑턴츠-클린z징 에이젼츠/
10	계면활성제(용해보조제)	Surfactants – Solubilizing Agents /썰f삑턴츠-썰류블라이z징 에이젼츠/
11	계면활성제(유화제)	Surfactants – Emulsifying Agents /썰f삑턴츠-이멀써f빠잉 에이젼츠/
12	계면활성제(친수제)	Surfactant – Hydrotropes /썰f삑턴츠-하이듀뤄튜뤂쓰/
13	계면활성제(현탁화제)	Surfactants-Suspending Agents /썰f삑턴츠-써스펜딩 에이젼츠/
14	광안정화제	Light Stabilizers, Ultra violet Light Absorbers /을라잍 쓰태블라이z절쓰, 얼튜롸 v봐이얼릴라잍/
15	금속이온봉쇄제	Chelating Agents /킬레이링 에이젼츠/
16	기포방지제	Antifoaming Agents /앤타이f보밍 에이젼츠/
17	네일컨디셔닝제	Nail Conditioning Agents /네일ㄹ컨디션잉 에이젼츠/
18	모발고정제	Hair Fixatives /헤얼r f삑써팁v쓰/
19	미끄럼소징제/활택제	Slip Modifiers /쓸립 마더f빠이얼쓰 /
20	미백개선제	Skin Bleaching Agents /슥낀블리칭 에이젼츠/
21	발한억제제	Antiperspirant Agents /앤티펄쓰퍼뤈 에이젼츠/
22	벌킹제(증량제)	Bulking Agents /벌ㄹ킹 에이젼츠/
23	변색방지제	Fading-protecting Agents /f붸이딩-플텍팅에이젼츠/
24	변성제	Denaturants /디네이쳐뤈츠/
25	보습제	Humectants /휴멕턴츠/
26	부식방지제	Corrosion Inhibitors /커뤄z젼 인히비럴r쓰/
27	분사제	Propellants /플펠런츠/
28	분산제(비계면활성제)	Dispersing Agents – Nonsurfactant /디쓰펄z징 에이젼츠-넌썰f삑턴/
29	불투명화제	Opacifying Agents /어패써f빠잉 에이젼츠/

번호	배합목적	영어명칭
30	비듬방지제	Antidandruff Agents /앤티댄유뤄fㅃ 에이젼츠/
31	산화방지제	Antioxidants /앤티악씨던츠/
32	산화제	Oxidizing Agents /악씨다이z징 에이젼츠/
33	살균보존제	Preservatives /펄rz절v붜팁v쓰/
34	살균제	Cosmetic Biocides /커쓰메릭 바이어싸읻zㅈ/
35	속눈썹컨디셔닝제	Eyelash Conditioning Agents /아일래쉬 컨디셔닝 에이젼츠/
36	수렴제	Cosmetic Astringents /커쓰메릭 어쓰츄륀젼츠/
37	안티케이킹제	Anticaking Agents /앤타이케잉잉 에이젼츠/
38	여드름완화제	Antiacne Agents /앤타이액니 에이젼츠/
39	연마제	Abrasives /앱뤠이z집v쓰/
40	염모제	Hair Colorants /헤얼r 컬러륀츠/
41	완충화제	Buffering Agents /버f붜륑 에이젼츠/
42	용제	Solvents /썰ㄹv뷘츠/
43	유화안정제	Emulsion Stabilizers /이멀z젼 쓰태벌라이z절r/
44	자외선차단제	Sunscreen Agents /썬스크륀 에이젼츠/
45	점도감소제	Viscosity Decreasing Agents /v빅쓰카쎠리 딕크뤼z징 에이젼츠/
46	점도조절제	Viscosity Controlling Agents /v빅쓰카쎠리 컨츄뭘링 에이젼츠/
47	점도증가제(수성)	Viscosity Increasing Agents - Aqueous /v빅쓰카쎠리 인크뤼z징 에이젼츠/
48	점도증가제(비수성)	Viscosity Increasing Agents - Nonaqueous /v빅쓰카쎠리 인크뤼z징 에이젼츠-너네읶퀴어쓰/
49	점착제	Adhesives /애디씹vzㅈ/
50	정전기방지제	Antistatic Agents /앤티쓰때릭 에이젼츠/
51	제모제(물리적)	Epilating Agents /엪펄레이링 에이젼츠/
52	제모제(화학적)	Depilating Agents /뎊펄레이링 에이젼츠/

번호	배합목적	영어명칭
53	착색제	Colorants or Color additives /컬러뤈철r 컬럴애디팁v쓰/
54	착향제	Fragrance Ingredients /f쁘뤡뤈쓰 인그뤼디언츠/
55	체취방지제	Deodorant Agents /디어더뤈 에이젼츠/
56	퍼머넌트웨이브용제/헤어스트레이트너용제	Hair-Waving/Straightening Agents /헤얼r웨이v빙 쓰튜뤠잍닝 에이젼츠/
57	표면조정제	Surface Modifiers /썰f풰이쓰 마더f빠이얼쓰/
58	피막형성제	Film Formers /f쁨 f뽈r멀쓰/
59	피부보호제	Skin Protectants /쓰낀플렉턴츠/
60	피부컨디셔닝제	Skin-Conditioning Agents /쓰낀컨디셔닝 에이젼츠/
61	피부컨디셔닝제(기타)	Skin-Conditioning Agent – Miscellaneous /쓰킨컨디셔닝 에이젼-미썰레이니어쓰/
62	피부컨디셔닝제(보습제)	Skin-Conditioning Agents – Humectant /쓰낀컨디셔닝 에이젼츠-휴멕떤/
63	피부컨디셔닝제	(수분차단제) Skin-Conditioning Agent – Occlusive /쓰낀컨디셔닝 에이젼츠- 억클루씹v/
64	피부컨디셔닝제(유연제)	Skin-Conditioning Agents-Emollient /쓰낀컨디셔닝 에이젼츠- 이말리언/
65	헤이컨디셔닝제	Hair Conditioning Agents /헤얼r컨디셔닝 에이젼츠/
66	현탁화제(비계면활성)	Suspending Agents – Nonsurfactant /써스펜딩 에이젼츠-넌썰f쀅턴/
67	환원제	Reducing Agents /뤼듀씽 에이젼츠/
68	흡수제	Absorbents /업z절r번츠/

[별표3] 원소의 표준명

번호	원소의 표준명
1	Li Lithium /을리th띠엄 / 리튬
11	Na Sodium(Natrium) /쏘럼(네이츄럼)/ 소듐

12	Mg Magnesium /맥니z점/ 마그네슘
13	Al Aluminium /얼루미늄/ 알루미늄
19	K Potassium(Kalium) /퍼태씨엄 (케일럼)/ 포타슘
20	Ca Calcium /캘씨엄/ 칼슘
56	Ba Barium /붸뤼엄/ 바륨

[별표4] 약호의 표준명

1 AMP 아미노메칠프로판올 에이엠피
2 AMPD 아미노메칠프로판디올 에이엠피디
3 BG 1, 3 부틸렌글라이콜 비지
4 BHA 부틸하이드록시아니솔 비에이치에이
5 BHT 디부틸하이드록시톨루엔 비에이치티
6 DEA 디에탄올아민 디이에이
7 DIPA 디이소프로판올아민 디파
8 DMAPA 디메칠아민프로필아민 디마파
9 DME 디메칠에텔 디엠이
10 DNA 데옥시리보핵산 디엔에이
11 DPG 디프로필렌글라이콜 디피지
12 DVB 디비닐벤젠 디브이비
13 EDTA 에칠렌디아민테트라초산 이디티에이
14 HCl(L) 염산염 에이치씨엘
15 HEDTA 하이드록시에칠에칠렌디아민트리초산 에이치이디티에이
16 LPG 액화천연가스 엘피지
17 MEA 모노에탄올아민 엠이에이
18 MIBK 메칠이소부틸케톤 미비케이
19 MIPA 모노이소프로판올아민 미파
20 PABA 파라아미노안식향산 파바
21 PCA 피로리돈카르본산 피씨에이

22 PEI 폴리에칠렌이민 피이아이
23 PEG 폴리에칠렌글라이콜 피이지
24 PG 프로필렌글라이콜 피지
25 PPG 폴리프로필렌글라이콜 피피지
26 PVP 폴리비닐피로리돈 피브이피
27 RNA 리보핵산 알엔에이
28 SE 자기유화형 에스이
29 SMDI 메칠렌비스(이소시아나토사이클로헥산) 에스엠디아이
30 TIPA 트리이소프로판올아민 티파
31 TEA 트리에탄올아민 티이에이
32 VA 초산비닐 브이에이 임상아로마테라피

윤교수의 노케미강좌 14. 최고의 의사 에센셜오일 - 임상 아로마테라피
Clinical Aromatherapy

Essential oils are basically plant extracts. It is made according to the biosynthetic pathway of the plant's metabolic process and has a unique healing effect and fragrance as an organic compound composed of numerous fragrance molecular structures. They are made by steaming or pressing various parts of a plant (flowers, bark, leaves or fruits) to capture the scent-producing compounds. In addition to creating fragrance, essential oils also perform other functions in plants. Aromatherapy is the practice of using essential oils for therapeutic effect. Aromatherapy has been used for centuries. When inhaled, the essential oil's scent molecules travel directly from the olfactory nerve to the brain, particularly affecting the brain's emotional center, the amygdala. Essential oils are also absorbed into the skin. Therefore, it is argued that essential oils are natural remedies for many diseases. A study by Johns Hopkins found that certain essential oils were better able to kill a type of Lyme bacteria than antibiotics.

에센셜오일은 기본적으로 식물 추출물입니다. 식물의 대사 과정의 생합성 경로에 따라 만들어지면서 수많은 향기 분자구조로 이루어진 유기화합물로 고유의 치유 효과와 향기를 갖습니다. 향기를 생산하는 화합물을 포착하기 위해 식물의 다양한 부분(꽃, 나무껍질, 잎 또는 과일껍질)을 수증기나 압착으로 만들어집니다. 향기를 만드는 것 외에도 에센셜오일은 식물에서 다른 기능도 수행합니다. 아로마테라피는 치료 효과를 위해 에센셜오일을 사용합니다. 아로마테라피는 수 세기 동안 사용되어 왔습니다. 흡입하면 에센셜오일의 향기 분자가 후각 신경에서 뇌로 직접 이동하고 특히 뇌의 감정 중심인 편도체에 영향을 미칩니다. 에센셜오일은 피부에도 흡수됩니다. 따라서 에센셜오일이 여러 질병에 대한 천연 치료제라고 주장합니다. 존스 홉킨스(Johns Hopkins) 대학교의 한 연구 결과는 특정 에센셜오일이 항생제보다 Lyme 박테리아 유형을 더 잘 죽일 수 있다는 것을 발견했습니다.

It has therapeutic effects such as Antibacterial, Antiviral, Antifungal, Analgesic, Anti-inflammatory, Carminative, Cholagogue, Expectorant, Mucolytic, Nervines, Wound

Healing, and Detoxifying. The representative oil for wound healing is that Rene Gattefosse used lavender oil on burns from a laboratory explosion and the effect was amazing. Other than lavender, oils with wound healing effects include helicrysium, frankincense, tea tree, and yarrow. Calendula oil (Calendula officinalis) has been traditionally used for many minor skin problems and promotes wound healing. Vegetable oils such as rosehip contain large amounts of unsaturated fatty acids such as linoleic and linolenic. It aids in the formation of prostaglandins and aids in quick wound healing. Detoxification is also known to purify the blood. Essential oils with detoxifying properties help the body's natural excretion by promoting liver, lung, lymph circulation, kidney, intestines, and sweat glands. Lymphatic (purifying the lymphatic system), Diaphoretic (promoting sweat secretion), Expectorant (removing expectorant), Diuretic (diuretic action), Hepatic (promoting liver function), Laxative (promoting bowel movement), Emmenagogue (promoting menstruation), etc.

치료 효과로 Antibacterial(항박테리아), Antiviral(항바이러스), Antifungal(항진균), Analgesic(진통), Anti-inflammatory(항염), Carminative(구풍제), Cholagogue (담즙분비 촉진), Expectorant (거담), Mucolytic(점액 분해), Nervines (신경강화), Wound Healing (상처치유), Detoxifying (해독) 등의 효과가 있습니다. 상처치유의 대표적 오일은 Rene Gattefosse가 실험실 폭발로 입은 화상에 라벤더 오일을 사용했고 그 효과가 놀라웠다는 이야기일 것입니다. 라벤더 외에 상처 치유 효과가 있는 오일로는 헬리크리섬, 프랑킨센스, 티트리, 야로우 등이 있습니다. 카렌듈라 오일(Calendula officinalis)은 전통적으로 피부의 여러 소소한 문제들에 전통적으로 사용되어 왔고 상처치유를 촉진시킵니다. 로즈힙과 같은 식물성 오일은 linoleic, linolenic과 같은 불포화 지방산을 다량 함유하고 있습니다. 프로스타글란딘(염증 반응 등 조절) 형성을 도와 빠른 상처치유를 돕습니다. 해독은 혈액을 정화시키는 것으로도 알려져 있습니다. 해독작용을 갖고 있는 에센셜오일들은 간, 폐, 림프순환, 신장, 내징, 한선 등을 촉진시켜 인체의 천연 배출작용을 돕습니다. Lymphatic(림프계의 정화작용), Diaphoretic (땀 분비 촉진), Expectorant (거담제거), Diuretic (이뇨 작용), Hepatic (간 기능 촉진), Laxative (장 운동 촉진), Emmenagogue (생리 촉진) 등이 있습니다.

Clinical aromatherapy is an alternative medicine therapy that can be beneficial in the inpatient or outpatient setting for symptom management for pain, nausea, anxiety, depression, stress, and insomnia. It is beneficial for preoperative anxiety, oncology, palliative care, hospice, and end of life.

임상 아로마테라피는 입원 또는 외래 환자 환경에서 통증, 메스꺼움, 불안, 우울증, 스트레스, 불면증 등의 증상 관리에 도움이 될 수 있는 대체 의학 요법입니다. 수술 전 불안, 종양학, 완화 치료, 호스피스 및 임종 시에도 도움이 됩니다.

The biggest no-no when it comes to essential oils? Ingesting them. Most professional aromatherapists have serious qualms about consuming essential oils, yet some less qualified sources insist that consuming them can be beneficial for digestion, or help cure canker sores.

에센셜오일과 관련하여 가장 큰 금기 사항은 무엇일까요? 바로 섭취입니다. 대부분의 전문 아로마테라피스트는 에센셜오일 섭취에 대해 심각한 우려를 표명하지만, 일부 자격이 부족한 출처에서는 에센셜오일 섭취가 소화에 도움이 된다거나 구내염 치료에 도움이 될 수 있다고 주장하기도 합니다.

Alexis Halpern, MD, emergency medicine physician at New York-Presbyterian/Weill Cornell Medical Center, says she's all for essential oils - that is, putting them on your skin or in candles, creams, lotions, and room sprays. Even inhaling eucalyptus for clearing your congestion and cough could be safe, she says. "But eating them... I don't believe it's actually been proven safe anywhere," she says.

뉴욕-프레지던트/웨일 코넬 메디컬 센터의 응급의학과 의사 알렉시스 핼펀은 에센셜오일을 피부에 바르거나 양초, 크림, 로션, 실내 스프레이에 넣는 것에 대해 찬성한다고 말합니다. 심지어 코막힘과 기침을 해소하기 위해 유칼립투스를 흡입하는 것도 안전할 수 있다고 말합니다. "하지만 먹는 것은... 실제로 어디에서도 안전성이 입증된 적이 없다고 생각합니다."라고 그녀는 말합니다.

Essential oils are not safe to consume and can cause significant poisoning even if small amounts are ingested. The Western Australian Poisons Information Centre (WAPIC) has recorded an increase in poisonings as a result of essential oil ingestions in children.

에센셜오일은 섭취하기에 안전하지 않으며 소량만 섭취하더라도 심각한 중독을 일으킬 수 있습니다. 서호주 독극물 정보 센터(WAPIC)는 어린이의 에센셜오일 섭취로 인한 중독 사례가 증가하고 있다고 보고했습니다.

Essential Oil Metabolism
에센셜오일의 대사과정

Essential oils are transferred from the breath and the skin into the bloodstream, and the rate and extent depend on the chemical properties of the essential oil and physiological factors. In the case of oral intake, it is bound to plasma proteins, penetrates tissues, or binds to receptors. Depending on the degree of protein binding, caution should be taken as it affects serum albumin levels, and heart failure may also be affected. In drug elimination, the kidney is the main excretion organ through urine, and if the dosage is wrongly controlled, it may accumulate in the body and may lead to deterioration of the liver or kidney function. Some oils have been experimentally proven to be potent inhibitors of metabolism and may increase mortality. Therefore, the use of safe essential oils is recommended and mainly applied to inhalation and skin.

에센셜오일이 호흡 및 피부에서 혈류로 전달되는 것이며, 그 속도와 정도는 에센셜오일의 화학적 특성 그리고 생리학적 요인에 따라 다릅니다. 구강 섭취의 경우 혈장단백질에 결합되거나 조직에 침투하거나 수용체에 결합되는데 단백질 결합 정도에 따라 혈청 알부민 수치에 영향을 줌으로 주의해야 하며 심부전 등에도 영향을 줄 수 있습니다. 약물 제거에서 신장은 소변을 통한 주요 배설 기관이며, 복용량의 조절이 잘못된 경우 체내 축적되는 경우가 발생하고 간이나 신장의 기능 저하가 뒤따를 수 있으므로 복용은 상당한 주의를 필요로 합니다. 일부 오일은 대사의 강력한 억제제가 될 가능성이 높음을 실험적으로 증명이 된 바 있으며 사망률을 높이는 작용을 하기도 합니다. 따라서 안전한 에센셜오일의 사용이 추천되며 흡입과 피부에 주로 적용합니다.

Essential oils absorb easily into the skin, so you can quickly and directly enjoy their beneficial properties. When applied topically, essential oils can improve the appearance of healthy-looking skin.
에센셜오일은 피부에 쉽게 흡수되므로 빠르고 직접적으로 유익한 효능을 누릴 수 있습니다. 에센셜오일을 국소적으로 바르면 건강한 피부로 개선할 수 있습니다.

화합물 및 약물의 피부 침투에 대한 500 달톤 법칙
The 500 Dalton rule for skin penetration of chemical compounds and drugs

The 500 Dalton rule states that for a substance to be able to cross the skin barrier, it must have a molecular weight of fewer than 500 Daltons.
500 달톤 법칙에 따르면 물질이 피부 장벽을 통과할 수 있으려면 분자량이 500 Dalton 미만이어야 합니다.

Most substances, such as collagen, do not pass through the epidermis, but according to a paper by Nicholas Sadgrove & Graham Jones, essential oils are less than 300 Daltons. Therefore, essential oils can easily penetrate the skin.
콜라겐 등 대부분 물질은 표피를 통과하지 못하지만, Nicholas Sadgrove & Graham Jones의 논문에 따르면 에센셜오일은 300달톤 이하라고 합니다. 따라서 에센셜오일은 피부 침투가 용이합니다.

Hyaluronic acid must also be less than 500 Daltons to penetrate the skin. However, most hyaluronic acids do not pass through the epidermis. Essential oils are the only ones that can penetrate the skin. Essential oils not only pass through themselves, but also help other ingredients pass through.
히알루론산 또한 피부 침투를 하려면 500 달톤 이하여야 합니다. 그러나 대부분 히알루론산들은 표피를 통과하지 못합니다. 피부를 통과시킬 수 있는 것은 유일하게 에센셜오일입니다. 에센셜오일은 자신도 통과할 뿐만 아니라 다른 성분의 통과도 도와주고 있습니다.

As their name would imply, essential oil constituents are lipophilic (fat-'loving' or fat-soluble). This suggests that essential oils mix well with oils and poorly with water. As discussed previously, the keratinized nature of the epidermis is primarily designed to prevent desiccation; thus, the skin is a relatively lipophilic/hydrophobic barrier. Since both essential oils and the epidermis are relatively lipophilic, they 'mix' relatively well together, and therefore, essential oils have a greater tendency for transdermal absorption.
이름에서 알 수 있듯이 에센셜오일 성분은 친유성입니다. 이것은 에센셜오일이 오일과 잘 섞이고 물과 잘 섞이지 않음을 말합니다. 이전에 논의된 바와 같이, 표피의 각질화 특성은 주로 건조를 방지하도록 설계되었습니다. 따라서 피부는 상대적으로 친유성/소수성 장벽입니다. 에센셜오일과 표피는 모두 상대적으로 친유성이기 때문에 상대적으로 잘 혼합되므로 에센셜오일은 경피 흡수 경향이 더 큽니다.

Research suggests that essential oil constituents are found in traceable amounts in the blood stream following topical applications. One study conducted with lavender essential oil tested for linalool and linalyl acetate (the two major constituents of lavender essential oil) in the blood following a gentle abdominal massage with a 2% lavender:98% peanut oil blend. Amounts of both constituents were identified 15 minutes after the beginning of the massage. The study also calculated their half-lives: 13.76 minutes for linalool and 14.30 minutes for linalyl acetate. This demonstrates that these essential oil constituents do not remain in the blood stream for long and are readily metabolized by the body.

연구에 따르면 에센셜오일 성분은 국소 도포 후 혈류에서 추적 가능한 양으로 발견됩니다. 라벤더 에센셜오일을 사용하여 수행한 한 연구에서는 2% 라벤더를 98% 땅콩 오일 블렌드로 부드러운 복부 마사지를 한 후 혈액 내 리날룰과 리날릴 아세테이트(라벤더 에센셜 오일의 두 가지 주요 성분)에 대해 테스트했습니다. 두 성분의 양은 마사지 시작 15분 후에 확인되었습니다. 이 연구는 또한 반감기를 계산했습니다: linalool의 경우 13.76분, linalyl acetate의 경우 14.30분. 이것은 이러한 에센셜오일 성분이 혈류에 오랫동안 남아 있지 않고 신체에서 쉽게 대사된다는 것을 보여줍니다.

Their lipophilic nature and small molecular size makes essential oil constituents great candidates for dermal absorption. In fact, these fragrant molecules are able to enter the bloodstream through such topical applications in quantifiable ways. Many factors influence transdermal absorption; by understanding the science of essential oils and the physiology of the body, we can target our therapies and maximize our aroma-therapeutic effects.

에센셜오일 성분의 친유성 특성과 작은 분자 크기는 피부 흡수를 위한 훌륭한 지원자가 됩니다. 사실, 이 향기로운 분자는 정량화할 수 있는 방식으로 이러한 국소 직용을 통해 혈류에 들어갈 수 있습니다. 많은 요인이 경피 흡수에 영향을 미칩니다. 에센셜오일의 과학과 신체 생리학을 이해함으로써 우리는 치료법을 목표로 삼고 아로마 치료 효과를 극대화 할 수 있습니다.

The Best Doctor, Essential Oil the only molecule that can pass through the skin layer with less than 500 daltons of molecules that purify blood vessels.

최고의 의사 에센셜오일은 피부층을 통과할 수 있는 유일한 500달톤 이하의 분자로 혈관을 정화시킵니다.

⟨The therapeutic effects of essential oils⟩

01. anaesthetic (마취작용)
02. analgesic (진통작용)
03. anti-allergic (항알러지작용)
04. anti-catarrhal (항카타르작용)
05. antidepressant (항우울작용)
06. antibacterial (항박테리아작용)
07. antibiotic (항생제작용)
08. antifungal (항진균작용)
09. anti-inflammatory (항염작용)
10. antipruritic (항소양작용)
11. anti-seborrhoeic (항지루작용)
12. antiseptic (방부작용)
13. antimicrobial (항균작용)
14. antispasmodic (항경련작용)
15. antiviral (항바이러스작용)
16. aphrodisiac (최음작용)
17. aperitif (식욕촉진작용)
18. astringent (수렴작용)
19. bactericidal (살균작용)
20. balancing (균형조절작용)
21. calming (진정작용)
22. carminative (구풍작용)
23. cephalic (두뇌강장작용)
24. cicatrisant (상처회복작용)
25. cordial (강심작용)
26. cooling (쿨링작용)
27. circulatory stimulant (순환자극작용)
28. cytophylactic (세포재생작용)
29. decongestant (충혈완화)

30. deodorant (탈취작용)

31. depurative (정화작용)

32. detoxifying (독소배출작용)

33. digestive (소화촉진작용)

34. diuretic (이뇨작용)

35. emmenagogue (생리촉진작용)

36. oestrogenic (에스트로겐작용)

37. expectorant (거담작용)

38. febrifuge (해열작용)

39. fungicidal (살진균작용)

40. galactagogue (최유작용)

41. hemostatic (지혈작용)

42. hypotensive (혈압강하작용)

43. hormone balance (호르몬조절작용)

44. immune-stimulant (면역자극작용)

45. insecticide (살충작용)

46. insect repellent (방충작용)

47. laxative (완화작용)

48. mucolytic (점액용해작용)

49. nervine (신경강장작용)

50. refreshing (청량작용)

51. prophylactic (예방작용)

52. relaxing (이완작용)

53. rubefacient (발적작용)

54. sedative (진정작용)

55. stimulant (자극작용)

56. stomachic (건위작용)

57. sudorific (발한작용)

58. tonic (강장작용)

59. uplifting (고양작용)

60. uterine (자궁강장작용)

61. vasoconstrictive (혈관수축작용)

62. vasodilatory (혈관확장작용)

63. vermifuge (구충작용)

64. vulnerary (상처회복작용)

65. warming (워밍작용)

〈References〉

Menon GK, Cleary GW, Lane ME. The structure and function of the stratum corneum. International Journal of Pharmaceutics. 2012;435:3-9.

Graham-Brown R, Burns T. Dermatology (9th ed.). Oxford: Blackwell, 2007.

Andrews SN, Jeong E, and Prausnitz MR. Transdermal delivery of molecules is limited by full epidermis, not just stratum corneum. Pharm Res. 2013;30(4):1099-1109.

Mohammed D, Matts P, Hadgraft J, Lane M. Variation of stratum corneum biophysical and molecular properties with anatomic site. AAPS Journal. 2012;14(4):806-812.

Rougier A, Lotte C, Corcuff P, Maibach H. Relationship between skin permeability and corneocyte size according to anatomic site, age and sex in man. J Soc Cosmet Chem. 1988;39:15-26.

Berthaud F, Narancic S, Boncheva M. In vitro skin penetration of fragrances: Trapping the evaporated material can enhance the dermal absorption of volatile chemicals. Toxicology in Vitro. 2011;25:1399-1405.

Jager W, Buchbauer G, Jirovetz L, Fritzer M. Percutaneous absorption of lavender oil from a massage oil. J Soc Cosmet Chem. 1992;43:49-54.

Symptom-Specific Aromatherapy with Essential Oils
증상별 아로마테라피

1) Powerful Essential Oils for the Immune System
   면역 체계를 위한 강력한 에센셜오일

The largest immune system in our body is the gut. As food enters your mouth, it goes through the stomach and into the intestines. The gut contains 70~85% of the total immunity. Therefore, a weakened immune system means that the intestine is damaged. Serotonin is a neurotransmitter in the brain that affects physical activities such as mood, sleep, appetite, and behavior. It is the gut where brain neurotransmitters are produced and stored. 90% of all serotonin secreted in our body is secreted and stored in the gut, not the brain. Brain health is related to gut health because the brain and gut work in both directions. Several studies have supported the theory of the 'Gut-Brain-Microbiota Axis'. It means that the microbes present in the gut act as a communication signal that connects the brain and the gut, so that the two organs interact. There is something that damages these intestines. It is gluten. Gluten is made by combining gliadin and glutenin in wheat. The problem is that our body does not have an enzyme that can completely digest the gluten protein found in wheat, the main ingredient in bread. A paper has been published proving that gluten in wheat causes a 'leaky gut' in everyone. Leaky Gut Syndrome is a small hole in the intestine that allows small pieces of food or bacteria to enter the bloodstream. According to the paper, gluten macromolecules migrate to unexpected areas, including the brain, causing the immune system to attack both wheat and gluten molecules or similar-looking substances. With the advent of gluten, 'celiac disease' is also mentioned. Celiac disease is an autoimmune disease in which the body does not have an enzyme that digests gluten, and when gluten enters, inflammation occurs on its own. The disease occurs because the body does not have the enzymes to fully digest the gluten protein found in wheat, rye, and barley.
우리 몸 중에서 가장 큰 면역계는 장입니다. 입을 통해 들어온 음식물은 위를 거쳐 장으로 갑니다. 장은 전체 면역력의 70~85%가 집중되어 있습니다. 그렇기 때문에 면역력이 떨어졌다는 뜻은 장이 손상됐다는 뜻과 같습니다. 세로토닌(serotonin)은 기분, 수면, 식욕, 행동 등 신체 활동에 영향을 끼치는 뇌의 신경전달물질입니다. 뇌 신경전달물질이 생성되고 저장되는 곳은 바로 '장'입니다. 우리 몸에서 분비되는 모든 세로토닌의 90%가 뇌가 아닌 장에서 분비되고 저장됩니다. 뇌와 장은 양방향으로 작용하기 때문에 뇌 건강은 장 건강과 관련 있습니다. 여러 연구에 의해 '장-뇌-미생물 연결축'(Gut-Brain-Microbiota Axis) 이론이 입증되고 있습니다. 장에 존재하는 미생물이 뇌와 장을 연결하는 신호 전달 역할을 해서 두 기관이 상호작용을 한다는 뜻입니다. 이러한 장을 손상 입히는 것이 있습니다. 글루텐입니다. 글루텐은 밀가루에 포함된 글리아딘(gliadin)과 글루테닌(glutenin)이 결합해서 만들어집니다. 문제는 빵의 주원료인 밀에서 발견되는 글루텐 단백질을 완전히 소화할 수 있는 효소가 우리 몸에는 없다고 합니다. 밀의 글루텐이 모든 사람에게 '장 누수 증후군'(leaky gut)을 유발한다는 사실을 입증하는 논문이 발표되었습니다. 장 누수 증후군이란 장에 작은 구멍이 뚫려 작은 음식 조각이나 박테리아가 혈관으로 침투되는 것을 말합니다. 논문에 따르면 글루텐의 거대 분자가 뇌를 포함해 예상치 못한 부위로 이동하여, 면역계가 밀과 글루텐 분자나 그와 비슷하게 생긴 물질을 모두 공격한다고 했습니다. 글루텐이 등장하면서 '셀리악 병'(celiac disease)이 같이 언급되고 있습니다. 셀리악 병은 글루텐을 소화시키는 효소가 몸에 없어서, 글루텐이 들어가면 스스로 염증이 일어나는 자가면역질환입니다. 인체에는 밀, 호밀, 보리에서 발견되는 글루텐 단백질을 완전히 소화할 수 있는 효소가 없기 때문에 발생하는 질환입니다.

Many people have intolerances to milk and flour. People who have indigestion also have skin problems: their bodies itch. Why is this happening? It's because of a sensitivity to gluten in flour.
많은 사람들이 우유와 밀가루에 과민성을 가지고 있습니다. 소화불량이 있는 사람들은 피부 트러블도 있습니다. 몸이 가렵다는 것입니다. 왜 이런 문제가 생겼을까요? 밀가루에 있는 글루텐에 대한 과민성 때문입니다.

Gluten is a round protein that doesn't dissolve in water. It's called gliadin. The amino acids that make up this gliadin protein are high in proline. Proline is a pretty unusual amino acid, and when it's in there, it makes the whole peptide structure stiff, and it makes it harder for digestive enzymes to break it down. There's a lot of proline in that harmful peptide fragment that causes celiac disease. Your body's digestive enzymes can't break it down.
글루텐은 물에 녹지 않는 둥근 단백질입니다. 그게 바로 글리아딘입니다. 이 글리아딘 단백질을 구성하고 있는 아미노산에 프롤린 성분이 많습니다. 프롤린이라는 아미노산은 상당히 특이한 아미노산입니다. 이 구조가 들어가면 전체적인 펩타이드 구조가 굉장히 딱딱해져서 소화효소가 이것들을 분해하기 어려워집니다. 셀리악병을 일으키는 그 해로운 펩타이드 조각에 프롤린이 엄청 많습니다. 우리 인체의 소화 효소가 이것을 분해하지 못합니다.

But there is a specialized digestive enzyme that does break it down, and it's called the DPP-4 (Dipeptidyl Peptidase-4) enzyme, and no matter how many other enzymes you have, if the activity of the DPP-4 enzyme is low, this gliadin peptide can cause celiac disease.

그런데 이것을 분해하는 전문 소화효소가 있습니다. 그게 바로 DPP-4(Dipeptidyl Peptidase-4) 효소라는 것입니다. 다른 효소가 아무리 많아도 DPP-4효소의 활동이 저하되어 있으면 이 글리아딘 펩타이드가 셀리악병을 유발할 수 있습니다.

If you have droplet-like spots on your fingers, you have herpes-like dermatitis. Sometimes this will blister, sometimes it will just crust over without blistering. If you have this skin rash, it's almost always a wheat food intolerance.

손가락에 물방울같은 반점이 생긴다면 '헤르페스 모양 피부염'입니다. 밀가루 음식을 먹고 나서 피부가 가려운 것입니다. 어떨 땐 이게 물집을 일으키기도 하고, 물집 없이 그냥 딱딱해지기도 합니다. 이러한 피부 발진이 있다면 거의 대부분 밀가루 음식이 맞지 않는 것입니다.

There's another harmful side effect of gliadin. It's a peptide called zonulin that causes a leaky gut. When partially digested gliadin fragments attach to CXCR3 receptors on intestinal epithelial cells, the cells release a peptide hormone called zonulin. When zonulin binds to PAR2 and EGFR receptors, the tight junctions loosen, creating a pathway for the polymers to travel.

글리아딘의 또 다른 해로운 점이 있습니다. 바로 장 누수 현상을 일으키는 조눌린(Zonulin)이라고 하는 펩타이드입니다. 부분적으로 소화된 글리아딘 조각들이 장 상피세포의 CXCR3 수용체에 붙으면 장세포는 조눌린이라고 하는 펩타이드 호르몬을 분비합니다. 조눌린이 PAR2와 EGFR 수용체에 붙으면 치밀 결합이 풀려 버리고 고분자가 이동할 수 있는 통로가 생깁니다.

When these polymers get to the submucosal tissues and encounter T cells, the body may see these partially digested peptides as foreign and trigger a strong immune response, making antibodies against them. Or it can release cytokines that trigger an inflammatory response, which inflames the body's intestinal mucosal cells, which further exacerbates the leaky gut and creates abdominal discomfort.

이런 고분자들이 장점막하 조직에 가서 T 세포를 만나게 되면, 인체에서는 이렇게 부분적으로 소화된 펩타이드를 외부에서 균이 왔다고 간주하고 강력한 면역반응을 일으켜서 거기에 대한 항체를 만들 수도 있습니다. 아니면 염증 반응을 유발하는 사이토카인을 분비해서 인체의 장점막세포에 염증이 유발되어 장 누수 현상을 더 악화시키고, 복부 불쾌감을 만들게 됩니다.

The various symptoms of leaky gut include abdominal pain and gut disorders (irritable bowel, inflammatory bowel), atopic diseases, brain disorders (dementia, ADHD, stroke), chronic inflammatory diseases (rhinitis, otitis media, dermatitis), allergic diseases (food, skin, bronchial), diarrhea and constipation indigestion. To stop the leaky gut, you need to boost the activity of DPP-4, a digestive enzyme that helps break down these harmful proteins quickly, but as we age, our bodies produce less and less of it. When DPP-4 activity declines, these harmful substances can leak through the gut and stimulate the lymph nodes in the gut, causing a host of problems.

장누수로 인한 다양한 증상들에는 복통 및 장 질환(과민성 장, 염증성 장), 아토피성 질환, 뇌질환(치매, ADHD, 뇌졸중), 만성 염증성질환(비염, 중이염, 피부염), 알러지 질환(음식, 피부, 기관지), 설사 및 변비, 소화불량이 있습니다. 장 누수 현상을 막으려면 이런 해로운 단백질을 빨리 분해할 수 있도록 소화효소인 DPP-4활동을 강화시켜야 합니다. 그런데 나이가 들면서 우리 몸에서 소화효소가 점점 감소가 됩니다. DPP-4의 활동이 저하되면 이러한 해로운 물질이 장 누수 현상을 통해 장내에 있는 임파선을 자극해서 여러 가지 문제를 일으킬 수 있습니다.

There's a protein in milk called casein, which is also high in proline, and it doesn't break down very well. There are narcotic peptides that come out of this unstable degradation of casein proteins, one of which is casomorphin. Casomorphin is a peptide made up of seven amino acids that come from the unstable degradation of the casein protein. This one has three prolines, which means it's not broken down very well. It is known that children with autism have high levels of casomorphins in their blood.

우유에 카제인(Casein) 단백질이 있습니다. 그것도 역시 프롤린이 많아서 분해가 잘 안됩니다. 이 카제인 단백질이 불안정하게 분해됐을 때 나오는 마약성 펩타이드가 있습니다. 그 대표적인 것이 바로 카소모르핀입니다. 카소모르핀은 카제인 단백질이 불안정하게 분해될 때 나오는 일곱 개의 아미노산으로 구성된 펩타이드입니다. 여기도 프롤린이 3개가 있어 분해가 잘 안된다는 것 입니다. 자폐증에 걸린 아이들이 혈중 카소모르핀 수치가 높다고 알려져 있습니다.

People who have high activity of the digestive enzyme DPP-4 have no problem eating flour and milk. Otherwise, the level of casomorphin in the blood will rise, making the person irresponsible and lazy. These casomorphins cannot be broken down by normal digestive enzymes. They must be cleaved with the help of the enzyme DPP-4. When these peptides are absorbed into the body through the gut, they enter the brain through the blood-brain barrier and ultimately can cause brain damage and all sorts of irresponsible and lazy behaviors. The digestive enzyme SERENAID (Klaire Labs) contains a blend of endopeptidase exopeptidase enzymes in addition to the digestive enzyme DPP-4 to help break down gluten and casein completely.

소화효소 DPP-4 활동이 왕성한 사람은 밀가루와 우유를 먹어도 문제없습니다. 그렇지 않은 사람은 혈중 카소모르핀이 올라가게 돼서 사람이 무책임해지고 게을러집니다. 이러한 카소모르핀은 일반적인 소화효소로 분해를 못합니다. 반드시 DPP-4효소의 도움으로 잘라줘야 한다는 것입니다. 이 펩타이드가 장을 통해 체내에 흡수되면 혈관 뇌 관문을 통과해서 뇌에 유입되면 궁극적으로 뇌 손상까지 유발할 수 있고 각종 무책임하고 게으른 행동이 나오게 됩니다. 소화효소제 SERENAID 세레네이드 (Klaire Labs)에는 소화효소 DPP-4 외에도 Endopeptidase Exopeptidase 효소가 블랜드 되어서 글루텐과 카제인을 완전히 분해하게끔 도와 줍니다.

〈Summary〉

Gliadin peptides pass through the epithelial barrier paracellularly or transcellularly. In the transcellular pathway, the gliadin peptides bind to the secretory IgA at the apical membrane of the intestine. Then transferrin receptor CD71 facilitates the delivery of the gliadin peptides to the lamina propria. In the paracellular pathway, the gliadin peptides bind to CXCR3. At the same time, zonulin is released and subsequent transactivation of EGFR by PAR2 leads to disorganization of the tight junction and entrance of gliadin peptides to the lamina propria.

글리아딘 펩타이드는 상피장벽을 세포사이 또는 세포횡단으로 통과합니다. 세포횡단 경로에서 글리아딘 펩타이드는 장의 끝막에 있는 분비성 IgA에 결합합니다. 그런 다음 트랜스페린 수용체 CD71은 글리아딘 펩타이드가 층간막으로 전달되도록 촉진합니다. 세포사이 경로에서 글리아딘 펩타이드는 CXCR3에 결합합니다. 동시에 조눌린이 방출되고 PAR2에 의한 EGFR의 후속적 활성화로 인해 긴밀한 접합부가 해체되고 글리아딘 펩타이드가 층질막(lamina propria)으로 유입됩니다.

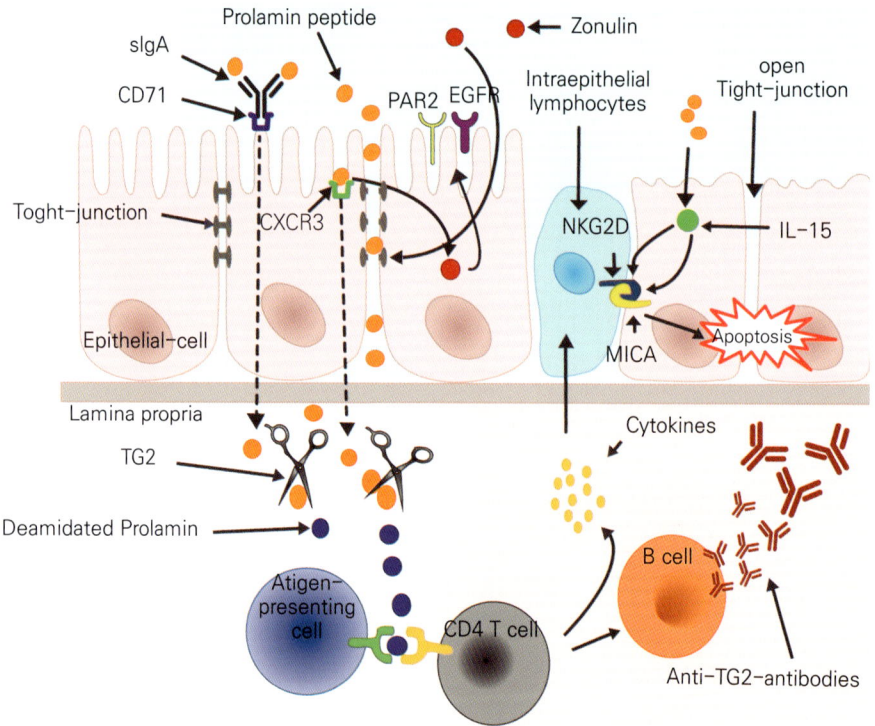

Prolamin peptide

Gliadin(prolamin peptide) is a peptide contained within gluten-containing foods, and upon ingestion causes inflammation due to stimulation of helper T-cells. Inflammation is characterized by nutrient malabsorption due to damage of the villi of the mucosal tissue of the small intestine.

글리아딘(prolamin peptide)은 글루텐 함유 식품에 존재하는 펩타이드로, 섭취 시 헬퍼 T세포의 자극으로 염증을 유발합니다. 염증은 소장 점막 조직의 융모 손상으로 인한 영양소 흡수 장애가 특징입니다.

IgA

Immunoglobulin A (IgA) is a type of antibody. Antibodies are proteins of the immune system that bind to and neutralize pathogens such as bacteria and viruses. IgA is one of the five immunoglobulin classes (in addition to IgG, IgM, IgD, and IgE).

면역글로불린 A(IgA)는 항체의 일종입니다. 항체는 박테리아 및 바이러스와 같은 병원체에 결합하여 중화시키는 면역 체계의 단백질입니다. IgA는 5가지 면역글로불린 클래스(IgG, IgM, IgD 및 IgE) 중 하나입니다.

CD71 (Transferrin Receptor)

Transferrin receptors are embedded in the cell surface membranes and are also present in endocytic vesicles (endosomes).

트랜스페린 수용체는 세포 표면 막에 내장되어 있으며 세포내이입 소포(엔도좀)에도 존재합니다.

CXCR3

The binding of gliadin to epithelial CXCR3 is followed by zonulin release.

글리아딘이 상피 CXCR3에 결합한 후 조눌린이 방출됩니다.

Epithelial-cell

Epithelial cells are covered with epithelial cells that protect your body by being a barrier between your internal cells and the dirt and microbes in the environment. Epithelial cells also line the inside of your throat, intestines, blood vessels, and all your organs. They are a barrier between the inside and outside of your body and are often the first place that is attacked by viruses as they begin their invasion deeper into the body.

상피 세포는 내부 환경과 외부 환경인 먼지 및 미생물 사이의 장벽이 되어 몸을 보호하는 중요한 역할을 합니다. 이들은 인후, 창자, 혈관, 장기와 같은 다양한 부위의 표면을 덮고 있습니다. 즉 신체 내부와 외부 사이의 장벽이며 종종 바이러스가 신체 깊숙이 침투하기 시작하면서 가장 먼저 공격을 받는 곳입니다.

Lamina propria

A type of connective tissue found under the thin layer of tissues covering a mucous membrane.

점막을 덮고 있는 얇은 조직층 아래에서 발견되는 일종의 결합 조직입니다.

TG2

Tissue transglutaminase (TG2) is a multifunctional. TG2 is implicated in the regulation of cell growth, differentiation, and apoptosis.

조직 트랜스글루타미나제(TG2)는 다기능 효소입니다. TG2는 세포 성장, 분화 및 세포 사멸의 조절과 관련이 있습니다.

Deamidated prolamin

탈아미노화된 프롤라민 : 탈아미노화는 장 상피 내에서 아미노기를 제거하는 화학적 과정으로 글리아딘 펩타이드가 탈아미노화됨을 뜻합니다.

Antigen-presenting cell

항원제시세포: 항원의 정보를 세포 표면에 제시하여 여러 면역 세포를 활성화시키는 세포의 총칭입니다.

CD4 T cell

CD4 T helper cells are a type of white blood cell called a lymphocyte that serves an important role in your immune system. These cells help defend the body against infection by directing other "killer" cells to neutralize foreign agents.

CD4 T 헬퍼 세포는 면역 체계에서 중요한 역할을 하는 림프구라고 하는 백혈구의 일종입니다. 이 세포는 다른 "킬러" 세포가 외부 인자를 중화하도록 지시하여 감염으로부터 신체를 방어하는 데 도움을 줍니다.

B cell

B lymphocytes, also called B cells, create a type of protein called an antibody. These antibodies bind to pathogens or to foreign substances, such as toxins, to neutralize them.

B 세포라고도 하는 B 림프구는 항체라고 하는 단백질 유형을 생성합니다. 이 항체는 병원균이나 독소와 같은 이물질에 결합하여 중화시킵니다.

Anti-TG2-antibodies
알러지를 일으키는 비만세포에서 발현되는 단백질 성분의 하나인 항 트랜스글루타미나제 2 항체입니다.

Intraepithelial lymphccytes
Intraepithelial lymphocytes (IELs) represent an abundant and heterogeneous population of antigen-experienced T cells that reside in the intestinal epithelium.
상피내 림프구(IEL)는 장 상피에 상주하는 풍부하고 이질적인 항원 경험 T 세포 집단을 나타냅니다.

NKG2D
NK세포 활성화에 관여하는 수용체(NKG2D)를 통해 면역세포는 항원 비특이적인 세포독성 작용을 하여 세포파괴를 할 수 있습니다.

IL-15
Interleukin-15 (IL-15) is a pleiotropic cytokine with a broad range of biological functions in many diverse cell types. It plays a major role in the development of inflammatory and protective immune responses to microbial invaders and parasites by modulating immune cells of both the innate and adaptive immune systems.
인터루킨-15(IL-15)는 많은 다양한 세포 유형에서 광범위한 생물학적 기능을 가진 다발성 사이토카인입니다. 그것은 선천성 및 적응성 면역 시스템 모두의 면역 세포를 조절함으로써 미생물 침입자 및 기생충에 대한 염증 및 보호 면역 반응의 발달에 중요한 역할을 합니다.

MICA
MICA and MICB are expressed during cell stress and are up-regulated in tumor cells and during viral infections.
MICA와 MICB는 세포 스트레스 동안 발현되며 종양 세포와 바이러스 감염 시 상향 조절됩니다.

Apoptosis
"Apoptosis" is a funny word that is derived from the Latin meaning "to fall off", like a leaf falls off a tree. And a leaf falls off a tree when it's dead. And apoptosis refers to a process of what's called programmed cell death where the cell is actually in a funny kind of way

committing suicide.

"Apoptosis"는 라틴어에서 파생된 재미있는 단어로 "떨어지다"라는 의미는 나무에서 잎사귀가 떨어지는 것과 같습니다. 그리고 나무가 죽으면 잎사귀가 떨어집니다. 그리고 세포 자살은 세포가 실제로 우스꽝스러운 방식으로 자살을 시도하는 소위 프로그램화된 세포 사멸 과정을 말합니다.

sIgA

Monomeric IgA is present in serum, whereas in mucosal secretions is found secretory IgA (sIgA). It is different from the structure of IgA present in the serum.

IgA는 혈청에 존재하는 반면 점막 분비물에는 분비 sIgA가 있습니다. 혈청에 존재하는 IgA의 구조와 다릅니다.

Immunoglobulin

Among serum components, it is a generic term for proteins that play an important role in immunity and act as antibodies. Antibodies (=immunoglobulin) produced by B cells are IgM, IgG, IgA, IgE, and IgD antibodies depending on the type of heavy chain ($\gamma, \delta, \alpha, \mu, \varepsilon$).

혈청 성분 중 면역에 중요한 역할을 하고, 항체 작용을 하는 단백질의 총칭입니다. B세포에 의해 만들어지는 항체(=면역글로불린)는 Heavy chain의 종류($\gamma, \delta, \alpha, \mu, \varepsilon$)에 따라 IgM, IgG, IgA, IgE, IgD의 항체가 있습니다.

Zonulin

Zonulin is an inflammatory protein first discovered by Fasano and his team in 2000. It helps regulate leakiness in the gut by opening and closing the spaces or "junctions" between cells in the lining of the digestive tract.

조눌린은 2000년 파사노와 그의 팀이 처음 발견한 염증성 단백질입니다. 조눌린은 소화관 내벽에 있는 세포 사이의 공간 또는 "접합부"를 열고 닫음으로써 장의 누출을 조절하는 데 도움이 됩니다.

In other words, when the mucous membrane cells are opened by zonulin, bacteria enter and the dendritic cells are transferred to the T cells.

즉, 조눌린에 의해 점막 세포가 벌어지면 균이 들어오게 되고 수지상세포가 T세포에 전달하게 되고 결국 T세포가 분비하는 사이토카인에 의해 장 세포들이 많이 파괴되어 집니다.

Following gluten, plastic food containers, chlorine in tap water, bone broth, tuna, e-cigarettes, regular cigarettes, mold, white rice, and alcohol are the main culprits that lower immunity following gluten.

글루텐에 이어 면역을 떨어뜨리는 주범으로 플라스틱 식품 용기, 수돗물의 염소, 뼈 육수, 참치, 전자담배, 일반담배, 곰팡이, 흰쌀밥, 알코올 등이 면역계를 교란시킵니다.

In our body's immune system that responds to viruses and bacteria, blood cells are divided into red blood cells, platelets, and white blood cells. Red blood cells carry oxygen, platelets prevent bleeding, and white blood cells provide immunity. In particular, leukocytes include granulocytes (neutrophils, eosinophils, and basophils that process large substances such as E. coli), monocytes (large macrophages that remove foreign invaders and debris from the body through phagocytosis), lymphocytes (NK cells, B cells, T cells) and each has different functions. There are two immune systems in our body that defend ourselves from foreign invaders. One is innate immunity, which is a first-stage defense that responds immediately to an intruder. Monocytes, macrophages, granulocytes, and natural killer cells perform their mission as a non-specific means of attack that does not discriminate what type of invader it is. The other immune system, adaptive immunity, is a specific defense measure that is acquired one by one while fighting invading enemies and works only against specific viruses or bacteria. When an antigen invades, there is an immune response that occurs when antibodies are generated in the body fluid. There are humoral immunity B lymphocytes, which are customized antibodies that helper T cells that receive information about foreign substances from dendritic cells can kill foreign substances to B cells. instructs to make The cells themselves act directly on the invading cells to generate an immune response, which is cellular immunity (Cellular immunity) T lymphocytes.

바이러스나 세균에 반응하는 우리 몸의 면역체계에서 혈액세포는 적혈구, 혈소판, 백혈구로 나눕니다. 적혈구는 산소 운반, 혈소판은 출혈 방지, 백혈구는 면역을 담당합니다. 특히 백혈구에는 과립구(대장균 같은 큰 물질들을 처리하는 호중구, 호산구, 호염구), 단구(식균작용으로 외부 침입자와 체내에서 발생한 찌꺼기들을 제거하는 큰 대식세포), 림프구(NK세포, B세포, T세포)가 있고 각기 다른 기능을 담당합니다. 우리 몸에는 외부 침입자로부터 자신을 방어하는 2가지 면역시스템이 존재합니다. 하나는 선천면역 (자연면역, innate immunity)으로 침입자가 있으면 바로 초동 대응하는 1단계 방어막입니다. 어떤 종류의 침입자인지 구분하지 않는 비특이적 공격 수단으로 단핵구, 대식세포, 과립구와 자연살상세포가 그 임무를 수행합니다. 다른 면역시스템인 후천면역(획득면역, adaptive immunity)은 침입한 적들과 싸워나가면서 하나하나 획득해 나가는 특이적 방어 수단으로 특정 바이러스나 세균에 대해서만 작동합니다. 항원이 침입했을 때 체액 중에 항체가 생김으로써 일어나는 면역 반응으로 체액성 면역인 (Humoral immunity) B림프구가 있는데 이는 수지상세포로부터 이물질에 대한 정보를 받은 헬퍼 T세포가 B세포에게 이물질을 죽일 수 있는 맞춤 항체를 만들 것을 지시합니다. 세포 자신이 침입 세포에 직접 작용하여 면역반응을 일으키는 것은 세포성 면역 (Cellular immunity) T 림프구로 킬러 T세포가 직접 이물질에 감염된 세포 전체를 공격하여 퇴치합니다.

A more detailed analysis of immunity shows that when a virus enters our body, the innate immune response is an immediate response in time, and the adaptive immune response takes several days and takes a long time to activate. When a virus enters our body, it first enters cells with affinity for itself and causes infection. Immunity is divided into innate immunity, which shows an inflammatory reaction, and acquired immunity, in which lymphocytes recognize the antigen and form antibodies. The first reaction that occurs in the infected cell is to release interferon as a self-help measure and notify the neighboring cells. Neighboring cells that come into contact with interferon develop their own antiviral properties. After that, natural killer cells appear in earnest. They just kill virus-infected cells. Interferon and NK cells are non-specific and unconditionally killed regardless of the virus type. They have no memory. While the innate immunity is buying this time, the adaptive immune system begins to work. Typical examples are antibodies and T cells. That is, when an antigen penetrates, macrophages expose the antigen. Helper T lymphocytes inform B lymphocytes and cytotoxic T lymphocytes. B lymphocytes have plasma cells and memory cells. Plasma cells make humoral antibody proteins and neutralize them in response to antigens. T lymphocytes kill infected cells with cellular killer cells. Antibodies bind specifically to viruses or bacteria, interfering with their activity and eliminating them. Antibodies are not just produced in the body, but B cells recognize the virus and are activated to start making antibody proteins. It takes 4-5 days. After activation, antibodies are released. Antibodies attach to the virus, making it immobile and neutralizing it so it cannot enter the cell. However, if the virus has already entered the cell during the process of virus propagation, it cannot be resolved. Then it is the T cells that solve the problem. T cells respond specifically to each virus and begin to be activated in lymph nodes. It takes 4-5 days to become active, and it comes to the virus-infected tissue and selects and kills only the virus-infected cells. At this time, the virus in the cells also dies. Antibodies kill the virus outside the cell, while T cells kill the virus inside the cell. Although NK cells and T cells are similar, T cells are more specific to viruses, so they are called adaptive immunity. During the innate immune response, adaptive immunity is awakened. When innate immunity works well, adaptive immunity is awakened. There is a separate cell that activates adaptive immunity, which is dendritic cells. Dendritic cells are macrophages and their relative cells, which are just eaten, and not only eat, but go to the lymph nodes after eating. In the lymph node, the main T cells of adaptive immunity activated in the lymph node B cells are fragmented and notified. T-cell or B-cell receptors recognize this and attack it. Adaptive immunity produces a rapid immune response in a day or two, which takes 4 to 5 days the next time the same virus enters.

면역을 좀 더 세밀히 분석해 보면, 우리 몸에 바이러스가 들어왔을 때 선천면역 반응은 시간적으로 즉각 일어나는 반응이며, 적응성 면역 반응은 시간적으로 며칠 걸리고 활성화가 오래 걸립니다. 바이러스가 우리 몸에 들어오면 먼저 자신과 친화성이 있는 세포에 들어가서 감염을 일으킵니다. 면역은 항원이 몸 안으로 들어와 호중구, 호산구, 호염기구 그리고 대식세포 등이 잡아먹는 살균반응 즉, 염증반응을 보이는 선천면역과, 림프구가 항원을 인지하여 항체를 형성하는 획득면역으로 나뉩니다. 감염된 세포에서 제일 먼저 일어나는 반응이 자구책으로 인터페론을 뿜어내고 옆 세포들에게 인지시킵니다. 인터페론에 접촉된 옆 세포들은 스스로 항바이러스가 생깁니다. 이후 본격적으로 Natural Killer Cell(자연 면역세포)이 등장합니다. 이들은 바이러스에 감염된 세포를 즉시로 숙입니다. 인터페론, NK 세포는 비특이적으로 바이러스 종류와 관계없이 무조건 살해합니다. 이들은 메모리가 없습니다. 선천성 면역이 이렇게 시간을 벌어주고 있는 가운데 적응면역계가 활동을 시작합니다. 대표적인 것이 항체와 T 세포입니다. 즉 항원이 침투하면 대식세포는 항원을 노출합니다. 보조 T 림프구는 B 림프구와 세포독성 T 림프구에 알립니다. B 림프구는 형질세포와 기억세포가 있는데 형질세포는 체액성 항체 단백질을 만들고 항원에 반응하여 중화시킵니다. T 림프구는 세포성 킬러세포로 감염된 세포를 죽입니다. 항체는 바이러스나 박테리아에 특이적으로 결합해서 활동을 방해하고 제거해 주는 역할을 합니다. 항체는 몸에서 그냥 생기는 게 아니고 B 세포가 바이러스를 인지하고 활성화되면서 항체 단백질을 만들기 시작합니다. 4~5일이 걸립니다. 활성화된 후부터는 항체가 나옵니다. 항체는 바이러스에 붙어서 더 이상 움직이지 못하게 하고 세포 안으로 못 들어가게 중화시킵니다. 그러나 만일 바이러스가 증식하는 과정 중에 바이러스가 이미 세포 안으로 들어가 버리면 해결할 수가 없습니다. 그때 해결해 주는 것이 T 세포입니다. T 세포는 각각의 바이러스에 특이적 반응을 하며 림프절에서 활성화되기 시작합니다. 4~5일이 걸려서 활성화가 되면 바이러스에 감염된 조직으로 와서 바이러스에 감염된 세포만 골라서 죽이는데 이때 세포 안의 바이러스도 함께 죽습니다. 항체는 세포 밖에 있는 바이러스를 죽이는 반면 T세포는 세포 안의 바이러스를 죽입니다. NK 세포랑 T세포는 비슷하지만, T세포는 바이러스에 대한 특이성이 좀 더 좋아서 적응성 면역이라 부릅니다. 선천성 면역이 반응하는 동안 적응성 면역을 일깨우는데 선천성 면역이 잘 작동해야 적응성 면역이 일깨워지는데 적응성 면역을 활성화 시키는 세포가 따로 있는데 그것이 수지상 세포입니다. 수지상 세포는 대식세포와 친척 세포로 즉시로 잡아먹는데 먹기만 하는 게 아니고 먹고 난 후에는 림프절로 갑니다. 림프절에서 활성화되어 있는 적응 면역의 주요한 T세포와 B세포에게 조각을 내어서 알립니다. T세포나 B 세포 수용체가 이걸 딱 맞게 인식하여 공격하게 됩니다. 적응성 면역은 다음에 똑같은 바이러스가 들어오면 4~5일 걸리는 것을 하루 이틀 만에 재빠른 면역반응을 하게 됩니다.

According to physician Andrew Weil (1998), the olfactory effect of essential oils is closely related to immunity. The limbic system has a very large number of peptide receptors, and these peptide receptors continuously interact with the immune system and activate the scented peptides by attaching them to the receptors. In other words, the immune system works by sensitively balancing nerve cells that send and receive stimulation from the brain.
내과 의사 앤드류 와일(Andrew Weil, 1998)에 의하면 에센셜오일의 후각 작용이 면역력과 밀접한 연관관계가 있다고 합니다. 대뇌변연계는 매우 많은 펩타이드 수용체를 가지고 있으며 이러한 펩타이드 수용체들은 면역체계와 계속적인 상호작용을 하며 향기의 펩타이드를 수용체에 부착시켜 활성화 시킨다고 했습니다. 즉 면역체계는 뇌로부터 온 자극을 주고받는 신경세포와 민감하게 균형을 맞추면서 활동한다는 것입니다.

Immunity is a stimulating blend of Sweet Orange, Lemon, Eucalyptus, Rosemary, Tea Tree and Frankincense. Lemon is rich with antioxidants and Rosemary has a wealth of antiseptic and antimicrobial properties. Eucalyptus can work as a decongestant as it helps ease colds and viruses.
면역을 높이는 오일로 스윗 오렌지, 레몬, 유칼립투스, 로즈마리, 티트리, 프랑킨센스 등의 블렌드가 있습니다. 레몬은 항산화제가 풍부하고 로즈마리는 항균성이 풍부합니다. 유칼립투스는 감기와 바이러스를 완화하는 데 도움을 주기 때문에 해독제로 작용할 수 있습니다.

Berkada et al (1983) reported that coumarin found in citrus or lavender increases the number of lymphocytes. Lapraz likewise suggests that essential oils are associated with increased white blood cells. The essential oils that can help the immune function are as follows. These include cloves, lemon verbena, thyme, lavender, niaoli, lemon, German chamomile, bergamot, oregano, and patchouli. Drop the oil into distilled water and use it for inhalation. Anti-inflammatory agents include German chamomile, helichrysum, rosemary, and black pepper. Cryptococcus and lung diseases are treated with rosemary, palmarosa, geranium, marjoram, sandalwood, lemongrass, eucalyptus, oregano, patchouli, basil, cypress, and lavender.

베르카다 등(Berkada et al, 1983)은 시트러스나 라벤더에서 발견되는 쿠마린이 림프구의 수를 증가시킨다고 발표했습니다. 라프라쯔(Lapraz)도 마찬가지로 에센셜오일이 백혈구 증가와 관련이 있다고 합니다. 면역기능에 도움을 줄 수 있는 에센셜오일은 다음과 같습니다. 클로브, 레몬 버베나, 타임, 라벤더, 니아울리, 레몬, 저먼 캐모마일, 버가못, 오레가노, 패츌리 등입니다. 오일을 증류수에 떨어뜨려 흡입용으로 사용하면 됩니다. 항염증으로는 저먼 캐모마일, 헬리크리섬, 로즈마리, 블랙페퍼가 있습니다. 크립토콕쿠스증 및 폐질환 등은 로즈마리, 팔마로사, 제라늄, 마조람, 샌달우드, 레몬그라스, 유칼립투스, 오레가노, 패츌리, 바질, 사이프러스, 라벤더 등으로 치료합니다.

〈Boost Immunity〉

Among the many scientifically proven methods for improving immunity, the first three are lymphatic massage, the second is sufficient sleep, and the third is exercise. Sufficient sleep or moderate exercise is the surest way to increase body temperature and activate HSP to improve immunity.

면역력 향상을 위한 과학적으로 검증된 많은 방법들 중 가장 효능 있는 세 가지를 꼽으라면 첫째는 림프마사지, 둘째가 충분한 수면, 셋째가 운동이라고 합니다. 충분한 수면이나 적당한 운동은 몸의 체온을 올려주고 HSP (Heat Shock Protein)를 활성화하여 면역력을 향상시키는 가장 확실한 방법이라 할 수 있겠습니다.

The lymphatic system helps the immune body to grow and circulate, thereby greatly helping to improve immunity, especially acquired immunity. It is intensively distributed around the neck and axilla, and in the lower abdomen and groin, and just by stimulating it, the overall immunity can be greatly improved.

림프계는 면역체가 성장하고 순환하도록 하여 면역력 향상, 특히 획득면역을 향상시키는 데 큰 도움을 줍니다. 목 주변과 겨드랑이와 그리고 하복부와 서혜부에 집중적으로 분포되어 있으며 이를 자극하는 것만으로도 전체적으로 면역력을 크게 향상시킬 수 있습니다.

Edible baking soda may be an effective way to reduce inflammation caused by autoimmune diseases to some extent. Baking soda, which is slightly alkaline, can be used as an antacid because it neutralizes stomach acid. The Georgia Medical University found that drinking water diluted with baking soda was effective in reducing inflammation in patients with autoimmune diseases such as rheumatoid arthritis. Also, because the kidneys regulate the balance of acids and important compounds such as potassium and sodium, when kidney disease develops, the acidity of the blood increases, which can increase the risk of cardiovascular disease and osteoporosis. In addition to lowering it, it can also slow the progression of kidney disease, said Dr. O'Connor. Baking soda helps regulate the acidity level (pH) in the blood and helps the kidneys to function properly. People with kidney-related diseases have very low levels of bicarbonate, which can cause tubular acidosis can add a tablespoon of edible baking soda to water and drink it after dinner to balance the acid level in your blood, which will help your metabolism work. In general, mix ½ teaspoon of baking soda in 1.5 liters of water and consume daily for 3 days. Then reduce the dose to ¼ teaspoon of baking soda. It is recommended to purchase baking soda with 100% U.S.A purity for edible baking soda.

식용 베이킹소다가 자가면역질환으로 인한 염증을 줄이는 효과적인 방법이 어느 정도 될 수 있다고 합니다. 알칼리성의 베이킹소다는 위산을 중화하는 효과가 있기 때문에 제산제로 쓰일 수 있는데 조지아 의과대학에서 베이킹 소다를 희석시킨 물을 마시면 류마티스 관절염과 같은 자가면역질환 환자의 염증을 줄이는 데 효과적이라는 사실을 발견했습니다. 또한 신장이 산과 칼륨, 나트륨과 같은 중요한 화합물의 균형을 조절하기 때문에 신장질환이 발생하면 혈액의 산도가 높아져서 심혈관 질환이나 골다공증 위험이 증가할 수 있는데 베이킹 소다를 희석시킨 물을 마시면 혈액의 산도가 낮아질 뿐만 아니라 신장질환의 진행을 늦출 수 있다고 O'Connor 박사는 말했습니다. 베이킹소다는 혈액의 산성 레벨(pH level)조절을 도와 신장이 제 기능을 할 수 있게 도와주는데, 신장과 관련된 질병을 앓고 있는 사람은 탄산수소염 수치가 아주 낮고, 이 낮은 수치는 세뇨관성산증을 유발할 수 있습니다. 물에 식용 베이킹소다 한 티스푼을 타서 저녁 식사 후에 마시면 혈액의 산성 레벨의 균형을 맞출 수 있고, 이는 신진대사의 작용을 원활히 합니다. 대체로 베이킹소다 ½ 티스푼을 1.5 리터의 물에 섞어서 3일간 매일 섭취 합니다. 그런 다음 베이킹소다를 ¼ 티스푼으로 복용량을 줄입니다. 베이킹소다는 식용 베이킹소다 U.S.A 순도 100%를 구입하는 것이 좋습니다.

Some people claim that hot water specifically can help improve digestion, relieve congestion, and even promote relaxation, compared with drinking cold water. When drinking hot beverages, researchTrusted Source recommends an optimal temperature of between 130 and 160°F (54 and 71°C). Temperatures above this can cause burns or scalds.
어떤 사람들은 찬물을 마시는 것보다 뜨거운 물이 특히 소화를 개선하고 충혈을 완화하며 이완을 촉진하는 데 도움이 될 수 있다고 주장합니다. 뜨거운 음료를 마실 때 54~71°C(130~160°F)의 온도를 권장합니다. 이보다 높은 온도에서는 화상을 입을 수 있습니다.

Best Foods And Vitamins To Boost Your Immune System
Vitamin C, Multivitamin, Flaxseed, Berberine(MetX), Pycnogenol, Hemp seed, Brewer's Yeast, Turmeric Powder(Theracumin), CoQ10(Lane Avenue), Garlic, and Onion are recommended.
비타민C, 멀티비타민, 아마씨, 베르베린, 피크노제놀, 햄프씨드, 맥주효모, 강황분말, CoQ10, 마늘, 양파가 권장됩니다.

Burdock root has been shown to contain multiple types of powerful antioxidants, including quercetin, luteolin, and phenolic acids. One of the most common uses for burdock root has been to purify the blood. Burdock root effectively detoxified blood and promoted increased circulation in the surface of the skin. Research has also found that burdock had "potent inhibitory effects" on cancer growth caused by cancers like pancreatic carcinoma. Another study found burdock root significantly interfered with cancer cell growth. Another possible use of burdock root is as an aphrodisiac. In a nonhuman study, it was found that the extract of burdock root had an aphrodisiac effect. The extract enhanced sexual function and increased the amount of sexual behavior in the male rats.

우엉 뿌리는 케르세틴, 루테올린 및 페놀산을 포함한 여러 유형의 강력한 항산화제를 함유하고 있는 것으로 나타났습니다. 우엉 뿌리의 가장 일반적인 용도 중 하나는 혈액을 정화하는 것입니다. 우엉 뿌리는 효과적으로 혈액을 해독하고 피부 표면의 순환을 촉진합니다. 또한 연구에 따르면 우엉은 췌장암과 같은 암 성장에 "강력한 억제 효과"가 있는 것으로 나타났습니다. 또 다른 연구에도 우엉 뿌리가 암세포 성장을 크게 방해한다는 사실을 발견했습니다. 우엉 뿌리의 또 다른 용도는 최음제입니다. 동물 연구에서 우엉 뿌리 추출물이 최음 효과가 있음이 밝혀졌습니다. 추출물은 수컷 쥐의 성기능을 향상시키고 성적 행동의 양을 증가시켰습니다.

An Onion a Day May Repel Pancreatic Cancer
NUTHETAL, Germany, Oct. 4 - An onion a day may help fend off pancreatic cancer, researchers here said. The finding comes from the Multiethnic Cohort Study, which collected baseline data - including dietary information - on more than 215,000 people ages 45 to 75 from 1993 through 1996 in California and Hawaii, said Dr. Nthlings and colleagues.
NUTHETAL, 독일, 10월 4일 - 하루에 양파 한 개가 췌장암을 예방하는 데 도움이 될 수 있다고 연구원들이 말했습니다. Nthlings 박사와 동료들은 1993년부터 1996년까지 캘리포니아와 하와이에서 45세에서 75세 사이의 215,000명 이상의 사람들에 대한 기본 데이터(식이 정보 포함)를 수집한 다민족 코호트 연구에서 나온 것이라고 말했습니다.

Autophagy is your body's cellular recycling system. It allows a cell to disassemble its junk parts and repurpose the salvageable bits and pieces into new, usable cell parts. Recycles damaged cell parts into fully functioning cell parts. Fasting deprives your body of nutrients, forcing it to repurpose cell components to function. Studies involving animals suggest that autophagy may begin between 24 to 48 hours of fasting. While fasting may be a good option for some people, it may put others' health at risk.
Autophagy는 신체의 세포 재활용 시스템입니다. 이를 통해 세포는 정크 부분을 분해하고 회수할 수 있는 조각을 새롭고 사용 가능한 세포 부분으로 재활용할 수 있습니다. 손상된 세포 부분을 완전히 활성하는 세포 부분으로 재활용됩니다. 단식은 몸에서 영양분을 빼앗아 세포 구성 요소가 기능하도록 용도를 변경하도록 합니다. 동물을 대상으로 한 연구에 따르면 자가포식은 단식 24~48시간 사이에 시작될 수 있습니다. 단식은 어떤 사람들에게는 좋은 선택일 수 있지만 어떤 사람들에게는 건강에 위험을 줄 수 있습니다.

Iron intake is very important. Hemoglobin in our red blood cells binds to iron and carries oxygen. However, if iron is insufficient, red blood cells are not produced and oxygen is not transported, so dizziness or breathing difficulties occur. Even if the kidneys are bad, it is advantageous to eat beef, and a little salt intake is also necessary. Eating beef, eggs, etc. not only carries oxygen, but also prevents hepatitis B infection

철분 섭취는 아주 중요합니다. 우리 몸의 적혈구 속 헤모글로빈은 철분과 결합해 산소를 운반합니다. 그런데 철분이 부족하면 적혈구 생성이 안되고 산소 운반이 안되어 어지럽거나 호흡곤란 증상까지 일어납니다. 신장이 나쁘더라도 소고기는 먹는 것이 유리하며 약간의 소금 섭취 또한 필요합니다. 소고기, 계란 등을 먹으면 산소 운반뿐만 아니라 B형 간염도 잘 걸리지 않습니다.

* Olive Oil

Olive oil and its trendy moniker EVOO (extra-virgin olive oil) is known as one of the healthiest foods you can eat, thanks to its ties to the Mediterranean diet.

올리브 오일은 지중해식 식단과 밀접한 관련이 있어 가장 건강에 좋은 식품 중 하나로 알려져 있으며, 최근 유행하는 EVOO(엑스트라 버진 올리브 오일)라는 별명을 가지고 있습니다.

Olive oil contains little omega-3(alpha-linolenic acid), a little omega-6(linoleic acid), but above all a lot of omega-9(oleic Acid). This monounsaturated fatty acid is also a 'good fat.' It is excellent for maintaining heart health and reducing hypercholesterolemia.

올리브 오일에는 오메가-3(알파 리놀렌산)와 오메가-6(리놀레산)는 약간 함유되어 있지만, 무엇보다도 오메가-9(올레산)이 많이 들어 있습니다. 이 단일 불포화 지방산은 '좋은 지방'이기도 합니다. 심장 건강 유지와 고콜레스테롤혈증 감소에 탁월합니다.

Linolenic Acid(Omega-3)

Linolenic Acid(Omega-6)

Linolenic Acid(Omega-9)

Olive oil is a rich source of omega-9 fatty acids. In fact, about 75% of the fat in olive oil is oleic acid, which is a type of omega-9 fatty acid. Omega-9 fatty acids are important for heart health and can help reduce inflammation in the body. They may also help improve insulin sensitivity and lower the risk of type 2 diabetes.
올리브 오일은 오메가-9 지방산의 풍부한 공급원입니다. 실제로 올리브 오일에 함유된 지방의 약 75%는 오메가-9 지방산의 일종인 올렌산입니다. 오메가-9 지방산은 심장 건강에 중요하며 신체의 염증을 줄이는 데 도움이 될 수 있습니다. 또한 인슐린 민감성을 개선하고 제2형 당뇨병의 위험을 낮추는 데 도움이 될 수 있습니다.

Olive oil is not a significant source of omega-3 fatty acids. While it does contain small amounts of alpha-linolenic acid (ALA), which is a type of omega-3 fatty acid, the amount is not enough to provide significant health benefits. If you are looking to increase your intake of omega-3 fatty acids, it is best to focus on other sources, such as flaxseeds and walnuts.
올리브 오일은 오메가-3 지방산의 주요 공급원은 아닙니다. 올리브 오일에는 오메가-3 지방산의 일종인 알파리놀렌산(ALA)이 소량 함유되어 있지만, 그 양이 건강에 큰 이점을 제공하기에는 충분하지 않습니다. 오메가-3 지방산 섭취량을 늘리고 싶다면 아마씨나 호두와 같은 다른 공급원에 집중하는 것이 가장 좋습니다.

Olive oil does contain omega-6 fatty acids, but in much smaller amounts than other vegetable oils, such as corn and soybean oil. While omega-6 fatty acids are important for overall health, it is important to maintain a balance between omega-3 and omega-6 fatty acids. Most people consume too many omega-6 fatty acids and not enough omega-3 fatty acids, which can lead to inflammation and an increased risk of heart disease.

올리브 오일에는 오메가-6 지방산이 함유되어 있지만 옥수수유나 대두유와 같은 다른 식물성 오일에 비해 훨씬 적은 양입니다. 오메가-6 지방산은 전반적인 건강에 중요하지만, 오메가-3 지방산과 오메가-6 지방산 사이의 균형을 유지하는 것이 중요합니다. 대부분의 사람들은 오메가-6 지방산을 너무 많이 섭취하고 오메가-3 지방산을 충분히 섭취하지 않아 염증을 일으키고 심장 질환의 위험을 증가시킬 수 있습니다.

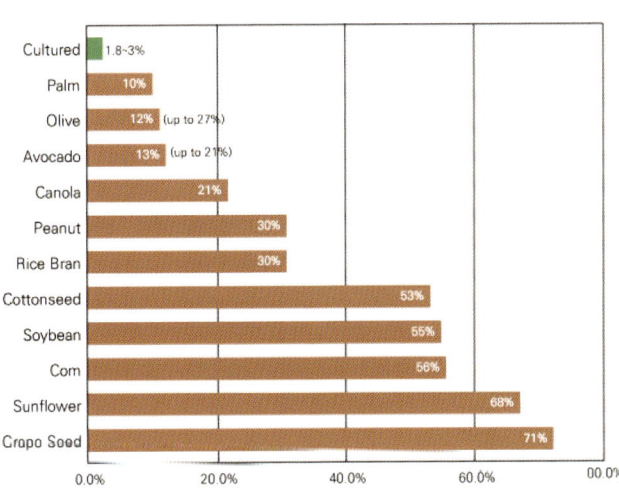

* Avocado Oil

The good news is that avocado oil (HASS Extra Virgin Avocado Oil with a unique cold-pressed process) has a 520°F(270°C) smoke point, according to Bon Appétit, which makes it a great oil for deep or stir-frying. In addition to that, it's a healthy fat. It contains unsaturated and monounsaturated fats and a plethora of omega acids, including oleic acid. Its nutritional components are considered beneficial for heart, skin, and eye health. Better yet, these health benefits are not affected adversely by high heat.

Bon Appétit에 따르면 아보카도 오일(특히 냉압착 공정을 갖춘 HASS 엑스트라 버진 아보카도 오일)의 발연점이 520F(270°C)로 튀김이나 볶음 요리에 적합한 오일이라는 것입니다. 게다가 건강한 지방입니다. 여기에는 불포화 및 단일불포화 지방과 올렌산을 포함한 오메가산이 포함되어 있습니다. 그 영양 성분은 심장, 피부, 눈 건강에 유익한 것으로 간주됩니다. 더 좋은 점은 이러한 건강상의 이점은 고열로 인해 부정적인 영향을 받지 않는다는 것입니다.

* PLASTIC AND CANCEROUS COMPOUNDS IN TEA BAGS

Some of the newer tea bags are made with a variety of plastics. Some tea bags are nylon, some are made of viscose rayon, and others are made of thermoplastic, PVC or polypropylene. Anyone aware of the dangers of plastic chemicals leaching out of plastic containers and bottles is likely to be concerned about drinking tea steeped through heated plastic. The other bad news is that paper tea bags may be just as bad, or worse, than the plastic ones because many of them are treated with epichlorohydrin, a compound mainly used in the production of epoxy resins.

최신 티백 중 일부는 다양한 플라스틱으로 만들어집니다. 일부 티백은 나일론, 일부는 비스코스 레이온, 다른 일부는 열가소성 수지, PVC 또는 폴리프로필렌으로 만들어집니다. 플라스틱 용기와 병에서 플라스틱 화학 물질이 새어 나오는 위험을 알고 있는 사람은 가열된 플라스틱에 우려낸 차를 마시는 것에 대해 우려할 것입니다. 또 다른 나쁜 소식은 종이 티백이 플라스틱 티백만큼 나쁠 수 있다는 것입니다. 많은 티백이 에폭시 수지 생산에 주로 사용되는 화합물인 에피클로로히드린으로 처리되기 때문입니다.

*Andrew Huberman's Protocol: Sauna for Growth Hormone Release
앤드류 휴버만의 프로토콜: 성장 호르몬 분비를 위한 사우나

Growth hormone plays an important role in maintaining muscle, providing joint and bone support along with even increasing metabolism. Studies have concluded that using the sauna fasted(no food about 2-3 hours prior) is able to leverage the greatest growth hormone release. This has been found to be levels of even 16x above normal.

성장 호르몬은 근육을 유지하고 관절과 뼈를 지원하며 신진대사를 증가시키는 데 중요한 역할을 합니다. 연구에 따르면 공복(약 2~3시간 전 음식 섭취 금지) 상태에서 사우나를 이용하면 성장 호르몬 분비가 가장 잘 이루어진다고 합니다. 이는 정상보다 16배나 높은 수준인 것으로 밝혀졌습니다.

Andrew Huberman is a neuroscientist and professor at Stanford University who has become well-known for his research on the brain and behavior. Recently, he has been discussing the potential benefits of sauna use for overall health and well-being.
앤드류 휴버만은 뇌와 행동에 대한 연구로 유명한 스탠포드 대학교의 신경과학자이자 교수입니다. 최근에는 전반적인 건강과 웰빙에 대한 사우나 사용의 잠재적 이점에 대해 논의하고 있습니다.

Frequency: Use the sauna infrequently, about once a week.
Session Structure: Opt for multiple 30-minute sessions with cooldown breaks in between. Perform four such sessions in a day.
Timing: Sauna works best when you're in a semi-fasted state, having not eaten for 2-3 hours prior. Stay hydrated before and after sauna sessions, consuming at least 16 ounces of water for every 10 minutes in the sauna. Consider sauna sessions in the afternoon or evening to align with your circadian rhythm, potentially aiding in better sleep at night.
빈도: 일주일에 한 번 정도 드물게 사우나를 이용합니다.
세션 구조: 30분씩 여러 번 진행하며 중간에 쿨다운 휴식 시간을 갖습니다. 하루에 네 번의 세션을 수행합니다.
타이밍: 사우나는 2~3시간 전에 아무것도 먹지 않은 반 공복 상태일 때 가장 효과가 좋습니다. 사우나 세션 전후에 수분을 충분히 섭취하고, 사우나에서 10분당 최소 16온스의 물을 섭취하세요. 오후나 저녁에 사우나를 하면 생체리듬에 맞춰 밤에 숙면을 취하는 데 도움이 될 수 있습니다.

HGH is a hormone produced by the pituitary gland. Its main role is to build, repair, and maintain our organ tissues. HGH is particularly useful when recovering from a workout or an injury. Starting in middle age our body begins to produce less and less HGH and many have taken the somewhat controversial decision to inject synthetic HGH to maintain or increase their strength and ward off aging. Many people take synthetic HGH in order to burn fat, and boost metabolism, and many claim it as a sort of fountain of youth, but that is not without controversies. There is a natural way to increase natural HGH to gain most of the same beneficial effects without the drawbacks.
HGH는 뇌하수체에서 생성되는 호르몬입니다. 이 호르몬의 주요 역할은 장기 조직을 형성, 복구 및 유지하는 것입니다. HGH는 운동이나 부상에서 회복할 때 특히 유용합니다. 중년기부터 우리 몸은 점점

더 적은 양의 HGH를 생산하기 시작하며, 많은 사람들이 근력을 유지하거나 증가시키고 노화를 방지하기 위해 합성 HGH를 주사하기로 다소 논란의 여지가 있는 결정을 내립니다. 많은 사람들이 지방을 태우고 신진대사를 촉진하기 위해 합성 HGH를 복용하고 있으며, 많은 사람들이 이를 일종의 젊음의 샘이라고 주장하지만 논란의 여지가 없는 것은 아닙니다. 단점 없이 동일한 유익한 효과를 얻기 위해 천연 HGH를 증가시키는 자연적인 방법이 있습니다.

A study published in 1976 examined the effects of a high-temperature sauna on 55 healthy participants. The study found that the effects of high temperature (80-100 degrees Celsius) from sitting in the sauna raised HGH levels by nearly 150% as well as plasma renin activity by 100%.

1976년에 발표된 한 연구에서는 55명의 건강한 참가자를 대상으로 고온 사우나의 효과를 조사했습니다. 이 연구에 따르면 사우나에 앉아 있는 동안 고온(섭씨 80~100도)의 영향으로 HGH 수치가 거의 150%까지 상승하고 혈장 레닌 활성도도 100%까지 증가했습니다.

Essential oils for testosterone and growth hormone.

Case studies suggest that balsam fir oil can support optimal testosterone and growth hormone levels.

테스토스테론과 성장 호르몬을 위한 에센셜 오일.

사례 연구에 따르면 발삼 전나무 오일은 테스토스테론과 성장 호르몬 수치를 최적으로 유지할 수 있다고 합니다.

References

Segerstrom, S. C., & Miller, G. E. (2004). Psychological Stress and the Human Immune System: A Meta-Analytic Study of 30 Years of Inquiry. Psychological Bulletin, 130(4), 601□630.

Kukkonen-Harjula, K., & Kauppinen, K. (2006). Health effects and risks of sauna bathing. International Journal of Circumpolar Health, 65(3), 195-205.

Leppaluoto, J., Tuominen, M., Vaananen, A., Karpakka, J., & Vuori, J. (1986). Some cardiovascular and metabolic effects of repeated sauna bathing. Acta Physiologica Scandinavica, 128(1), 77-81.

Pilch, W., Pokora, I., Szygułla, Z., Pałka, T., Pilch, P., Cison, T., ... & Hubner-Wozniak, E. (2013). Effect of a single finnish sauna session on white blood cell profile and cortisol levels in athletes and non-athletes. Journal of Human Kinetics, 39(1), 127-135.

Vatansever, F., & Hamblin, M. R. (2012). Far infrared radiation (FIR): its biological effects and medical applications. Photonics & Lasers in Medicine, 1(4), 255-266.

Hannuksela, M. L., & Ellahham, S. (2001). Benefits and risks of sauna bathing. The American Journal of Medicine, 110(2), 118-126.

Zinchuk, V., Zhadzko, D., & Svechkov, A. (2018). Sauna-induced body mass loss in young sedentary women and men. TheScientificWorldJournal, 2018.

Laukkanen, T., Khan, H., Zaccardi, F., & Laukkanen, J. A. (2015). Association between sauna bathing and fatal cardiovascular and all-cause mortality events. JAMA Internal Medicine, 175(4), 542-548.

2) Essential Oils for High Blood Pressure
고혈압

As you get older, your blood vessels become clogged without realizing it, and your blood pressure rises as well. Aromatic oils help in relaxation therapy, and some essential oils help reduce high blood pressure. Studies (Saeki & Shihora, 2001) found that geranium and clary sage lower blood pressure. Ylang-ylang also reduces blood pressure. Spike Lavender lowers blood pressure by clearing the sinuses. Rosemary has been reported to increase blood pressure. Essential oils that help with myocardial infarction include Melissa, Lavender, Roman Chamomile, Neroli, Rosewood, Marjoram, German Chamomile, and Rose.

나이가 들면 자신도 모르게 혈관이 막히게 되고 혈압도 상승하게 됩니다. 아로마오일은 이완 요법에 도움이 되며, 일부 에센셜오일은 고혈압을 낮추는 데 도움이 됩니다. 제라늄과 클라리 세이지가 혈압을 낮춘다는 연구 결과(Saeki & Shihora, 2001)가 있습니다. 일랑일랑 역시 혈압을 낮춰줍니다. 스파이크 라벤더는 부비동을 깨끗하게 하여 혈압을 낮춰줍니다. 반면에 로즈마리는 혈압을 높이는 것으로 보고되었습니다. 심근경색에 도움이 되는 에센셜오일로는 멜리사, 라벤더, 로만 캐모마일, 네롤리, 로즈우드, 마조람, 저먼 캐모마일, 로즈 등이 있습니다.

It is usually very important to manage high blood pressure. Among the many complications, the most dangerous are hypertensive renal failure, cerebral infarction, and bleeding. Therefore, proper diet management is essential. You should control your diet by eating vegetables, grains, and meat, but if you focus too much on vegetarianism, you may have difficulty breathing due to lack of iron.

평소 고혈압 관리는 아주 중요합니다. 여러 합병증 중 가장 위험한 것이 고혈압성 신부전, 뇌경색 및 출혈입니다. 따라서 적당한 식단관리가 반드시 필요합니다. 채소 및 곡류, 육식 등 골고루 섭취하면서 조절을 해야 하는데 너무 채식 위주로만 가다가는 철분 부족으로 호흡곤란이 올 수도 있음을 알아야 합니다.

Hemoglobin is a red-colored protein containing iron in red blood cells, which carries oxygen. The molecular formula is $C_{3032}H_{4816}O_{872}N_{780}S_8Fe_4$. As explained in the molecular formula, since it contains 4 iron atoms, if iron is insufficient, hemoglobin cannot fully function, resulting in anemia. In particular, patients with chronic renal failure can be life-threatening when iron is insufficient. Therefore, it is very important to increase immunity along with iron supplementation by eating beef and eggs. Insufficient iron does not produce red blood cells, which impairs oxygen transport and causes dizziness and shortness of breath. When iron is sufficient, oxygen supply is smooth, thinking ability is increased, and intelligence is increased.

헤모글로빈(hemoglobin)은 적혈구에서 철을 포함하는 붉은색 단백질로, 산소를 운반하는 역할을 합니다. 분자식은 $C_{3032}H_{4816}O_{872}N_{780}S_8Fe_4$입니다. 분자식에서 설명한 것처럼 철 원자가 4개 포함되어 있기 때문에 철이 부족하면 헤모글로빈이 완전하게 기능을 할 수 없어 빈혈(anemia)이 일어나게 됩니다. 특히 만성 신부전 환자가 철분이 부족할 시 생명이 위독해질 수도 있습니다. 따라서 소고기, 계란 등을 섭취하여 철분 보충과 함께 면역력을 높이는 게 아주 중요합니다. 철분이 부족하면 적혈구 생성이 안 되며 이는 산소운반에 지장을 초래하여 현기증 및 호흡곤란을 야기합니다. 철분이 충분해야 산소공급이 원활하며 사고력 또한 증대되고 지능도 높아집니다.

High blood pressure can eventually lead to kidney failure and pulmonary edema. If pulmonary edema is present, hemodialysis is required due to severe respiratory distress. Excessive use of antihypertensive drugs can lead to rapid hypotension, so caution is required. The two major theories of hypertension are plasma hypertrophy and peripheral vascular resistance. Therefore, it is very important to eat fresh, relax, and massage with GUGGUL OIL. Conversion to natural healing is necessary by eating magnesium, omega 3, vitamin C, coQ10, and vitamin B.

고혈압은 결국 신부전 및 폐부종으로 이어질 수 있습니다. 폐부종이 있는 경우 심각한 호흡 곤란으로 인해 혈액 투석이 필요합니다. 항고혈압제를 과도하게 사용하면 급격한 저혈압으로 이어질 수 있으므로 주의가 필요합니다. 고혈압의 두 가지 주요 이론은 혈장 비대와 말초 혈관 저항입니다. 따라서 신선한 음식을 먹고 긴장을 풀고 구굴 오일로 마사지하는 것이 매우 중요합니다. 마그네슘, 오메가 3, 비타민 C, 코큐텐, 비타민 B를 섭취하여 자연치유로 전환하는 것이 필요합니다.

The traditional way to lower high blood pressure is to reduce stress and eat black garlic. 'Pycnogenol' extracted from pine bark is recommended.

고혈압을 낮추는 전통적인 방법은 스트레스를 줄이고 흑마늘을 먹는 것인데, 소나무 껍질에서 추출한 '피크노제놀'을 추천합니다.

Cholesterol is the main culprit for high blood pressure, and people often take cholesterol medications. It is not recommended to take cholesterol medicines as they can lead to diabetes. Whether it is high blood pressure, diabetes, or kidney failure, it is caused by destruction of endothelial cells in blood vessels and blood clots. The reason that vascular endothelial cells are destroyed and cholesterol is peroxidized is due to free radicals and stress. To eliminate free radicals, take 6 tablets of vitamin C per day, 2 tablets in the middle of each meal. And exercise in the morning should be banned. At dawn, there are a lot of active oxygen in the body, so it can be toxic. Exercise should be done 3 hours after meals. One thing to note is that if you have high blood pressure, you don't have to worry too much and roll your feet to pack your blood pressure medication. High blood pressure is bad, but it's not fussy. Rather, you should watch your blood pressure drop. Blood pressure medication should be reduced gradually, and it is normal for the elderly to have high blood pressure, so it is better not to worry too much. The worst thing for health, such as high blood pressure or diabetes, is overeating.

고혈압의 원인으로 콜레스테롤을 주범으로 여기고 콜레스테롤약을 드시는 분들이 종종 있습니다.

콜레스테롤약을 섭취하면 당뇨병으로 이어질 수가 있으므로 먹지 않는 것이 좋습니다. 고혈압이든 당뇨병이든 신부전이든 혈관내피 세포 파괴 및 혈전 등이 원인이 되어 발생합니다. 혈관 내피세포가 파괴되고 콜레스테롤이 과산화 되는 이유는 활성산소와 스트레스 때문입니다. 활성산소를 없애기 위해서는 하루 비타민 C를 매 식사 중간에 두 알씩 총 6알을 섭취하도록 합니다. 그리고 새벽에 운동을 금지해야 합니다. 새벽에는 몸 안에 활성산소가 많이 쌓여 있기 때문에 오히려 독이 될 수 있습니다. 운동은 반드시 식사 후 3시간 지난 후 하도록 합니다. 한 가지 주의해야 할 점은 혈압이 높다고 하여 너무 걱정하고 혈압약을 챙기기 위해 발을 굴릴 필요가 없습니다. 혈압이 높은 것은 나쁘지만 그렇다고 야단법석을 떨 정도는 아닙니다. 오히려 혈압이 떨어지는 것을 주의해야 합니다. 혈압약은 서서히 줄여야 하며 노인의 혈압이 어느 정도 높은 것은 정상이니 너무 걱정을 하지 않는 것이 좋습니다. 고혈압이나 당뇨 등 건강에 가장 나쁜 것은 과식입니다.

Hypertension is a serious issue and can lead to some serious health issues. Not only can a person suffer a stroke, there is the risk of coronary artery disease, heart failure, aneurysm, dementia, kidney issues. While there are medications your physician can prescribe and lifestyle choices that will help you lower your blood pressure, Essential oils can provide some aid as well. They will calm down the body and mind while bringing forth positive emotions. Jasmine, geranium, lavender, marjoram,rose, lemon, valerian, frankincense and bergamot essential oils will help relieve tension and stress.
고혈압은 심각한 문제이며 건강 문제를 일으킬 수 있습니다. 뇌졸중뿐만 아니라 관상동맥 질환, 심부전, 동맥류, 치매, 신장 질환의 위험도 있습니다. 의사가 처방할 수 있는 약과 혈압을 낮추는 데 도움이 되는 생활 습관도 있지만, 에센셜오일도 도움이 될 수 있습니다. 에센셜오일은 몸과 마음을 진정시키는 동시에 긍정적이고 감정을 불러일으킵니다. 자스민, 제라늄, 라벤더, 마조람, 로즈, 레몬, 발레리안, 유향, 버가못 에센셜오일은 긴장과 스트레스를 완화하는 데 도움이 됩니다.

Lemon balm is a plant with healing properties. Like herbs, it boasts anti-inflammatory, antiviral, and antihistamine properties. It has the effect of stabilizing the skin and body from harmful stimuli, relieving pain and stress, and promoting intestinal health, promoting digestion and bowel function. It lowers blood pressure, regulates blood sugar, and protects brain nerves, thereby preventing dementia. Lemon balm is composed of tannins, flavonoids, rosmarinic acid, citronellal, eugenol, and other polyphenol compounds, as well as small amounts of vitamins, and various minerals such as manganese, copper and zinc. The key ingredient in lemon balm is 'Rosmarinic acid', an antioxidant that inhibits the production of free radicals in the body. Although other herbs such as lavender and rosemary contain rosmarinic acid, lemon balm contains 20 times more rosmarinic acid than other herbs.

레몬밤(Lemon balm)은 치유 효과를 가진 식물입니다. 허브답게 항염, 항바이러스, 항히스타민 기능을 자랑합니다. 유해 자극으로부터 피부와 심신을 안정시키고 통증과 스트레스를 완화하는 효과가 있으며 장 건강을 도와 소화 증진과 배변 기능을 촉진합니다. 혈압을 낮추고 혈당을 조절하며 뇌신경을 보호해 치매를 예방하는 효과도 있습니다. 레몬밤은 타닌, 플라보노이드, 로즈마린산, 시트로넬랄, 유제놀 그리고 다른 폴리페놀 화합물과 소량의 비타민, 망간, 구리, 아연 등 각종 미네랄 등으로 구성됩니다. 레몬밤의 핵심 성분은 '로즈마린산(Rosmarinic acid)'으로 체내 활성산소 생성을 억제하는 항산화 물질입니다. 라벤더와 로즈마리 등 다른 허브에도 로즈마린산이 들어 있지만, 레몬밤의 로즈마린산 함유량은 다른 허브의 20배에 달합니다.

Turmeric is the best for improving liver function, as it is said to be the strongest in liver function. Curcumin promotes the secretion of bile along with digestion, helping the liver function smoothly. It also removes cholesterol and impurities at the same time and prevents liver fibrosis. Papers showing excellent effects not only on hepatitis carriers but also on liver cancer are being published.

강황은 간 기능의 최강자라 할 만큼 간 기능 개선에 최고입니다. 커큐민은 소화와 더불어 담즙분비를 촉진시켜 간 기능을 원활히 하도록 도와줍니다. 또한 콜레스테롤이나 불순물도 제거하는 동시에 간 섬유화도 막는 역할을 합니다. 간염 보균자뿐만 아니라 간암에도 탁월한 효과를 보이는 논문들이 쏟아지고 있습니다.

It is important to drink water as soon as you wake up in the morning. First, drink a glass of warm water. This makes it easier for the kidneys to dilute and excrete the urine made overnight. In the morning, the urine concentration is very thick. For this reason, if it is not diluted properly, waste products in the urine cannot be discharged and can settle in the kidneys and bladder. Therefore, drinking a glass of warm water in the morning is of utmost importance.

아침에 일어나면 바로 물을 마시는 것이 중요합니다. 먼저 따뜻한 물을 한 잔 마십시오. 그러면 신장이

밤사이에 만들어진 소변을 희석하여 배출하는 것이 쉬워집니다. 아침에는 소변의 농도가 매우 진합니다. 이 때문에 이를 적절하게 희석하지 않으면 소변 속의 노폐물이 배출되지 못하고 신장과 방광에 자리를 잡을 수 있습니다. 따라서 아침에 마시는 따뜻한 물 한 잔은 무엇보다 중요합니다.

It is generally known that aerobic exercise is good for exercise, but it is good to do moderate-intensity exercise for about 10 minutes a day. The purpose is to break down visceral fat by momentarily strengthening the activity of the intestine.
운동은 보통 유산소 운동이 좋다고 알려져 있지만, 어느 정도 강도 있는 운동을 하루 10분 정도 하는 것이 좋습니다. 장의 활동을 순간적으로 강화시켜 내장 지방을 분해하려는 목적입니다.

It has been shown that vitamin C can help lower blood pressure in both people with and without high blood pressure. One animal study found that taking vitamin C supplements relaxed the blood vessels that carry blood from the heart, which helped lower blood pressure levels.
비타민 C는 고혈압이 있는 사람과 없는 사람 모두의 혈압을 낮추는 데 도움이 될 수 있는 것으로 나타났습니다. 한 동물 연구에 따르면 비타민 C 보충제를 섭취하면 심장에서 혈액을 운반하는 혈관이 이완되어 혈압 수치를 낮추는 데 도움이 되는 것으로 나타났습니다.

There are many supplements, including flaxseed, curcumin, berberine, coQ10, vitamin C, and others, that may lower blood pressure in certain situations. If you already take medication to lower blood pressure, always consult your physician before using these supplements, as they may lower your blood pressure too much, or interfere in some other way with your current medication.
아마씨, 커큐민, 베르베린, 코큐텐, 비타민 C 등 특정 상황에서 혈압을 낮출 수 있는 보충제가 많이 있습니다. 이미 혈압을 낮추는 약을 복용 중인 경우, 이러한 보충제는 혈압을 너무 많이 낮추거나 현재 복용 중인 약에 다른 방식으로 방해가 될 수 있으므로 사용하기 전에 항상 의사와 상의하세요.

Eating a bit of flaxseed each day might help lower high blood pressure, a new study suggests. The participants were randomly assigned to either a flaxseed or comparison group. People in the flaxseed group ate a variety of foods like bagels, muffins and pasta that contained 30 grams - about one ounce - of milled flaxseed every day for six months. People who had an initial systolic blood pressure - the top number in a blood pressure reading - of at least 140 mm Hg saw that figure drop by 15 mm Hg, on average, after six months of taking flaxseed. Blood pressure did not change among people with hypertension in the comparison group. "These decreases in blood pressure are amongst the most potent dietary interventions observed and comparable to current medications." Pierce said.

매일 약간의 아마씨를 섭취하면 고혈압을 낮추는 데 도움이 될 수 있다는 새로운 연구 결과가 발표되었습니다. 참가자들은 무작위로 아마씨 또는 비교 그룹에 배정되었습니다. 아마씨 그룹에 속한 사람들은 6개월 동안 매일 30g(약 1온스)의 아마씨 분말이 함유된 베이글, 머핀, 파스타 등 다양한 음식을 먹었습니다. 초기 수축기 혈압(혈압 수치에서 가장 높은 수치)이 140mmHg 이상이었던 사람들은 아마씨를 섭취하고 6개월 후 평균적으로 혈압이 15mmHg 감소한 것으로 나타났습니다. 비교 그룹의 고혈압 환자는 혈압이 변하지 않았습니다. 피어스는 "이러한 혈압 감소는 관찰된 가장 강력한 식이 중재 중 하나이며 현재 약물과 비교할 수 있습니다."라고 말했습니다.

In order to return blood pressure to normal, it is recommended to massage with GUGGUL oil. This is to reduce peripheral resistance and improve blood circulation. Apply GUGGUL oil or make GUGGUL Vaseline. GUGGUL oil massage improves blood circulation and strengthens blood vessels. To make GUGGUL Vaseline, add 90g GUGGUL oil + 8g candelilla wax + 1g Pure 13 essential oil + 1g lavender. A healthy person can make fragrant Vaseline by adding 4 drops of neroli.

혈압을 정상으로 되돌리려면 구굴 오일로 마사지하는 것이 좋습니다. 이것은 말초 저항을 줄이고 혈액 순환을 개선히기 위한 것입니다. 구굴 오일을 바르거나 구굴 바셀린을 만드십시오. 구굴 오일 마사지는 혈액 순환을 개선하고 혈관을 강화합니다. 구굴 바셀린을 만들려면 구굴 오일 90g + 칸델릴라 왁스 8g + 순수 13 정유 1g + 라벤더 1g을 추가합니다. 건강한 사람은 네롤리 4 방울을 추가하여 향기로운 바셀린을 만들 수 있습니다.

* Lowering blood pressure oils (Lemon, Ylang-ylang)
혈압 낮추는 오일 (레몬, 일랑일랑)
High-quality lemon oil can make a big difference in your blood pressure. Pairing the lemon oil with another essential oil called ylang ylang. The combination is more potent than either

one alone. Ylang ylang oil promotes calmness, creates lower blood pressure and pulse rate, and reduces both cortisol and blood pressure. You can also inhale it during stressful moments to calm the nervous system or diffuse it.

고품질의 레몬 오일은 혈압에 큰 변화를 가져올 수 있습니다. 레몬 오일은 일랑일랑 에센셜오일과 짝을 이룹니다. 이 조합은 혼자보다 더 강력합니다. 일랑일랑 오일은 진정을 촉진하고, 혈압과 맥박수를 낮추며, 코르티솔과 혈압을 모두 낮춥니다. 스트레스가 많은 순간에 흡입하여 신경계를 진정시키거나 확산시킬 수도 있습니다.

3) Essential Oils for Periodontitis
치아관리

Periodontitis is a serious gum infection that damages the soft tissue and destroys the bone that supports your teeth. Periodontitis can cause teeth to loosen or lead to tooth loss. Peppermint is known for its cooling and numbing elements which can effectively soothe tooth and muscle aches. Research has found that peppermint oil is exceptionally powerful for fighting oral pathogens and killing common bacteria that can lead to cavities and gum disease.

치주염은 잇몸 연조직을 손상시키고 치아를 지지하는 뼈를 파괴하는 심각한 잇몸 감염입니다. 치주염은 치아가 헐거워지거나 치아 손실로 이어질 수 있습니다. 페퍼민트는 치아와 근육통을 효과적으로 진정시키는 쿨링 및 마비 성분으로 잘 알려져 있습니다. 연구에 따르면 페퍼민트 오일은 구강 병원균과 싸우고 충치와 잇몸 질환을 유발할 수 있는 일반적인 박테리아를 죽이는 데 매우 강력한 것으로 나타났습니다.

To keep your teeth and gums healthy, toothpaste containing myrrh, using dental floss, and gargles with Topan salt is important. Above all, in order not to damage your teeth, you should avoid getting sour fruits, beverages, vinegar, and sugar from coming into contact with your teeth. And it is very important not to chew hard food. Also, avoid using toothpaste containing fluoride. Fluoride inhibits the production of melatonin in the pineal gland, making it vulnerable to viruses. Melatonin is widely known as a coronavirus treatment.

치아와 잇몸을 건강하게 하려면 미르가 들어간 치약, 치실 사용, 토판염 가글이 중요합니다. 무엇보다도 치아가 상하지 않으려면 신 과일이나 음료수, 식초, 설탕 등이 치아에 닿지 않게 하여야 하며 과산화수소수가 포함된 가글을 자주 사용하고 칫솔을 주기적으로 바꿔 줘야 합니다. 그리고 단단한 음식을 씹지 않도록 하는 것이 매우 중요합니다. 또한 불소가 들어간 치약 사용을 금해야 합니다. 불소는 송과체의 멜라토닌 생성을 억제해 바이러스 등에 취약하게 됩니다. 멜라토닌은 코로나바이러스 치료제로 널리 알려져 있습니다.

Fluoride, a substance added to toothpaste and tap water to prevent cavities, was classified as a carcinogen by the International Agency for Research on Cancer (IARC) in 1987 and again on November 10, 2021, as polyfluoroalkyl substances.
불소는 충지 방지 목적으로 치약이나 수돗물에 섞는 물질로, 국제암연구소(IARC)에서 1987년에 발암물질로 분류하였고, 과불화화합물로써 2021년 11월 10일 또 한번 발암물질로 분류되었습니다.

Topan salt, edible baking soda gargle is good for frequent use.
토판염 & 식이소다 가글을 자주 사용하면 좋습니다.

〈HOW TO TREAT SWOLLEN GUMS〉
부은 잇몸을 치료하는 방법
Due to its anti-inflammatory and antibiotic properties, tea tree oil will give you instant relief from inflamed gums. Simply take some mouthwash, water and a few drops of tea tree oil and mix together. Use this mouthwash three times per day and make sure not to swallow it.
항염증 및 항생제 성분이 함유된 티트리 오일은 염증이 생긴 잇몸을 즉각적으로 완화해 줍니다. 구강청결제, 물, 티트리 오일 몇 방울을 넣고 섞기만 하면 됩니다. 이 구강 청결제를 하루에 세 번 사용하고 삼키지 않도록 주의하세요.

Vitamin D also has anti-inflammatory properties and will help heal swollen gums. Just make sure to include foods that are rich in Vitamin D in your diet. You can also consider adding supplements to your diet.
비타민 D는 또한 항염증 작용을 하며 부은 잇몸을 치유하는 데 도움이 됩니다. 비타민 D가 풍부한 식품을 식단에 포함시키세요. 식단에 보충제를 추가하는 것도 고려할 수 있습니다.

Due to its antioxidant and anti-inflammatory properties, turmeric has a number of healing capabilities such as pain relief, swelling and getting rid of bacteria in your mouth. Take ¼ teaspoon of turmeric powder and mix with water to form a paste. Rub the paste on your gums, leave it for 10 minutes then massage your gums for a minute. Rinse out with lukewarm water.
강황은 항산화 및 항염 작용으로 인해 통증 완화, 붓기 및 입안의 박테리아 제거와 같은 여러 가지 치유 능력이 있습니다. 강황 가루 ¼ 티스푼을 물에 섞어 페이스트를 만듭니다. 페이스트를 잇몸에 문지르고 10분간 그대로 두었다가 1분간 잇몸을 마사지합니다. 미지근한 물로 헹굽니다.

Another effective remedy for swollen gums is salt as it prevents the growth of bacteria and protects from potential infections. Use a toothbrush with soft bristles to clean your teeth and then put a pinch of salt on your fingers. Rub it on your gums for a few seconds then rinse it out with warm water. Repeat this thrice a week.
부은 잇몸에 효과적인 또 다른 치료법은 박테리아의 번식을 방지하고 잠재적인 감염으로부터 보호하는 소금입니다. 칫솔모가 부드러운 칫솔을 사용하여 치아를 닦은 다음 손가락에 소금을 한 꼬집 묻혀주세요. 잇몸에 몇 초간 문지른 다음 따뜻한 물로 헹굽니다. 이 과정을 일주일에 세 번 반복합니다.

Black Cumin Seed Oil also known as Nigella sativa is very effective at treating dental problems and dental diseases.
니겔라 사티바라고도 알려진 블랙 커민 씨 오일은 치아 문제와 치아 질환을 치료하는 데 매우 효과적입니다.

Recipe: Black Cumin Seed Oil + Tea Tree Oil + Aloe Vera + Tumeric Powder
블랙 커민 씨 오일 + 티트리 오일 + 알로에 베라 + 강황 분말

More than 70% of Koreans are exposed to periodontal disease without knowing it. The cause is oral bacteria. Bacteria attack the lower part of the "V"-shaped gap between the gum and the tooth, damaging the periodontal ligament and adjacent tissues. In the case of adults over the age of 20, it occurs in the majority of cases, after the age of 35, 3 in 4, and in the case of the elderly over the age of 40, it occurs in 80 to 90%. In severe cases, tartar causes inflammation in the gums, and in more severe cases, it penetrates into the gums as well as the external areas, damaging the alveolar bone and nerve tissue. Usually, you think that brushing your teeth is enough to take care of your teeth, but it is not enough to get rid of bacteria in your mouth. Therefore, a strong natural gargle is recommended. ALLTHATHERB natural gargle is sea bamboo shoot, hyaluronic acid, Ecklonia extract, allantoin, xylitol, green tea extract, aloe vera, tea tree, lemon oil, propolis extract, olive leaf extract, pine cone extract, dietary sulfur, natural salt, U.S. Royal edible baking soda, peppermint water, black cumin seed, and turmeric fermented liquid are added, so most of the bacteria are killed.

한국인의 70% 이상이 자신도 모르게 치주 질환에 노출되어 있습니다. 원인은 구강 내 박테리아입니다. 세균이 잇몸과 치아 사이의 'V'자 모양의 틈새 아래쪽을 공격해 치주인대와 인접 조직을 손상시킵니다. 20세 이상 성인의 경우 대부분에서 발생하며, 35세 이후에는 4명 중 3명, 40세 이상 노인의 경우 80~90%에서 발생합니다. 치석은 잇몸에 염증을 일으키고, 심한 경우 잇몸뿐만 아니라 잇몸 바깥쪽까지 침투하여 치조골과 신경 조직까지 손상시킵니다. 일반적으로 양치질로 치아를 관리하는 것으로 충분하다고 생각하지만 입안의 박테리아를 제거하기에는 충분하지 않습니다. 따라서 강력한 천연 가글을 권장합니다. 올댓허브 천연가글은 해죽순, 히알루론산, 에클로니아 추출물, 알란토인, 자일리톨, 녹차 추출물, 알로에베라, 티트리 에센셜오일, 레몬 에센셜오일, 프로폴리스 추출물, 올리브잎 추출물, 솔방울 추출물, 식이유황, 천일염, 식이소다, 페퍼민트수, 블랙 커민씨, 강황 발효액 등이 첨가되어 대부분의 세균을 사멸시킵니다.

4) Essential Oils for Pain Relief
통증

Everyone experiences aches and pains occasionally. Essential oils can reduce inflammation and provide a soothing sensation. Some oils may help you recover faster. The best way to treat muscle pain with essential oils is to use a muscle rub or soak in a relaxing bath. Peppermint, lavender, juniper, turmeric, rosemary, clove, thyme, and frankincense oils are best essential oils for muscle and joint pain.

누구나 때때로 통증과 고통을 경험합니다. 에센셜오일은 염증을 줄이고 진정 효과를 줄 수 있습니다. 일부 오일은 더 빨리 회복하는 데 도움이 될 수 있습니다. 에센셜오일로 근육통을 치료하는 가장 좋은 방법은 편안한 목욕에 근육을 문지르거나 담그는 것입니다. 페퍼민트, 라벤더, 쥬니퍼베리, 강황, 로즈마리, 정향, 타임 및 유향 오일은 근육과 관절 통증에 가장 좋은 에센셜오일입니다.

If you are making a massage cream for back pain, use dietary sulfur, glucosamine, and lemongrass. It is effective when mixed with peppermint, marjoram, and tea tree and applied to the painful area. Hot or cold compresses are good to use to reduce wounds or muscle pain. Add 4~6 drops of aromatic essential oil to hot or cold water, wet a regular towel, squeeze out the water, and place it on the affected area. Steam inhalation of bergamot oil is also good. If the back pain is still not getting better, apply GUGGULSTERONE cream from the base of the neck to the back of the neck.

허리 통증을 마사지크림으로 만들 경우 식이유황, 글루코사민, 레몬그라스. 페퍼민트, 마조람, 티트리 등과 섞어 통증 부위에 바르면 효과가 있습니다. 온습포나 냉습포는 상처나 근육 통증을 줄일 때 활용하면 좋습니다. 뜨겁거나 차가운 물에 아로마 에센셜오일을 4~6방울 떨어뜨리고 일반 수건을 적셔 물기를 짜낸 후 아프다고 느끼는 부위에 놓으면 됩니다. 버가못 오일을 증기 흡입하는 것도 좋습니다. 그래도 허리통증이 좀 처럼 낫지 않을 때는 구굴스테론 크림을 목 밑부터 등뼈 허리까지 바릅니다.

5) Essential Oils for Insomnia
불면증

A good night's sleep helps you feel and function at your best each day. Unfortunately, for many people restorative sleep is elusive. One of the best-known aromatherapy treatments for insomnia is lavender. There's a good reason for that-not only is the fragrance powerful and long-lasting, but also lavender is probably the most-studied sleeping herb, with considerable evidence that it really works to promote restful sleep.

숙면은 매일 최상의 컨디션과 기능을 발휘하는 데 도움이 됩니다. 안타깝게도 많은 사람이 숙면을 취하기가 쉽지 않습니다. 불면증에 대한 가장 잘 알려진 아로마테라피 치료법 중 하나는 라벤더입니다. 거기에는 그럴 만한 이유가 있습니다. 향기가 강력하고 오래 지속될 뿐만 아니라 라벤더는 아마도 가장 많이 연구된 수면 허브일 것입니다. 라벤더가 실제로 편안한 수면을 촉진하는 데 효과가 있다는 상당한 증거가 있습니다.

Lavender and Roman chamomile, which have excellent calming effects, should be selected first, and if you can't sleep because you have a lot of thoughts, you can blend vetiver and cedarwood. Alternatively, you can use marjoram as your main oil and combine it with lavender or petitgrain.
진정 효과가 우수한 라벤더, 로만 캐모마일을 먼저 선택하고, 생각이 많아서 잠을 못 이루는 경우 베티버, 시더우드 등을 블렌딩 할 수 있습니다. 또는 마조람을 주요 오일로 하고 라벤더나 페티그레인과 조합하여 사용할 수 있습니다.

A powerful anxiolytic thanks to its direct action on the central nervous system - marjoram oil
중추 신경계에 직접 작용하는 강력한 불안 완화제 - 마조람 오일

Petitgrain with an emotional response (anxiety, depression) effect.
감정 반응(불안, 우울증) 효과가 있는 페티그레인

6) Essential Oils for Gastritis
위염

Gastritis is a condition that affects a person's stomach lining, causing it to become inflamed. Essential oils, such as lemongrass and lemon verbena, were found to help increase resistance. Other oils that can have a positive effect on the digestive system includes peppermint, ginger, and clove.
위염은 위벽에 영향을 미쳐 염증을 일으키는 질환입니다. 레몬그라스나 레몬 버베나와 같은 에센셜오일은 저항력을 높이는데 도움이 되는 것으로 밝혀졌습니다. 소화 기관에 긍정적인 영향을 줄 수 있는 다른 오일로는 페퍼민트, 진저, 정향 등이 있습니다.

Stomach flu is caused by a variety of viruses that attack the gastrointestinal system which leads to infection that brings about vomiting, diarrhea, low intensity fever, body pain and stomach cramps. These peppermint, lemon, ginger, fennel, lavender, roman chamomile, cinnamon, eucalyptus, coriander and nutmeg essential oils can help ease and reduce the severity of the stomach flu.

장염은 구토, 설사, 저열, 신체 통증 및 위경련을 일으키는 다양한 바이러스에 의해 위장 시스템을 공격함으로 발생합니다. 페퍼민트, 레몬, 진저, 펜넬, 라벤더, 로만 캐모마일, 시나몬, 유칼립투스, 코리안더 및 넛맥 에센셜오일은 장염을 완화하는 데 도움이 될 수 있습니다.

The gastrointestinal (GI) system is typically the first point of contact for alcohol as it passes through the body and is where alcohol is absorbed into the bloodstream. One of the most significant immediate effects of alcohol is that it affects the structure and integrity of the GI tract. Alcohol disrupts communication between these organisms and the intestinal immune system. Alcohol consumption also damages epithelial cells, T cells, and neutrophils in the GI system, disrupting gut barrier function and facilitating leakage of microbes into the circulation.

위장(GI) 시스템은 일반적으로 알코올이 체내를 통과할 때 알코올이 가장 먼저 접촉하는 지점이며, 알코올이 혈류로 흡수되는 곳입니다. 알코올의 가장 중요한 즉각적인 영향 중 하나는 알코올이 위장관의 구조와 완전성에 나쁜 영향을 미친다는 것입니다. 알코올은 이러한 유기체와 장 면역 체계 간의 소통을 방해합니다. 알코올 섭취는 위장관의 상피 세포, T 세포 및 호중구를 손상시켜 장막 기능을 방해하고 미생물이 순환계로 누출되는 것을 촉진합니다.

Digestion involves mechanical digestion that breaks down food and chemical digestion that converts the complex structures of carbohydrates, proteins, and fats into simple structures that are easy to absorb. Mechanical digestion begins in the mouth and is mostly completed in the stomach. Chemical digestion uses certain enzymes to break down nutrients, such as carbohydrates, proteins, and fats, into smaller molecules. In the mouth, an enzyme produced by the salivary glands (amylase) breaks down carbohydrates, and an enzyme secreted from the stomach (pepsin) breaks down proteins. Enzymes made by the pancreas (amylase, lipase, trypsin and chymotrypsin) break down carbohydrates, fats and proteins in the duodenum. Therefore, to facilitate digestion, chew your food well, avoid overeating or eat too many types of food at once, avoid salty foods, and refrain from drinking water 30 minutes before a meal and within two hours after a meal. If your heart is stuffy due to digestion or stomach upset due to stomach acid, you can drink edible baking soda in water and it will go away quickly. Adequate rest for the digestive system is also important, so you should refrain from snacking. Dissolving the hydrolyzate of guar gum in water can help with constipation.

소화에는 음식을 분해하는 기계적 소화와 탄수화물, 단백질, 지방의 복잡한 구조를 흡수하기 쉬운 간단한 구조로 변환하는 화학적 소화가 포함됩니다. 기계적 소화는 입에서 시작되어 대부분 위장에서 완료됩니다. 화학적 소화는 특정 효소를 사용하여 탄수화물, 단백질, 지방과 같은 영양소를 더 작은 분자로 분해합니다. 입에서는 침샘에서 생성되는 효소(아밀라제)가 탄수화물을 분해하고, 위에서 분비되는 효소(펩신)는 단백질을 분해합니다. 췌장에서 만들어진 효소(아밀라제, 리파제, 트립신, 키모트립신)는 십이지장에서 탄수화물, 지방, 단백질을 분해합니다. 그러므로 소화를 원활하게 하기 위해서는 음식을 잘 씹고, 과식을 피하거나 한꺼번에 많은 종류의 음식을 섭취하는 것을 피하고, 짠 음식을 피하고, 식전 30분과 식후 2시간 이내에는 물을 마시지 않는 것이 좋습니다. 소화로 인해 심장이 답답하거나 위산으로 인해 속이 쓰린 경우에는 식용 베이킹소다를 물에 타서 마시면 빨리 가라앉습니다. 소화기관을 위한 충분한 휴식도 중요하므로 간식은 자제해야 합니다. 구아검의 가수분해물을 물에 녹이면 변비에 도움이 됩니다.

There are also reports that aflatoxin is associated with gastritis and gastric cancer. Aflatoxins are toxic carcinogens and mutants produced by certain soil-growing fungi (Aspergillus flavus and Aspergillus parasiticus). It is said that it can occur when temperature, humidity and hygiene management are neglected in meju and soybean paste manufactured through natural fermentation. Aflatoxins are said to cause immunosuppression, hepatocellular carcinoma and neutropenia in humans. Bioplex-F, Saenghyalak, etc. are effective.

아플라톡신이 위염 및 위암과 관련이 있다는 보고도 있습니다. 아플라톡신은 토양에서 자라는 특정 곰팡이(아스퍼질러스 플라부스, 아스퍼질러스 파라지티쿠스)에 의해 생성되는 독성 발암물질이자 돌연변이 물질입니다. 자연 발효를 통해 제조되는 메주, 된장 등에서 온도, 습도, 위생관리를 소홀히 할 경우 발생할 수 있다고 합니다. 아플라톡신은 사람에게 면역억제, 간세포암, 호중구 감소증 등을 유발하는 것으로 알려져 있습니다. 바이오플렉스-에프, 생히알락 등이 효과가 좋습니다.

Helicobacter pylori living in the stomach is the cause of all diseases. Black cumin seeds and cinnamon powder are suitable for natural healing. In addition, those who suffer from constipation can solve constipation by pressing the index finger or taking a forward leaning position or rubbing the perineum towards the anus.

위에 생존하는 헬리코박터균은 모든 질병의 원인입니다. 블랙 커민 씨드, 계피 가루 등이 자연치유로 적합합니다. 또한 변비로 고생하는 사람은 검지를 눌러주거나 앞으로 숙인 자세를 취하거나 회음부를 항문 쪽으로 마찰을 가하면 변비를 해결할 수가 있습니다.

Drinking green tea with raw honey has several potential benefits for healing gastritis. One study showed a significant difference in people with gastritis that drank tea with honey just once a week. Manuka honey has also been shown to have antibacterial properties that effectively keep H. pylori in check. Drinking warm water can soothe the digestive tract and make digestion easier on your stomach.

녹차를 생꿀과 함께 마시면 위염을 치료하는 데 몇 가지 잠재적인 이점이 있습니다. 한 연구에 따르면 위염 환자가 일주일에 한 번만 꿀이 든 차를 마셨을 때 유의미한 차이를 보인다고 합니다. 마누카 꿀은 항균 성분이 있어 헬리코박터 파일로리균을 효과적으로 억제하는 것으로 나타났습니다. 따뜻한 물을 마시면 소화관을 진정시키고 위장의 소화를 더 쉽게 만들 수 있습니다.

7) Essential Oils for Stress Relief
스트레스

Aromatherapy has been used since ancient times to promote feelings of calm and relaxation. Inhaling and topically applying pure essential oils can help to alleviate stress. One of the best-known essential oils in aromatherapy, lavender oil is prized for its calming effects on the body and mind and ability to lessen anxiety. Bergamot, lemongrass and neroli oils are used to ease anxiety too.

아로마테라피는 고대부터 차분하고 편안한 느낌을 주기 위해 사용되었습니다. 순수 에센셜오일을 흡입하고 바르는 것은 스트레스 완화에 도움이 될 수 있습니다. 아로마테라피에서 가장 잘 알려진 에센셜오일 중 하나인 라벤더 오일은 몸과 마음에 진정 효과가 있으며 불안을 줄이는 능력으로 유명합니다. 버가못,

레몬그라스 및 네롤리 오일도 불안을 완화하는 데 사용됩니다.

8) Essential Oils for Eczema
   습진

Eczema causes red, itchy, and dry rashes that range from mild to severe. Persistent scratching due to severe eczema can cause damage to your skin, putting you at risk for skin infection. Essential oils that can potentially ease eczema symptoms include tea tree, peppermint, and calendula.
습진은 경증에서 중증에 이르는 붉고 가렵고 건조한 발진을 유발합니다. 심한 습진으로 인해 계속 긁으면 피부가 손상되어 피부 감염의 위험에 처할 수 있습니다. 습진 증상을 잠재적으로 완화할 수 있는 에센셜오일은 다음과 같습니다. 티트리, 페퍼민트, 카렌듈라, 호호바, 해바라기씨 오일은 건조함을 줄이고 피부 보습을 증진할 수 있습니다. 특히 해바라기 오일은 비타민 A, C, E가 풍부하여 잃어버린 수분을 보충하고 피부와 두피를 진정시키며 염증을 줄이는 데 도움이 되므로 훌륭한 캐리어 오일이 됩니다.

Collagen production is important for psoriasis. For collagen production, vitamin C, dietary sulfur, and blackfish intake are necessary.
건선에는 콜라겐 생성이 중요합니다. 콜라겐 생성을 위해선 비타민 C, 식이유황, 북어 섭취가 필요합니다.

9) Essential Oils for Thyroid
   갑상선

The thyroid is a small, butterfly-shaped gland that produces and releases hormones. Your thyroid helps regulate your metabolism, your emotions, your brain function, and almost all the other processes in your body. Toxins and inflammation are known to make our thyroid function suffer. Frankincense, lavender, chamomile, geranium, lemongrass, lemon, peppermint, and black pepper essential oils can help get to the root of many of thyroid imbalances.

갑상선은 호르몬을 생산하고 분비하는 나비 모양의 작은 분비샘입니다. 갑상선은 신진대사, 감정, 뇌 기능 및 신체의 거의 모든 다른 과정을 조절하는 데 도움을 줍니다. 독소와 염증은 갑상선 기능을 저하시키는 것으로 알려져 있습니다. 유향, 라벤더, 캐모마일, 제라늄, 레몬그라스, 레몬, 페퍼민트, 블랙페퍼 에센셜오일은 갑상선 불균형의 근본 원인을 해결하는 데 도움이 될 수 있습니다.

10) Essential Oils for Herpes
헤르페스

Herpes simplex is a virus. The outbreaks are in the form of red bumps like blisters on the skin which are mainly itchy and painful. Once the virus has entered the body it cannot be cured. Therefore, an individual carries it throughout life but the symptoms can be managed with natural products such as essential oils. For centuries, essential oils have been used as remedies of herpes virus due to their antiviral capabilities. These essential oils are melissa, lavender, peppermint, geranium, tea tree, coconut, eucalyptus, sandalwood, myrrh, oregano, St John's wort and chamomile.

단순 포진은 바이러스입니다. 발병은 주로 가렵고 고통스러운 피부의 물집과 같은 붉은 융기 형태입니다. 바이러스가 몸에 들어간 후에는 치료할 수 없습니다. 따라서 개인은 평생 동안 그것을 가지고 있지만 에센셜오일과 같은 천연 제품으로 증상을 관리할 수 있습니다. 수 세기 동안 에센셜오일은 항바이러스 기능으로 인해 헤르페스 바이러스의 치료법으로 사용되었습니다. 이 에센셜오일은 멜리사, 라벤더, 페퍼민트, 제라늄, 티트리, 코코넛, 유칼립투스, 샌달우드, 몰약, 오레가노, 세인트 존스 워트 및 캐모마일 입니다.

11) Essential Oils for Athlete's Foot
무좀

Athlete's foot is known as tinea pedis, is a highly contagious fungal skin infection that develops on the top outer layer of skin on the foot. Athlete's foot can cause thickening of the skin, a scaly rash, itchy feet, foot blisters, discoloration, and toenail loss. The top five essential oils for treating tinea fungus are tea tree oil, lemon oil, lavender oil, peppermint oil, and eucalyptus oil. These oils can be mixed with a carrier oil like coconut oil and rubbed onto the skin.

무좀은 발 백선이라고도 하며, 발 피부의 가장 바깥층에 발생하는 전염성이 강한 곰팡이성 피부 감염입니다. 무좀은 피부가 두꺼워지고 비늘 모양의 발진, 발 가려움증, 발 물집, 변색, 발톱 손실 등을 유발할 수 있습니다. 무좀 치료에 좋은 에센셜오일 5가지는 티트리 오일, 레몬 오일, 라벤더 오일, 페퍼민트 오일, 유칼립투스 오일입니다. 이러한 오일은 코코넛 오일과 같은 캐리어 오일과 혼합하여 피부에 바르시면 됩니다.

If athlete's foot is severe, cypress water, wood vinegar, and 13 essential oils are prescribed.
무좀이 심할 경우 편백워터, 목초액, 13정유로 처방합니다.

12) Essential Oils for Vaginal Infection
질 감염

A vaginal yeast infection (vaginal candidiasis) is caused by an overgrowth of a fungus that naturally lives in your vagina, called Candida albicans. Using essential oils for yeast infection is a popular approach for many women who suffer from this condition due to their anti-inflammatory, anti-fungal, and antiseptic properties. The best essential oils for yeast infection include clove, lavender, lemongrass, thyme, tea tree, geranium, orange, oregano and cinnamon oils.

질 효모 감염(질 칸디다증)은 질에 자연적으로 서식하는 칸디다 알비칸스라는 곰팡이가 과도하게 증식하여 발생합니다. 에센셜오일은 항염, 항진균, 살균 효과가 있어 이 질환으로 고통받는 많은 여성에게 인기 있는 치료법입니다. 효모 감염에 가장 좋은 에센셜오일로는 클로브, 라벤더, 레몬그라스, 타임, 티트리, 제라늄, 오렌지, 오레가노, 시나몬 오일이 있습니다.

13) Essential Oils for Period Pain
월경곤란

A woman's menstrual cycle usually lasts anywhere from 21 to 45 days, but sometimes the cycle becomes irregular. Plus some women experience fairly light menstrual cycles, while others have heavy and long cycles that are uncomfortable. Thankfully, due to the anti-inflammatory nature of certain essential oils, you can ease the pain during this uncomfortable time. The best essential oils for cramps are lavender, clary sage.

여성의 생리 주기는 보통 21일에서 45일 정도 지속되지만, 때때로 주기가 불규칙해지기도 합니다. 일부 여성은 생리 주기가 매우 가벼운 반면, 다른 여성은 무겁고 긴 주기로 불편함을 느끼기도 합니다. 다행히도 특정 에센셜오일의 항염증 특성으로 인해 이 불편한 시간 동안 통증을 완화할 수 있습니다. 생리통에 가장 좋은 에센셜오일은 라벤더, 클라리 세이지입니다.

14) Essential Oils for Cancer
항암

The large intestine is the last part of the digestive system, and the occurrence of malignant tumors in the large intestine is called colorectal cancer. Alcohol makes it easier for toxic substances to enter epithelial cells and promotes the secretion of various inflammatory substances. Researchers at Boston University in the United States found that the higher the alcohol intake, the higher the risk of colorectal cancer. Of course, along with alcohol, the diet of fatty and meat snacks also plays a big role.

대장은 소화 시스템의 마지막 부분이며 대장에 악성 종양이 발생하는 것을 대장암이라고 합니다. 알코올은 독성 물질이 상피 세포에 쉽게 들어가게 할 뿐만 아니라 암세포의 성장을 촉진하는 다양한 염증 물질의 분비도 촉진하게 합니다. 미국 보스턴 대학의 연구자들은 알코올 섭취량이 많을수록 대장암 위험이 높아진다는 사실을 발견했습니다. 물론 술과 함께 지방과 육류 간식의 식단도 큰 역할을 합니다.

Essential oils for cancer research suggests that oils can help prevent and treat cancer at the cellular level. Of all the cancer-fighting essential oils, frankincense is the most controversial.

Essential oils good for cancer include mint, ginger, lemon, grapefruit, jasmine, lavender, Roman chamomile, thyme, rose, oregano, cinnamon, and frankincense.

암에 대한 에센셜오일 연구에 따르면 오일이 세포 수준에서 암을 예방하고 치료하는 데 도움이 될 수 있다고 합니다. 암과 싸우는 모든 에센셜오일 중에서 유향은 가장 논란이 많은 오일입니다. 암에 좋은 에센셜오일에는 민트, 진저, 레몬, 그레이프프룻, 자스민, 라벤더, 로만 캐모마일, 타임, 로즈, 오레가노, 시나몬, 유향 등이 있습니다.

15) Essential Oils for ADHD
과잉행동

ADHD is attention deficit and hyperactivity disorder. ADHD is most common in children but can also occur in adults. Many of the essential oils mentioned for use with ADHD have a calming or relaxing effect. This calming effect may help those with ADHD modify some of their behavioral symptoms. Vetiver, cedarwood, lavender, orange, chamomile, ylang-ylang, sandalwood and frankincense essential oils are believed to improve the oxygenation of brain cells and to help reduce some negative emotions that are common in people with ADHD. In treating the symptoms of ADHD, the oil is most commonly diffused into the air and gradually breathed in.

ADHD는 주의력 결핍 및 과잉 행동 장애입니다. ADHD는 소아에서 가장 흔하지만, 성인에서도 발생할 수 있습니다. ADHD와 함께 사용하기 위해 언급된 많은 에센셜오일은 진정 효과가 있습니다. 이 진정 효과는 ADHD를 가진 사람들이 자신의 행동 증상을 수정하는 데 도움이 될 수 있습니다. 베티버, 시더우드, 라벤더, 오렌지, 캐모마일, 일랑일랑, 샌달우드 및 유향 에센셜오일은 뇌세포의 산소화를 개선하고 ADHD 환자에게 일부 부정적인 감정을 줄이는 데 도움이 되는 것으로 여겨집니다. ADHD 증상을 치료할 때 에센셜오일을 공기 중으로 확산시켜 서서히 흡입하는 것이 가장 일반적입니다.

16) Essential Oils for Mental Illness
정신질환

There are many reasons why people use essential oils, but one of the most common reasons is to improve mental health and clarity. Essential oils have been used to treat both physical and mental illnesses for centuries. Although essential oils can have slightly different effects for each person, these lavender, mint, patchouli, bergamot, and orange Essential oils have commonly been used to assist with issues faced when it comes to mental health.

사람들이 에센셜오일을 사용하는 이유는 여러 가지가 있지만, 가장 일반적인 이유 중 하나는 정신 건강과 명확성을 개선하기 위해서입니다. 에센셜오일은 수 세기 동안 신체적 및 정신적 질병을 치료하는 데 사용되었습니다. 에센셜오일은 개인마다 약간 다른 효과를 가질 수 있지만, 라벤더, 민트, 패츌리, 버가못 및 오렌지 에센셜오일은 일반적으로 정신 건강과 관련하여 직면하는 문제를 해결하는 데 사용되어 왔습니다.

Schizophrenia is a mental illness characterized by abnormal behavior, strange speech, and a decreased ability to understand reality. Other symptoms may include false beliefs, unclear or confused thinking, hearing voices that do not exist, reduced social engagement and emotional expression, and lack of motivation. People with schizophrenia often have additional mental health problems such as anxiety, depression, or substance-use disorders. Symptoms typically come on gradually, begin in young adulthood, and, in many cases, never resolve.

정신분열증은 비정상적인 행동, 이상한 언어, 현실 이해 능력 저하를 특징으로 하는 정신 질환입니다. 다른 증상으로는 잘못된 믿음, 불분명하거나 혼란스러운 사고, 존재하지 않는 환청, 사회적 참여 및 감정 표현 감소, 동기 부여 부족 등이 있을 수 있습니다. 정신분열증을 앓고 있는 사람들은 종종 불안, 우울, 약물 사용 장애와 같은 추가적인 정신 건강 문제를 가지고 있습니다. 증상은 일반적으로 점진적으로 나타나며, 청년기에 시작되고, 많은 경우 결코 해결되지 않습니다.

If you want to be rich, you want to be a successful person, you want to be a hero, but if the reality is not, you fall into a well with no black end in sight. But if no one pulls it out of the well, most people fall into mental chaos. People with low self-esteem and a feeling of relative deprivation and whose neurotransmitters are out of sync are more likely to be schizophrenic.

부자이고 싶고, 성공한 사람이고 싶고, 영웅 주인공이고 싶은데 현실이 그렇지 않을 경우 어둠 속 끝도 보이지 않는 우물에 빠지고 맙니다. 그렇지만 아무도 그 우물에서 빼주지 않을 경우 대부분의 사람은 정신적 혼돈에 빠지고 맙니다. 자존감 부족과 상대적 박탈감을 겪고 신경전달 물질이 조화가 잘 이루어지지 않는 사람의 경우 더 정신 분열을 잘 일으킵니다.

Neurotransmitters are chemicals that carry messages between brain cells. There's a connection between neurotransmitters and schizophrenia because drugs that alter the levels of neurotransmitters in the brain are known to relieve some of the symptoms of schizophrenia. Research suggests schizophrenia may be caused by a change in the level of two neurotransmitters: dopamine and serotonin. Some studies indicate an imbalance between the two may be the basis of the problem. Others have found a change in the body's sensitivity to the neurotransmitters is part of the cause of schizophrenia.

신경전달물질(Neuro Transmitter)과 정신분열증 사이에는 연관성이 있습니다. 왜냐하면 뇌에서 신경전달물질의 수치를 바꾸는 약물이 정신분열증의 증상을 일부 완화시키는 것으로 알려져 있기 때문입니다. 연구에 따르면 정신분열증은 도파민과 세로토닌이라는 두 신경전달물질의 수준 변화에 의해 야기될 수 있다고 합니다. 일부 연구는 둘 사이의 불균형이 문제의 근간이 될 수 있다는 것을 보여줍니다. 다른 이들은 신경전달물질에 대한 신체의 민감도 변화가 정신분열증의 원인 중 일부라는 것을 발견했습니다.

Serotonin, one of the brain chemicals, is a monoamine neurotransmitter that is present in about 90% of the intestinal system and also in the raphe nucleus of the brain stem and platelets. It affects mood, appetite, sleep, memory, learning, and health. Dopamine is responsible for the positive mind, pleasure, sex drive, and appetite. Noradrenaline controls anxiety, negative mind, and stress response, while serotonin suppresses the two nerves in the stomach, keeps you from getting too excited, and regulates anxious emotions to keep you calm. Essential oils that regulate these functions include frankincense, sandalwood, chamomile, helichrysum, clove, patchouli, vetiver, lavender, and cedarwood. These oils act on serotonin receptors, allowing the body to autonomously regulate the functions of inhibition and excitability as the body changes. In addition, the chemical components of the oils contain caryophyllene and cardinene, which are sesquiterpene($C_{15}H_{24}$) structures, so they have an excellent ability to pass through the blood-brain barrier(BBB) and act on the brain. It can simultaneously play a role in regenerating damaged tissues. In particular, mental illness should first focus on gut health.

뇌 화학물질 중 하나인 세로토닌은 장 시스템의 약 90%와 뇌간 및 혈소판의 솔기핵에 존재하는 모노아민 신경전달물질입니다. 이는 기분, 식욕, 수면, 기억력, 학습 및 건강에 영향을 미칩니다. 도파민은 긍정적인 마음, 즐거움, 성욕, 식욕을 담당합니다. 노르아드레날린은 불안, 부정적인 마음, 스트레스 반응을 조절하고, 세로토닌은 위장의 두 신경을 억제하여 너무 흥분하지 않게 하고, 불안한 감정을 조절하여 평온함을 유지해 줍니다. 이러한 기능을 조절하는 에센셜오일로는 프랑킨센스, 샌달우드, 캐모마일, 헬리크리섬, 클로브, 패츌리, 베티버, 라벤더, 시더우드 등이 있습니다. 이 오일들은 세로토닌 수용체에 작용하여 몸의 변화가 이끄는 대로 억제와 흥분의 기능을 자율적으로 조절하게 합니다. 또 오일들의 화학성분에는 세스퀴테르펜($C_{15}H_{24}$) 구조인 카리오필렌, 카디넨 등이 있어 혈뇌장막(BBB)을 통과하여 뇌에 작용할 수 있는 탁월한 능력이 있으며, 항산화 능력이 뛰어나 활성산소를 제거해 주고 손상 당한 조직을 재생시켜 주는 역할을 동시에 수행할 수 있습니다. 특히 정신질환은 먼저 장 건강에 집중하여야 합니다.

Mental health is also reported to be attributable to the gluten in wheat. Therefore, you should avoid wheat flour foods. For food to eat, fry tomatoes, ginger, eggplant, garlic, carrot, onion, and paprika in olive oil, put them on a plate, put broccoli sprouts on top, and sprinkle olive oil and balsamic vinegar to make a salad and eat sulforaphane. A common trait among mentally ill people is a lack of zinc in the brain. Get them to eat zinc, such as oysters.

정신건강은 밀가루의 글루텐에 기인한다는 보고도 있습니다. 따라서 밀가루 음식을 피해야 하며, 섭취할 음식으로는 토마토, 생강, 가지, 마늘, 당근, 양파, 파프리카를 올리브유로 볶아서 접시에 담고 브로콜리 새싹을 위에 얹고 올리브유와 발사믹 식초를 뿌려 샐러드로 먹고 또한 설포라판을 구입해서 먹어도 좋습니다. 정신질환자의 공통점은 뇌에 아연이 부족하다는 것입니다. 굴 등 아연을 섭취하도록 합니다.

17) Essential Oils for Rhinitis
비염

There are many essential oils that contain antioxidant, anti-bacterial, and anti-inflammatory properties. Among the most powerful antioxidants for achieving relief from allergic reactions include cinnamon, thyme, oregano, holy basil, clove, and peppermint. When it comes to strong anti-inflammatory activity, some of the best options include wintergreen, Roman chamomile, and German chamomile essential oils.

항산화, 항박테리아 및 항염증 작용을 포함하는 많은 에센셜오일이 있습니다. 알러지 반응을 완화시키는 가장 강력한 항산화제로는 시나몬, 타임, 오레가노, 홀리 바질, 클로브 및 페퍼민트가 있습니다. 강력한 항염증제 활동과 관련하여 가장 좋은 옵션은 윈터그린, 로만 캐모마일 및 저만 캐모마일을 포함합니다.

Vitamin C is a potent antioxidant which helps reduce inflammation responsible allergic reactions. Studies have also shown that high levels of vitamin C and Guava Leaves (Bendu 381) help reduce histamine release in the body and make histamine break down faster. Histamine, a chemical produced by the body, is involved in allergic rhinitis. The potentially positive effects of vitamin C on allergic rhinitis may be more pronounced when vitamin C is consumed in combination with vitamin E because these two vitamins work synergistically and protect each other. Take 3,000 mg of vitamin C a day.

비타민 C는 알러지반응 감소에 도움이 되는 강력한 항산화제입니다. 비타민 C 및 구아바잎(Bendu381)은 히스타민 방출을 감소시키고 히스타민을 더 빨리 분해하는데 도움을 줍니다. 인체에서 생산되는 화학물질인 히스타민은 알러지성 비염에 관여합니다. 비타민 C가 비타민 E와 함께 섭취될 때 비타민 C는 알러지성 비염에 잠재적으로 긍정적인 영향을 줄 수 있습니다. 왜냐하면 이 두 가지 비타민이 서로 상승작용을 하고 서로를 보호하기 때문입니다. 비타민 C는 하루 6정을 먹는 것이 좋습니다. (하루 한 알은 효과가 별로 없습니다. 아침, 점심, 저녁으로 2정씩 하루 6정을 먹는 것을 추천합니다.)

Keep your bedroom at a comfortable temperature, not too hot or too cold, and as quiet as possible. Keep warm in bed by wearing the right clothing, such as cotton for the inner layers and wool and synthetics for the outer layers, and keeping your bedroom door open. In a recent study published by Indoor Air: International Journal of Indoor Environment and

Health, scientists observed a group of healthy young adults sleeping over a period of five nights. Those who slept with the bedroom door open reported a better and longer night's sleep than those who slept with the door closed.

침실을 편안한 온도, 너무 덥지도, 너무 춥지도 않게 합니다. 몸을 따뜻하게 하기 위해서 안감은 면으로 겉감은 울과 합성물과 같은 올바른 옷을 입고, 잘 때는 침실 문을 열어둡니다. 실내 환경과 건강에 관한 국제 저널에서, 과학자들은 건강한 젊은 성인 그룹이 5일 밤 동안 잠을 자는 것을 관찰했습니다. 침실 문이 열린 상태에서 잠을 잔 사람들은 문을 닫은 채로 잠을 잔 사람들보다 밤에 더 잘 잔다고 보고했습니다. 수면 중에 치료가 됨을 항상 인지하여야 합니다.

Rhinitis is caused by a dysfunction in the steroid hormone. For this hormone to function properly, you must maintain healthy lungs, kidneys and spleen. To keep them healthy you must keep your body warm. Exercising, going to the sauna and wearing warm clothes are alternate ways to keep your body warm.

비염은 스테로이드 호르몬의 기능 장애로도 발생합니다. 이 호르몬이 제대로 기능하기 위해서는 건강한 폐, 신장 및 비장을 유지해야 합니다. 운동, 사우나 및 따뜻한 옷을 입는 것은 몸의 온도를 유지하는 또 다른 방법입니다.

If you start to feel unwell when you turn on the air conditioning, several airborne allergens could be to blame. Air conditioning units can also spread bacteria and viruses. Biological contamination can cause allergic reactions, including hypersensitivity pneumonitis, allergic rhinitis, and asthma.

에어컨을 틀 때 몸이 불편해지기 시작하면 공기 중에 있는 알러지 유발 물질이 여러 가지 원인일 수 있습니다. 에어컨 장치는 박테리아와 바이러스를 퍼트릴 수 있습니다. 생물학적 오염은 과민성 폐렴, 알러지 비염, 천식을 포함한 알러지 반응을 일으킬 수 있습니다.

Rhinitis is caused when there is congestion effect by the germs that have invaded in dry split apertures in nostrils. Wash the nostrils with a rhinitis spray and spray it often to keep nostrils moisturize. Then put some rhinitis ointment. (primary resource is natural wax) Rhinitis ointment helps to keep nostrils moisturize and prevents flower pollen and dusts. Rhinitis ointment also contains GUGGUL oil, Cheongbigo and Pure 13 Essential

Oils so it heals inflammation immediately. You should moisturize nostrils with rhinitis spray that contain Bakhasu, Houttuynia Cordata Fermented Multi Essence and Turmeric Fermented Multi Essence. It also makes your nose relaxed by giving anti-inflammatory effect. Exercising in the sunlight helps the body form Vitamin D, which prevent histamine occurrence. And drinking warm water helps to prevent histamine. Don't forget to keep your body's temperature warm. Don't blow nose hard and don't pick nose with dirty fingers. Don't eat food that has a lot of antiseptic.

비염은 코안이 건조할 때 침입한 세균에 의해 충혈 효과가 있을 때 발생합니다. 코안을 씻고 보습을 유지하기 위해 비염 스프레이를 사용합니다. 그런 다음 비염 연고를 바릅니다. 비염 연고는 코안에 보습을 유지시켜 꽃가루와 먼지를 예방합니다. 비염 연고는 구굴오일과 청비고 및 순수 13 정유를 포함하므로 즉시 염증을 치료합니다. 또한 박하수, 어성초발효혼합진액, 강황발효혼합진액 약초가 포함되어 있는 비염 스프레이로 코안에 습기를 공급해야 합니다. 항염증 효과를 줌으로써 코를 편안하게 합니다. 햇빛 속에서 운동을 하면 신체가 비타민 D를 형성하여 히스타민 발생을 예방할 수 있습니다. 그리고 따뜻한 물을 마시는 것도 히스타민을 예방하는데 도움이 됩니다. 몸의 온도를 따뜻하게 유지하는 것을 잊지 말아야 합니다. 코를 세게 누르지 말고 깨끗하지 않은 손가락으로 코를 만지지 말아야 합니다. 방부제가 많은 식품은 피하는 것이 좋습니다.

According to Harvard School of Public Health, moderately intense exercises improves the quality of your day-to-day life, but also reduce your risk of developing chronic health issues like cancer and cardiovascular disease. If you have time to do some exercising, do it at least 5 minutes a day and five days a week. Breathing exercises are highly beneficial to combat allergic rhinitis.

하버드 공중보건원에 따르면, 적당한 강도의 운동은 일상생활의 질을 향상시키고 암이나 심혈관 질환과 같은 만성적인 건강 문제를 일으킬 위험도 줄여준다고 합니다. 시간이 있거나 운동을 좋아한다면 하루에 적어도 5분, 그리고 일주일에 5일 이상 합니다. 호흡 운동은 알러지성 비염 퇴치에 매우 유익합니다.

Ginger tea mixed with honey boosts body immunity and acts as a decongestant. Drinking plenty of fluid will thin out any mucus in your nose, making it easier to expel. Some people find it helpful to drink warm fluids when they're congested.

꿀을 섞은 생강차는 신체 면역력을 높이고 충혈 완화제 역할을 합니다. 수분을 충분히 섭취하면 코의 점액이 묽어져 배출이 쉬워집니다. 어떤 사람들은 코가 막힐 때 따뜻한 물을 마시는 것이 도움이 된다고 합니다.

Eat & Drink Tumeric (Theracumin) and Multivitamin.
수용성 강황 및 멀티비타민 섭취

Immunoglobulin E or IgE plays an important role in the type 1 hypersensitivity. Type 1 hypersensitivity is a number of allergic diseases like allergic asthma, most sinusitis, allergic rhinitis, food allergies, some chronic stenosis atopic dermatitis, etc. IgE has the ability to lead the strongest inflammatory response. IgE was founded by Lawrence Lichtenstein and Philip Norman in 1966. It is required to have an intestinal environment better to control IgE's occurrence. Especially, chewing dietary fiber foods for a long time and drinking water two hours after a meal to not give too much pressure to the bowel. If the bowel doesn't stabilize, IgE will occur and symptoms of rhinitis will get worse.

면역글로불린 E(Immunoglobulin E) 혹은 IgE는 제1형 과민증(type 1 hypersensitivity)에도 중요한 역할을 합니다. 제1형 과민증이란 알러지성 천식, 대부분의 부비강염, 알러지 비염, 음식 알러지, 몇몇 만성 두드러기와 아토피 피부염 등 여러 알러지성 질환을 말합니다. IgE는 가장 강력한 염증 반응을 유도하는 능력이 있습니다. IgE는 1966년 존스홉킨스의 로렌스 리히텐슈타인(Lawrence Lichtenstein)과 필립 노만(Philip Norman)이 발견하였습니다. IgE 발생을 억제하기 위해서 장내 환경을 좋게 하여야 합니다. 특히 장에 부담을 주지 않기 위해서 식이섬유가 많은 음식을 상당히 오래 씹고 식후 2시간 후에 물을 마시도록 하여야 합니다. 장이 안정되지 못하면 IgE 발생이 일어나게 되고 비염 증상이 악화됩니다.

〈비염 증상별 에센셜오일〉

- Anti-inflammatory : Oregano, Parsley, German Chamomile
  항염증: 오레가노, 파슬리, 저먼 캐모마일
- Decongestant : Lemon Verbena, Lemonbalm, Rosemary, Patchouli
  충혈완화: 레몬버베나, 레몬밤, 로즈마리, 패출리
- Natural vasoconstriction : Cypress
  혈관수축: 사이프러스

- Anti histamine : Nettle

  히스타민 방지 : 네틀
- Moisture maintenance : Beeswax, Sheabutter, and Glycerin

  수분 유지: 밀랍, 시어버터, 글리세린
- Sterilization : Clove

  살균작용: 클로브
- Decongestion : Cedarwood

  울혈제거: 시더우드
- Blood circulation : Ginger

  혈액순환: 진저
- Cleansing the nasal and sinuses : Spike Lavender, and Lemon

  비강 및 부비강 정화: 스파이크 라벤더, 레몬
- Reproduction : Lavender

  재생: 라벤더
- Anti-inflammation : German Chamomile

  소염: 저먼 캐모마일
- Chronic rhinitis : Eucalyptus

  만성비염: 유칼립투스
- Herbal medicines for rhinitis : licorice, bellflower, mint, Shin Yihwa, Yugeunpi, Changija, cheongung, and Gardenia

  비염 한약재: 감초, 도라지, 박하, 신이화, 유근피, 창이자, 천궁, 치자
- 비염 에센셜오일(순수13정유) : Cedarwood(시더우드), Peppermint(페퍼민트), German Chamomile(저먼 캐모마일), Eucalyptus(유칼립투스), Lemon(레몬), Tea Tree(티트리), Lavender(라벤더), Cypress(사이프러스), Helichrysum(헬리크리섬), Pine(파인), Juniperberry(쥬니퍼베리), Patchouli(패출리), Frankincense(프랑킨센스)

* Using a cotton swab dipped in hydrogen peroxide solution or applying or eating coconut oil is unscientific, so be careful.

과산화수소수를 면봉에 묻혀서 귀에 사용하는 방법이나 코코넛오일을 바르거나 먹는 행위는 비과학적이므로 조심해야 합니다.

18) Essential Oils for Hemorrhoids
   치질

Hemorrhoids are swollen veins around your rectum and anus. Since hemorrhoids are caused by the swelling of your blood vessels, essential oils with anti-inflammatory properties may help to treat them. Essential oils must be diluted in a carrier oil before being applied to the skin. Frankincense, myrtle, cinnamon bark, clove, peppermint and tea tree oils will be helpful.
치질은 직장과 항문 주위의 정맥이 부풀어 오르는 질환입니다. 치질은 혈관의 부종으로 인해 발생하므로 항염 작용을 하는 에센셜오일이 치질 치료에 도움이 될 수 있습니다. 에센셜오일은 피부에 바르기 전에 반드시 캐리어 오일에 희석해야 합니다. 유향, 머틀, 시나몬, 정향, 페퍼민트 및 티트리 오일이 도움이 될 것입니다.

Constipation can also lead to hemorrhoids. To get rid of constipation, eat kelp tea, kelp pills, and kelp powder. However, you must drink plenty of water when eating kelp. Kelp is also effective against colon cancer.
변비가 치질을 불러올 수도 있습니다. 변비를 없애기 위해서는 다시마 차, 다시마 환, 다시마 가루 등을 먹습니다. 단 다시마를 먹을 땐 반드시 물을 많이 마셔 줘야 합니다. 다시마는 대장암에도 효과가 있습니다.

Hemorrhoids are almost healed by using soap containing 13 essential oils. This is because essential oils penetrate the mucous membranes at a rapid rate to eliminate causative bacteria and congestion.
치질은 13정유가 포함된 비누를 쓰면 거의 낫습니다. 에센셜오일이 점막에 빠른 속도로 침투하여 원인균과 울혈을 없애기 때문입니다.

19) Essential Oils for Cold
감기

If your go-to cold medicine isn't providing relief, consider using alternative methods to treat your symptoms. Essential oils may treat symptoms like congestion and even shorten your cold's duration. The best essential oils for colds are eucalyptus, lavender, chamomile, bergamot and peppermint essential oils.
감기약으로 효과를 보지 못하는 경우, 대체 방법을 사용하여 증상을 치료합니다. 에센셜오일은 충혈과 같은 증상을 치료하고 심지어 감기 지속 시간을 단축시킬 수 있습니다. 감기에 가장 좋은 에센셜오일은 유칼립투스, 라벤더, 캐모마일, 버가못 및 페퍼민트 에센셜오일입니다.

As an inhalation method to relieve cold, headache, or respiratory problems, add 4~5 drops of aromatic essential oil to warm water, cover your head with a towel, and breathe with steam for about 5-10 minutes. How to inhale for a minute. At this time, it may irritate the eyes, so you should close your eyes. If you do it for too long, you may feel dizzy and vomit, so be careful. For a cold, taking 6 vitamin C and 1 vitamin B tablets per day is very effective.
감기에 걸렸거나 머리가 너무 아플 때, 호흡계에 문제가 있을 때 완화할 수 있는 흡입법으로, 따뜻한 물에 아로마 에센셜오일을 4~5방울 떨어뜨린 다음 수건을 머리에 덮어쓰고 증기와 함께 약 5~10분 정도 흡입하는 방법입니다. 이때 눈에 자극이 될 수 있으므로 눈은 꼭 감아야 합니다. 너무 오래 하면 어지럽고 구토가 생길 수 있어 조심해야 합니다. 감기는 하루 비타민 C 6알과 비타민 B 한 알을 같이 섭취하면 효과가 아주 좋습니다.

Our bodies get used to a certain climate, and when those things change suddenly, our body has to try to adapt. Unfortunately, sometimes our bodies have a difficult time adjusting, which can trigger an illness. Your immune system takes a hit when sudden weather and temperature changes occur, and this is probably why you struggle with coughs, headaches, or colds.
우리 몸은 특정 기후에 익숙해지고, 그러한 상황이 갑자기 변하면 우리 몸은 적응하려고 노력해야 합니다. 불행히도 때로는 우리 몸이 적응하는 데 어려움을 겪어 질병을 유발할 수 있습니다. 갑작스러운 날씨와 온도 변화가 발생하면 면역 체계가 타격을 입게 되며, 이것이 아마도 기침, 두통, 감기에 시달리는 이유일 것입니다.

20) Essential Oils for Bronchitis
기관지염

Essentially, bronchitis is a health condition wherein the tubes carrying air into your lungs - your bronchial tubes - become infected by viruses and bacteria which leads to swelling. There are several essential oils out there that can help with bronchitis, and some are more effective than others. These tea tree, eucalyptus, pine, lemongrass and lavender essential oils can help expel the mucus build-up, reduce inflammation in the airways, and help relax the mind and body so it can heal properly.

본질적으로 기관지염은 공기를 폐로 운반하는 관들, 즉 여러분의 기관지에 있는 관들이 바이러스와 박테리아에 감염되어 부종을 일으키는 상태입니다. 기관지염에 도움이 되는 몇 가지 에센셜오일이 있으며 어떤 다른 방법보다 더 효과적입니다. 티트리, 유칼립투스, 파인, 레몬그라스 및 라벤더 에센셜오일은 점액 축적을 몰아내고 기도의 염증을 줄이며 마음과 몸을 이완시켜 적절히 치유할 수 있도록 도와줍니다. 뜨거운 물에 몇 방울씩 떨어뜨려 흡입하면 효과가 있습니다.

All mucous membranes need to be protected when pollen is flying in the spring. Put a drop of oil mixed with mint, basil, and frankincense on the mask and wear it. If your eyelids are itchy, it is good to apply a little sweet almond. For ears, mix lavender and tea tree and apply to the ear canal. Eucalyptus with 1.8 cimeole is the best for bronchi, but Perk et al. Perk et al. (1990) say that a-pinene is well soluble in the human body. Alphapinene's anti-inflammatory action is effective for bronchitis, cough, cold, rhinitis, and runny nose, and relieves rheumatoid arthritis. It is effective in treating acne or oily skin with its sterilization, astringent, and skin regeneration functions. It is effective in suppressing skin aging and improving wrinkles through molecular mechanisms such as promotion of collagen synthesis. In addition, it exhibits an effect of promoting hair growth or preventing hair loss. It is an essential oil of herbs such as pine, rosemary, basil, oregano, and sage.

봄철 꽃가루가 날릴 때는 모든 점막을 보호해야 하는데 마스크에 박하, 바질, 프랑킨센스를 섞은 오일을 한 방울을 떨어뜨려 착용합니다. 눈꺼풀이 가려울 때는 스윗아몬드를 약간 바르면 좋습니다. 귀에는 라벤더와 티트리를 섞어서 귀 외이도에 바르면 됩니다. 기관지에는 특히 1.8 cimeole 성분이 있는 유칼립투스가 으뜸이지만, 퍼크 등 (1990)은 알파파이넨(a-pinene)이 인체에 잘 용해된다고 합니다. 알파파이넨의 함염증 작용은 기관지염, 기침, 감기, 비염, 콧물 등에 효과가 있으며, 류마티스관절염을 완화시켜 줍니다. 살균, 수렴, 피부재생 기능으로 여드름 또는 지성피부 치료에 효과적입니다. 콜라겐 합성 촉진 등의 분자 기전을 통해 피부 노화를 억제하고 주름을 개선하는 데 효과적입니다. 모발 성장을 촉진하거나 탈모를 예방하는 효과를 나타냅니다. 파인, 로즈마리, 바질, 오레가노, 세이지 등의 에센셜오일입니다.

When breathing becomes difficult as the bronchi, a symptom of asthma, become blocked and narrow in diameter, anticonvulsant relaxation and anti-inflammatory effects are required. Roman chamomile oil can act as a powerful bronchodilator by relaxing the smooth muscles of the body due to its ester component.
천식의 증상인 기관지가 막히고 직경이 좁아지면서 호흡이 어려워지는 경우, 항경련 이완 효과와 항염증 효과가 필요합니다. 로만 캐모마일 오일은 에스터 성분으로 인하여 신체의 평활근을 이완하고, 강력한 기관지 확장제로 작용할 수 있습니다.

At the same time, citronellal is a monoterpene aldehyde with significant anti-inflammatory and anticonvulsant activity. Eucalyptus lemon (Eucalyptus citriodora) is famous as a general anti-inflammatory because of its high percentage of citronellal (65~82% of its total composition).
동시에 시트로넬랄은 현저한 항염증 및 경련 활성을 갖는 모노테르펜 알데하이드입니다. 유칼립투스 레몬(Eucalyptus citriodora)은 시트로넬랄의 비율이 높기 때문에(총 구성의 65~82%) 일반적인 항염증제로 유명합니다.

In the case of lavender and marjoram, the action of the ester of lavender can be aided by the action of the monoter phenol of marjoram and is a representative example of a complementary combination. If 3 or 4 ingredients are strengthened through complementary blending, the pharmacological effect can be improved.
라벤더와 마조람의 경우, 라벤더의 에스터 작용이 마조람의 monoter phenol 작용에 의해 도움을 받을 수 있는데, 이는 상호보완적인 조합의 대표적인 예입니다. 3~4가지 성분을 상호보완적으로 배합하여 약효를 강화하면 약리 효과를 높일 수 있습니다.

Another example of a good complementary combination is the Tea tree and Niaouli. While both oils share a significant amount of monoterphenol, the oxide component helps to enhance efficacy as their complementary component.
좋은 보완적 조합의 또 다른 예로는 티트리(Tea tree)와 니아울리(Niaouli)가 있습니다. 두 오일 모두 영향을 줄 정도의 모노테르페놀을 공유하고 있으면서 옥사이드 성분이 그들의 보완적인 성분으로 효능을 강화하는 데 도움을 줍니다.

〈The actual benefits of blending to help with chronic bronchitis and boost immunity〉
만성 기관지염 및 면역력 강화에 도움이 되는 블렌딩

- Eucalyptus (Eucalyptus radiata) : expectorant effect of 1,8 cineol
유칼립투스(Eucalyptus radiata): 1,8 시네올성분의 거담효과

- Rosemary (Rosmarinus officinalis) : Rich in camphor and 1,8 cineol, it has an expectorant and strong mucolytic activity.
로즈마리 (Rosmarinus officinalis) : 캠포성분과 1,8 시네올이 풍부하여 거담제 및 강력한 점액 용해 활성

- Thyme (Thymus vulgaris) : Contains phenol, thymol to support and strengthen the immune system
타임 (Thymus vulgaris) : 페놀, 티몰 성분으로 면역 체계를 지원하고 강화.

21) Essential Oils for Skin
피부

Breakouts and skin irritations are never fun. Essential oils are a great way to improve the vitality and appearance of the skin. Many essential oils have natural properties that benefit skin health, provide hydration, and help clear bumps or blemishes. Best essential oils for healthier skin are neroli, ylang-ylang, lavender, sandalwood, geranium, myrrh, lemon, cinnamon, tea tree and frankincense.

피부트러블과 피부 자극은 결코 즐겁지 않습니다. 에센셜오일은 피부의 활력과 외관을 향상시키는 좋은 방법입니다. 많은 에센셜오일은 피부 건강에 이로운 자연적인 성질을 가지고 있으며, 수분이 공급되고, 울퉁불퉁하거나 잡티를 깨끗하게 하는데 도움을 줍니다. 건강한 피부를 위한 최고의 에센셜오일은 네롤리, 일랑일랑, 라벤더, 샌달우드, 제라늄, 몰약, 레몬, 시나몬, 티트리, 프랑킨센스 등입니다.

As a bathing method for skin diseases, add 6~8 drops of aromatic essential oil to carrier oil, salt, or milk and dissolve it in the bath water. It is also good to reduce the number of drops when used by children and the elderly. At this time, it is better to use a gentle type of oil such as lavender or rose.

피부 질환 등의 목욕법으로는 캐리어 오일이나 소금, 우유 등에 아로마 에센셜오일을 6~8방울 떨어뜨려 목욕물에 녹이는 것입니다. 어린이와 노인이 사용할 때는 방울수를 줄이는 것도 좋습니다. 이때 라벤더나 로즈와 같은 부드러운 타입의 오일을 사용하는 것이 좋습니다.

Atopic Dermatitis is a very itchy and dry skin predicament that can affect anyone: from babies to the elderly. While natural substances such as shea butter or coconut oil on their own can be applied to calm normal eczema, for severe atopic dermatitis, something stronger but at the same time all-natural and safe to use such as essential oils work more effectively. There are thousands of essential oils available today. But let's focus on the 7 most helpful essential oils for severe atopic dermatitis:

아토피 피부염은 매우 가렵고 건조한 피부 질환으로, 아기부터 노인까지 누구에게나 영향을 미칠 수 있습니다. 시어버터나 코코넛 오일과 같은 천연 물질은 그 자체로도 일반적인 습진을 진정시킬 수 있지만, 심한 아토피 피부염에는 에센셜오일과 같이 더 강력하면서도 자연적이고 안전하게 사용할 수 있는 물질이 더 효과적으로 작용합니다. 오늘날 시중에는 수천 가지의 에센셜오일이 있습니다. 하지만 중증 아토피 피부염에 가장 도움이 되는 7가지 에센셜오일에 집중해 보겠습니다:

Tea Tree Essential Oil
티트리 에센셜오일

A powerful disinfectant, tea tree essential oil can be used to disinfect skin. As well, it is useful in preventing infected and cracked eczema skin from harboring germs and other microbes that lead to extra skin distress and future recurrence of eczema.

강력한 소독제인 티트리 에센셜오일은 피부를 소독하는 데 사용할 수 있습니다. 또한 감염되고 갈라진 습진 피부에 세균 및 기타 미생물이 서식하여 피부 고통을 가중시키고 향후 습진 재발을 유발하는 것을 방지하는 데 유용합니다.

Lavender Essential Oil
라벤더 에센셜오일

The most commonly known essential oil in the world of aroma therapy, lavender has a multitude of purposes. Also, since it's an oil that can be used directly on skin without dilution. Moreover, lavender oil is anti-inflammatory, anti-microbial and extremely soothing for skin conditions that involve rashes, itching, inflammation and dryness.

아로마테라피 분야에서 가장 널리 알려진 에센셜오일인 라벤더는 다양한 용도로 사용됩니다. 라벤더는 희석하지 않고 피부에 직접 사용할 수 있는 오일이기 때문입니다. 라벤더 오일은 발진, 가려움증, 염증 및 건조증과 관련된 피부 질환에 항염, 항균 및 진정 효과가 뛰어납니다.

Frankincense Essential Oil
프랑킨센스 에센셜오일

Best known for its biblical reference as a gift to baby Jesus from the three wise men, frankincense is an ancient substance that has been used for centuries in the Middle East. Frankincense is beneficial in treating severe eczema because it has outstanding anti-inflammatory properties that also help reduce swellings and redness.

세 명의 동방박사가 아기 예수께 드리는 선물로 성경에서 가장 잘 알려진 유향은 중동에서 수 세기 동안 사용되어 온 고대 물질입니다. 유향은 뛰어난 항염 특성을 가지고 있어 붓기와 발적을 줄이는 데 도움이 되기 때문에 심한 습진 치료에 유용합니다.

Peppermint Essential Oil
페퍼민트 에센셜오일

Peppermint oil is an incredible pain reliever so if you're suffering with painful eczema,

you should get a bottle of this precious liquid! The reason it significantly reduces the pain related to severe eczema is because of its high menthol content that numbs down pains.
페퍼민트 오일은 놀라운 진통제이므로 고통스러운 습진으로 고통받고 있다면 이 귀중한 액체 한 병을 구입해야 합니다. 심한 습진과 관련된 통증을 현저히 감소시키는 이유는 멘톨 함량이 높아 통증을 마비시키기 때문입니다.

Helichrysum Essential Oil
헬리크리섬 에센셜오일

Obtained from the bright and fiery helichrysum flowers, helichrysum is a precious oil that is quite expensive but rigorous in its healing action. It's excellent for sunburned skin, mature skin, and inflammatory skin conditions like eczema and psoriasis because of its cell renewal properties.
밝고 정열적인 헬리크리섬 꽃에서 얻은 헬리크리섬 오일은 매우 비싸지만, 치유 작용이 강력한 귀한 오일입니다. 세포 재생 효과가 있어 햇볕에 탄 피부, 노화 피부, 습진 및 건선과 같은 염증성 피부 질환에 탁월합니다.

Roman Chamomile Essential Oil
로만 캐모마일 에센셜오일

Known in the essential oils world as a soothing agent, chamomile is very effective in getting angry red eczema to calm down. In addition, Roman chamomile soothes inflamed skin and helps minimize the development of flaky and dehydrated patches of skin.
에센셜오일 업계에서 진정제로 잘 알려진 캐모마일은 화난 붉은 습진을 진정시키는 데 매우 효과적입니다. 로만 캐모마일은 염증이 생긴 피부를 진정시키고 피부가 벗겨지고 탈수되는 것을 최소화하는 데 도움이 됩니다.

Cedarwood Essential Oil
시더우드 에센셜오일

Cedarwood oil greatly reduces the inflammation associated with seborrheic eczema. Also, also balances the skin's sebum production, which helps treat dry, itchy, flaky and scaly eczema patches. Moreover, cedarwood oil also improves infected skin and heals it up

nicely.
시더우드 오일은 지루성 습진과 관련된 염증을 크게 감소시킵니다. 피부의 피지 생성 균형을 유지합니다.

〈Good Carrier Oils or Base Ingredients to Use for Diluting the Above Essential Oils〉
다음은 위의 에센셜오일을 희석하는 데 사용하는 좋은 캐리어 오일 또는 기본 성분입니다.

- Shea Butter - rich in cinnamic acid esters that reduce inflammation & promote wound healing, intensely moisturizing for dry flaky scaly eczema patches, alleviates severe itchy skin
시어 버터 - 염증을 줄이고 상처 치유를 촉진하는 계피산 에스터가 풍부하여 건조하고 벗겨지는 비늘 모양의 습진 패치에 강력한 보습을 제공하며 심한 가려움증을 완화합니다.

- Sweet almond Oil - considered one of the best non-irritating oils for severe eczema, great emollient, nourishes skin and relieves itchy skin
스윗아몬드 오일 - 심한 습진에 탁월한 무자극 오일 중 하나로 간주되며, 피부에 영양을 공급하고 가려운 피부를 완화합니다.

- Jojoba Oil - has a molecular structure similar to that of our skin's natural oils, absorbs easily into skin, moisturizes dry skin
호호바 오일 - 우리 피부의 천연 오일과 유사한 분자 구조를 가지고 있으며 피부에 쉽게 흡수되어 건조한 피부에 수분을 공급합니다.

- Aloe Vera Gel - best for cooling and soothing painful, dry and itchy eczema, is light and absorbs fast on skin, seals moisture on skin, has wound healing properties
알로에베라겔 - 통증이 있고 건조하고 가려운 습진을 진정시키고, 가벼우며 피부에 빠르게 흡수되고 수분을 밀봉하며 상처 치유력이 있습니다.

- Coconut Oil - penetrates fast into skin, is antimicrobial, has skin soothing properties, nourishes skin, deeply moisturizes dry skin, reduces itchy skin
코코넛 오일 - 피부에 빠르게 침투하고, 항균성, 피부 진정 효과가 있으며, 피부에 영양을 공급하고,

건조한 피부에 보습을 주고, 가려운 피부를 완화합니다.

〈Get Rid of Acne Fast〉
여드름 빨리 없애기

Wash your face twice daily with a benzoyl peroxide soap. Benzoyl peroxide is one of the most effective acne treatments.
과산화벤조일 비누로 매일 얼굴을 두 번 세안하기. 과산화벤조일은 가장 효과적인 여드름 치료제 중 하나입니다.

* Dermatology
    피부과학

What you should not do to keep your skin healthy is the 'skin barrier.' The skin barrier is the outermost protective layer of our body. Protein corneocytes, the corneodesmosome of the link that binds them together, and the cementitious lipids (Ceramides, Cholesterol, Free fatty acids) that fill the gap between them and adhere to each other It has a multi-lamellar structure. Also, 'sebum' and 'skin microbiota' that cover the keratin are present together. It protects some of the harmful substances that can invade from the outside, and at the same time plays a role in keeping the moisture and nutrients inside the skin from being lost to the outside.
피부를 건강하게 가꾸기 위하여 알아야 할 내용은 바로 '피부 장벽(Skin barrier)'입니다. 피부장벽은 우리 몸의 가장 외곽에 자리 잡고 있는 보호막입니다. 단백질의 각질세포(corneocyte)들과 그것들을 서로 결합시키는 연결고리의 각질교소체(corneodesmosome), 그리고 그 사이사이의 빈틈을 메꾸어 접착시키는 시멘트 역할의 지질들(Lipids; Ceramides, Cholesterol, Free fatty acids)이 다중층상구조(Multi-lamellar structure)를 이루고 있습니다. 또한 각질 위를 뒤덮고 있는 '피지(sebum)' 및 '피부 상재균(skin microbiota)'들이 함께 존재합니다. 이는 외부로부터 침입할 수 있는 각종 유해한 것들을 일부 방어함과 동시에 피부 내부의 수분과 영양분들이 외부로 손실되지 않도록 잘 가둬두는 역할을 합니다.
Since the skin barrier needs to be protected to some extent and washed, the most

important issue in skin care is which face wash to use and how to wash it. Our skin is easily damaged when it is stimulated by a temperature difference. It is preferable to wash your face with lukewarm water, and wipe gently with a soft towel. The problem is that the pH (power of hydrogen) of our skin barrier is about 5.5 weakly acidic, which is lower than the 7~8 neutral or weakly basic tap water. The problem is that it's not good if you swim for too long or the water stays on your skin for too long. Not only does it cause problems with the skin barrier, but it also takes away the remaining moisture due to the evaporation of moisture. Sometimes on TV, people with rhinitis are told to wash their noses with saline, which is nonsense. It may be cool at first, but moisture evaporates immediately and the remaining moisture is taken away. The fact that it provides moisture to the skin itself is completely different from the scientific fact.

피부장벽을 어느 정도 보호하고 세안해야 하기 때문에 어떤 세안제를 사용하여 어떻게 세안해야 할 것인지는 피부 관리에서 가장 중요한 이슈입니다. 우리 피부는 온도 차의 자극을 받으면 쉽게 손상을 입게 됩니다. 미온수로 세안을 하는 것이 바람직하며 부드러운 수건으로 가볍게 닦습니다. 문제는 우리 피부장벽의 pH(power of Hydrogen)는 약 5.5 약산성으로 수돗물의 7~8인 중성 또는 약염기성보다 낮습니다. 문제는 너무 오랫동안 수영을 하거나 물이 피부에 오래 남아 있으면 좋지 않습니다. 피부 장벽에도 문제가 생길 뿐더러 수분 증발 현상에 의해 남아 있는 수분도 빼앗아 가버립니다. 간혹 TV에서 비염이 있는 사람에게 생리식염수로 코안을 세척하라고 하는 말이 있는데 말이 맞지 않습니다. 처음에는 시원할지 몰라도 곧바로 수분 증발현상이 일어나고 남아 있는 수분까지 빼앗아 가버립니다. 피부에 수분을 공급한다는 것 자체가 과학적 사실과 엄연히 차이가 있습니다.

Washing twice a day is appropriate, and it is recommended to finish washing your face within 2 minutes. The longer you wash your face, the more your skin barrier breaks down, causing more dryness and redness and accelerated skin aging.

하루 '2회'의 세안이 적당하며 2분 이내로 세안을 마치는 것이 좋습니다. 세안이 길어질수록 피부 장벽은 무너져 건조증과 홍조가 더 심해지고 피부 노화는 가속화될 수 있습니다.

In the epidermis, ceramidase and corynebacterium decompose sebum and produce fatty acids, so the skin is kept weakly acidic and various enzymes are activated to normalize the skin barrier. However, when a face wash with a high pH is used, the skin buffer capacity to maintain homeostasis by itself progresses, and the time until the pH of the skin barrier is normalized becomes longer and may be exposed to risks. In addition, when the enzymes (Serine Palmitoyl Transferase, HMG-CoA, Acetyl CoA Carboxylase, Fatty Acid Synthase) involved in the process of creating the stratum corneum and synthesizing lipids (ceramide, cholesterol, free fatty acid), which are its constituents, are basified, its function deteriorates, the recovery of the skin barrier becomes slow, and 'trans-epidermal water loss (TEWL)' increases, which worsens skin dryness. In addition, the beneficial flora responsible for the skin defense function are adversely affected, significantly reducing the antibacterial ability, and harmful bacteria multiply and cause an inflammatory reaction.

피부 표피에는 ceramidase, corynebacterium들이 피지를 분해하고 지방산을 생성하기 때문에 피부는 약산성으로 유지되며 여러가지 효소들이 활성화되어 피부 장벽이 정상화되어 있습니다. 하지만, pH가 높은 세안제를 쓸 경우 스스로 항상성 유지하려는 피부 완충 능력(skin buffer capacity)이 진행되며 피부 장벽의 pH가 정상화되기 까지의 시간이 길어지며 위험에 노출될 수도 있습니다. 또한 각질층을 생성하고 그 구성성분인 지질(세라마이드, 콜레스테롤, 유리지방산)을 합성하는 과정에 관여하는 효소들(Serine Palmitoyl Transferase, HMG-CoA, Acetyl CoA Carboxylase, Fatty Acid Synthase)이 염기화된 상태에서는 그 기능이 저하되어 피부 장벽의 회복이 느려지고, '경피수분손실(trans-epidermal water loss; TEWL)'이 증가하여 피부 건조증이 심해집니다. 그리고 피부 방어 기능을 담당하는 유익한 상재균들이 악영향을 받아 항균 능력이 현저하게 떨어지고, 유해한 박테리아들이 번식하며 염증 반응을 일으킵니다.

Saying that face washes have good cleaning power means that face washes are bad. If you wash your face with a cleanser with good detergency, not only wastes to be washed away, but also Natural Moisturizing Factors (NMFs) and lipids (ceramides, cholesterol, free fatty acids) of the skin barrier that should not be washed off, as well as beneficial sebum and skin flora. As it is washed away, the skin becomes smooth and keratin may appear on the face, and various dermatitis and facial flushing symptoms may worsen.

세안제들이 세정력이 좋다고 하는 것은 세안제가 나쁘다는 뜻입니다. 세정력이 좋은 세안제로 세수한다면, 씻어내야 할 노폐물뿐만 아니라 씻어내면 안 되는 피부 장벽의 천연보습인자(Natural Moisturising Factor; NMF)들과 지질(세라마이드, 콜레스테롤, 유리지방산) 그리고 유익한 피지와 피부 상재균까지 싹 다 씻겨나가, 피부가 보드득해지면서 얼굴에 각질이 일어나고 각종 피부염 및 안면홍조 증상이 악화될 수 있습니다.

And when a lot of nutrients are applied to the skin, the oily nourishing cream leaves the face shiny and sticky, and the 'demodex' symbiotic on the skin eats the oil and 'overproduces' the oil, destroying the skin ecosystem, causing acne to worsen and the skin's barrier to break down. Miscellaneous ingredients contained in cosmetics cause allergic reactions to the skin and accelerate aging.

그리고 피부에 많은 영양을 발랐을때 유분기 많은 영양크림에 의하여 얼굴에 번들거림과 끈적임이 남게 되면서, 피부 위에 공생하는 '모낭충(demodex)'들이 그 오일을 먹고 '과다 번식'하여 피부 생태계를 망가뜨리고 여드름이 악화되고 피부 장벽이 무너집니다. 화장품들이 함유하고 있는 다양한 성분들은 피부에 알러지 반응을 일으키고 노화를 촉진시킵니다.

If the cleansing power is too good or foams too much, the skin barrier may break down and become sensitive. In particular, acne does not go away by washing your face thoroughly. You should use a mildly acidic acne soap that effectively kills acne bacteria.

세정력이 너무 좋거나 거품이 너무 일어나면 피부 장벽은 무너지고 예민해질 수 있습니다. 특히 여드름은 얼굴을 깨끗이 세안한다고 없어지는 게 아닙니다. 여드름균을 정확히 없애는 약산성 여드름 비누를 사용해야 합니다. .

All makeup cosmetics such as sunscreen, BB cream, CC cream, powder, and foundation are the number one attacking factor that can break down the skin barrier in an instant. To remove it, cleansing oil is used, which can make sensitive skin more sensitive. The oils and powerful surfactants can harm the skin barrier. To prevent this, ALLTHATHERB recommends replacing it with GUGGUL oil and erasing it. GUGGUL cleanser is formulated to create skin reducing power.

자외선 차단제, BB크림, CC크림, 파우더, 파운데이션 등의 모든 메이크업 화장품들은 피부 장벽을 한순간에 무너뜨릴 수 있는 공격인자 1순위입니다. 이를 지우기 위해 cleansing oil을 사용하는데 이는 민감성 피부를 더욱 예민하게 만들 수 있습니다. 그 오일과 강력한 계면활성제들이 피부 장벽을 해칠 수 있습니다. 이를 막기 위해 올댓허브는 구굴 클렌저로 대체하여 지우도록 권합니다. 구굴오일은 피부 환원력이 생성되도록 만들어졌습니다.

Aging changes in skin
피부의 노화 변화

Skin changes are among the most visible signs of aging. Evidence of increasing age includes wrinkles and sagging skin. Whitening or graying of the hair is another obvious sign of aging.
피부 변화에서 노화는 가장 눈에 띄는 징후 중 하나입니다. 노화의 증거는 주름과 처진 피부를 포함합니다. 머리카락이 희어지는 것은 노화의 또 다른 명백한 징후입니다.

Your skin contains nerve receptors that allow you to feel touch, pain, and pressure.
당신의 피부는 촉각, 통증 및 압력을 느낄 수 있는 신경 수용체가 포함되어 있습니다.

Although skin has many layers, it can generally be divided into three main parts:
피부에는 많은 층이 있지만 일반적으로 세 가지 주요 부분으로 나눌 수 있습니다.

The outer part (epidermis) contains skin cells, pigment, and proteins. The middle part (dermis) contains skin cells, blood vessels, nerves, hair follicles, and oil glands. The dermis provides nutrients to the epidermis. The inner layer under the dermis (the subcutaneous layer) contains sweat glands, some hair follicles, blood vessels, and fat. Each layer also contains connective tissue with collagen fibers to give support and elastin fibers to provide flexibility and strength.
바깥 부분(표피)은 피부 세포, 색소 및 단백질을 포함합니다. 중간 부분(진피)에는 피부 세포, 혈관, 신경, 모낭 및 기름샘이 있습니다. 진피는 표피에 영양분을 공급합니다. 진피 아래의 내층(피하층)에는 땀샘, 일부 모낭, 혈관 및 지방이 있습니다. 각 층은 또한 지지력을 제공하는 콜라겐 섬유와 유연성과 강도를 제공하는 엘라스틴 섬유가 있는 결합 조직을 포함합니다.

Skin changes are related to environmental factors, genetic makeup, nutrition, and other factors. The greatest single factor, though, is sun exposure. You can see this by comparing areas of your body that have regular sun exposure with areas that are protected from sunlight.
피부 변화는 환경적 요인, 유전적 구성, 영양 및 기타 요인과 관련이 있습니다. 그러나 가장 큰 단일

요인은 태양 노출입니다. 정기적으로 태양에 노출되는 신체 부위와 햇빛으로부터 보호되는 부위를 비교하면 이를 알 수 있습니다.

With aging, the outer skin layer (epidermis) thins, even though the number of cell layers remains unchanged.
노화가 진행되면 세포층의 수는 변하지 않더라도 피부 바깥층(표피)이 얇아집니다.

The number of pigment-containing cells (melanocytes) decreases. The remaining melanocytes increase in size. Aging skin looks thinner, paler, and clear (translucent). Pigmented spots including age spots or 'liver spots' may appear in sun-exposed areas. The medical term for these areas is lentigos.
색소를 함유한 세포(멜라닌 세포)의 수가 감소합니다. 나머지 멜라닌 세포의 크기가 증가합니다. 노화된 피부는 더 얇고 창백하며 투명해 보입니다(반투명). 햇볕에 노출된 부위에는 검버섯이나 '간 반점'을 포함한 색소 반점이 나타날 수 있습니다. 이러한 부위에 대한 의학 용어는 lentigos입니다.

Changes in the connective tissue reduce the skin's strength and elasticity. This is known as elastosis. It is more noticeable in sun-exposed areas (solar elastosis). Elastosis produces the leathery, weather-beaten appearance common to farmers, sailors, and others who spend a large amount of time outdoors.
결합 조직의 변화는 피부의 강도와 탄력을 감소시킵니다. 이것을 엘라스토시스라고 합니다. 태양에 노출된 부위(태양 탄력증)에서 더 두드러집니다. Elastosis는 농부, 선원 및 야외에서 많은 시간을 보내는 사람들에게 흔히 볼 수 있는 가죽 같은 거친 외관을 만듭니다.

Sebaceous glands produce less oil as you age. Men experience a minimal decrease, most often after the age of 80. Women gradually produce less oil beginning after menopause. This can make it harder to keep the skin moist, resulting in dryness and itchiness.
피지선은 나이가 들어감에 따라 더 적은 기름을 생성합니다. 남성은 80세 이후에 종종 미미한 감소를 경험합니다. 여성은 폐경기 이후부터 점차적으로 더 적은 양의 기름을 생성합니다. 이것은 피부를 촉촉하게 유지하기 어렵게 만들어 건조함과 가려움증을 유발할 수 있습니다.

The subcutaneous fat layer thins so it has less insulation and padding. This increases your risk of skin injury and reduces your ability to maintain body temperature. Because you have less natural insulation, you can get hypothermia in cold weather.
피하 지방층이 얇아져 보온성과 패딩 기능이 떨어집니다. 이로 인해 피부 부상 위험이 증가하고 체온 유지 능력이 저하됩니다. 자연적인 단열이 적기 때문에 추운 날씨에 저체온증에 걸릴 수 있습니다.

Growths such as skin tags, warts, brown rough patches (seborrheic keratoses), and other blemishes are more common in older people. Also common are pinkish rough patches (actinic keratosis) which have a small chance of becoming a skin cancer.
쥐젖, 사마귀, 갈색의 거친 반점(지루성 각화증) 및 기타 흠과 같은 성장은 노인에게 더 흔합니다. 또한 피부암이 될 가능성이 적은 분홍빛이 도는 거친 반점(광선 각화증)이 흔합니다.

Aging skin repairs itself more slowly than younger skin. Wound healing may be up to 4 times slower. This contributes to pressure ulcers and infections. Diabetes, blood vessel changes, lowered immunity, and other factors also affect healing.
노화된 피부는 젊은 피부보다 더 느리게 회복됩니다. 상처 치유는 최대 4배 더 느릴 수 있습니다. 이것은 욕창과 감염에 기여합니다. 당뇨병, 혈관 변화, 면역 저하 및 기타 요인도 치유에 영향을 미칩니다.

More than 90% of all older people have some type of skin disorder.
모든 노인의 90% 이상이 어떤 유형의 피부 질환을 가지고 있습니다.

When you eat, this starch is broken down into glucose, which then enters the cells and undergoes cellular respiration. In other words, when glucose is broken down, energy is released. But when you don't need it right now, you store it somewhere and use it when you need it. It can be said that the energy produced after the result of cellular respiration is stored in the charged storage battery ATP, and then taken out and used whenever needed.
밥을 먹으면 녹말이 분해되면서 포도당으로 변한 다음 세포 안으로 들어가서 세포호흡을 합니다. 즉 포도당이 분해되면서 에너지가 나옵니다. 그런데 지금 당장 필요하지 않을 때는 어딘가에 저장했다가 필요할 때 사용하는 것이 바로 ATP입니다. 세포 호흡의 결과로 생성된 에너지는 충전된 축전지 ATP에 저장되었다가 필요할 때마다 꺼내서 사용한다고 할 수 있습니다.

ATP is an abbreviation for adenosine triphosphate. It is an organic compound that exists in all living things and is the chemical energy that drives living things. It is an organic compound with three phosphate groups attached to adenosine, and is a molecule that plays a role in energy storage in all living cells.

ATP는 아데노신 3인산의 약자로 모든 생명체 내에 존재하는 유기화합물이며 생명체를 가동시키는 화학에너지입니다. 아데노신에 인산기가 3개 달린 유기화합물로 모든 살아 있는 세포에서 에너지 저장 역할을 하는 분자입니다.

Adenosine is a compound in which the nucleobase adenine and the pentose ribose are combined. It also regulates sleep along with melatonin.

아데노신은 핵염기인 아데닌과 5탄당 리보스가 결합된 화합물입니다. 이는 멜라토닌과 함께 수면을 관장하기도 합니다.

Adenosine triphosphate is a substance necessary for energy metabolism and is stored as thermal energy in the phosphate part. When water is added to the phosphate group of adenosine triphosphate, one phosphate group is removed and energy is released. This results in an ADP form with only two phosphate groups. This means that energy is released when ATP is converted to ADP, and each time a phosphate group is attached to ADP, it becomes ATP and chemical energy is stored. The phosphate group is an anion, but it is difficult to attach another anion. This is called a high-energy phosphate bond. That is, 7.3 kcal/mol of heat is released.

아데노신3인산은 에너지 대사에 필요한 물질로 인산 부분에 열에너지로 저장되어 있고 아데노신3인산의 인산기에 물이 합하면 인산기가 하나 빠지면서 에너지가 방출됩니다. 그렇게 되면 인산기가 두 개밖에 없는 ADP 형태로 됩니다. 이 말은 ATP가 ADP로 변환될 때 에너지가 방출되고 ADP에서 인산기가 하나 붙을 때마다 ATP로 되며 화학 에너지가 저장됩니다. 인산기는 음이온인데 또 하나의 음이온이 붙는다는 건 어려운데 이런 것을 고 에너지 인산결합이라고 합니다. 즉 7.3kcal/mol 열량이 방출됩니다.

A single phosphate group is called AMP. In this case, a large amount of energy is not required to attach the phosphate group.

인산기가 하나만 연결된 것을 AMP라고 합니다. 이때는 인산기가 붙을 때 큰 에너지가 필요 없습니다.

Adenosine is a cosmetic ingredient and is a raw material for cell regeneration and anti-aging. It is adenosine that activates cellular respiration. Aging means that cell activation decreases and death occurs. Fibroblasts in the dermis of the skin make collagen, and adenosine activates fibroblasts.

아데노신은 화장품 성분으로 세포재생, 안티에이징 원료입니다. 세포호흡을 잘되게 활성화 해주는 게 바로 아데노신입니다. 늙는다는 것은 세포 활성화가 떨어지고 사멸된다는 것입니다. 피부의 진피 안에 섬유아세포가 콜라겐을 만드는데 아데노신이 섬유아세포를 할성화 시켜줍니다.

〈Ingredient Spotlight: Adenosine〉
성분 스포트라이트: 아데노신

Adenosine is naturally occurring in the body-adenosine triphosphate (ATP) is the storehouse molecule for energy. The adenosine found in skincare is derived from yeast.

아데노신은 체내에서 자연적으로 생성되며, 아데노신 삼인산(ATP)은 에너지를 저장하는 분자입니다. 스킨케어에 함유된 아데노신은 효모에서 추출한 것입니다.

Anti-Aging (노화 방지)
Adenosine decreases the appearance of wrinkles by energizing the skin's surface. Studies have shown skincare containing adenosine led to significant improvements in skin smoothness, decreased appearance of crow's feet. The result is a smoother more youthful complexion.

아데노신은 피부 표면에 활력을 불어넣어 주름을 줄여줍니다. 연구에 따르면 아데노신이 함유된 스킨케어는 피부의 매끄러움이 크게 개선되고 눈가 주름이 감소하는 것으로 나타났습니다. 그 결과 더 부드럽고 젊어 보이는 안색을 얻을 수 있습니다.

Restoring (복원)
Collagen works in support of healthy skin and adenosine stimulates collagen production. Aging and environmental free radicals can degrade collagen proteins but adenosine stimulates collagen to help firm and strengthen the skin. Thanks to this, Adenosine is great at promoting tissue repair and healing.

콜라겐은 건강한 피부를 유지하는 데 도움을 주며 아데노신은 콜라겐 생성을 촉진합니다. 노화와 환경 활성산소는 콜라겐 단백질을 분해할 수 있지만 아데노신은 콜라겐을 자극하여 피부를 탄탄하고 강화하는 데 도움을 줍니다. 덕분에 아데노신은 조직 회복과 치유를 촉진하는 데 탁월합니다.

Soothing (수딩)
Adenosine inhibits the effects of inflammation by inhibiting neutrophils-the white blood cells that rush to damaged or infected skin tissue. As a result, skin care products with adenosine are able to help treat minor scrapes, cuts, burns, and other injuries. With it's collagen stimulating properties, adenosine also benefits skin's elasticity and hydration.
아데노신은 손상되거나 감염된 피부 조직으로 돌진하는 백혈구인 호중구를 억제하여 염증의 영향을 억제합니다. 결과적으로 아데노신이 함유된 스킨 케어 제품은 경미한 긁힘, 베인 상처, 화상 및 기타 부상을 치료하는 데 도움이 될 수 있습니다. 아데노신은 콜라겐 자극 특성으로 피부의 탄력과 수분 공급에도 도움이 됩니다.

〈Dermatitis caused by insects and mosquitoes〉
벌레, 모기로 인한 피부염

Mosquitoes come by detecting carbon dioxide, octenol, lactic acid, and ammonia that are produced when they breathe. Children and pregnant women are easily bitten by mosquitoes, smell a lot of sweat, and get bitten by mosquitoes even if they drink alcohol. Mosquitoes suck blood to lay eggs, and they insert an anticoagulant called hirudin into the body to prevent the blood from clotting. When this hirudin enters the body, it causes an allergic reaction, and when a substance called histamine is secreted by our immune cells, blood vessel permeability increases, causing redness and swelling. At the same time, various inflammatory substances are produced, causing itching and pain.
모기는 호흡할 때 발생하는 이산화탄소와 옥테놀, 젖산, 암모니아 등을 감지해서 찾아옵니다. 아이들, 임산부의 경우 모기에 쉽게 물리며 땀 냄새가 많이 나고 음주를 해도 모기에 많이 물립니다. 모기는 알을 낳기 위해 피를 빨아먹는데 입에 달린 대롱을 피부에 꽂고 혈액이 굳는 것을 막기 위해 '히루딘'이라는 항응고 물질을 인체에 주입합니다. 이 히루딘이 체내로 들어오면 알러지 반응을 일으키고 우리 면역세포에서 히스타민이라는 물질이 분비되면 혈관 투과성이 높아져 붉어지며 붓는 증상이 생깁니다.

동시에 다양한 염증 유발물질이 만들어지면서 가려움, 통증 등이 발생합니다.

Optimized prescriptions include diphenhydramine, which blocks the histamine reaction, dibucaine, a local anesthetic that reduces irritation, Enoxolone, which has anti-inflammatory action, menthol and camphor, which are counter-stimulants, and crotamiton, which relieves itching.
최적화된 처방으로 히스타민 반응을 막아주는 디펜히드라민, 자극 자체를 줄여주는 국소마취제 디부카인, 항염 작용을 해주는 에녹솔론, 반대자극제인 멘톨과 캄파, 가려움을 완화해주는 크로타미톤 등이 있습니다.

a. Antihistamines: Eucalyptus (항히스타민: 유칼립투스)
- Best Congestion Removal 최고의 울혈제거
- Excellent for rhinitis 비염에 탁월
- Natural antihistamine 천연 항히스타민
- Sterilization 살균소독
- Add peppermint if itchy 가려우면 페퍼민트도 추가

b. Reduction of irritation, local anesthesia: Ceylon Cinnamon (자극감소, 국소마취: 시나몬)
- Strong antiseptic, antibacterial, antiviral, antifungal effect
  강력한 방부, 항균, 항바이러스, 항곰팡이 효과
  Eugenol anesthetic ingredient: analgesic effect on rheumatism, arthritis, menstrual pain, muscle pain, and headache
  유게놀(Eugenol) 마취 성분: 류머티즘, 관절염, 생리통, 근육통, 두통 등에 진통 효과
- Pesticide
  살충제

c. Anti-inflammatory: Helichrysum (항염: 헬리크리섬)
- Strong anti-inflammatory effect
  강력한 항 염증효과
- Useful for muscle pain and arthritis

근육통증이나 관절염에도 유용

-Ginger: The best immune boosting agent, anti-inflammatory action (squiterpene ginsibern component), and is also helpful for muscle pain and arthritis.

생강: 최고의 면역강화제, 항염증작용(스퀴테르펜류의 진지베른 성분), 근육통 및 관절염 등에도 도움이 됩니다.

- Lavender: Promotes healing, prevents infections, and is effective in burns, wounds and insect bites.

라벤더: 치유를 촉진하고 감염을 예방, 화상, 상처 및 벌레물린데 효과적입니다.

- Tea Tree: Anti-inflammatory

티트리: 항염

d. 가려움 완화: 가려움에 대해 입증된 13가지 에센셜오일 (Itching Relief: 13 Proven Essential Oils For Itching)

- When it comes to powerful essential oils for itching relief, your best options include bergamot, eucalyptus, frankincense, peppermint, rose geranium, lavender, myrrh, patchouli, rose, basil, rosemary, tea tree, and helichrysum.

가려움증 완화를 위한 강력한 에센셜오일의 경우 버가못, 유칼립투스, 유향, 페퍼민트, 로즈 제라늄, 라벤더, 몰약, 패출리, 로즈, 바질, 로즈마리, 티트리 및 헬리크리섬을 선택하는 것이 가장 좋습니다.

e. Other substances to relieve dermatitis (기타 피부염증 완화물질)

ZaunGo, Calendula, Evening Primrose, Tamanu, GUGGUL Oil, Fat-soluble Ceramide Oil, Menthol, Fat-soluble Vitamin C Oil, Aloe vera, Retinol, Squalene, Ginger, Rose Otto, Oregano, Helichrysum, Frankincense, Pure 13 essential oil

자운고, 카렌듈라, 달맞이꽃, 타마누, 구굴오일, 지용성 세라마이드 오일, 멘톨, 지용성 비타민C 오일, 알로에베라, 레티놀, 스쿠알렌, 생강, 로즈오또, 오레가노, 헬리크리섬, 유향, 순수 13 정유

22) Essential Oils for Hair Loss
탈모

When it comes to using essential oils for hair, there are plenty of beneficial choices. Whether you are looking to thicken your hair, treat dandruff and dry scalp, give your hair strength and shine, or lighten your hair naturally, essential oils are much safer and just as effective as conventional hair care products. Lavender, rosemary, chamomile, cedarwood, lemongrass, oregano essential oils are popular to prevent hair loss. Especially rosemary oils increase cellular metabolism, which stimulates hair growth and promotes healing and prevent baldness, slowing the graying process.

모발에 에센셜오일을 사용하는 경우 유익한 선택이 많이 있습니다. 모발을 두껍게 하거나, 비듬과 건조한 두피를 치료하거나, 모발에 힘과 윤기를 주거나, 자연스럽게 모발을 밝게 하고 싶을 때 에센셜오일은 기존 헤어 케어 제품보다 훨씬 더 안전하고 효과적입니다. 튜자, 라벤더, 로즈마리, 캐모마일, 시더우드, 레몬그라스, 오레가노 에센셜오일은 탈모를 예방하는 데 널리 사용됩니다. 특히 로즈마리 오일은 세포의 신진대사를 증가시켜 모발 성장을 자극하고 치유를 촉진하고 대머리를 예방하여 백발화 속도를 늦춥니다.

Especially for hair growth, you should not have Demodex on your scalp. Demodex is removed with tea tree and HOCL (hypochlorous acid tn). Do not use shampoos that contain chemical surfactants. Be sure to use products that do not contain preservatives or chemical surfactants. Apple wash, chlorella (oxygen transport, nutritional supplement), dietary sulfur, vitamin C, brewer's yeast, biotin, zinc (suppressing male hormones, green tea), coffee (suppressing male hormones), castor, turmeric, garlic extract, pine cone extract, moringa extract, espinozilia extract, ecklonia cava extract, green tea ferment filtrate, leaf fermented filtrate, weak wheat ferment filtrate, ginger fermented filtrate, turmeric fermented filtrate, thyme, tea tree, lavender, rosemary, cedarwood, yucca extract, citric acid, etc. should be mixed and all chemicals should be excluded. Recently, it has been argued that hair loss is caused by a lack of vitamin B group and zinc, so you should consider taking vitamin B and zinc such as oysters. Biotin, castor, GUGGUL OIL, and vitamin C are recommended for eyebrow nutrition.

특히 발모를 위해서는 두피에 모낭충이 있으면 안 됩니다. 모낭충은 티트리와 HOCL(차아염소산수)

로 제거합니다. 샴푸는 화학 계면활성제가 들어 있는 것을 쓰면 안 됩니다. 반드시 방부제나 화학 계면활성제가 없는 것을 쓰도록 합니다. 애플워시, 클로렐라(산소운반, 영양제), 식이유황, 비타민 C, 맥주효모, 바이오틴, 아연(남성 호르몬 억제), 녹차, 커피(남성 호르몬 억제), 피마자, 강황을 주축으로 하고 마늘 추출물, 솔방울 추출물, 모링가 추출물, 에스피노질리아 추출물, 감태 추출물, 녹차발효여과물, 소엽잎발효여과물, 약모밀발효여과물, 생강발효여과물, 강황발효여과물, 타임, 티트리, 라벤더, 로즈마리, 시더우드, 유카추출물, 구연산 등을 섞고 일체의 화학물질을 배제하여야 합니다. 최근 탈모가 비타민 B군 및 아연의 부족으로 생긴다는 주장이 제기되었으며 비타민 B와 굴 등 아연 섭취를 고려해봐야 합니다. 눈썹 영양제로는 비오틴, 케스터, 구굴 오일, 비타민 C 등이 추천됩니다.

Demodex mites are one of the most challenging problems that ophthalmologists and optometrists face in the routine care of their patients.
모낭충은 안과 의사와 검안사가 환자를 일상적으로 치료할 때 직면하는 가장 어려운 문제 중 하나입니다.

These mites are microscopic parasites that live on eyelids and other parts of the face. One of the two species, Demodex folliculorum, buries itself face down near the roots of eyelashes. It uses a seven-clawed organ (a 'palpus') to grab hold of cells. Then it feasts on the cells that line the follicle, sucking out their innards with a retractable needle in the middle of a round mouth.
이 진드기는 눈꺼풀과 얼굴의 다른 부분에 사는 미세한 기생충입니다. 두 종 중 하나인 Demodex folliculorum은 속눈썹 뿌리 근처에 거꾸로 묻습니다. 그것은 세포를 잡기 위해 7개의 발톱이 있는 기관(수염)을 사용합니다. 그런 다음 난포를 따라 늘어선 세포를 먹고 둥근 입 가운데에 있는 개폐식 바늘로 내부를 빨아들입니다.

The waste material the mites produce builds up as debris on the eyelids and causes inflammation.
진드기가 생성하는 노폐물은 눈꺼풀에 파편으로 축적되어 염증을 일으킵니다.

So how can we fight these parasites? There are several approaches, which can be combined to attack the mites on multiple fronts:
그렇다면 우리는 이 기생충과 어떻게 싸울 수 있겠습니까? 여러 가지 접근 방식을 결합하여 여러

전선에서 진드기를 공격할 수 있습니다.

Tea Tree Oil (티트리 오일)

At high concentrations, tea tree oil is a potent killer of Demodex mites. The problem is that solutions of 100% tea tree oil, or other high concentrations, are very irritating to the eye. So one approach is to thoroughly wipe the eyelashes and eyebrows with a diluted solution of tea tree oil, from 5% to 50%.

고농도의 티트리 오일은 데모덱스 진드기를 강력하게 죽입니다. 문제는 100% 티트리 오일 또는 기타 고농도 용액이 눈에 매우 자극적이라는 것입니다. 따라서 한 가지 방법은 5%에서 50%까지 희석된 티트리 오일 용액으로 속눈썹과 눈썹을 철저히 닦는 것입니다.

Hypochlorous Acid (차아염소산)

HOCl has potent antimicrobial properties. Laboratory studies show that it effectively kills the nymph form of the Demodex mites, as well as the Bacillus oleronius and Staphylococcus aureus bacteria that live on eyelids and that are found inside the Demodex gut. In addition, HOCl also neutralizes the inflammatory toxins released by both mites and bacteria.

HOCl은 강력한 항균 특성을 가지고 있습니다. 실험실 연구에 따르면 Demodex 진드기의 님프 형태뿐만 아니라, 눈꺼풀에 살고 있는 Demodex, 내장 내부에서 발견되는 Bacillus oleronius 및 Staphylococcus aureus 박테리아를 효과적으로 죽입니다. HOCl은 진드기와 박테리아가 방출하는 염증성 독소를 중화합니다.

Moreover, unlike tea tree oil, HOCl is completely non-toxic and non-irritating.
또한 티트리 오일과 달리 HOCl은 완전히 독성이 없고 자극적이지 않습니다.

The nutrients needed for hair are known as 'protein', 'zinc' and 'vitamins'. It is known that most of the hair is made of a protein called keratin, and high-quality protein intake is key. Zinc is known to play a role in supporting the synthesis of keratin, the main component of hair. Vitamins B2 and B6 have the function of accelerating cell metabolism, and their function is to support the division of hair hair cells. Vitamin C has the function of strengthening blood vessels and promoting the secretion of stress hormones, and also plays a role in supporting the function of zinc. There are foods that prevent hair growth. Caffeine in coffee is known to cut off 'adenosine', which has the function of promoting hair growth. The sugar contained in chocolate may lead to excessive secretion of sebum, and in some cases clog pores. Consumption of animal fat can also cause clogged pores. Salt intake is also known to promote hair loss. Excessive alcohol consumption is also a major cause of hair loss.

모발에 필요한 영양소는 '단백질', '아연', '비타민'으로 알려져 있습니다. 모발의 대부분은 케라틴이라는 단백질로 구성되어 있으며, 양질의 단백질 섭취가 핵심이라고 알려져 있습니다. 아연은 모발의 주성분인 케라틴의 합성을 돕는 역할을 하는 것으로 알려져 있습니다. 비타민 B2와 B6는 세포 대사를 촉진하는 기능이 있으며, 모세포의 분열을 돕는 역할을 합니다. 비타민 C는 혈관을 강화하고 스트레스 호르몬의 분비를 촉진하는 기능이 있으며 아연의 기능을 지원하는 역할도 합니다. 모발 성장을 억제하는 음식이 있습니다. 커피의 카페인은 모발 성장 촉진 기능이 있는 '아데노신'을 차단하는 것으로 알려져 있습니다. 초콜릿에 함유된 당분은 피지를 과도하게 분비하고 경우에 따라 모공을 막을 수 있습니다. 동물성 지방의 섭취도 모공을 막을 수 있습니다. 소금 섭취도 탈모를 촉진하는 것으로 알려져 있습니다. 과도한 음주 또한 탈모의 주요 원인입니다.

탈모 치료를 위해 보통 병원이나 약물을 이용하는 경우가 많습니다. 이는 몹시 나쁜 방법입니다. 탈모의 대부분은 샴푸 때문에 일어납니다. 거의 매일 쓰는 샴푸에 나쁜 성분이 들어 있어 그 원인으로 머리카락이 빠지고 아토피 증상이 일어날 뿐만 아니라 몸이 가렵기 시작합니다.

그렇다면 샴푸는 어떻게 만들어야 하는지를 알려 드리겠습니다. 샴푸는 머리에 사용하는 만큼 전 성분 단 하나라도 위험도 1 이상이 있으면 안 됩니다. LES, SLS 계통의 계면활성제를 쓰시면 안됩니다. 그리고 방부제가 들어가면 안됩니다. 한방재료는 약효를 위해서 종류가 많은 것은 상관이 없으나 샴푸 전체 용량에서 약간의 비중만 차지해야 합니다. 머리를 감았을 때 너무 매끄러워도 안되고 너무 부석해도 안됩니다. 중간 정도여야 하는데 즉 볼륨감을 적당히 유지해야 합니다. 거품이 너무 많이 나는 샴푸는 의심해 봐야 합니다. 설페이트 계열의 성분이 들어갔을 가능성이 큽니다. 에센셜오일은 중요하지만, 또한 너무 많이 첨가하시면 안 됩니다. 샴푸 pH는 5.5~6 정도의 약산성을 유지하여야 합니다. 그렇지만 가끔 pH가 8 정도되는 노니 비누 등 약 알칼리 비누를 사용하셔서 두피 pH를 중화시킬 필요가 있습니다. 머리를 감으실 때는 미온수로 하셔야 하며 샴푸를 묻힌 후 조물조물 문지르시고 약 1분간 정도 방치하여 두피 각질이 불리도록 한 후 씻어내야 합니다. 샴푸는 하루 2번 정도 하시는 게 좋습니다.

There is some research supporting the plant's power to potentially promote hair growth. In addition to the study published in 2015 that Niomi referenced, which found rosemary oil to be just as effective as 2 percent minoxidil after six months of use, a small study published in 2013 supported rosemary leaf extract's ability to promote hair regrowth in participants with androgenetic alopecia.

잠재적으로 모발 성장을 촉진하는 로즈마리의 효능을 뒷받침하는 몇 가지 연구가 있습니다. 니오미가 언급한 2015년에 발표된 연구에 따르면 로즈마리 오일은 6개월 사용 후 미녹시딜 2%만큼 효과가 있는 것으로 나타났으며, 2013년에 발표된 소규모 연구에서도 로즈마리 잎 추출물이 남성형 탈모증 환자의 모발 재성장을 촉진하는 것으로 나타났습니다.

Brewer's yeast contains many vitamins, minerals and proteins that are indispensable for your hair. The lack of these nutrients, instead, may cause weak, dull and brittle hair fibre, prone to breakage. The B-complex vitamins present in this yeast contain folic acid, riboflavin, niacin, thiamin and piroxin that are fundamental to hair structure, as well as to its growth, while minerals, such as calcium, copper, chromium and iron, help maintain hair color and prevent loss. Proteins found in the brewer's yeast are beneficial for damaged and weak hair and necessary for proper hair nutrition.

맥주 효모에는 모발에 없어서는 안 될 비타민, 미네랄, 단백질이 많이 함유되어 있습니다. 이러한 영양소가 부족하면 모발 섬유가 약해지고 칙칙해지며 부서지기 쉬워질 수 있습니다. 이 효모에 함유된 비타민 B 복합체에는 엽산, 리보플라빈, 나이아신, 티아민, 피록신 등 모발 구조와 성장에 필수적인 비타민이 포함되어 있으며 칼슘, 구리, 크롬, 철분 등 미네랄은 모발 색을 유지하고 탈모를 예방하는 데 도움이 됩니다. 맥주 효모에서 발견되는 단백질은 손상되고 약한 모발에 유익하며 적절한 모발 영양 공급에 필요합니다.

23) Essential Oils for Eye Disease
안과질환

Eye disease like pink eye or conjunctivitis is a highly infectious. Essential oils can be enormously helpful for several types of eye conditions. Best essential oils for pink eye

symptoms are tea tree oil, lavender, Roman chamomile, myrrh and clove essential oils.
결막염과 같은 안과 질환은 매우 전염성이 있습니다. 에센셜오일은 여러 유형의 눈 상태에 큰 도움이 될 수 있습니다. 결막염 증상에 가장 적합한 에센셜오일은 티트리, 라벤더, 로만 캐모마일, 몰약 및 클로브 에센셜오일입니다.

Excessive time in front of the VDU screen can cause eye strain and headaches as well and it can be very painful. Studies show that essential oils can be helpful in reducing eye strain .
VDU 화면 앞에 너무 오래 있으면 눈의 피로와 두통이 발생할 수 있으며 매우 고통스러울 수 있습니다. 에센셜오일은 눈 피로에 도움이 될 수 있습니다.

Take a bowl of hot or ice water and add
3 drops of Chamomile essential oil
2 drops of Lavender essential oil
뜨거운 물이나 얼음물에 캐모마일 에센셜오일 3방울과 라벤더 에센셜오일 2방울을 넣습니다.

Use a face cloth or your preferred absorbent fabric to dip into the water.
얼굴 천이나 선호하는 흡수성 천을 사용해 물에 담그세요.

Wring out and place over closed eyes, the heat/cold and essential oils will be absorbed into the eyelids. Once the cloth has reached body temperature repeat. When using essential oils, be very careful not to get them directly into your eyes.
천을 짜서 감은 눈 위에 올려놓으면 열/냉기 및 에센셜오일이 눈꺼풀에 흡수됩니다. 그리고 천이 체온에 도달하면 반복합니다. 에센셜오일 사용 시 주의 사항으로 눈에 직접 들어가지 않도록 상당히 조심해야 합니다.

As you get older, your eyesight becomes weaker and more blurred. It is recommended to take edible citric acid. Edible citric acid cleanses the blood the fastest and breaks down fat. Take diluted 1 g of citric acid in 200 ml of water and drink. It is recommended to take it 3 times a day after meals. When buying, you need to be careful that Austrian products are reliable and they do not damage your teeth. For food, I often eat ginger, garlic, and onions. Ginger is one of the most powerful blood-purifying foods. However, spoiled ginger is dangerous, so watch out for it and eat it. You should dilute the sea salt in water and clean the area around your eyes frequently. Chazugi extract is especially effective when the eyes are cold, dull, and the eyesight is weak. Chazugi extract relieves the fatigue of the ciliary muscles through the muscle relaxation effect that removes active oxygen accumulated in the ciliary muscles and prevents excessive contraction of the ciliary muscles.

나이가 들수록 시력이 약해지고 침침해집니다. 식용 구연산 복용을 추천합니다. 식용 구연산은 가장 빨리 피를 정화시키고 지방을 분해합니다. 복용 방법은 200ml의 물에 1g의 구연산을 넣어 희석시킨 후 마시면 됩니다. 음식은 주로 생강, 마늘, 양파를 자주 먹습니다. 생강은 가장 강력한 혈액 정화 식품 중 하나입니다. 그러나 상한 생강은 위험하므로 잘 살펴보고 먹어야 합니다. 천일염을 물에 희석시켜 눈 주위를 자주 닦아주어야 합니다. 특히 눈이 시리고 침침하며 시력이 약해질 때 차즈기 추출물이 아주 효과가 있습니다. 차즈기 추출물은 모양체근에 쌓인 활성산소를 제거하고 모양체근의 과다한 수축을 방지하는 근육 이완 효과를 통해서 모양체근의 피로를 해소합니다.

It is shocking that 17% of glaucoma is young people under the age of 40. Glaucoma is caused by several factors, including myopia and intraocular pressure. Research is being actively conducted in relation to the use of smartphones, and especially small print is pointed out as a problem factor. For glaucoma prevention, Pycnogenol ranks first, and frankincense oil has the best prevention effect.

녹내장의 17%가 40세 이하의 젊은 나이라는 것은 충격적인 일입니다. 녹내장은 근시, 안압 등 여러 요인에서 출발합니다. 스마트폰의 사용과 연관해서 연구가 활발하게 이루어지고 있으며 특히 작은 글씨가 문제 요인으로 지목됩니다. 녹내장 예방은 피크노제놀이 제1순위로 오르며 프랑킨센스 오일이 예방 효과에 가장 좋습니다.

This simple remedy can lower eye pressure naturally. However, you must make sure to buy only high quality frankincense essential oil from reputed vendors. You simply apply the diluted oil around your eyes and cup them with your palms for a few minutes. You can consider this as a miracle cure for glaucoma.

이 간단한 치료법은 자연스럽게 안압을 낮출 수 있습니다. 그러나 평판이 좋은 공급업체의 고품질 프랑킨센스 에센셜오일만 구해야 합니다. 희석된 오일을 눈 주위에 바르고 몇 분 동안 손바닥으로 비비면 됩니다. 이것은 녹내장에 대한 기적의 치료법이라고 생각할 수 있습니다.

However, you could also apply frankincense essential oil to your palms and cupping the palms over your eyes, making sure to keep your eyes open. Frankincense oil is most popular for its ability to improve vision. Many eye doctors will suggest eye drops to treat glaucoma. However, these eye drops contain chemicals that affect the whole body, not just the eyes. Frankincense essential oil is 100% natural with no harmful side effects.
프랑킨센스 오일은 시력을 향상시키는 능력으로 가장 유명합니다. 많은 안과 의사가 녹내장 치료를 위해 안약을 제안합니다. 그러나 이러한 점안액에는 눈뿐만 아니라 전신에 영향을 미치는 화학 물질이 포함되어 있습니다. 프랑킨센스 에센셜오일은 유해한 부작용이 없는 100% 천연입니다.

Therefore, ALLTHATHERB GUGGUL Oil contains a lot of frankincense resin, myrrh and cypress oil, so it is good to apply it.
따라서 올댓허브 구굴오일은 프랑킨센스 수지를 비롯 미르 및 사이프러스 오일이 다량 함유되어 있으므로 눈 주위에 바르면 좋습니다.

⟨Avocado oil⟩
Avocado oil is relatively good sources of lutein, a carotenoid and antioxidant that's naturally found in your eyes.
아보카도 오일은 눈에서 자연적으로 발견되는 카로티노이드이자 항산화제인 루테인의 비교적 좋은 공급원입니다.

⟨Eye floaters⟩
Eye floaters are spots, blots, and other pseudo-microorganisms that appear in our field of view and interfere with a clear picture. With age, the vitreous body in our eyes loses its consistency, shrinks - and microscopic fibers are formed inside, the shadows of which we perceive as floaters.
비문증은 부유물이 우리 시야에 나타나 선명한 영상을 방해하는 점, 얼룩 및 기타 유사물입니다. 나이가 들면서 우리 눈의 유리체는 그 일관성을 잃고 수축하며 내부에 미세한 섬유가 형성되고 그 그림자가 부유물로 인식됩니다.

In most cases, floaters do not cause significant problems and do not require treatment.
대부분의 경우 부유물은 심각한 문제를 일으키지 않으며 치료가 필요하지 않습니다.

After a while, your brain may learn to ignore floaters and you may not notice them. If a floater appears directly in your line of vision, moving your eye up and down may help. This causes the jelly-like substance inside your eye(the vitreous humour) to move around, which may help shift the floater elsewhere.
좀 지나면 뇌는 부유물을 무시하는 법을 배울 수 있으며 이를 알아차리지 못할 수도 있습니다. 시야에 플로터가 직접 나타나면 눈을 위아래로 움직이는 것이 도움이 될 수 있습니다. 이로 인해 눈 안에 있는 젤리 같은 물질(유리액)이 이리저리 움직이게 되어 부유물이 다른 곳으로 이동하는 데 도움이 될 수 있습니다.

Scientists believe that enzymes in the pineapple can decompose extracellular substances that cause the formation of microscopic fibers. There is a hypothesis that pineapple enzymes not only decompose extracellular substances in microfibers, but hydrolyze them. According to a Taiwanese scientist, it is possible that "They reduce the tension of the vitreous humor, openings in the retina and even prevent retinal detachment and blindness. Pineapples contain vitamin C, i.e. "an antioxidant that can inhibit lens oxidation and prevent cataracts."
과학자들은 파인애플의 효소가 미세 섬유의 형성을 유발하는 세포 외 물질을 분해할 수 있다고 믿습니다. 파인애플 효소가 미세 섬유의 세포 외 물질을 분해할뿐만 아니라 가수 분해한다는 가설이 있습니다 대만의 한 과학자에 따르면, "파인애플 효소가 유리액의 장력을 감소시키고 망막을 열리게 하며 심지어 망막박리와 실명까지 예방할 수 있다."라고 합니다. 파인애플에는 비타민C, 즉 "수정체 산화를 억제하고 백내장을 예방할 수 있는 항산화제"가 포함되어 있습니다.

Common essential oils used for treating eye floaters include GUGGUL oil, Lavender, and frankincense. The recipe is simple - a drop of Lavender and a drop of Frankincense and dab it on the bones around the eye. Or, rub GUGGUL OIL around your eyes.
눈 부유물 치료에 사용되는 일반적인 에센셜오일에는 구굴오일, 라벤더 및 유향이 포함됩니다.
레시피는 간단합니다. 라벤더 한 방울과 유향 한 방울을 눈 주위 뼈에 두드려 줍니다. 또는 구굴오일을 눈 주위에 문질러 줍니다.

Fumeron is a special eye drops for allergic and inflammatory eye conditions such as: blepharitis, conjunctivitis, keratitis, scleritis, iridocyclitis, uveitis, inflammation after surgery. The main ingredient of Fumeron is Fluorometholone, a derivative of prednisolone desoxy belonging to a synthetic corticosteroid (glucocorticoid). This active ingredient has a strong effect on lymphoid tissue, inhibiting the inflammatory response.

Fumeron은 안검염, 결막염, 각막염, 공막염, 홍채염, 포도막염, 수술 후 염증과 같은 알러지 및 염증성 눈 질환에 대한 특수 점안액입니다. 후메론의 주성분은 합성 코르티코 스테로이드 (글루코 코르티코이드)에 속하는 프레드니솔론 데삭시의 유도체인 플루오로메톨론입니다. 이 활성 성분은 림프 조직에 강력한 효과를 발휘하여 염증 반응을 억제합니다.

Effects of *Cornus Officinalis (Cornus mas)* supplementation on Ophthalmic / Renal activity in patients
산수유의 보충이 환자의 안과 및 신장활동에 미치는 영향

Ophthalmic activity - It is believed that anthocyanins as well as other antioxidants may improve the visual functions and the visual field of patients with normal-tension glaucoma via neuroprotective effect, inhibition of lipid peroxidation, and improvement of vascular blood flow into the optic nerve. The progressive optic nerve damage accompanied by morphological changes, loss of the field of vision and even increased intraocular pressure are the symptoms of so called glaucoma. The chemical composition of C. mas and C. officinalis are rich in iridoids, anthocyanins, and flavonoids. An interesting study on the effect of an anthocyanin-iridoid fraction derived from fruits of C. mas on intraocular pressure was conducted in rabbits. Intraocular pressure was decreased by 19 and 25% after 2~3 h intraconjunctival administration of the fraction or loganic acid solution (0.7%), respectively (Szumny et al., 2015). This activity of cornelian cherries polyphenols is likely to provide beneficial effects on vascular flow in diabetic and hypertensive retinopathy.

안과적 활성 - 안토시아닌과 다른 항산화 물질은 신경 보호 효과, 지질 과산화 억제 및 시신경으로의 혈류 개선을 통해 녹내장 환자의 시각 기능과 시야를 개선 할 수 있다고 믿어집니다. 시신경의 형태적 변화, 시야 상실, 안압 상승을 동반하는 진행성 시신경 손상은 소위 녹내장의 증상입니다. C. 마스와 C. 오피시날리스의 화학 성분은 이리도이드, 안토시아닌 및 플라보노이드가 풍부합니다. 토끼를 대상으로 C. mas의 열매에서 추출한 안토시아닌-이리도이드 분획물이 안압에 미치는 영향에 대한 흥미로운 연구가 수행되었습니다. 안압은 분획물 또는 로간산 용액(0.7%)을 결막 내 투여한 후 2~3시간 후에 각각 19%와 25% 감소했습니다(Szumny et al., 2015). 산수유 열매 폴리페놀의 활성은 당뇨병 및 고혈압성 망막병증의 혈관 흐름에 유익한 효과를 제공할 가능성이 높습니다.

Renal activity - CO *(Cornus Officinalis)* can reduce the kidney weight ratio, downregulate plasma creatinine, urea nitrogen, and uric acid levels, modulate the BMP-7 and TGF-β1/Smad signaling pathway, downregulate ROS, MCP-1, NF-κB expression (Li et al., 2015). Loganin can lower reactive oxygen levels, improve leukocyte antioxidative status, and boost activities of glutathione reductase, glutathione peroxidase, and catalase, thereby increasing GSH levels in leukocytes (Liu et al., 2012). In addition, CO can improve kidney injury in DN rats and ultimately exert kidney-protective effects by blocking the activation of the Wnt/β-catenin signaling pathway and regulating the composition of gut microbiota (Ju et al., 2022).

신장활성 - CO *(Cornus Officinalis)*는 신장 중량비를 감소시키고, 혈장 크레아티닌, 요소질소 및 요산 수치를 하향조절하고, BMP-7 및 TGF-β1/Smad 신호전달 경로를 조절하고, ROS, MCP-1, NF-κB 발현을 하향조절할 수 있습니다(Li et al. , 2015). 로가닌은 활성 산소 수준을 낮추고, 백혈구 항산화 상태를 개선하며, 글루타치온 환원효소, 글루타치온 퍼옥시다아제 및 카탈라아제의 활성을 증가시켜 백혈구의 GSH 수준을 증가시킬 수 있습니다(Liu et al., 2012). 또한 CO는 DN 쥐의 신장 손상을 개선하고 Wnt/β-카테닌 신호 전달 경로의 활성화를 차단하고 장내 미생물의 구성을 조절함으로써 궁극적으로 신장 보호 효과를 발휘할 수 있습니다(Ju et al., 2022).

24) Essential Oils for Pneumonia
폐렴

Pneumonia is a common respiratory illness that can be very troubling. It affects the lungs, so don't underestimate it. It can be caused by a bacteria, virus, or fungus. There are several essential oils that can be added to your treatment plan that are effective in treating the symptoms of pneumonia the natural way. The following essential oils are good for Pneumonia to assist with healing: Oregano, Thyme, Tea Tree, Eucalyptus, Peppermint, Lavender, Camphor, Cinnamon, Clove, and Rosewood.

폐렴은 매우 문제가 될 수 있는 흔한 호흡기 질환입니다. 그것은 폐에 영향을 미치므로 과소 평가되지 않습니다. 박테리아, 바이러스 또는 곰팡이로 인해 발생할 수 있습니다. 폐렴 증상을 자연스럽게 치료하는 데 효과적인 여러가지 에센셜오일이 치료 계획에 추가 될 수 있습니다. 오레가노, 타임, 티트리, 유칼립투스, 페퍼민트, 라벤더, 켐퍼, 시나몬, 클로브, 로즈우드와 같은 에센셜오일은 폐렴에 도움이 됩니다.

Broccoli contains Sulforaphane, a compound that boosts gene activity in the lung cells and protects them against damage from pollution and smoking.

브로콜리에는 폐 세포의 유전자 활동을 촉진하고 공해와 흡연으로 인한 손상으로부터 폐를 보호하는 화합물인 설포라판이 포함되어 있습니다.

25) Essential Oils for Diabetes
당뇨

Diabetes affects the way that the body produces and uses insulin, and it can lead to various symptoms and complications. Essential Oils can be one component of treatment along with blood sugar monitoring and use of insulin injections. The best essential oils for diabetes may help lower glucose levels in your blood. The most popular essential oils for diabetes include cinnamon, lemon balm, eucalyptus and Frankincense.

당뇨병은 신체가 인슐린을 생산하고 사용하는 방식에 영향을 미치며 다양한 증상과 합병증을 유발할 수 있습니다. 에센셜오일은 혈당 모니터링 및 인슐린 주사 사용과 함께 치료의 한 구성 요소가 될 수 있습니다. 당뇨병을 위한 최고의 에센셜오일은 혈액 내 포도당 수치를 낮추는 데 도움이 될 수 있습니다. 당뇨병에 가장 인기 있는 에센셜오일에는 시나몬, 레몬밤, 유칼립투스 및 프랑킨센스가 포함됩니다.

Diabetes is a chronic metabolic disease in which blood sugar is abnormally high because the insulin secreted by the pancreas in our body is absolutely or relatively deficient, and glucose obtained through meals cannot be used as an energy source. Next, if you have bulimia symptoms and you have rats in your armpits and groin, you need to be very careful because diabetes may come. The exact cause is unknown, but research has linked it to increased sugar consumption. To reduce belly fat, intermittent fasting is very important. You need magnesium, vitamin D, and chromium supplements.

당뇨병이란 우리 몸의 췌장에서 분비되는 인슐린이 절대적 또는 상대적으로 결핍되어 식사를 통해서 얻어지는 포도당을 에너지원으로 사용하지 못해서 혈당이 비정상적으로 높아지는 만성 대사성 질환입니다. 다음, 다식 증상이 있고 겨드랑이 및 사타구니에 쥐젓이 생길 경우 당뇨병이 올 수 있으니 상당한 주의를 요합니다. 확실한 원인은 밝혀지지 않았지만, 연구에 의하면 설탕의 소비 증가와 연관이 있다고 합니다. 뱃살을 줄이고 간헐적 단식이 아주 중요합니다. 마그네슘, 비타민 D, 크롬 영양제가 필요합니다.

For wound healing, it is usually treated by mixing lavender and tea tree with rosehip carrier oil. Emily (Emeny, 1994) prescribes undiluted tea tree to diabetic foot ulcer patients for 1 week and then a 10% solution. Later, as a result of continuing the prescription at 3%, a case of complete treatment was announced.

상처치유로 보통 로즈힙 캐리어 오일에 라벤더와 티트리를 섞어 치료합니다, 에미니(Emeny, 1994)는 당뇨병성 발 궤양 환자에게 희석하지 않은 티트리를 1주일 동안 처방하고 그 후 10% 용액을 처방했고, 나중에는 3%로 계속 처방한 결과 완전히 치료한 사례를 발표했습니다.

Eating a fasting-like diet has been shown to reverse diabetes symptoms by restoring pancreatic function, which means the pancreas can begin to regenerate itself. This means that the pancreas can begin to regenerate itself. In rats, they were given a fasting-like meal, a low-calorie, low-protein, low-carbohydrate, high-unsaturated fat diet for 5 days, and then ate whatever they wanted for 25 days. As a result of eating the sacrament and fasting meal, it was found that such a meal regenerated a specific cell in the pancreas called beta cells, which detects blood sugar and releases insulin when it is too high.

단식과 유사한 식단을 섭취하면 췌장 기능이 회복되어 당뇨병 증상이 회복되는 것으로 나타났습니다. 이는 췌장이 자체적으로 재생을 시작할 수 있다는 것입니다. 쥐를 대상으로 5일 동안 단식과 같은 식사,

저칼로리, 저단백, 저탄수화물, 고불포화 지방 식단을 제공한 후 25일 동안 원하는 음식을 마음껏 먹게 했습니다. 성찬과 금식 식사를 한 결과, 이러한 식사는 혈당을 감지하고 혈당이 너무 높을 때 인슐린을 방출하는 베타 세포라고 하는 췌장의 특정 세포를 재생하는 것으로 밝혀졌습니다.

In the age of 6.5 million people with diabetes, countless health books are coming out. While there are vegetarians, different doctors interpret treatment methods and causes such as meat recommendations, diet by constitution, calorie focus, and stress management in various ways. Even in the age of 500,000 Chinese doctors, diabetes is simply due to genetic diseases, stress, lack of exercise, overwork, environment, destruction of the islet of Langerhans, pregnancy, excess sugar, viruses, alcohol, and tobacco. Everything makes some sense, but it's not certain. An important point to note here is the Langerhans islets of the pancreas.

당뇨병 650만 명 시대에 건강 책이 수없이 나오고 있습니다. 채식주의자가 있는가 하면, 고기 권유, 체질별 식단, 칼로리 중심, 스트레스 관리 등 치료 방법 및 원인을 의사들마다 다양하게 해석하고 있습니다. 중국 의사 50만 명 시대에도 당뇨병은 그냥 유전병, 스트레스, 운동 부족, 과로, 환경, 랑게르한스섬 파괴, 임신성, 당분 과다, 바이러스, 술, 담배에 그 원인을 두고 있습니다. 모든 것이 약간의 일리는 있으나 확실하다고는 볼 수 없습니다. 여기서 중요하게 볼 것이 있는데 췌장(pancreas)의 랑게르한스섬(Langerhans islets) 입니다.

It is also called islets. It is a group of cells that appear to be island-like, and was discovered in 1869 by a German pathologist, P. Langerhans, who gave it the name Isle of Langerhans. The number of islands is about 2 million, and their diameter is about 0.2 mm. There are four types of cells in it, and two types of secretory cells with granules are called α-cells, which are large and few in number, and β-cells, which have a large number, α cells secrete glucagon, a hormone that increases blood sugar, and β cells secrete insulin, which reduces blood sugar. When this hormone was first discovered, it was named insulin, meaning it is secreted by the islet (insula in Latin). When the secretion of β cells is impaired, diabetes occurs. Experimentally, injecting alloxan into animals and selectively destroying pancreatic β cells can cause diabetes.

그것은 췌도라고도 합니다. 섬 모양으로 보이는 세포의 집단으로 1869년 독일의 병리학자 P.랑게르한스가 발견하여 랑게르한스섬이라 이름을 붙였습니다. 섬의 수는 약 200만이며, 그 지름은 약 0.2mm입니다. 그 속에 4종류의 세포가 있는데, 과립을 가진 분비세포는 2종류로, 크고 수가 적은 것을 α세포, 수가 많은 다른 것을 β세포라고 합니다. α세포에서는 혈당을 증가시키는 작용을 하는 호르몬인 글루카곤 (glucagon)이, β세포에서는 인슐린(insulin)이 분비되어 혈당을 감소시키는 작용을 합니다. 이 호르몬이 처음 발견되었을 때 섬(라틴어로 insula)에서 분비된다는 의미로 인슐린이라는 이름을 붙였습니다. β세포의 분비가 장해를 받으면 당뇨병이 생깁니다. 실험적으로도 동물에 알록산(alloxan)을 주사하여 이자의 β세포를 선택적으로 파괴하면 당뇨병을 일으킬 수 있습니다.

The cause of clogging of the islets of Langerhans is largely due to animal fat. Saponin is one of these fats that dissolves. Rich in saponins include red ginseng extract, turmeric, and edible citric acid. Red ginseng extract should be carried out while consuming enough food. Most importantly, carbohydrate intake is a problem, and fried carbohydrates are even more dangerous. Diabetes requires regular exercise and muscle growth. Eat Banaba Leaf, Burdock Root, Red Ginseng Extract, Turmeric, Vitamin C, etc. evenly. Taking albendazole may increase liver levels, but some say it may be effective. Diabetes complications are very dangerous. Zinc intake is essential to prevent diabetes complications

랑게르한스섬이 막히는 원인은 대체로 동물성 지방에 기인합니다. 이러한 지방을 녹이는 것으로 사포닌 (Saponin)을 들 수 있겠습니다. 사포닌이 풍부한 것으로 홍삼 엑기스, 강황, 식용 구연산 등이 있습니다. 홍삼 엑기스는 음식을 충분히 섭취하는 가운데 진행하여야 합니다. 가장 중요한 것은 탄수화물 섭취가 문제이고, 튀긴 탄수화물은 더욱 위험합니다. 당뇨병에는 규칙적인 운동과 근육 성장이 필요합니다. 바나바잎, 홍삼엑기스, 강황, 비타민 C 등을 골고루 섭취합니다. 알벤다졸을 복용하면 간 수치가 높아질 수 있지만 일부에서는 효과가 있을 수 있다고 말합니다. 당뇨합병증은 아주 위험합니다. 당뇨합병증을 막으려면 아연 섭취가 필수적입니다.

A rise in blood sugar is dangerous, but caution is also required when it falls suddenly. One way to prevent a sudden drop in blood sugar is to consume peanuts on a regular basis. Or, eat a piece of cheese before a meal.

혈당은 올라가는 것도 위험하지만 갑자기 내려갈 때도 주의가 필요합니다. 혈당이 급격히 내려가는 것을 방지하기 위해서는 땅콩을 꾸준히 섭취해 주는 것도 한 방법입니다. 또는 식사 전에 치즈 한 조각을 먹도록 합니다.

Take Banaba leaf, Tumeric(Theracumin), Berberine, Pycnogenol, Resistant Starch Rice, Vitamin C, and Multivitamin
바나바잎, 강항, 베르베린, 피크노제놀, RS밥, 비타민 C, 멀티 비타민 섭취

26) Essential Oils for Virus
바이러스

There are antimicrobial essential oils that can help us keep these germs away. Viruses, meanwhile, cause the flu, the common cold, chicken pox, rubella, and a number of other conditions. Some of the oils can fight against bacteria, fungi, and viruses. Eucalyptus, tea tree, citronella, sage, peppermint and lemongrass oils can help fight off bacteria and viruses.
세균을 멀리하는 데 도움이 되는 항균성 에센셜오일이 있습니다. 한편 바이러스는 독감, 감기, 수두, 풍진 및 기타 여러 가지 상태를 유발합니다. 일부 오일은 박테리아, 곰팡이 및 바이러스와 싸울 수 있습니다. 유칼립투스, 티트리, 시트로넬라, 세이지, 페퍼민트 및 레몬그라스 오일은 박테리아와 바이러스를 퇴치하는 데 도움이 될 수 있습니다.

Enteric lactoferrin is an antiviral and antibacterial substance that is abundantly found in breast milk and colostrum of cows. As a natural protein, it is also present in body fluids such as the eyes, nose, respiratory tract, and intestines. Studies are coming out that it may help people recover from COVID-19 infection by supporting immune function. It is effective in preventing hepatitis C and is also effective in hepatitis B to some extent.
장용성 락토페린(lactoferrin)은 모유와 젖소의 초유에 많이 들어있는 항바이러스·항균성 물질입니다. 자연적인 단백질로 눈, 코, 호흡기관, 장 등의 체액에도 존재합니다. 면역기능에 도움을 주는데 코로나19 감염에서 회복하는 데 도움이 될 수 있다는 연구가 속속 나오고 있습니다. C형 간염 예방에 효과가 있으며 B형 간염에도 어느 정도 효과가 있습니다.

Researchers at the University of Huddersfield in the UK claim that lactoferrin's antiviral properties could be used as an adjuvant in the treatment of COVID-19 and various respiratory infections (RTI). Dr. Hamid Merchant of the Faculty of Pharmacy, who led the study, introduced the results of the meta-analysis and said, Lactoferrin can be adopted as an adjuvant treatment for COVID-19, and along with vitamins C, D and zinc supplements, it is important to keep our immune system healthy.

영국 허더즈필드(Huddersfield) 대학의 연구팀은 락토페린의 항바이러스 특성이 코로나19 및 다양한 호흡기 감염(RTI) 치료의 보조제로 사용될 수 있다고 주장합니다. 연구를 주도한 약학부의 하미드 머천트 (Hamid Merchant) 박사는 메타분석 결과를 소개하며 락토페린은 코로나19에 대한 보조 치료법으로 채택될 수 있고 비타민 C와 D, 아연 보충제와 함께 우리 면역체계를 건강하게 유지하는데 유망하다고 합니다.

Lemon eucalyptus is effective against coronavirus, and it is also effective to consume curcumin and apply GUGGUL OIL to the nose or around the nose. In addition, high doses of vitamin C, vitamin D, omega 3, and nitaxosanide are known to be effective. In particular, nitazanide is an excellent treatment for hepatitis B and hepatitis C. For virus prevention, 70% ethanol spray containing eucalyptus lemon, lavender and tea tree and wearing a mask is essential.

코로나바이러스에는 레몬 유칼립투스가 효과가 있으며 커큐민의 섭취 및 구굴오일을 코안이나 코 주위에 바르는 것도 효과적입니다. 또한 고용량 비타민 C, 비타민 D, 오메가3, 니타조사나이드(Nitaxosanide)가 효과적인 것으로 알려져 있습니다. 특히 B형 간염 및 C형 간염에 니타조사나이드는 훌륭한 치료제입니다. 바이러스 예방을 위해 유칼립투스 레몬, 라벤더, 티트리가 함유된 70% 에탄올 스프레이와 마스크 착용은 필수입니다.

27) Essential Oils for Brain Health
뇌 건강

Supplementation of peppermint oil has been suggested to energize our bodies and improve exercise performance, in part, through increased blood flow throughout our bodies and to the brain. With increased blood flow to the brain comes increased functionality! This works in a similar fashion to how our brain reacts to exercise. It is well known that exercise is great for your brain's health and function. Exercise increases blood flow to the brain, thereby conferring a number of benefits to the brain, helping us to feel more energized in general.

Brain fog is considered to be a symptom of inflammation of the brain or other forms of injury. Combining lavender oil with sleep hygiene has been shown to promote sleep quality and quantity, and thus may show some benefit for reducing brain fog through reduced fatigue. Rosemary oil has also been shown to improve cognitive function where the greater the concentration of its molecules in the bloodstream, the quicker and more accurately participants were able to complete cognitive tasks. The good news is that essential oils have been studied for their use to improve memory! One study demonstrated that sage oil supplements were found to improve word memory in young adults.

페퍼민트 오일 보충은 신체와 뇌 전체의 혈류 증가를 통해 신체에 에너지를 공급하고 운동 능력을 향상시키는 것으로 나타났습니다. 뇌의 혈류량이 증가하면 기능이 향상됩니다. 이것은 뇌가 운동에 반응하는 방식과 비슷한 방식으로 작동합니다. 운동은 뇌의 건강과 기능에 좋은 것으로 잘 알려져 있습니다. 운동은 뇌로의 혈류를 증가시켜 뇌에 많은 이점을 부여하여 우리가 더 활력을 느끼도록 도와줍니다. 뇌 안개는 뇌 염증이나 다른 형태 부상의 증상으로 간주합니다. 라벤더 오일은 수면의 질과 양을 향상시키는 것으로 나타났으며, 따라서 피로를 줄여 뇌 안개를 줄이는 데 도움이 될 수 있습니다. 로즈마리 오일은 혈류 내 분자의 농도가 높을수록 작업을 더 빠르고 정확하게 완료할 수 있는 인지 기능을 향상시키는 것으로 나타났습니다. 에센셜오일의 이점은 이것이 기억력을 향상시키는 데 사용된다는 것입니다. 한 연구에 따르면 세이지 오일이 젊은이들의 단어 기억력을 향상시키는 것으로 나타났습니다.

Inside the brain, there is a barrier called the blood-brain barrier, which is its own filter that protects the brain, and when the brain barrier is damaged, a brain leak phenomenon occurs. Brain leaks occur for a variety of reasons, such as strenuous exercise or ingestion of foods such as flour, dairy products, and burnt meat. Brain leaks are most often caused by leaky gut. If the intestinal environment is not good, the intestinal junction is destroyed and toxins enter the bloodstream. Stress, wheat gluten, and sugar. Brain dysfunction in newborns results from breast milk. Exposure to tuna mercury, BPA, tattoos, etc. directly affects the newborn. In particular, it is important to be careful as having only one tattoo increases the risk of contracting hepatitis C and hepatitis B by 48%. Pesticides in fruits also reduce cognitive function in the brain. Autoimmune diseases are much more common in women than in men. Today, most women say that breast milk is full of polychlorinated biphenyls (PCBs), which are toxic to the baby's brain and adversely affect them.

뇌 안에는 뇌를 보호하는 자체 거름망인 혈액뇌장벽이라는 방어벽이 있는데 뇌 장벽이 손상을 입으면 뇌누수 현상이 일어납니다. 뇌누수는 다양한 이유로 일어나는데 과격한 운동이나 밀가루, 유제품, 탄 고기 등의 음식 섭취 시 일어납니다. 뇌누수는 대부분 장누수로 인하여 일어납니다. 장내 환경이 좋지 않으면 장의 밀착연접이 파괴되고 독소가 혈류로 들어갑니다. 스트레스, 밀의 글루텐, 설탕 등이 뇌누수의 원인입니다. 신생아의 뇌 기능 장애는 모유로부터 기인합니다. 산모가 참치의 수은, BPA, 문신 등에 노출되었을 경우 신생아에게 직접 영향을 미칩니다. 특히 문신을 하나만 새겨도 C형 간염 및 B형 간염에 걸릴 위험이 48%나 증가한다고 하니 조심하여야 합니다. 과일에 있는 살충제도 뇌의 인지기능을 떨어뜨립니다. 자가면역질환은 여성이 남성보다 훨씬 더 흔하게 나타납니다. 오늘날 대부분 여성들은 모유에 폴리염화바이페닐(PCBs)이 가득 차 있다고 하는데 이는 아기의 뇌에 독성을 일으켜 악영향을 줍니다.

〈Essential Oils For Brain Stimulation〉

Rosemary Essential Oil

Rosemary was used in ancient Rome and Greece to boost mental alertness and ease mental fatigue. Studies have shown that inhaling rosemary oil prevents acetylcholine breakdown. Acetylcholine is a chemical responsible for memory, concentration, and thinking. While sitting for a test, nursing students breathed in rosemary oil and reported information recall and a boost in concentration levels. Their cognitive function after inhalation was three times better than their initial state. A similar experiment was conducted on twenty young students. The room they were in was highly concentrated with rosemary oil, and they were expected to solve mathematical questions. Their accuracy and speed improved based on how long the rosemary scent lingered in the air. Further research hints that inhaling rosemary oil's invigorating scent might improve brain health among the elderly who have Alzheimer's disease or dementia.

Peppermint Essential Oil

Peppermint is a well-known essential oil that's believed to stimulate the brain, prevent fatigue, and improve your exercise performance. Inhaling peppermint's aroma is considered a non-pharmacological method of enhancing cognitive performance. What's more, researchers have found that this essential oil can alleviate Alzheimer's and its symptoms. As you may or may not know, Alzheimer's is an incurable neurodegenerative disease that negatively affects functional memories. Peppermint has a purely natural scent that offers a chemical-free way to improve cognition even without ingestion. A study was conducted in 1990 to prove that smelling peppermint oil had a more positive effect compared to eating it. Peppermint is most useful in regard to memory retrieval and learning. Similar to rosemary oils, peppermint also helps enhance your concentration skills and enhance your memory. This essential oil contains an ingredient known as menthol that also heals to ease headaches and muscle pain. Other than boosting cognitive performance and alleviating pain, peppermint also treats stomach complications and improves blood circulation in your brain as well as the rest of your body.

Lemon Essential Oil

Lemon essential oils are popular for their cleansing, invigorating, and refreshing scent. Most people are unaware of its hidden benefit, which is boosting your memory and helping you focus more on the tasks at hand. There's a strong connection between memory and attention. Having the ability to maintain a clear focus for extended periods often causes you to retain higher levels of information. That's one area that lemon oil excels in.

You can apply lemon essential oil on your skin but it must be added to a carrier oil or diffused into the air and inhaled it.

Lavender Essential Oil

When you hear the word 'lavender,' what's the first thing that pops up in your mind? Its fragrance? Its color, maybe? The last thing to cross your mind is its multiple aromatherapy benefits. Lavender oil is known to help with insomnia, anxiety, headaches, mood issues, among other issues. Lavender helps to increase focus, offer mental clarity, and lower blood pressure. A 2019 meta-analysis proved that lavender is one of the best essential oils for people who struggle with anxiety. Patients who ingested a lavender oil capsule reported a significant reduction in anxiety levels. A different study revealed that lavender's anxiolytic effect decreased anxiety and improved the mood of 40 healthy test subjects. This was made possible after they inhaled lavender for up to three minutes. This proves that the best method of taking lavender is through inhalation. Ingesting it may lead to increased appetite, headache, or even constipation.

Sage Essential Oil

Sage is one of those essential oils with a particularly strong aroma fused with a rich, earthy flavor. It also goes by Salvia officinalis, garden sage, and common sage. It falls under the mint family, along with herbs like thyme, basil, rosemary, and oregano. There's no denying how helpful sage oil is when it comes to your brain and overall memory health. It's packed with compounds that also double as antioxidants, which have been proven to improve the brain's defense system. In a study, about 39 patients who had Alzheimer's consumed 2 ml (60 drops) of sage oil every day for four months. By the end of the test period, the participants were reported to have better cognitive abilities, improved reasoning, better problem-solving skills, and higher memory.

Reference

Hasselmo, M.E. (2006). The role of acetylcholine in learning and memory. Current Opinion in Neurobiology, [online] 16(6), pp.710-715. Available at: https://pubmed.ncbi.nlm.nih.gov/17011181/

McCaffrey, R., Thomas, D.J. and Kinzelman, A.O. (2009). The Effects of Lavender and Rosemary Essential Oils on Test-Taking Anxiety Among Graduate Nursing Students. Holistic Nursing Practice, [online] 23(2), pp.88-93. Available at: https://pubmed.ncbi.nlm.nih.gov/19258850/

Moss, M. and Oliver, L. (2012). Plasma 1,8-cineole correlates with cognitive performance following exposure to rosemary essential oil aroma. Therapeutic Advances in Psychopharmacology, [online] 2(3), pp.103-113. Available at: https://pubmed.ncbi.nlm.nih.gov/23983963/

JIMBO, D., KIMURA, Y., TANIGUCHI, M., INOUE, M. and URAKAMI, K. (2009). Effect of aromatherapy on patients with Alzheimer's disease. Psychogeriatrics, [online] 9(4), pp.173-179. Available at: https://pubmed.ncbi.nlm.nih.gov/20377818/

Meamarbashi, A. and Rajabi, A. (2013). The effects of peppermint on exercise performance. Journal of the International Society of Sports Nutrition, [online] 10(1). Available at: https://pubmed.ncbi.nlm.nih.gov/23517650/

Warm, J., Dember, W. and Parasuraman, R. (1990). Presented at the Annual Meeting of the Society of Cosmetic Chemists. j. Soc. Cosmet. Chem, [online] 42, pp.199-210. Available at: http://67-20-110-78.unifiedlayer.com/wp-content/uploads/2014/04/Effects-of-Olfactory-Stimulation-on-Performance-and-Stress.pdf.

Borhani Haghighi, A., Motazedian, S., Rezaii, R., Mohammadi, F., Salarian, L., Pourmokhtari, M., Khodaei, S., Vossoughi, M. and Miri, R. (2010). Cutaneous application of menthol 10% solution as an abortive treatment of migraine without aura: a randomised, double-blind, placebo-controlled, crossed-over study. International Journal of Clinical Practice, [online] 64(4), pp.451-456. Available at: https://pubmed.ncbi.nlm.nih.gov/20456191/

Alammar, N., Wang, L., Saberi, B., Nanavati, J., Holtmann, G., Shinohara, R.T. and Mullin, G.E. (2019). The impact of peppermint oil on the irritable bowel syndrome: a meta-analysis of the pooled clinical data. BMC Complementary and Alternative Medicine, [online] 19(1). Available at: https://www.ncbi.nlm.nih.gov/pmc/articles/PMC6337770/

KAMRANI FARHAD, NAZARI MAHBOUBEH, MOHAMMAD, S., AMIN GHOLAMREZA and MOHAMMAD, F. (2016). EFFECT OF AROMATHERAPY WITH LEMON ESSENTIAL OIL ON ANXIETY AFTER ORTHOPEDIC SURGERY. Www.sid.ir, [online] 2(4), pp.26-31. Available at: https://www.sid.ir/en/journal/ViewPaper.aspx?ID=599457

Yap, W.S., Dolzhenko, A.V., Jalal, Z., Hadi, M.A. and Khan, T.M. (2019). Efficacy and safety of lavender essential oil (Silexan) capsules among patients suffering from anxiety disorders: A network meta-analysis. Scientific Reports, [online] 9(1). Available at: https://www.nature.com/articles/s41598-019-54529-9

Omar, S.H., Scott, C.J., Hamlin, A.S. and Obied, H.K. (2017). The protective role of plant biophenols in mechanisms of Alzheimer's disease. The Journal of Nutritional Biochemistry, [online] 47, pp.1-20. Available at: https://pubmed.ncbi.nlm.nih.gov/28301805/

Akhondzadeh, S., Noroozian, M., Mohammadi, M., Ohadinia, S., Jamshidi, A.H. and Khani, M. (2003). Salvia officinalis extract in the treatment of patients with mild to moderate Alzheimer's disease: a double blind, randomized and placebo-controlled trial. Journal of Clinical Pharmacy and Therapeutics, [online] 28(1), pp.53-59. Available at: https://pubmed.ncbi.nlm.nih.gov/12605619/

Scholey, A.B., Tildesley, N.T.J., Ballard, C.G., Wesnes, K.A., Tasker, A., Perry, E.K. and Kennedy, D.O. (2008). An extract of Salvia (sage) with anticholinesterase properties improves memory and attention in healthy older volunteers. Psychopharmacology, [online] 198(1), pp.127-139. Available at: https://pubmed.ncbi.nlm.nih.gov/18350281/

28) Heart-Brain disease
뇌와 심장질환

A study found that homocysteine (tHcy), which is released when you digest protein such as meat, and human papillomavirus (HPV), a known cause of cervical cancer, increase the risk of brain and cardiovascular disease, respectively.

육류 등 단백질을 소화할 때 나오는 호모시스테인(tHcy), 자궁경부암 원인으로 알려진 인유두종바이러스(HPV)가 각각 뇌와 심장혈관 질환 위험을 높인다는 연구 결과가 나왔습니다.

A team led by Professor Nam Ki-woong and Kwon Hyung-min of the Department of Neurology at Boramae Hospital in Seoul run by Seoul National University Hospital and Professor Jin-ho Park of the Department of Family Medicine at Seoul National University Hospital announced the results of a study that showed that high blood homocysteine levels increase the risk of cerebral infarction. This study analyzed 1,578 patients who had brain magnetic resonance imaging (MRI) at the Seoul National University Hospital Health Checkup Center. It was published in the January issue of Neurology, the official journal of the American Academy of Neuroscience.

서울대병원이 운영하는 서울시 보라매병원의 남기웅·권형민 신경과 교수와 박진호 서울대병원 가정의학과 교수팀은 혈중 호모시스테인 수치가 높으면 뇌경색 위험이 높아진다는 연구 결과를 발표했습니다. 서울대병원 건강검진센터에서 뇌 자기공명영상(MRI)을 찍은 환자 1578 명을 분석한 것입니다. 미국 신경 과학회 공식학술지인 신경학 1월호에 실렸습니다.

Cerebral infarction is a disease in which blood vessels in the brain are blocked. When the blood supply is cut off, oxygen and nutrients are not supplied to the brain cells, resulting in physical paralysis, sensory abnormalities, and speech disorders. Most patients with cerebral infarction also develop small blood vessel (small blood vessel) diseases such as microhemorrhage in the brain. Once symptoms develop, it is difficult to cure, and sequelae may occur even after treatment, so prevention is important.

뇌경색은 뇌혈관이 막혀 혈액이 공급되지 않는 질환입니다. 혈액 공급이 끊기면 뇌세포로 산소와 영양분이 공급되지 않아 신체 마비, 감각 이상, 언어장애 등이 생깁니다. 뇌경색 환자는 대부분 뇌 속 미세출혈 같은 작은 혈관(소혈관) 질환이 함께 생깁니다. 증상이 한 번 생기면 완치가 어렵고 치료한 뒤에도 후유증이 나타나 예방이 중요합니다.

Homocysteine is one of the proteins produced when food is digested in the body. High accumulations are known to increase the risk of cardiovascular disease, brain tissue damage and dementia. When the professor's team analyzed based on the blood homocysteine concentration of 9.60 μmol/L (micromoles per L), higher levels resulted in vascular microbleeds. Many small blood vessel diseases were also found in the range of 5 to 15 μmol/L, which was previously known as the normal concentration of homocysteine. For the first time in the world, it was discovered that homocysteine increases the risk of cerebral infarction and dementia by influencing the occurrence of small blood vessel disease in the brain.

호모시스테인은 음식물이 몸속에서 소화될 때 만들어지는 단백질 중 하나입니다. 많이 축적되면 심혈관 질환, 뇌 조직 손상 및 치매 위험을 높이는 것으로 알려졌습니다. 교수팀이 혈중 호모시스테인 농도 9.60μmol/L(L당 마이크로몰)를 기준으로 분석했더니 이보다 수치가 높으면 혈관 미세출혈 등이 많았습니다. 지금까지 호모시스테인 정상 농도로 알려졌던 5~15μmol/L 범위에서도 소혈관 질환이 많이 확인됐습니다. 호모시스테인이 뇌 소혈관 질환 발생에 영향을 줘 뇌경색과 치매 위험을 높인다는 사실을 세계에서 처음 규명했습니다.

Professor Kwon said, "If you frequently eat protein-rich foods such as meat, the concentration of homocysteine in the body rises. However, it is difficult to lower the homocysteine level when taking a vitamin B complex in the form of a health functional food without ingesting vitamin B through food.

권 교수는 "육류 등 단백질이 풍부한 음식을 자주 먹으면 호모시스테인 체내 농도가 올라간다"며 "시금치 등 녹색 채소나 생선 등 비타민B가 풍부한 음식을 함께 섭취해 정상 수치를 유지해야 한다"고 했습니다. 다만 음식을 통해 비타민B를 섭취하지 않고 건강기능식품 형태의 비타민B 복합제를 복용할 때는 호모시스테인 수치를 낮추기 어렵다고 했습니다.

A team led by Eun-Jeong Joo, a professor of infectious diseases at Kangbuk Samsung Hospital (pictured), published the results of a study in an international journal published by the American Heart Association, showing that women with HPV virus have a higher risk of developing cardiovascular disease. Cardiovascular disease is the number one cause of death worldwide. Smoking, hyperlipidemia, high blood pressure, and diabetes are considered to be the causes. However, in about 20% of patients, the exact cause is unknown.
주은정 강북삼성병원 감염내과 교수(사진)팀은 HPV 바이러스가 나온 여성에게 심혈관 질환이 생길 위험이 높다는 연구 결과를 미국 심장학회에서 발행하는 국제학술지에 발표했습니다. 심혈관 질환은 세계 사망 원인 1위 질환입니다. 흡연, 고지혈증, 고혈압, 당뇨 등이 원인으로 꼽힙니다. 하지만 환자의 20% 정도는 명확한 원인이 밝혀지지 않았습니다.

Professor Joo's team divided 63,411 healthy women over the age of 30 who had been tested for HPV into a high-risk HPV-infected group and a non-infected group, and followed up for five years for cardiovascular disease. There are more than 100 known types of HPV so far. Of these, 13 viruses are estimated to cause cervical cancer. The professor's team classified 13 viruses known to cause cancer as high-risk HPV.
주 교수팀은 HPV 검사를 받은 30세 이상 건강한 여성 6만 3,411명을 고위험 HPV에 감염된 그룹과 감염되지 않은 그룹으로 나눠 5년 동안 심혈관 질환 발생 여부를 추적 관찰했습니다. 지금까지 알려진 HPV 종류는 100여 개입니다. 이 중 13가지 바이러스가 자궁경부암을 일으키는 것으로 추정합니다. 교수팀은 암 원인으로 알려진 13가지 바이러스를 고위험 HPV로 분류했습니다.

Those infected with high-risk HPV were 1.25 times more likely to develop cardiovascular disease than those without. Obese women were 1.7 times more likely to develop cardiovascular disease if they were infected with the HPV virus than women who were not. Those with metabolic syndrome doubled the risk. The high-risk HPV infection rate among

Korean women is around 10%. If you are infected with HPV, this means that you need to be careful not to gain weight. "HPV is known to cause cancer in the cervix, but if there is an immune disorder or metabolic syndrome, it is presumed that HPV penetrates into the blood and causes cardiovascular disease," said Professor Joo.

고위험 HPV에 감염되면 그렇지 않은 사람보다 심혈관 질환 발생 위험이 1.25배 높았습니다. 비만 여성은 HPV 바이러스에 감염되면 그렇지 않은 여성보다 심혈관 질환 발생 위험이 1.7배 높았습니다. 대사증후군이 있으면 2배 정도 위험이 증가했습니다. 국내 여성의 고위험 HPV 감염률은 10% 내외입니다. HPV에 감염되면 살이 찌지 않도록 주의해야 한다는 의미입니다. 주 교수는 "HPV는 자궁경부에서 암을 일으키는 것으로 알려졌지만 면역력 이상이나 대사증후군이 있으면 HPV가 혈액으로 침투해 심혈관 질환을 유발하는 것으로 추정된다"고 했습니다.

Tea tree oil is well known for its strong smell and its antimicrobial properties. Often used in alternative medicine, tea tree oil has the power to kill bacteria and viruses. Tea tree oil may be an effective treatment for warts, which are caused by more than 100 different strains of the human papilloma virus (HPV).

티트리 오일은 강한 향과 항균 특성으로 잘 알려져 있습니다. 대체 의학에서 자주 사용되는 티트리 오일은 박테리아와 바이러스를 죽이는 효능이 있습니다. 티트리 오일은 100가지 이상의 인유두종 바이러스 (HPV) 균주에 의해 발생하는 사마귀에 효과적인 치료제가 될 수 있습니다.

* Taheebo is a tree that grows along the banks of the Amazon River. Currently, the efficacy of taheebo is known all over the world, and more than dozens of SCI papers and patents for various diseases have been registered. ⟨Beta-Raphacon⟩, one of the active ingredients of Taheebo, helps cancer cells to self-destruct. It is helpful in cancer treatment because it affects the growth of cancer cells. However, as a result of studying the ingredients, it was found that most of the ingredients in Taheebo are volatile. Therefore, it must be made by low-temperature extraction, not high-temperature extraction.

타히보는 아마존강 강가에서 자라는 나무입니다. 현재는 타히보의 효능이 전 세계적으로 알려져, 여러 질병에 대한 SCI 논문들과 특허가 수십 편 이상 등재되었습니다. 타히보 유효 성분 중 하나인 ⟨베타-라파콘⟩은 암세포가 스스로 사멸하도록 돕는 역할을 합니다. 암세포가 더 이상 자라지 않는 데 영향을 주기 때문에 항암 치료에 도움이 됩니다. 그런데 성분 연구를 진행한 결과, 타히보 속 성분들이 대부분

휘발성 성질이라는 것이 밝혀졌습니다. 때문에 고온 추출이 아니라 저온 추출법으로 된 것이라야 합니다.

29) Kidney disease
신장질환

The kidneys work to filter impurities and toxins from the blood throughout the day. The quality of our life and health depends on our kidneys. Once a kidney is damaged, it is very difficult to recover. The glomeruli, Bowman's sac, and tubules are closely related to blood. Chronic renal failure is a type of vascular disease. When the blood thickens and the walls of the blood vessels continue to thicken, the blood vessels become clogged. Chronic renal failure is a disease that occurs because the blood thickens due to diabetes and protein degradation products accumulate in the glomerular capillaries, which blocks the capillaries. Kidney cleaning means cleaning the glomerulus, and removing oil, uric acid, urea, and heavy metals accumulated in capillaries improves blood circulation and saves the glomeruli. Let's find out the key healing points in kidney disease patients.

신장은 하루 종일 혈액에서 불순물과 독소를 걸러내는 일을 합니다. 우리의 삶과 건강의 질이 신장에 달려 있습니다. 한 번 망가진 신장은 회복되기가 상당히 어렵습니다. 사구체, 보먼주머니, 세뇨관 등은 혈액과 밀접한 관계를 가지고 있습니다. 만성신부전은 일종의 혈관질환이라고 할 수 있습니다. 피가 걸쭉해지고 혈관 벽이 자꾸 두꺼워지면 혈관이 막힙니다. 만성신부전은 당뇨로 혈액이 걸쭉해지고 단백질 분해물이 사구체 모세혈관에 쌓여서 모세혈관이 막히기 때문에 생기는 질환입니다. 신장 청소란 곧 사구체 청소를 의미하는데, 모세혈관에 쌓인 기름때, 요산, 요소, 중금속을 제거하면 혈액순환이 개선되고 사구체를 살릴 수 있습니다. 신장 질환자에게서 중요한 치유 핵심들을 알아봅니다.

- Hemp seed tea
  햄프씨드 차

- Garlic(kyoric, whole black garlic) is loaded with nutrients that help the kidney function better. A study has shown that allicin (a compound derived from crushing garlic) is beneficial for treating severe kidney diseases like CKD. Studies have also shown that garlic may be helpful in promoting kidney health because of its diuretic properties. Garlic can boost nitric oxide levels by activating nitric oxide synthase, the enzyme that aids in the conversion of nitric oxide from the amino acid L-arginine.

마늘에는 신장 기능을 향상시키는 데 도움이 되는 영양소가 풍부합니다. 한 연구에 따르면 알리신(마늘을 으깨서 추출한 화합물)이 CKD와 같은 심각한 신장 질환을 치료하는 데 도움이 되는 것으로 나타났습니다. 연구에 따르면 마늘은 이뇨 성분으로 인해 신장 건강을 증진하는 데 도움이 될 수 있습니다. 마늘은 아미노산 L-아르기닌에서 산화질소의 전환을 돕는 효소인 산화질소 합성효소를 활성화하여 산화질소 수치를 높일 수 있습니다.

- Turmeric fermented :
  발효강황

- Basil : A great way to avoid painful kidney stones. Brew tea with 5 basil leaves and 1 tablespoon of honey.
  바질 : 고통스러운 신장 결석을 피하기 위한 훌륭한 방법입니다. 바질잎 5개와 꿀 1순갈을 넣어 차를 끓입니다.

- Dandelion : The best plant for digestion, liver and kidneys. It is also great to include in your detox diet. Add 2 teaspoons of dried dandelion to boiling water and boil for 15 minutes. Drinking it once a day is perfect.
  민들레 : 소화, 간, 신장에 가장 좋은 식물입니다. 해독 식이요법에 넣어도 참 좋습니다. 말린 민들레 2 작은술을 끓는 물에 넣고 15분 동안 끓입니다. 하루에 한 번 정도 마시면 완벽합니다.

- Ginger : The best natural root to treat inflammation, pain, and infections. It also helps to purify the liver and kidneys and strengthen their functions.
  생강 : 염증, 통증, 감염을 치료하는 최고의 천연 뿌리입니다. 또한 간과 신장을 정화하고 기능 강화에 도움이 됩니다.

- Olive Oil : Taking a tablespoon of olive oil and a few drops of lemon juice in the morning

can help prevent kidney stones.
올리브 오일 : 아침에 올리브 오일 1순갈과 레몬즙 몇 방울을 함께 먹으면 신장 결석을 예방할 수 있습니다.

- GUGGUL OIL : Frequently massage the whole body with GUGGUL OIL to purify the blood. GUGGUL OIL contains Frankincense, Myrrh resin, and 13 essential oils.
구굴오일 : 구굴오일로 전신을 자주 마사지해서 혈액을 정화합니다. 구굴오일은 프랑킨센스, 미르 수지 및 13정유가 포함되어 있습니다

In the group taking Pycnogenol, 50 mg Pycnogenol tablets were taken three times a day at approximately 8 a.m., 4 p.m. and 10 p.m., a total dosage of 150 mg of Pycnogenol per day. Urine was collected during a 24 hour period for quantification of the protein albumin in the urine at baseline and again after six months of treatment. Fasting blood was drawn for standard blood analysis. Systolic and diastolic blood pressure and heart rate were monitored in the morning.
피크노제놀을 복용한 그룹에서는 피크노제놀 50mg을 하루 3회 대략 오전 8시, 오후 4시, 10시 복용하고 하루 총 피크노제놀 150mg을 섭취합니다. 기준선에서 소변 내 단백질 알부민의 정량화를 위해 24시간 동안 소변을 수집했고, 치료 6개월 후에 다시 소변을 수집했습니다. 표준 혈액 분석을 위해 공복 혈액을 채취했습니다. 아침에 수축기 및 확장기 혈압과 심박수를 모니터링했습니다.

The study also shows Pycnogenol is effective for improving blood pressure in patients with metabolic syndrome. The study found that taking Pycnogenol as an adjunct to Ramipril significantly further lowered systolic and diastolic blood pressure as compared to the group taking Ramipril alone. While average blood pressure in the Ramipril group was lowered to borderline-high 128.2/90.2 mmHg, the values in the group taking Pycnogenol with Ramipril reached essentially normal values (122.2/85.3 mmHg) after six months of treatment.
이 연구는 피크노제놀이 대사 증후군 환자의 혈압 개선에 효과적임을 보여줍니다. 연구에 따르면 피크노제놀을 라미프릴의 보조제로 복용하면 라미프릴만 복용하는 그룹에 비해 수축기 및 이완기 혈압이 훨씬 더 낮아집니다. 라미프릴 그룹의 평균 혈압은 최고 128.2/90.2mmHg로 낮아진 반면 피크노제놀과 라미프릴을 함께 복용한 그룹의 수치는 치료 6개월 후 본질적으로 정상 수치(122.2/85.3 mmHg)에 도달했습니다.

Kidney function improved in both groups as judged by a significant reduction of protein detected in collected urine. With Ramipril alone, urinary protein decreased by 22 percent and with the addition of Pycnogenol it decreased by 52.7 percent. Further, the group taking Pycnogenol had a lowered fasting blood glucose level, which was reduced from high average value 135.6 mg/dL at baseline to reach essentially healthy reference value 102.3 mg/dL after six months of treatment. Pycnogenol also led to a remarkable improvement of blood flow velocity of the kidney arteries. Blood flow velocity in the kidneys significantly increased with Ramipril from systolic 17.2 to 23.8 cm/sec and diastolic 4.2 to 2.0 cm/sec. The addition of Pycnogenol was more effective, improving blood flow from systolic 18.2 to 27.2 and diastolic 4.1 to 9.8 cm/sec.

수집된 소변에서 검출된 단백질의 현저한 감소로 판단되는 바와 같이 두 그룹 모두에서 신장 기능이 개선되었습니다. Ramipril 단독 사용 시 요단백은 22% 감소했으며 피크노제놀 추가 시 52.7% 감소했습니다. 또한 피크노제놀을 복용한 그룹은 공복 혈당 수치가 낮아져 기준선의 높은 평균값 135.6mg/dL에서 6개월 치료 후 본질적으로 건강한 기준값 102.3mg/dL에 도달했습니다. 피크노제놀은 신장 동맥의 혈류 속도를 현저하게 향상시켰습니다. 신장의 혈류 속도는 수축기 17.2에서 23.8cm/초로, 이완기에서 4.2에서 2.0cm/초로 라미프릴로 유의하게 증가했습니다. 피크노제놀의 추가는 수축기 18.2에서 27.2로, 확장기에서 4.1에서 9.8cm/초로 혈류를 개선하여 더 효과적이었습니다.

"The number of people affected by metabolic syndrome is ever increasing and kidney disease is a growing concern. Pycnogenol cannot compensate for an unhealthy lifestyle, but certainly offers some urgently needed help. Our study suggests that essentially all major characteristics of metabolic syndrome are improved with Pycnogenol as part of a healthier lifestyle." said Dr. Rohdewald.

"대사 증후군의 영향을 받는 사람들의 수는 계속 증가하고 있으며 신장 질환에 대한 우려가 증가하고 있습니다. 피크노제놀은 건강하지 않은 생활 방식을 보상할 수 없지만 확실히 시급히 필요한 도움을 제공합니다. 우리의 연구는 보다 건강한 생활 방식의 일부로 피크노제놀을 사용하면 기본적으로 대사 증후군의 모든 주요 특징이 개선된다는 점을 시사합니다."라고 Dr. Rohdewald가 말했습니다.

Pycnogenol is a natural plant extract originating from the bark of the maritime pine that grows along the coast of southwest France and is found to contain a unique combination of procyanidins, bioflavonoids and organic acids, which offer extensive natural health benefits. The extract has been widely studied for the past 40 years and has more than 280 published studies and review articles ensuring safety and efficacy as an ingredient. Today, Pycnogenol is available in more than 700 dietary supplements, multi-vitamins and health products worldwide.

피크노제놀은 프랑스 남서부 해안을 따라 자라는 소나무 껍질에서 추출한 천연 식물 추출물로 프로시아니딘, 바이오플라보노이드 및 유기산의 독특한 조합을 함유하여 광범위한 자연 건강상의 이점을 제공합니다. 추출물은 지난 40년 동안 널리 연구되어 왔으며 성분으로서의 안전성과 효능을 보장하는 280개 이상의 연구 및 리뷰 기사가 발표되었습니다. 오늘날 피크노제놀은 전 세계적으로 700가지 이상의 건강 보조 식품, 종합 비타민 및 건강 제품으로 제공됩니다.

* Effects of Resistant Starch on Patients with Chronic Kidney Disease:
- Published online 2022 Jul 18. PMC

Chronic kidney disease(CKD) is a main health problem associated with increased risk of cardiovascular disease, morbidity, and mortality. Recent studies shown that the progression of CKD may be related to the change of intestinal flora. Resistant starch(RS) is a type of dietary fiber that can act as a substrate for microbial fermentation. Some studies have found that the supplementation of RS can improve the intestinal flora disorder in CKD patients. The meta-analysis included 8 studies involving 301 participants. RS intake significantly reduced serum indolephenol sulfate (IS), blood phosphorus, IL-6, and uric acid levels in dialysis patients.

만성 신장 질환(CKD)은 심혈관 질환, 이환율 및 사망률의 위험 증가와 관련된 주요 건강 문제입니다. 최근 연구에 따르면 CKD의 진행은 장내 세균총의 변화와 관련이 있을 수 있습니다. 저항성 전분(RS)은 미생물 발효의 기질 역할을 할 수 있는 식이섬유의 일종입니다. 일부 연구에서는 RS를 보충하면 CKD 환자의 장내 세균총 장애를 개선할 수 있다는 사실이 밝혀졌습니다. 메타 분석에는 301명의 참가자가 참여한 8개의 연구가 포함되었습니다. RS 섭취는 투석 환자의 혈청 인돌페놀 황산염(IS), 혈중 인, IL-6 및 요산 수치를 크게 감소시켰습니다.

〈The worst foods for kidney stones〉
신장결석을 일으키는 최악의 음식

A kidney stone is exactly that – a hard mass of minerals and salts that forms in the kidneys. Certain foods and drinks contain chemicals that can lead to these sometimes painful crystals.
신장 결석은 바로 신장에서 형성되는 미네랄과 염분의 단단한 덩어리입니다. 특정 음식과 음료에는 때때로 고통스러운 결정을 초래할 수 있는 화학 물질이 포함되어 있습니다.

But if you aren't sure – or if you just want to be careful about all types of kidney stones – a good rule is to stay away from too many salty foods and meats and other animal protein.
그러나 확실하지 않거나 모든 유형의 신장 결석을 조심하고 싶다면 너무 짠 음식, 고기 및 기타 동물성 단백질을 멀리하는 것이 좋습니다.

And don't forget to drink lots of water. It helps dilute the waste in your urine to make stones harder to form.
그리고 물을 많이 마시는 것도 잊지 마세요. 이는 소변의 노폐물을 희석시켜 결석이 형성되기 어렵게 만드는 데 도움이 됩니다.

Kidney stones are solid masses that form in the kidney when there are high levels of calcium, oxalate, cystine, or phosphate and too little liquid.
신장 결석은 칼슘, 옥살산염, 시스틴 또는 인산염의 수치가 높고 체액이 너무 적을 때 신장에 형성되는 고형 덩어리입니다.

Many plants contain oxalate, so it's hard to avoid it entirely. But some foods have much more than others.
많은 식물에는 옥살산염이 포함되어 있으므로 이를 완전히 피하기는 어렵습니다. 그러나 일부 음식은 다른 음식보다 훨씬 더 많은 것을 함유하고 있습니다.

If you've had one of these, watch out for:
다음 중 하나에 해당한다면 주의하세요.

High-Sodium Foods(너무 짠 음식)

Animal protein(동물성 단백질)
High fructose corn syrup(액상과당)
Alcohol(술)
Beans(콩류)
Fishes and shellfishes(어패류)
Spinach(시금치)
Almonds and cashews(아몬드와 캐슈)
Miso soup(된장국)

⟨Resistant starch Rice and the kidneys⟩

There are three major ways that resistant starch impacts the kidneys and can help maintain healthy kidney function:

(1) Resistant starch reduces toxic nitrogen-containing compounds in the blood plasma produced in the gut, notably indoxyl sulfate.
(2) Resistant starch reduces inflammation and oxidative stress.
(3) Resistant starch impacts Vitamin D metabolism.

Early research by Phillips and Birkett demonstrated that resistant starch reduced intestinal ammonia, phenol, cresol and total phenols. Animal studies have also shown that resistant starch reduces the protein fermentation by-products in the gut (Le Leu C 2007).

Dr. Timothy Meyer and his colleagues at Stanford University showed that 18 grams of resistant starch/day reduced indoxyl sulfate by 27% in 40 patients on hemodialysis in California, USA.

Dr. Denise Mafra and her colleagues at the Universidade Federal Fluminense in Rio de Janeiro, Brazil showed that 16 grams of resistant starch/day reduced indoxyl sulfate levels in 31 chronic kidney disease patients undergoing hemodialysis in Brazil.

Animal studies have also shown similar benefits (Chen BBB 2016, Kieffer AJPRP 2016). Resistant starch reduces inflammation. Dr. Denise Mafra's clinical trial in Brazil demonstrated reduced inflammation biomarkers, interleukin-6 (IL-6) and high-sensitive C-reactive protein (hs-CRP), and oxidative stress markers thiobarbituric acid reactive substances (TBARS). In addition, there was a trend to reduced protein carbonyl (p-0.06). (Esgalhado 2018)

Dr. Vaziri of UC Medical School in Irvine, California and his collaborators at the Tabriz University of Medical Sciences in Iran fed 46 hemodialysis patients 25 grams of resistant starch/day for 8 weeks and showed reduced TNF-a, IL-6 and malondialdehyde.

A new animal study by Martin Kriegel and his colleagues at Yale University demonstrated that resistant starch improved the gut barrier and reduced the translocation of bacteria in mouse models of lupus.
Dr. John Arthur and Dr. Boris Zybailov at the University of Arkansas are also working on the impact of resistant starch in kidney health. They just showing that resistant starch produces massive changes in proteins as well as the entire gut microbiome in animal models.

Resistant starch attenuated urinary loss of Vitamin D metabolites in animal models (Koh 2016, Smazal 2013, Koh 2014).

There is now sufficient clinical evidence to conclude that dietary consumption of resistant starch helps maintain healthy kidneys and healthy kidney function.

RS 밥 (저항성 전분밥)과 신장

저항성 전분이 신장에 영향을 미치고 건강한 신장 기능을 유지하는 데 도움이 될 수 있는 세 가지 주요 방식이 있습니다.

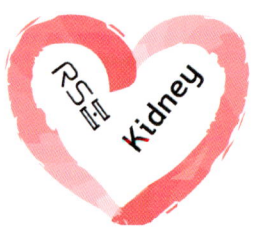

(1) 저항성 전분은 장에서 생성되는 혈장 내 독성 질소 함유 화합물, 특히 인독실 황산염을 감소시킵니다.
(2) 저항성 전분은 염증과 산화 스트레스를 감소시킵니다.
(3) 저항성 전분은 비타민 D 대사에 영향을 미칩니다.

Phillips와 Birkett의 초기 연구에서는 저항성 전분이 장내 암모니아, 페놀, 크레졸 및 페놀을 감소시키는 것으로 나타났습니다. 동물 연구에서도 저항성 전분이 장내 단백질 발효 부산물을 감소시키는 것으로 나타났습니다(Le Leu C 2007).

스탠포드 대학의 Timothy Meyer 박사와 그의 동료들은 미국 캘리포니아에서 혈액투석을 받고 있는 40명의 환자에서 하루 18g의 저항성 전분을 섭취했을 때 인독실 황산염이 27% 감소했음을 보여주었습니다.

브라질 리우데자네이루에 있는 Universidade Federal Fluminense의 Denise Mafra 박사와 그녀의 동료들은 브라질에서 혈액투석을 받고 있는 만성 신장 질환 환자 31명에서 하루 16g의 저항성 전분을 섭취하면 인독실 황산염 수치가 감소한다는 사실을 보여주었습니다.

동물 연구에서도 비슷한 이점이 있는 것으로 나타났습니다(Chen BBB 2016, Kieffer AJPRP 2016).

저항성 전분은 염증을 감소시킵니다. Denise Mafra 박사의 브라질 임상 시험에서는 염증 바이오마커인 인터루킨-6(IL-6)과 고감도 C 반응성 단백질(hs-CRP), 산화 스트레스 마커인 티오바르비투르산 반응성 물질(TBARS)이 감소한 것으로 나타났습니다. 또한, 단백질 카르보닐이 감소하는 경향이 있었습니다(p-0.06). (에스갈라도 2018)

캘리포니아 어바인에 있는 UC 의과대학 바지리 박사와 이란 타브리즈 의과대학의 농료들은 46녕의 혈액투석 환자에게 8주 동안 하루 25g의 저항성 전분을 먹였더니 TNF-α, IL-6 및 말론디알데하이드가 감소한 것으로 나타났습니다.

Yale University의 Martin Kriegel과 동료들의 새로운 동물 연구에서는 저항성 전분이 루푸스 쥐 모델에서 장벽을 개선하고 박테리아의 이동을 감소시키는 것으로 나타났습니다.
아칸소 대학교의 John Arthur 박사와 Boris Zybailov 박사도 신장 건강에 저항성 전분이 미치는 영향을 연구하고 있습니다. 그들은 저항성 전분이 동물 모델에서 단백질뿐만 아니라 전체 장내 미생물 군집에

엄청난 변화를 일으킨다는 것을 보여줍니다.

저항성 전분은 동물 모델에서 비타민 D 대사산물의 요로 손실을 약화시켰습니다(Koh 2016, Smazal 2013, Koh 2014).

이제 RS 밥(저항성 전분밥)을 식이로 섭취하면 건강한 신장 기능을 유지하는 데 도움이 된다는 결론을 내릴 수 있는 충분한 임상적 증거가 있습니다.

30) Essential Oils for Asthma
천식

Asthma disturbs normal functions of the airways reaching the lungs that allow us to breath. If you struggle with asthma symptoms and are looking for natural alternatives to improve how you feel, you may want to consider essential oils. Common symptoms of asthma include coughing, wheezing, chest tightness, shortness of breath, and pain or pressure in the chest. The best essential oils for Asthma are eucalyptus, peppermint, thyme, ginger and lavender. They help open up the airways and improves bronchial restriction and kill bacteria that causes respiratory infections like bronchitis that can make asthma.

천식은 숨을 쉴 수 있도록 폐에 도달하는 기도의 정상적인 기능을 방해합니다. 천식 증상으로 고생하고 있고 증상을 개선할 수 있는 천연 대안을 찾고 있다면 에센셜오일을 고려해 볼 수 있습니다. 천식의 일반적인 증상으로는 기침, 쌕쌕거림, 가슴 답답함, 숨 가쁨, 가슴의 통증이나 압박감 등이 있습니다. 천식에 가장 좋은 에센셜오일은 유칼립투스, 페퍼민트, 타임, 생강, 라벤더입니다. 에센셜오일은 기도를 열어 기관지 제한을 개선하고 천식을 유발할 수 있는 기관지염과 같은 호흡기 감염을 일으키는 박테리아를 죽이는 데 도움이 됩니다.

31) Essential Oils for Depression
우울증

Depression can affect the way you feel, how you think, and the way you act. Although it's a mood disorder, depression can cause both physical and emotional symptoms. The floral yet earthy scent of lavender oil is often valued for its calming effects. Also wild ginger and bergamot essential oils have calming and relaxing effects.

우울증은 당신이 느끼는 방식, 생각하는 방식, 행동 방식에 영향을 미칠 수 있습니다. 비록 그것은 기분 장애지만, 우울증은 신체적 그리고 감정적인 모든 증상들을 야기시킬 수 있습니다. 라벤더 오일의 플로랄하면서도 흙 같은 향기는 종종 진정 효과로 평가됩니다. 또한 야생 생강과 버가못 에센셜오일은 안정되고 편안한 효과를 가지고 있습니다.

〈Gloomy Sunday Oil Recipe for Depression〉
우울증에 좋은 Gloomy Sunday 오일 레시피

Bergamot 10, Rosewood 2, Patchouli 1

32) Essential Oils for Disinfection
소독

Here are some of the best essential oils for cleaning and disinfecting:
다음은 세척 및 소독을 위한 최고의 에센셜오일입니다.

Tea Tree*(Melaleuca alternifolia)* is an antibacterial, antiviral and antifungal oil with a fresh, pleasing scent.
티트리는 신선하고 기분 좋은 향을 지닌 항균, 항바이러스 및 항진균 오일입니다.

Lemon*(Citrus limon)* is one of the most popular aromatics used in cleaning as a disinfectant and deodorizer.
레몬은 소독제 및 탈취제로 청소에 사용되는 가장 인기 있는 방향제 중 하나입니다.

Lime*(Citrus aurantifolia)* is lemon's citrus sibling. This oil shares all the antiseptic properties of lemon, with a lighter, fruity aroma.
라임은 레몬의 감귤류입니다. 이 오일은 더 가볍고 과일 향이 나는 레몬의 모든 살균 특성을 가지고 있습니다.

Grapefruit(Citrus paradisi), another citrus oil, has similar properties to lemon and lime, with a crisp, fresh scent.
또 다른 감귤류 오일인 그레이프프룻은 레몬, 라임과 유사한 특성을 가지고 있으며 상쾌한 향이 납니다.

Mandarin(Citrus reticulata) oil is perfect for those looking for the cleaning power of citrus with a sweeter scent.
만다린 오일은 더 달콤한 향과 함께 시트러스의 세정력을 찾는 사람들에게 적합합니다.

A powerful disinfectant, Thyme(Thymus zygis) oil has been shown to combat serious bacteria.
강력한 소독제인 타임 오일은 심각한 박테리아를 퇴치하는 것으로 나타났습니다.

Lemon Tea Tree(Leptospermum petersonii) combines the refreshing aroma and cleansing properties of lemon with the powerful antimicrobial properties of Tea Tree.
레몬 티트리는 레몬의 상쾌한 향과 클렌징 특성, 티트리의 강력한 항균 특성을 결합합니다.

Thyme ct thymol(Thymus vulgaris) is used as an anti-microbial, especially anti-fungal and anti-viral.
타임은 항균제, 특히 항진균제 및 항바이러스제로 사용됩니다.

May Chang(Litsea cubeba), Citronella(Cymbopogon winterianus), and Lemongrass (Cymbopogon citratus) are all aldehydes, great for anti-fungal uses and with a fresh 'lemony' scent.
메이창, 시트로넬라 및 레몬그라스는 모두 알데하이드로 항진균 용도에 탁월하며 신선한 '레몬' 향이 있습니다.

Cinnamon bark(Cinnamomum zeylanicum) not only fills your kitchen with a warm, holiday scent, but is effective against 98% of all pathogenic bacteria.
시나몬은 주방을 따뜻한 휴일의 향으로 채울 뿐만 아니라 모든 발병 박테리아의 98%에 대해 효과적입니다.

Peppermint oil is a powerful antimicrobial disinfectant with a lovely, minty scent. It also

pairs well with other oils, such as lavender.
페퍼민트 오일은 사랑스럽고 민트 향이 나는 강력한 항균 소독제입니다. 또한 라벤더와 같은 다른 오일과도 잘 어울립니다.

Red Pine has been used as a household cleaning agent and disinfectant for centuries.
레드 파인은 수 세기 동안 가정용 세정제 및 소독제로 사용되어 왔습니다.

* How do you clean with essential oils?
에센셜오일로 어떻게 청소할까요?

There are many ways to use essential oils for cleaning. Add a few drops of an essential oil to a water and vinegar base in a spray bottle for a handy surface cleaner. Some essential oils, such as lemon and tea-tree, can be used neat on cutting boards as a disinfectant. You can also create a gentle, natural but effective scrubbing mixture with baking soda and a few drops of essential oil. Best of all, your kitchen will not only be clean but smell great, too!
청소를 위해 에센셜오일을 사용하는 방법에는 여러 가지가 있습니다. 편리한 표면 클리너를 위해 스프레이 병의 물과 식초 베이스에 에센셜오일 몇 방울을 추가합니다. 레몬과 티트리와 같은 일부 에센셜오일은 소독제로 도마에 깔끔하게 사용할 수 있습니다. 또한 베이킹 소다와 에센셜오일 몇 방울을 사용하여 부드럽고 자연스러우면서도 효과적인 세정 혼합물을 만들 수 있습니다. 무엇보다도 주방이 깨끗할 뿐만 아니라 냄새도 좋습니다.

When making hand sanitizer, you basically need Hypochlorous Acid Water (or ethanol), glycerin (or aloe vera gel), and purified water.
손소독제 만들 때 기본적으로 차아염소산수(or 에탄올), 글리세린(혹은 알로에베라겔), 정제수가 필요합니다.

- Ethyl alcoho l: 99% or more pure with almost no water
무수 에탄올: 물이 거의 없는 순도 99% 이상

- Vegetable ethanol : 95% alcohol in the case of products obtained by extracting alcohol through grain fermentation

식물성 에탄올: 곡물 발효를 통해 알코올을 추출한 제품인 경우, 알코올 95%

- Ethanol for disinfection : Usually sold in commercial pharmacies. 83ml of ethanol based on 100ml --〉 about 75% alcohol concentration

소독용 에탄올: 보통 시중 약국에서 판매. 100ml 기준 에탄올 83ml --〉 알코올 농도 약 75%

손소독제 스프레이 타입

Hypochlorous acid water 64 차아염소산수 64
86% vegetable ethanol 30 86% 식물성 에탄올 30
5 g distilled water 증류수 5g
5 drops of lemon essential oil 레몬 에센셜오일 5방울
2 drops of ylang ylang essential oil 일랑일랑 2
1 drop of pine essential oil 파인 1방울
1 drop of pure 13 essential oil 순수13정유 1방울
1 drop of lavender essential oil 라벤더 1방울
1 drop cinnamon essential oil 시나몬 1방울

33) Essential Oils for Liver
간

When we eat food, it goes through the digestive and absorption process in the stomach, small intestine, and is absorbed into the blood and transported throughout the body. In other words, all blood carrying nutrients absorbed from the stomach, small intestine and large intestine goes to the liver. It detoxifies the liver because it may contain toxins or bacteria and viruses among the nutrients that came in from the outside. A representative function of the liver is the production of bile. Produces bile to aid in fat absorption. If the liver does not produce enough bile, blood clotting does not occur well. As a result, bleeding disorders such as cerebral hemorrhage occur. The liver also plays an important role in carbohydrate metabolism, and the carbohydrates stored in the liver are called glycogen.

When our body needs it, it breaks it down into glucose and releases it into the blood. It also stores vitamins and railroads. It makes albumin protein to maintain blood concentration and also plays a role in transporting fatty acids and steroid hormones. However, improper intake of food can destroy liver function and lead to fatty liver. It is known that it is good to drink herbal tea that combines milk thistle and omija to treat fatty liver.

우리가 음식을 섭취하면 위장 소장 대장에서 소화 흡수 과정을 거쳐서 혈액으로 흡수해서 온몸으로 운반합니다. 즉 위장 소장 대장에서 흡수된 영양분을 실은 혈액은 모두 간으로 가도록 되어 있습니다. 외부에서 들어온 영양분들 중에 독소나 세균 바이러스가 들어있을지도 모르기 때문에 간에서 해독작용을 합니다. 간의 기능 중에서 대표적인 것이 담즙 생성입니다. 담즙을 만들어서 지방의 흡수를 돕습니다. 간에서 충분한 담즙이 생성되지 않으면 혈액 응고가 잘 일어나지 않습니다. 그래서 뇌출혈 같은 출혈 질환이 발생합니다. 간은 탄수화물 대사에도 중요한 역할을 하는데 간에 저장된 탄수화물을 글리코겐이라고 합니다. 우리 몸에서 필요할 때 이것을 포도당으로 분해해서 혈액 속으로 내보냅니다. 또 비타민 및 철도 저장합니다. 알부민 단백질을 만들어서 혈액의 농도를 유지하기도 하고 지방산과 스테로이드 호르몬을 운반하는 역할도 합니다. 그런데 음식의 잘못된 섭취로 간 기능이 파괴되고 지방간이 생길 수도 있습니다. 지방간을 치료하기 위해서는 엉겅퀴와 오미자를 배합한 약차를 마시는 것이 좋다고 알려져 있습니다.

Treatments for hepatitis B include vitamin C, pycnogenol, nitazoxanide, black cumin, B vitamins, beef, and buttercup (Oenanthe javanica).

B형 간염에는 비타민 C, 피크노제놀, 니타조사나이드. 블랙커민, 비타민 B, 소고기, 미나리 (Oenanthe javanica)가 좋습니다.

34) Learning About Essential Oils
에센셜오일이란?

- What are essential oils used for?
에센셜오일은 무엇에 사용됩니까?

Eucalyptus oil: nasal decongestant, disinfectant 코 충혈 완화제, 소독제.

Clove oil: toothaches 치통.

Tea tree oil: antifungal, antibacterial, antiviral properties. 항진균성, 항균성, 항바이러스성.

Peppermint: digestive disorders. 소화 장애.

Lavender: anxiety, insomnia and restlessness. 불안, 불면증 및 안절부절.

- **What are the dangers of essential oils?**
  에센셜오일의 위험성은 무엇입니까?

There have been claims made by companies producing essential oil products and their distributors that essential oils are 'natural' and therefore are 'safe to consume'. However, essential oils are not safe to consume and can cause significant poisoning even if small amounts are ingested. The Western Australian Poisons Information Centre (WAPIC) has recorded an increase in poisonings as a result of essential oil ingestions in children. It is therefore important that essential oils are stored securely in a child-resistant container and kept out of reach of children. The use of undiluted essential oils on sensitive skin or in the nostrils can irritate or burn. Susceptible people may also develop an allergic reaction and a skin rash.

에센셜오일 제품을 생산하는 회사와 유통업체에서 에센셜오일이 '천연'이므로 '안전하게 섭취할 수 있다'는 주장이 있습니다. 하지만 에센셜오일은 섭취하기에 안전하지 않으며 소량을 섭취하더라도 심각한 중독을 일으킬 수 있습니다. 서호주 독극물 정보 센터(WAPIC)는 어린이의 에센셜오일 섭취로 인한 중독의 증가를 기록했습니다. 따라서 에센셜오일은 어린이 보호 용기에 안전하게 보관하고 어린이의 손이 닿지 않는 곳에 보관하는 것이 중요합니다. 희석하지 않은 에센셜오일을 민감한 피부나 코에 사용하면 자극을 주거나 화상을 입을 수 있습니다. 민감한 사람들은 또한 알러지 반응과 피부 발진을 일으킬 수 있습니다.

Some essential oils used in the wrong doses or too high a concentration have been found (in animal and laboratory studies) to contribute to tumor development and other harmful changes in the body. Some essential oils can even be damaging to the skin, liver and other organs if used improperly.

잘못된 복용량이나 너무 높은 농도로 사용된 일부 에센셜오일은 (동물 및 실험실 연구에서) 종양 발달 및 신체의 기타 유해한 변화에 기여하는 것으로 밝혀졌습니다. 일부 에센셜오일은 부적절하게 사용하면 피부, 간 및 기타 기관에 손상을 줄 수도 있습니다.

Short-term exposure to essential oils can lower blood pressure and heart rate, while longer stints of breathing in such scents may harm cardiovascular health.
에센셜오일에 단기간 노출되면 혈압과 심박수를 낮출 수 있지만, 그러한 향을 너무 오래 호흡하면 심혈관 건강에 해를 끼칠 수 있습니다.

ALLTHATHERB GUGGUL Oil, which is a combination of Frankincense and Myrrh, merges the ambrosial, ancient-earth character of myrrh with the heady balsamic rare note of frankincense to produce an incomparably rich and satisfying blend. This ambrosial oil retains the full complement of its intrinsic therapeutic and aromatic qualities.
프랑킨센스와 미르의 조합인 ALLTHATHERB GUGGUL 오일은 몰약의 향긋하고 고대 지구적 특성과 향긋한 발사믹 희귀 향의 유향을 결합하여 비교할 수 없이 풍부하고 만족스러운 블렌드를 생성합니다. 이 앰브로시얼 오일은 고유의 치료 및 아로마 특성을 완벽하게 보완합니다.

〈Myrrh〉
미르

Myrrh has remarkable anti-inflammatory and analgesic effects, has an inhibitory effect on skin fungi, and inhibits the growth of Mycobacterium tuberculosis. It has excellent efficacy in relieving pain while improving blood circulation, so it is widely used for congestion and pain caused by joint swelling and bruising. For external use, it is effective for inflammation of the oral cavity, gingivitis, and sore throat.
미르는 소염, 진통 효과가 현저하며, 피부진균에 대한 억제 작용이 있고 결핵균의 발육을 억제시킵니다. 혈액순환을 개선시키면서 통증을 가라앉히는 효능이 우수하여, 관절의 부종과 타박상으로 인한 울혈, 동통에 많이 활용됩니다. 외용으로는 구강의 염증과 치은염·인후염 등에 효과가 있습니다.

- It has anti-inflammatory and antibacterial properties, so it is good for gum inflammation

such as gingivitis and oral ulcers.
항염증, 항박테리아 특성이 있어서 치은염, 구강궤양 같은 잇몸염증에 좋습니다.

- 'GUGGULSTERONE' in myrrh has anti-inflammatory and analgesic action.
몰약의 '구굴스테론' 이라는 성분이 소염, 진통 작용을 합니다.

- It heals the swollen wounds and gives new flesh. When used with frankincense, the effect is further enhanced.
상처가 부은 것을 삭히고 새살을 나게 합니다. 유향과 함께 사용하면 효과가 더욱 강화됩니다.

- Increase the function of white blood cells
백혈구의 기능을 증가시킵니다.

- Antibacterial action
항균작용

- Wounds, athlete's foot, insect bites, acne
상처, 무좀, 벌레물린데, 여드름

- Anticancer action
항암작용

- Myrrh induces the suicide of cervical cancer cells, and in the process, a substance called 'glutathione' that is beneficial to the body is generated.
몰약이 자궁 경부암세포의 자살을 유도하고, 그 과정에서 몸에 유익한 '글루타치온'이라는 물질을 발생합니다.
- Myrrh has an excellent ability to kill pancreatic cancer cells. It activates a substance called "Casephase-3 (Substance that separates cells from DNA)" to cause pancreatic cancer cells to commit suicide, and as the amount of myrrh increases, it deactivates an enzyme called 'PARP' that causes DNA recovery, lowering the risk of recurrence.

몰약은 췌장 암세포 사멸 능력이 뛰어납니다. 'Casepase-3'(세포와 DNA를 분리시키는 작용을 하는 물질)라는 물질을 활성화시켜 췌장암세포를 자살하게 만드는데 몰약의 사용량이 늘어날수록 DNA 복구를 일으키는 'PARP'라는 효소를 비활성화시켜 재발의 위험도 낮춰줍니다.

- A study published in 2011 found that myrrh inhibited the growth of eight cancer cells.
 2011년도에 발표된 한 연구에서 몰약이 8가지 암세포의 성장을 억제하는 것을 발견했습니다.

- Respiratory health
호흡기 건강

- Relieve symptoms of cough and cold : Make myrrh oil and use an oil distiller or add a few drops to hot water and inhale the steam.
기침과 감기의 증상 완화 : 몰약 오일을 만들어서 오일 증류기를 이용하거나 뜨거운 물에 몇 방울 떨어트린 후 증기를 흡입하면 좋습니다.

- Increase immunity
면역력 증가

- Blood circulation
혈액순환

- Prevention of liver damage
간손상 방지

- Prevent aging and maintain healthy skin
노화방지 및 건강한 피부유지
- When used on the scalp, it is good for preventing hair loss by strengthening hair roots.
두피에 사용하면 모근을 강화해서 탈모를 방지하는 데 좋습니다.

- As a side effect, it should not be used during pregnancy.

임신 중 사용하시면 안 됩니다.

〈Frankincense〉
프랑킨센스

It has an excellent analgesic effect for pain in the extremities caused by bruises or blood circulation disorders. It is often used for pain due to muscle spasms, movement disorders, and joint pain. It is also effective for hemiplegia due to cerebral blood circulation disorders.
타박상으로 어혈 되었거나, 혈액순환 장애로 인한 사지동통에 진통 효과가 뛰어납니다. 근육경련으로 동통이 있거나 운동장애, 관절의 통증에도 자주 쓰이며, 뇌혈관의 순환장애로 인한 반신마비에도 효험이 있고, 관상동맥부전으로 인한 협심증에도 진통 효과가 현저합니다.

- Anti-inflammatory action
소염작용

- Reduced cartilage degrading enzymes
연골 분해 효소 감소

- Reduction of duct edema
관정 부종 감소

- Blood vessel restoration
혈관복원

- Skin disease
피부질환

- Frankincense is one of the strongest inhibitors of a substance called '5-lipoxygenase' that causes inflammation.
프랑킨센스는 염증을 유발하는 '5-리폭시게나제' 라는 물질에 대한 가장 강력한 저해제 중 하나입니다.

- Helps reduce skin wrinkles, hair loss, ringworm
피부 주름을 감소, 탈모, 백선에 도움이 됩니다.

- An ingredient called 'boswellic acid' has been shown to inhibit the growth of cancer cells as well as prevent certain enzymes that negatively affect DNA.
'보스웰릭산'이라는 성분이 암세포의 성장을 억제할 뿐만 아니라 DNA에 부정적인 영향을 미치는 특정 효소를 방지하는 것으로 나타났습니다.

- In particular, it has a good effect on breast cancer. In addition, it has the effect of preventing the spread of leukemia and brain tumor cells and inhibiting the invasion of pancreatic cancer cells.
특히 유방암에 좋은 효과가 있으며 그 외에 백혈병, 뇌종양 세포의 확산을 막고 췌장암세포의 침입을 억제하는 효과도 있습니다.

- Inhibits the growth of lung cancer cells and induces apoptosis
폐암 세포의 성장을 억제하고 세포 사멸을 유도

- Cardiovascular health
심혈관 건강

- Stroke prevention
뇌졸중 예방

- Helps with bronchitis and asthma
기관지염, 천식에 도움

- Helps with diabetes because it protects the pancreas, prevents blood sugar rise and helps to produce insulin smoothly.
췌장을 보호하면서 혈당 상승을 방지하고 인슐린을 원활히 생산하도록 돕기 때문에, 당뇨병에 도움이 됩니다.

- Reduced liver damage
간 손상 감소

- It is also helpful in preventing bruises, menstrual pain, menstrual irregularity, depression, allergies, dysentery, cough, jaundice, hemorrhoids, syphilis, pain under the chin, and oral plaque accumulation.
타박상, 생리통, 생리불순, 우울증, 알러지, 이질, 기침, 황달, 치질, 매독, 명치 밑의 통증, 구강 플라크 축적 방지에도 도움이 됩니다.

① Extraction Methods of Natural Essential Oils
천연 에센셜오일 추출법

Essential oils are extracted by heat and pressure from various parts of the plant. Distillation using water and distillation using steam are the most common, and there are solvent extraction, aqueous solution injection, low temperature or high temperature compression, effluent, and supercritical extraction. Extraction with water or steam yields essential oils rich in hydrocarbons, whereas supercritical fluid extraction produces essential oils rich in oxygen compounds. Many essential oils contain 20~100 compounds, and their aroma and chemical composition may vary depending on geographic location, season, and time.
에센셜오일은 식물의 다양한 부분에서 열과 압력에 의해 추출됩니다. 물을 이용한 증류, 증기를 이용한 증류가 가장 흔하고, 용매 추출, 수용액 주입, 저온 또는 고온 압착, 유출, 초임계 추출 등이 있습니다. 물 또는 증기를 이용한 추출은 탄화수소가 풍부한 에센셜오일을 얻는 반면, 초임계 유체 추출법은 산소화합물이 많은 에센셜오일을 생성합니다. 많은 에센셜오일은 20~100가지의 화합물을 포함하며, 향기와 화학적 구성은 지리 기후학적 위치와 계절, 시간 등에 따라 달라질 수 있습니다.

ESSENTIAL OIL EXTRACTION METHODS
에센셜오일 추출법

· Steam Distillation 증기 증류법
· Solvent Extraction 용매 추출법
· CO_2 Extraction CO_2 추출법
· Maceration 온침법
· Enfleurage 냉침법
· Cold-Press Extraction 냉압착법
· Water Distillation 물 증류법
· Water and Steam Distillation 물 및 증기 증류법

STEAM DISTILLATION
증기 증류법

Steam Distillation is the most popular method used to extract and isolate essential oils from plants for use in natural products. This happens when the steam vaporizes the plant material's volatile compounds, which eventually go through a condensation and collection process.

증기 증류는 천연 제품에 사용하기 위해 식물에서 에센셜오일을 추출하고 분리하는 데 가장 널리 사용되는 방법입니다. 이것은 증기가 식물 재료의 휘발성 화합물을 기화시켜 결국 응축 및 수집 과정을 거칠 때 발생합니다.

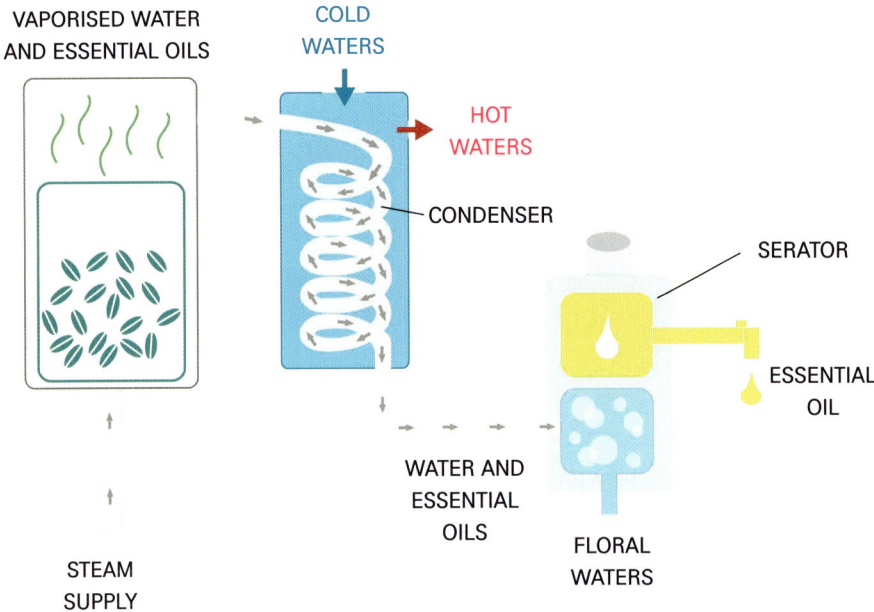

SOLVENT EXTRACTION
용매 추출법

This method employs food grade solvents like hexane and ethanol to isolate essential oils from plant material. It is best suited for plant materials that yield low amounts of essential oil, that are largely resinous, or that are delicate aromatics unable to withstand the pressure and distress of steam distillation. This method also produces a finer fragrance than any type of distillation method. Through this process, the non-volatile plant material such as waxes and pigments, are also extracted and sometimes removed through other processes. Once the plant material has been treated with the solvent, it produces a waxy aromatic compound called a 'concrete'. When this concrete substance is mixed with alcohol, the oil particles are released. The aforementioned chemicals used in the process then remain in the oil and the oil is used in perfumes by the perfume industry or for aromatherapy purposes.

이 방법은 헥산 및 에탄올과 같은 식품 등급 용매를 사용하여 식물 재료에서 에센셜오일을 분리합니다. 소량의 에센셜오일을 생산하는 식물 재료, 대부분 수지성 또는 증기 증류의 압력과 고통을 견딜 수 없는 섬세한 향기에 가장 적합합니다. 이 방법은 또한 어떤 유형의 증류 방법보다 더 미세한 향을 생성합니다. 이 과정을 통해 왁스나 색소와 같은 비휘발성 식물 재료도 추출되고 때로는 다른 과정을 거쳐 제거되기도 합니다. 식물 재료가 용매로 처리되면 '콘크리트'라고 불리는 왁스 같은 방향족 화합물이 생성됩니다. 이 콘크리트 물질이 알코올과 혼합되면 오일 입자가 방출됩니다. 공정에서 사용된 앞서 언급한 화학 물질은 오일에 남아 있고 오일은 향수 산업에서 또는 아로마테라피 목적으로 향수에 사용됩니다.

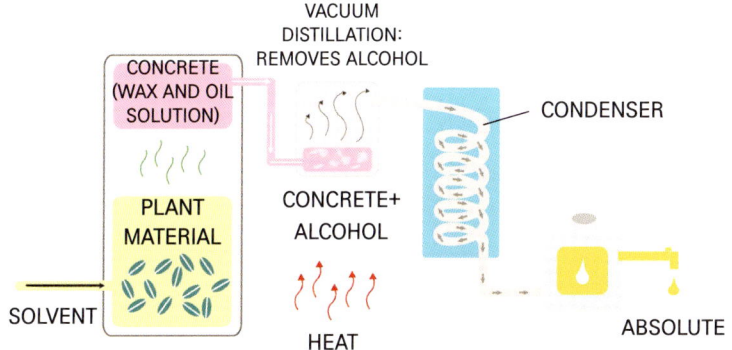

CO₂ EXTRACTION
CO₂ 추출법

Essential oils derived from the supercritical CO_2 extraction of herbs are similar to the oils produced through distillation in that they can be used in aromatherapy and natural perfumery. Oils derived from steam distillation vary in their qualities depending on the temperatures, pressures, and length of time applied for the process. The CO_2 extraction process might thus produce higher quality oils that have not been altered by the application of high heat, unlike the steam distillation process. In CO_2 extraction, none of the constituents of the oil are damaged by heat. Thus, the difference between traditional distillation and supercritical extraction is that instead of heated water or steam, CO_2 is used as a solvent in the latter method. The supercritical extraction process operates at temperatures between 95 to 100 degrees F whereas steam distillation operates at temperatures between 140 to 212 degrees F. In steam distillation, the molecular composition of both the plant matter and the essential oil are changed due to the temperature applied. On the other hand, a CO_2 extract is closer in chemical composition to the original plant from which it is derived, as it contains a wider range of the plant's constituents.

허브의 초임계 CO_2 추출법으로 추출한 에센셜오일은 아로마테라피 및 천연 향수에 사용할 수 있다는 점에서 증류를 통해 생산되는 오일과 유사합니다. 증기 증류에서 파생된 오일은 온도, 압력 및 공정에 적용되는 시간 길이에 따라 품질이 다릅니다. 따라서 CO_2 추출 공정은 증기 증류 공정과 달리 고열의 적용으로 변경되지 않은 고품질 오일을 생산할 수 있습니다. CO_2 추출에서 오일의 구성성분은 열에 의해 손상되지 않습니다. 따라서 전통적인 증류와 초임계 추출의 차이점은 후자의 방법에서 가열된 물이나 증기 대신 CO_2를 용매로 사용한다는 것입니다. 초임계 추출 공정은 화씨 95°에서 100° 사이의 온도에서 작동하는 반면 증기 증류는 화씨 140°에서 212° 사이의 온도에서 작동합니다. 증기 증류에서 식물 물질과 에센셜오일의 분자 구성은 적용된 온도로 인해 변경됩니다. 반면에, CO_2 추출물은 더 넓은 범위의 식물 성분을 포함하기 때문에 화학적 조성이 원 식물에 더 가깝습니다.

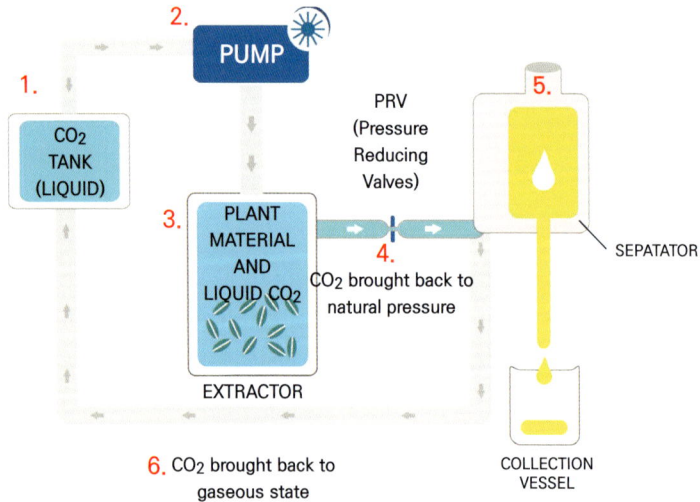

MACERATION
온침법

Macerated oils are also referred to as infused oils. They are created when carrier oils are used as solvents to extract therapeutic properties from plant material. The benefit of a macerated oil above a distilled oil is that more of a plant's essence is captured in the oil, because it captures heavier, larger plant molecules than the ones captured in the distillation process. This keeps the product closer to retaining more of the plant's valuable offerings. The ideal plant material to be infused will be harvested so that it is as dry as possible, as any plant moisture will cause the oil to become rancid and will encourage microbial growth. Adding 5% of Vitamin E oil or Wheatgerm oil(which is high in Vitamin E) will prevent rancidity.

온침법 오일은 인퓨즈드 오일이라고도 합니다. 캐리어 오일이 식물 재료에서 치료 특성을 추출하는 용매로 사용될 때 생성됩니다. 증류유보다 침연된 오일의 이점은 증류 과정에서 포착된 것보다 더 무겁고 더 큰 식물 분자를 포착하기 때문에 식물의 본질이 오일에 더 많이 포착된다는 것입니다. 이렇게 하면 식물의 가치있는 성분을 더 많이 보유할 수 있습니다. 인퓨져할 식물 재료는 가능한 한 건조해서 수확될 것입니다. 식물의 수분은 오일을 산패하게 하고 미생물 성장을 촉진하기 때문입니다. 비타민 E 오일이나 윗점 오일(비타민 E 함량이 높음)을 5% 첨가하면 산패를 방지할 수 있습니다.

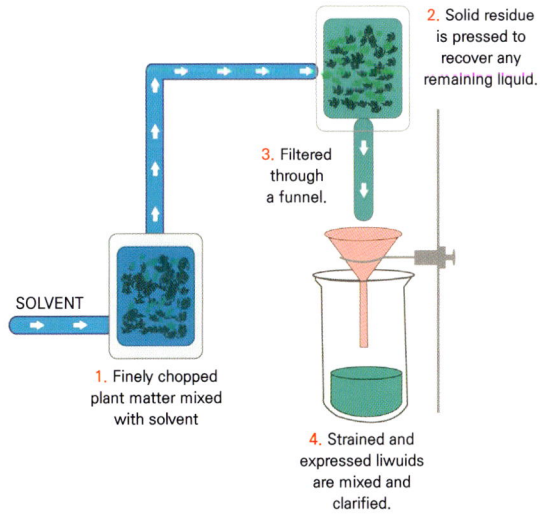

ENFLEURAGE
냉침법

Enfleurage has the advantage of obtaining a fairly delicate and high-quality fragrance like the scene in a perfume movie, but it requires a lot of labor and time. Finely spread the oil (often called lard, which has no fragrance) that has been purified from pork or cow fat on a glass plate, and let the petals come into contact with the fat component. Then, cover the fat component on another plate so that it faces the petals, and allow the fat component to fully absorb the fragrance for 1~2 days. After a certain period of time, the withered petals are removed and replaced with fresh petals. The above process is repeated until the fat is filled with the fragrance component, and the oil containing the fragrance is called pomade. Lastly, mix the pomade with alcohol to dissolve it, and then evaporate the alcohol component in a vacuum to get the pure absolute fragrance. Fragrances extracted by enfleurage include rose, jasmine, and neroli.

냉침법은 향수 영화에 나오는 장면처럼 꽤 섬세하고 높은 퀄리티의 향을 얻을 수 있다는 장점이 있지만, 많은 노동력과 시간을 요합니다. 유리판에 돼지나 소의 지방 성분을 깨끗하게 정제한 기름(흔히, 라드(Lard)라고 하며 향이 없다)을 곱게 펴 바르고 여기에 꽃잎이 지방 성분과 닿을 수 있도록 합니다. 그리고 또 다른 판의 지방 성분이 꽃잎과 마주 볼 수 있도록 덮은 다음, 1~2일 동안 지방 성분에 향기가 충분히 흡수되도록 합니다. 일정 시간이 지나면, 시든 꽃잎은 제거하고 다시 신선한 꽃잎으로 교체해줍니다. 지방이 향기 성분을 가득 머금을 때까지 앞의 과정을 계속해서 반복해 주고 이렇게 향기를 머금은 기름을 포마드(Pomade)라고 합니다. 마지막으로 포마드를 알콜과 혼합해 잘 녹여준 다음, 알콜 성분을 진공상태에서 증발시키면 순수 앱솔루트(Absolute)상태의 향을 얻을 수 있습니다. 냉침법으로 추출하는 향료는 장미, 자스민, 네롤리 등이 있습니다.

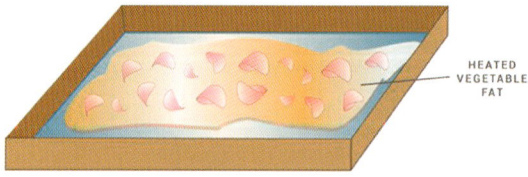

COLD-PRESS EXTRACTION
냉압착법

This method is also called Expression or Scarification and is used for citrus peels in particular. The whole fruit is pressed to squeeze out the juice and the oil.

이 방법은 Expression 또는 Scarification라고도 하며 특히 감귤 껍질에 사용됩니다. 과일 껍질을 압착하여 즙과 기름을 짜냅니다.

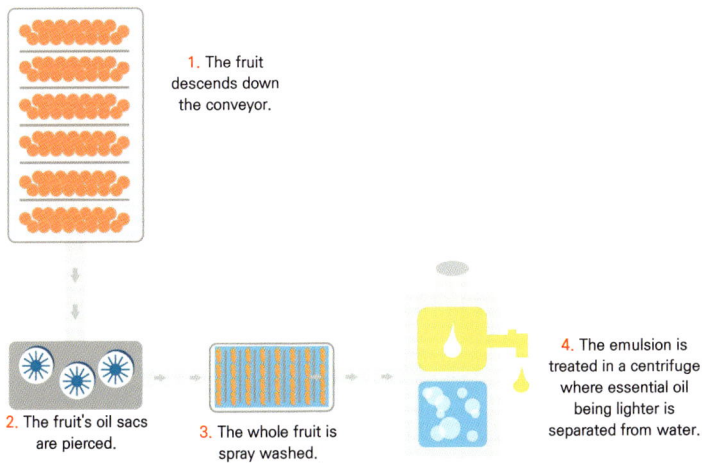

WATER DISTILLATION
물 증류법

Delicate flowers such as roses and orange blossoms would clump together when introduced to steam in the distillation process, so the most effective method of extraction in this situation is to submerge fragile plant material in pure boiling water instead. The water protects the extracted oil from overheating. The condensed liquids cool down and separate from each other. The remaining water, which can sometimes be fragrant, is referred to by several names includinghydrolate, hydrosol, herbal water, essential water, floral water,or herbal distillate.

장미, 오렌지 꽃과 같은 섬세한 꽃은 증류 과정에서 증기에 도입되면 함께 뭉쳐지기 때문에 이러한 상황에서 가장 효과적인 추출 방법은 깨지기 쉬운 식물 재료를 순수한 끓는 물에 담그는 것입니다. 물은 추출된 오일을 과열로부터 보호합니다. 응축된 액체는 냉각되어 서로 분리됩니다. 때때로 향이 날 수 있는 나머지 물은 하이드롤레이트, 하이드로졸, 허브 워터, 에센셜 워터, 플로럴 워터 또는 허브 증류액을 비롯한 여러 이름으로 지칭됩니다.

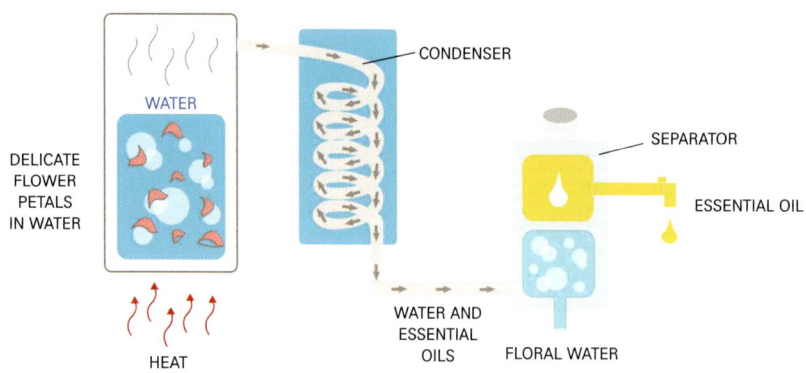

WATER AND STEAM DISTILLATION
물과 증기 증류법

In this method that can be employed with herb and leaf material, the plant material is immersed in water in a Still to which heat is applied. Steam is fed into the main Still from outside.

허브와 잎 재료를 사용할 수 있는 이 방법은 열이 가해지는 스틸에 식물 재료를 물에 담급니다. 증기는 외부에서 메인 스틸로 공급됩니다.

② Side effects of Essential Oils
에센셜오일의 부작용

Essential oils are generally safe with the exception of overdosing and over-application. Adequate storage should prevent the formation of reactive compounds, as side effects may occur due to the oxidative metabolism of essential oils and their conversion to reactive intermediates. In the case of essential oils containing furocumarin, photosensitivity has been reported, and when camphor oil is used as a cough suppressant and decongestant, the limit should be set at 11%. When eucalyptus oil is ingested, the symptoms of toxicity begin rapidly and include burning mouth and throat, abdominal pain, and vomiting. In particular, consumption of eucalyptus oil should be avoided because it can cause serious diseases in infants and young children. Essential oils containing thujone should be limited as they are famous for their psychoactive and toxic ingredients. Inhalation of menthol, a major component of peppermint oil, should be used with caution in infants because of the risk of apnea, acute respiratory distress and respiratory arrest. Contraindicated in gallbladder inflammation, liver damage, gastrointestinal reflux, hernia and kidney stones. However, when used in small amounts, it has a refreshing feeling and a local anesthetic effect. Wintergreen essential oil can cause allergy-like symptoms and asthma, and can also affect blood clotting. Oral use of tea tree oil should be avoided. The main component of clove oil is eugenol, which must be diluted in small quantities as it can cause both local irritant and cytotoxic effects and hypersensitivity reactions. Bergamot oil has phototoxic effects and should not exceed 0.4% when applied to sun-exposed skin areas. Therefore, essential oils should not be taken or overdose, and should be stored in a cool, dry place. Prolonged exposure of the bottle to light or air can increase toxicity. In particular, in the case of petroleum-synthetic essential oil, not natural organic essential oil, it is fatal to the human body. It causes very serious problems such as headaches, dizziness, nausea, asthma, shortness of breath, and cardiac arrest. Limonene allergic contact dermatitis, Thujone's convulsions, Wormwood's acute renal failure, Nutmeg's hallucinations and convulsions, Thuja and sage neurotoxicity, etc. One thing to be particularly careful of is that perfumes with long lasting fragrances cause serious diseases by causing confusion in the limbic system of the brain.

에센셜오일은 복용 및 과다 도포를 제외하고는 대체로 안전합니다. 에센셜오일의 산화적 대사 및 반응성 중간 생성물로의 성분 전환에 의해 부작용이 발생할 수 있기 때문에 적절한 보관을 통해 반응성 화합물의 형성을 방지해야 합니다. 푸로쿠마린을 함유하는 에센셜오일의 경우 광과민성이 보고되었고, camphor 오일이 기침 억제제 및 충혈 완화제로 사용하는 경우 한도가 11%로 설정되어야 합니다. 유칼립투스 오일을 섭취하였을 경우 독성 증상은 빠르게 시작되어 입과 목의 작열감, 복통, 구토를 일으킵니다. 특히 유칼립투스 오일 섭취는 영유아에게 심각한 질병을 유발하기 때문에 복용은 금지해야 합니다. Thujone 함유 에센셜오일은 향정신성 및 독성 성분으로 유명하기 때문에 제한해야 합니다. 페퍼민트 오일의 주요 구성요소인 멘톨의 흡입은 유아의 경우 무호흡, 급성 호흡 곤란 및 호흡 정지의 위험이 있기 때문에 조심해야 합니다. 담낭 염증, 간 손상, 위장관 역류, 탈장 및 신장 결석에는 금기입니다. 그러나 소량을 사용할 경우 청량감 및 국소 마취 효과가 있습니다. Wintergreen의 메틸 살리실레이트는 관절과 근육통을 완화하기 위해 국소 도포용으로 고안된 많은 일반 의약품 브랜드로 사용됩니다. 피부의 넓은 부위에 바르면 독성 혈청 살리실산 수준을 생성해 천식, 호흡억제 및 혼수상태를 유발할 수도 있습니다. Wintergreen의 에센셜오일은 알러지 유사 증상과 천식을 유발할 수 있으며 혈액 응고에도 영향을 줄 수 있습니다. 티트리 오일의 경우 사용은 절대 금해야 합니다. 정향 오일의 주요 성분은 eugenol이며, 국소 자극 및 세포 독성 효과와 과민 반응을 모두 일으킬 수 있으므로 반드시 소량으로 희석해야 합니다. 버가못 오일은 광독성 효과가 있으므로 햇빛에 노출되는 피부 부위에 바르는 경우 0.4%를 초과하지 않아야 합니다. 따라서 에센셜오일은 복용, 과다 적용을 하지 말아야 하며 보관 또한 서늘하고 햇빛이 없는 곳에 두어야 합니다. 오일병을 빛이나 공기에 장기간 노출시키면 독성이 커질 수 있습니다. 특히 천연 유기농 에센셜오일이 아니고 석유 합성 에센셜오일의 경우 인체에는 그야말로 치명적입니다. 두통, 현기증, 메스꺼움, 천식, 숨 가쁨, 심정지 등 아주 심각한 문제를 야기합니다. Limonene의 알러지성 접촉 피부염, Thujone의 경련, Wormwood의 급성 신부전, Nutmeg의 환각과 경련, Thuja, Sage의 신경독성 등은 피부 트러블을 일으킵니다. 특히 조심하여야 할 것은 향기가 오래가는 향수는 뇌의 변연계 혼란을 야기시켜 심각한 질병을 일으키므로 아무리 좋은 향이라도 오래 맡지 않도록 합니다.

③ How essential oils enter the body
에센셜오일의 흡수경로

에센셜오일은 기체 상태에서 코의 후각이나 호흡기로 흡입되거나 액체 상태에서 피부를 통해 흡수됩니다. 코의 후각신경은 다른 감각보다 예민하기 때문에 흡수 속도가 가장 빠릅니다. 사람의 후각수용체는 1000개 정도가 있으며 하나의 물질에 수용체 몇 개가 동시에 반응하므로 활성화된 수용체의 조합에 따라 뇌가 느끼는 냄새가 결정되기 때문에 사실상 사람은 냄새를 만 가지 이상 구분할 수 있습니다. 후각은 밖으로 나온 뇌라고 불릴 정도로 뇌와 연결된 가장 중요한 기관으로 시각, 청각과는 달리 28일 주기로 재생되는 특징을 가지고 있습니다. 최근 연구에 의하면 후각 수용체가 코에만 있는 것이 아니라 근육, 신장, 정자 등에도 분포되어 있다는 것이 증명되었습니다.

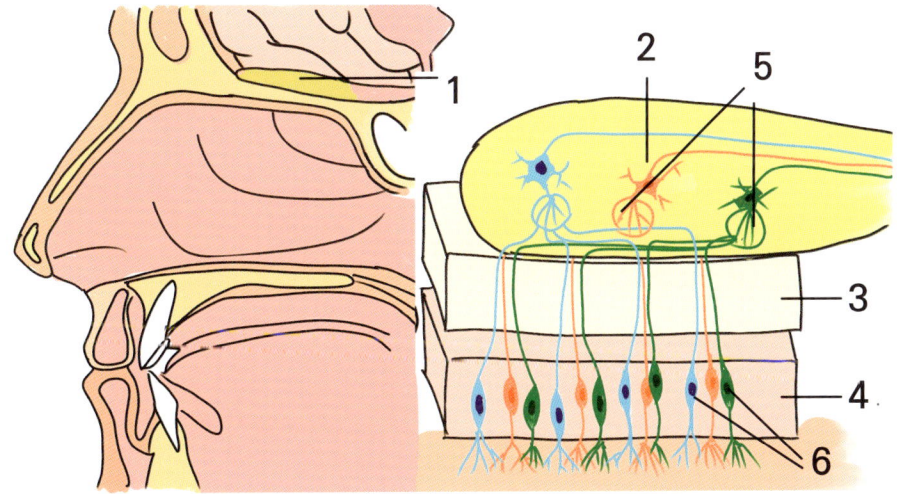

1. Olfactory bulb 후각구
2. Mitral cells 승모상 세포
3. Bone barrier 골장벽
4. Olfactory epithelium 후상피
5. Glomerulus 사구체
6. Olfactory cellse 후세포

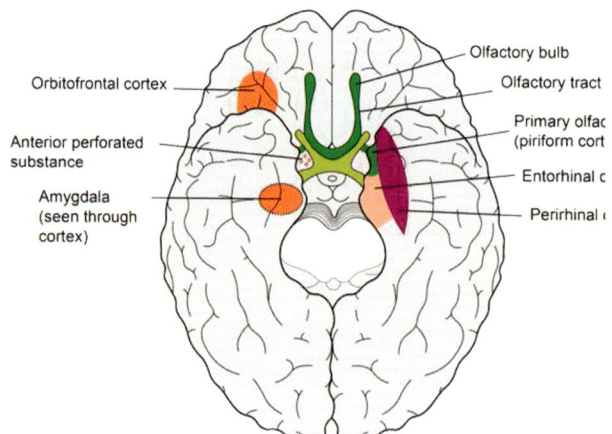

후각은 측두엽 안쪽의 후각 피질(olfactory cortex)을 거쳐 감정 조절 중추인 변연계의 림빅 시스템에 의해 감정과 결합, 시상하부(hypothalamus)로 전달되는 과정을 통해 해마로 전달됩니다.

* 후각을 통한 흡수

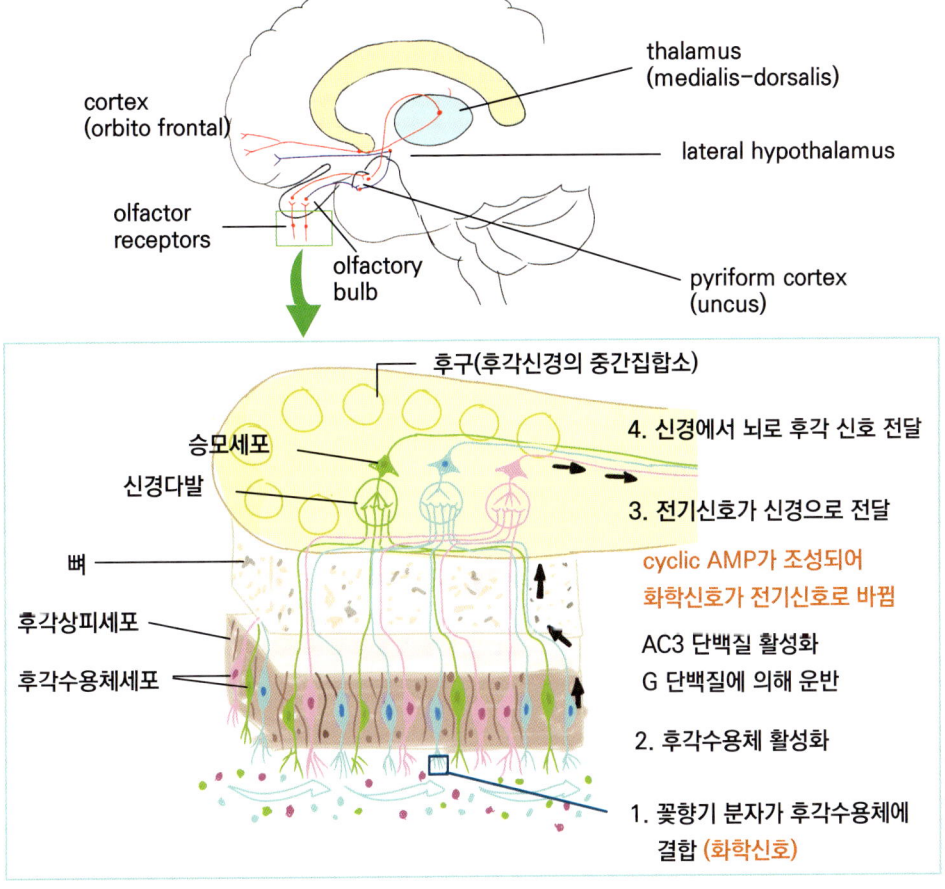

〈향의 뇌 흡수 경로〉

* 후각은 두 가지 경로에 의해 자극이 전달됩니다

- 화학적 향기 분자(Ordorant Molecules) 흡입 → 향기 분자가 후각수용체에 결합 → G 단백질에 의해 운반되어 AC3 단백질을 활성화시켜 cyclic AMP를 조성하여 화학신호를 전기적 신호로 바꿈 -> 후각 신경 중간집합소인 후구(Olfactory bulb)에 전달 → 후삭(Olfactory tract) → 변연계(Limbic system): 감정, 성욕, 식욕, 기억, 학습기능 등 여기에서는 냄새로 인한 정서적 반응을 유발시킵니다.

- 일부는 시상을 거쳐 전두안와피질(orbitofrontal cortex)로 이어집니다. 여기에서는 냄새를 해석하게 됩니다.

변연계란?

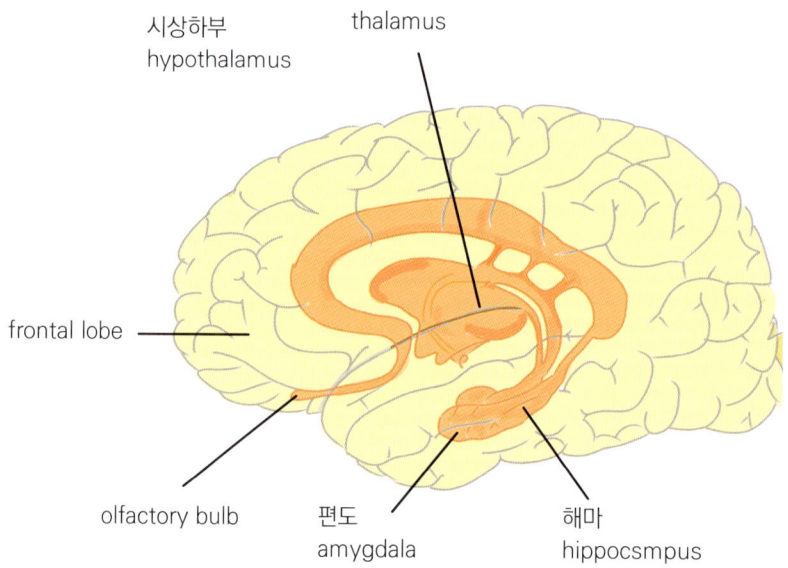

편도(Amygdala): 감정 반응, 호르몬 분비
해마(Hippocampus): 기억력
시상하부(Hypothalamus): 내분비계(호르몬), 자율신경계(호흡, 혈관운동), 면역계, 성적 행동

변연계(limbic system)는 대뇌피질과 시상하부 사이의 경계에 위치한 부위로, 해마(hippocampus), 편도체(amygdala), 시상하부(Hypothalamus), 후각신경구(olfactory bulbs) 등으로 이루어져 있어 감정, 행동, 동기부여, 기억, 후각 등의 여러가지 기능을 담당합니다. 수술로 변연계를 제거한 원숭이는 주위 동료들의 존재를 완전히 망각하고 제멋대로 행동합니다. 변연계가 망가지면 외로움, 불안감, 불면, 우울증은 기본이고, 의욕이 떨어져 사회생활이 힘들어집니다. 변연계는 기억, 감정, 사람 얼굴 인식 등이 모두 들어가 있습니다. 변연계는 종양이나 마약 등의 향정신성 약물의 남용으로 변연계가 손상될 수 있습니다. 충동적 살인자의 뇌를 부검해 보면 변연계 부근에 종양이 있는 것을 볼 수 있다고 합니다. 이뿐만 아니라 변연계의 해마는 학습과 기억에서 결정적인 역할을 합니다. 단기기억을 장기기억으로 변환하는 아주 중요한 곳입니다. 이처럼 중요한 limbic system을 자극하는 방법으로 혈액 내 순환 물질에 기인한 아드레날린, 몰핀, 엔돌핀, 헤로인 등이 있지만 더 적극적인 것은 후각 기관을 통해 활성화 시키는 것입니다. 에센셜오일 각각의 특유 향이 후각을 통해 뇌의 변연계에 작용하여 안정과 활력을 향상시키고 자율신경계와 호르몬계에도 영향을 주어 신체적, 정신적 균형에 상당한 영향을 줍니다.

* 후각의 원리는 Richard Axel과 Linda B. Buck에 의해 후각의 비밀이 밝혀진 뒤로, Grace Pavlath 박사팀에 의해 근육의 후각수용체가, Jennifer Pluznic 박사에 의해 신장의 후각수용체가, Spehr와 Zimmer 박사에 의해 정자의 후각수용체가 각각 발견되었습니다.

코 이외의 후각 수용체
피부: 백단향 분자와 결합하여 세포재생 촉진
근육: 배단향 분자와 결합하여 근육재생 촉진
폐: 독성 물질을 감지해 기도 수축방지
신장: 대사 기능과 혈압조절
고환: 정자를 미수정 난자로 이동
전립선: 장미향 분자와 결합해 암세포 확산 방지

윤교수의 노케미강좌 15. 베이스를 이용한 맞춤형 화장품 가이드

1. Miracle Oil and Cream

1) GUGGUL Oil
　구굴오일

ALLTHATHERB GUGGUL Oil, which is a combination of Frankincense and Myrrh, merges the ambrosial, ancient-earth character of myrrh with the heady balsamic rare note of frankincense to produce an incomparably rich and satisfying blend. This ambrosial oil retains the full complement of its intrinsic therapeutic and aromatic qualities.
올댓허브의 구굴오일은 Frankincense와 Myrrh의 조합으로 몰약의 향긋하고 고대 지구적 특성과 유향의 발사믹 희귀 향의 결합으로 비교할 수 없이 풍부하고 만족스러운 트렌드를 생성합니다 이 신선한 오일은 고유의 치료 및 아로마 특성을 완벽하게 보완합니다.

GUGGUL Oil is a licensed and registered product, which melts Frankincense resin and Myrrh resin to increase the efficacy along with other useful ingredients. In particular, Frankincense resin is the highest grade in the world, and only ALLTHATHERB alone can melt cleanly. Natural and organic ingredients including Amla, Kakadu Plum, Gotu Kola, Moringa, Squalene, Vitamin E, Vitamin C, Seabuckthorn, Guava Leaf, Angelica, etc. is included here.
구굴오일은 프랑킨센스 수지, 미르 수지를 녹여서 다른 유용한 성분과 함께 효능을 높인 오일 입니다. 특히 프랑킨센스 수지는 세계에서 가장 높은 등급이며 유일하게 올댓허브가 단독 입수한 것만 깨끗하게 녹습니다. 여기에 Amla, Kakadu Plum, Gotu Kola, Moringa, Squalene, Vitamin E, Vitamin C, Seabuckthorn, Guava Leaf, Angelica 등의 천연 및 유기농 재료들이 포함되어 있습니다.

주요 재료: 프랑킨센스 수지, 미르 수지, 카카두플럼 오일

2) GUGGULSTERONE Pain Relief Sports Cream
구굴스테론 스포츠 크림

Pain can be seen as a signal from our body that is essential for survival. However, pathological pain refers to a case in which the pain remains even after the cause of the pain is cured or the pain persists for a long time in a state in which the cause cannot be treated. Chronic pain can be said to be a factor that significantly reduces the quality of life.
통증은 생존을 위해 꼭 필요한 우리 몸의 신호라고 볼 수 있습니다. 그러나 병적인 통증은 통증을 일으킨 원인이 치유된 후에도 통증이 남아 있거나, 원인 치료가 불가능한 상태로 장기간 통증이 지속되는 경우를 말합니다. 만성통증은 삶의 질을 현저하게 떨어뜨리는 요인이라 할 수 있습니다.

Frankincense, Guava and Gooseberry (Amla) used in GUGGULSTERONE Body Lotion are effective for pain relief, skin beauty, hair strengthening, and inflammation removal. It is thanks to these ingredients that bronchial asthma and other symptoms are relieved after a day after applying ALLTHATHERB GUGGULSTERONE Body Lotion to the chest. The gooseberry is a small, round-shaped fruit with a light green color that is mainly cultivated in Europe, North Africa, and Southwest Asia. It tastes bitter and sour. Gooseberries are high in vitamin C above all else. 20 times that of an orange and 8 times that of a tomato. Vitamin C 8.7mg has the same effect as 100mg synthetic vitamin C. In addition, it is known to be absorbed 12 times better than synthetic vitamins. Even when exposed to high temperatures for a long time, the vitamins are not destroyed as when freshly picked from trees. It is good for digestion, constipation, cold, and asthma. In particular, it removes toxins from the body and purifies the blood. It is also effective for skin care. In particular, gooseberry oil or powder nourishes the hair and promotes hair growth, prevents scalp inflammation, and is known for preventing gray hair. Moreover, gooseberries help lower bad cholesterol levels, including triglycerides, which are fatty acids.
구굴스테론에 사용하는 프랑킨센스, 구아바 및 구스베리(암라) 등은 통증완화, 피부미용, 모발강화, 염증제거에 즉효입니다. 올댓허브 구굴스테론을 가슴에 바르고 하루가 지나면 기관지 천식 등이 그대로 완화되는 것은 이러한 성분 덕분입니다. 구스베리는 유럽이나 북아프리카, 서남아시아에서 주로 재배되는 연한 초록빛의 작고 둥그런 모양의 열매입니다. 쌉쌀하고 신맛이 납니다. 구스베리는 무엇보다 비타민C 함량이 높습니다. 오렌지의 20배, 토마토의 8배 입니다. 비타민C 8.7mg은 합성비타민C 100mg과 동일한 효력을 가지고 있습니다. 게다가 합성비타민보다 12배나 흡수가 잘 되는 것으로 알려져 있습니다. 심지어 열에 강해 고온에 장시간 노출되어도 나무에서 갓 땄을 때처럼 비타민이 파괴되지 않습니다. 소화증진, 변비, 감기, 천식에 좋고, 체내 독소를 제거하고 혈액을 깨끗하게 해줍니다. 피부미용에도 효과적입니다. 구스베리 오일이나 분말은 모발에 영양을 공급해 모발성장을 촉진하고 두피 염증을 예방하며, 흰머리가 나는 것을 방지하는 것으로 알려져 사랑받고 있습니다. 또한 구스베리는 지방산인 트라이글리세라이드를 포함한 나쁜 콜레스테롤 수치를 낮추는 데 도움이 됩니다.

주요 재료: 프랑킨센스, 구아바, 구스베리

2. Car Diffuser
카 디퓨저

It is the world's safest pure air freshener made by adding only organic essential oils to a fan diffuser pad or a glass bottle containing organic perfume base water. Depending on your preference, you can add your favorite scents such as ALLTHATHERB's organic rosemary or lavender essential oil.
Fan Diffuser Pad나 유기농 향수 베이스 워터가 담긴 유리병에 유기농 에센셜오일 만을 첨가해서 만드는 세상에서 가장 안전한 순수 공기 청정제입니다. 기호에 따라 올댓허브 유기농 로즈마리나 라벤더 에센셜오일 등 자기가 좋아하는 향을 첨가시키면 아주 좋습니다.

Not a single drop of alcohol nor synthetic emulsifiers were used to mix fragrances. You might consider adding about 40 drops of ORGANIC essential oils to the resin bottle, particularly if it's unscented.
향을 섞기 위해 사용되는 알코올, 합성유화제를 단 한 방울도 사용하지 않았습니다. 향이 약할 경우 레진 병에 약 40방울의 유기농 에센셜오일을 추가하면 좋습니다.
No alcohol, No preservatives, No fragrance, No color, No phthalates
주요 재료: 프랑킨센스 고체 수지, 각종 에센셜오일

3. Natural Soap Bars
천연비누

No matter how protective people with atopy are, it is useless when they use synthetic soap because the soap and the body-wash with synthetic surfactant washes away skin protection, kills beneficial bacteria, and reduces immunity. It is highly recommended to use natural soap daily. Natural soap can be used in replacement of foam-cleanser and the body wash.

합성 계면활성제가 함유된 비누와 바디워시는 피부 보호막을 씻어내고 유익균을 죽이며 면역력을 떨어뜨리기 때문에 아토피가 있는 사람이 합성 비누를 사용하면 아무리 보호한다고 해도 소용이 없습니다. 매일 천연 비누를 사용할 것을 적극 권장합니다. 천연 비누는 폼 클렌저와 바디워시 대신 사용할 수 있습니다.

1) GUGGUL Shampoo Bar
구굴 샴푸바

ALLTHATHERB Organic GUGGUL Shampoo Bar is made using vegetable oils and natural herbs, specifically Frankincense resin and Myrrh resin. Suitable for all skin types, this soap gently cleanses the skin, leaving a long-lasting freshness. And this organic Low pH shampoo bar is truly formulated to improve the health of your strands and scalp.

올댓허브 유기농 구굴 샴푸바는 식물성 오일과 천연 허브, 특히 유향 수지와 몰약 수지를 사용하여 만들어졌습니다. 모든 피부 타입에 적합한 이 비누는 피부를 부드럽게 클렌징하고 오래도록 산뜻함을 유지합니다. 또한 이 유기농 약산성 샴푸 바는 진정으로 모발과 두피의 건강을 개선하기 위해 만들어졌습니다.

Vitamin C Boosting Low pH Shampoo Bar
주요 재료: 프랑킨센스 고체 수지, 비타민 C

4. All Natural Organic Cosmetics
천연 유기농 화장품

The global natural and organic beauty market was worth US$11.5 billion US$ in 2018 and is set to more than double by 2025, reaching an estimated US$23.6 billion by the end of 2025 and growing at a CAGR of 9.4% during 2019-2025. With this kind of growth predicted, it's exciting to see natural beauty entrepreneurs taking the leap into the sector by empowering themselves to become organic formulators. ALLTHATHERB staffs are not only teaching how to design unique natural brands of cosmetics, we are also turning our passion for botanical ingredients into something bigger than ourselves. We are going on to create high-performance and truly innovative natural and organic beauty products that are taking the traditional beauty business by storm.

1) GUGGUL Ampoule Stick
구굴 앰플스틱

ALLTHATHERB GUGGUL AMPOULE STICK is an functional organic product for wrinkle relief. It is a functional multi-balm for the face and lips. After application, the face becomes radiant and glow your skin without using any other products. It also helps to get rid of wrinkles and age spots.

올댓허브 구굴 앰플스틱은 주름개선 기능성 오가닉 제품으로 얼굴과 입술을 위한 기능성 멀티밤 입니다. 바르고 나면 다른 제품을 사용하지 않아도 얼굴이 화사해지고 윤기가 나며 주름과 검버섯을 제거하는 데 도움이 됩니다.

REVERED FOR MILLENIA - FRANKINCENSE & MYRRH
천년 동안 존경받은 프랑킨센스와 미르
Frankincense + Myrrh Miracle Healing Repair GUGGUL Ampoule Stick
유향 + 미르 미라클 힐링 리페어 구굴 앰플 스틱

주요 재료: 구굴오일

2) Abelmoschus Manihot Moisturizing Cream
금화규 수분 크림

Choosing a truly natural moisturiser for your skin will help to restore your skin's natural balance. With a natural moisturiser you can get the full benefit of active ingredients which work to nourish, protect and balance your skin by day and night, leaving your skin looking soft and radiant.

천연 수분크림을 사용하면 피부의 자연스러운 균형 회복에 많은 도움이 됩니다. 수분크림의 활성 성분은 피부에 영양을 공급하고 밸런스를 잡아주며, 부드럽고 밝은 피부를 유지할 수 있게 해줍니다.

주요 재료: 금화규 추출물

5. Natural Scalp Care
천연 두피케어

ALLTHATHERB Medicine Natural Shampoo is a composition of 55 fermented herbal ingredients which are effective for hair loss and damaged scalp; this product connotes PHILCHRIST's strong will to be freed from damaged caused by chemical components. Allthatherb Shampoo is made of less than "1" EWG level, and the best oriental herbal ingredients focusing on fermentation are carefully picked to be used. It doesn't contain any of the harmful chemicals such as LES, POLYQUATERNIUM, PARABENS, HARSH PRESERVATIVES, SYNTHETIC COLORS OR FRAGRANCES, PHTHALATES, SODIUM LAURYL OR LAURETH SULFATE, SYNTHETICALLY DERIVED FOAMING AGENT, DYES, SILICONS, GMOs, etc. We promise to make the freshest and the safest products that you can't see in the world that are optimized for children or sensitive or atopic skin.

1) Organic 55 Oriental Medicine Bubble Shampoo
유기농 55 한방 버블샴푸

"Organic 55 Oriental Medicine Bubble Shampoo" is made of less than hazard score "1" based on EWG's Skin Deep Cosmetics Database, and top 55 oriental herbal ingredients which are effective solution for hair loss and damaged scalp. This product connotes ALLTHATHERB's strong will to be freed from problems due to harmful chemicals.

"유기농 55 한방 버블 샴푸"는 EWG 스킨딥 코스메틱 데이터베이스 기준 유해도 1 이하, 탈모 및 손상된 두피에 효과적인 55가지 한방 성분으로 만든 샴푸입니다. 유해 화학물질로 인한 트러블로부터 자유로워지고자 하는 올댓허브의 강한 의지를 담은 제품입니다.

It is a 100% natural organic shampoo with super mild pH 5.5 without LES, SLS, thickeners or preservatives for those who have itchy hair and easily pimples. We promise to provide our users the most fresh, safe products unprecedented, which are customized for atopic or sensitive skin and also for oily or dry skin, men and women. Now is the time to practice 'no-chemi life,' preventing the upcoming chemical disasters.

모발이 가렵고 쉽게 여드름이 나는 분들을 위해 LES, SLS, 증점제 또는 방부제가 없는 매우 순한 pH 5.5 의 100 % 천연 유기농 샴푸입니다. 건성, 지성, 여성, 남성 모두 사용할 수 있으며 특히 피부가 민감한 아토피에 최적화된 제품으로 가장 신선하고 안전한 제품임을 약속드립니다. 이제 화학적 재앙을 막고 '노케미라이프'를 실천할 때입니다.

주요 재료: 55 한방 추출물

2) 55 Oriental Medicine Shampoo
55 한방 샴푸

"55 Natural Oriental Medicine Shampoo" is made of less than hazard score "1" based on EWG's Skin Deep Cosmetics Database, and top 55 oriental herbal ingredients which are effective solution for hair loss and damaged scalp. This Shampoo is formulated especially for women, leaving hair soft and fragrantly scented.

"55 한방샴푸"는 EWG 스킨딥의 위험도 "1" 이하의, 탈모와 손상된 두피에 효과적인 55가지 한방재료로 만들어 졌습니다. 이 샴푸는 특히 여성을 위해 만들어져 부드러운 모발 및 향기로운 향을 선사합니다.

-Use only 100% safe natural ingredients. 100% 천연 재료만 사용
-Leaves your hair feeling soft and smooth. 부드러운 모발유지
-Free of SLS and parabens. SLS, 파라벤 사용안함
-Does not contain harmful chemicals. 화학적 유해물질 사용안함
-Suits sensitive skin. 민감한 피부에 적합
-Controls dandruff. 비듬예방
-Soothes itching. 가려움증 완화
-Helps strengthen hair roots. 모근강화
-Deep cleansing. 세척력 탁월
-Well cleaning brushes 쉬운 빗질
-Rich volume. 볼륨감
-Great for creating new curls or enhancing existing ones. 컬유지

주요 재료: 55 한방 추출물

〈55 Oriental Medicine〉
Ganoderma Lucidum 영지버섯, Phellinus Linteus 상황버섯, Ginseng 인삼, Bluet 삼백초, Black Beans 검정약콩, Cynanchum Wilfordii 하수오, Rosemary Essential Oil 로즈마리 에센셜오일, Peppermint Essential Oil 페퍼민트 에센셜오일, Tea Tree Essential Oil 티트리 에센셜오일, Green Tea 녹차, Houttuynia cordata 어성초, Perilla Frutescent 자소엽, Chinese Arborvitae 측백, Hinoki cypress 편백, Honeysuckle 금은화, Sweet Flag 석창포, Angelica 당귀, Licorice 감초, Wolfberries 구기자, Chinese Skullcap 황금, Artemisia Herb 애엽, Nettle 네틀, Coffee Extract 커피추출물, Honey Extract 꿀추출물, Rhus Semialata Extract 붉나무추출물, Espinosilla Extract 에스피노질리아추출물, Moringa Oleifera Seed Extract 모링가추출물, Ginkgo Biloba Leaf Extract 은행잎추출물, Ecklonia Cava Extract 감태추출물, Pinus Sylvestris Cone Extract 솔방울 추출물, Brewer's Yeast Extract 맥주효모, Nipa Fruticans Wurmb

Extract 해죽순, Wasabia Japonica Root Extract 고추냉이, Bacillus/viscum album ferment filtrate 바실러스/겨우살이발효여과물, Lactobacillus/camellia sinensis ferment filtrate 락토바실러스/녹차발효여과물, Lactobacillus/perilla frutescens leaf ferment extract filtrate 락토바실러스/소엽잎발효추출여과물, Lactobacillus/honeysuckle flower extract ferment filtrate 락토바실러스/인동덩굴꽃추출발효여과물, Lactobacillus/caulerpa lentillifera ferment extract filtrate 락토바실러스/바다포도발효추출여과물, Lactobacillus/centella asiatica extract ferment filtrate 락토바실러스/병풀추출발효여과물, Lactobacillus/houttuynia cordata extract ferment filtrate 락토바실러스/약모밀추출물발효여과물, Actobacillus/saururus chinensis leaf/Root ferment filtrate 락토바실러스/삼백초잎/뿌리발효여과물, Lactobacillus/ginger ferment filtrate 락토바실러스/생강발효여과물, Lactobacillus/turmeric ferment filtrate 락토바실러스/울금발효여과물, Cedarwood Essential Oil 시더우드, German Chamomile Essential Oil 저먼 카모마일 에센셜오일, Eucalyptus Essential Oil 유칼립투스 에센셜오일, lemon Essential Oil 레몬 에센셜오일, Lavender Essential Oil 라벤더 에센셜오일, Helichrysum Essential Oil 헬리크리섬 에센셜오일, Pine Essential Oil 파인 에센셜오일, Juniperberry Essential Oil 쥬니퍼베리 에센셜오일, Patchouli Essential Oil 패츌리 에센셜오일, Frankincense Essential Oil 프랑킨센스 에센셜오일, Rosewood Essential Oil 로즈우드 에센셜오일, Mandarin Essential Oil 만다린 에센셜오일

3) Hair Rich Color Scalp Pack
머리풍성 컬러 두피 팩

The Hair Rich Color Scalp Pack is a high-concentration hair nutrient containing over 26 natural ingredients, and its effect is very good. At the same time, it is dyed brown to some extent, so it is said to be one stone two sets. If you do not have hair follicles completely, hair growth is impossible, but even if there is only down hair, hair will grow. Chemical dyes can cause severe allergies, breathing difficulties and cystitis, and in severe cases, death. PPD, a substance that is inevitably used for dyeing, is called Ferraphenylindiamine, and it is a raw material with very strong oxidizing power. It breaks down keratin and melamine to create a path for the dye to be colored. Most of the hypersensitivity reactions such as swelling of the face and hair loss are allergic reactions caused by this PPD. Natural dyes are very popular, especially in India and Europe. If you use ALLTHATHERB Scalp Pack frequently, I believe this problem will be solved.

Hair Rich Color Scalp Pack은 26가지 천연 재료들이 첨가되는 고농도 모발 영양제로서 그 효과가 아주 좋습니다. 동시에 갈색으로 염색이 어느 정도 되니 일석이조라 하겠습니다. 모낭이 완전히 없으신 분들은 발모가 불가능하나 솜털만 있어도 머리카락은 자랍니다. 화학 염색약은 심각한 알러지를 일으킬 수 있고, 호흡곤란, 방광염 심하면 사망에 이를 수도 있습니다. 염색을 하는데 필연적으로 사용되는 물질 PPD는 페라페닐린디아민이라고 부르는데 산화력이 아주 강한 원료입니다. 케라틴과 멜라민을 분해해 염료가 착색되는 길을 만드는 역할을 합니다. 얼굴이 붓고, 머리가 빠지는 등의 과민반응이 생기는 것은, 이 PPD로 인한 알러지 반응일 경우가 대다수입니다. 특히 인도 및 유럽에서는 천연 염색이 너무나 유행해 있습니다. 올댓허브 두피 팩을 자주 사용하시면 이러한 문제도 해결되리라 믿습니다.

주요 재료: 맥주 효모, 월계수 분말, 숯 분말, 아미젤

4) Organic Allure Hair Essence
유기농 알뤼르 헤어에센스

ALLTHATHERB's Allure Hair Essence contains 97% organic ingredients. Not only it keeps your hair softens but also gives the alluring scent all day.
올댓허브 알뤼르 헤어 에센스는 97%의 유기농 성분을 함유하고 있습니다. 머릿결을 부드럽게 유지할 뿐만 아니라 하루 종일 고혹적인 향을 선사합니다.

주요 재료: 로즈워터, 스쿠알렌, 로즈오또

5) GUGGUL Hair Tonic for Hair Growth and Clean Face
발모와 깨끗한 얼굴을 위한 구굴 헤어 토닉

MSM Hair Tonic supports longer hair growth and combats premature hair thinning. Use daily to help reduce DHT, hair fallout, hair shrinkage, and to extend the hair growth stage. MSM Tonic can be used as a facial toner as well as for hair. It reduces impurities and sebum that are the cause of acnes.

구굴 헤어 토닉은 더 긴 모발 성장을 지원하고 조기 모발 가늘어짐을 방지합니다. 매일 사용하면 DHT, 탈모, 모발 수축을 줄이고 모발 성장 단계를 연장하는 데 도움이 됩니다. 구굴 헤어 토닉은 모발뿐 아니라 얼굴 토너로도 사용할 수 있습니다. 모공 깊숙이 침투하여 여드름의 원인이 되는 불순물과 피지를 감소시킵니다.

주요 재료: 밀싹 추출물, 토탄수, 아연

6. Hand & Body Care
핸드 바디 케어

Whether or not you have sensitive skin, during the Winter months our hands can become dry and even cracked. To ensure that you keep your skin hydrated and soft, it is so important to be using a natural nourishing hand lotion every day. Formulated with essential oils including Evening Primrose and Avocado, this hand lotion helps to protect hard working hands from moisture loss. It offers an intense boost of moisture to the skin to leave if looking and feeling smooth and supple! This hand lotion also has the most delicious scent that has subtle hints of Lavender, Mandarin and Sweet Orange.

1) Osmanthus Hand Lotion
오스만투스 핸드로션

- Natural Elastic Lotion for the whole Family -
Osmanthus Hand Lotion is not only comfortable to use, but the scent of Osmanthus uplifts the mood. The scent that touches the skin and spreads softly makes all lovers fall in love. This Lotion, with a unique blend of ingredients plus argan oil, apricot seed oil and

vitamin C, leaves your skin luminous and moisturized for up to 48 hours.
Osmanthus 핸드 로션은 사용하기 편할 뿐만 아니라 Osmanthus의 향기가 기분을 고양시킵니다. 피부에 닿아 은은하게 퍼지는 향이 모든 연인을 반하게 만듭니다. 이 로션 성분은 아르간 오일, 살구씨 오일 및 비타민 C의 독특한 블렌드로 최대 48시간 동안 피부를 빛나고 촉촉하게 유지합니다.

주요 재료: 유기농 오스만투스 오일

2) Soapy Hand Lotion
소피 핸드로션

Here is the best and most luxurious organic soapy smelling lotion to try for your day. It smells delightfully fresh. This organic soap perfume is inspired by the scent of both skin and soap. This has more of a clean soap smell than a typical perfume scent.

Here is the best and most luxurious organic soapy smelling lotion to try for your day. It smells delightfully fresh. This organic soap perfume is inspired by the scent of both skin and soap. This has more of a clean soap smell than a typical perfume scent.
당신의 하루를 위해 가장 고급스러운 유기농 비누 냄새가 나는 로션이 있습니다. 상쾌한 향이 납니다. 이 유기농 비누 향수는 피부와 비누의 향기에서 영감을 받았습니다. 일반 향수보다 더 깨끗한 비누향이 납니다.

주요 재료: 유기농 소피향

7. etc.

1) GUGGUL Spot Gel
구굴 스팟젤

Summer often means more time outdoors. But trips to the lake, mountain hikes, and stargazing all have one thing in common: bug bites, and the painful, itchy, swollen reactions that come with them. GUGGUL Spot Gel is an itch reliever designed to offer immediate relief from itchy bites. A blend of GUGGUL Oil, camphor bark, tea tree oil, and frankincense, among other ingredients, offers soothing properties and gives it a minty, herbal fragrance.

여름에는 야외에서 더 많은 시간을 보내는 경우가 많습니다. 그러나 호수 여행, 산악 하이킹, 별 관찰에는 모두 한 가지 공통점이 있습니다. 즉, 벌레에 물리면 고통스럽고 가렵고 부어오르는 반응이 나타납니다. GUGGUL Spot Gel은 가려움증을 즉각적으로 완화시키도록 고안된 가려움증 완화제입니다. 구굴오일, 캠퍼, 티트리 오일, 프랑킨센스 등을 혼합한 성분이 진정 효과를 제공하고 민트향과 허브향을 선사합니다.

주요 재료: 구굴오일

2) GUGGUL Rapha Gel
구굴 라파젤

Rapha Gel combines the healing properties of wheatgrass and turmeric with GUGGUL and essential oils to aid the healing of superficial wounds. It promotes the skin's natural healing process by creating optimal healing conditions.
Rapha Gel은 밀싹과 강황의 치유 특성을 구굴 및 에센셜 오일과 결합하여 표면 상처치유를 돕습니다. 최적의 조건을 조성하여 피부의 자연 치유 과정을 촉진합니다.

〈주요 성분〉
밀싹 추출물, 투메릭, 구굴오일, 프랑킨센스

윤교수의 노케미강좌 16. 에센셜오일의 화학

화학의 기초

1. 원자 (Atom)

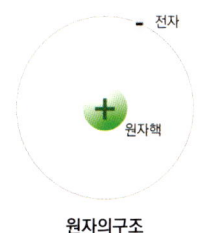

원자의구조

일반적으로 물질을 구성하는 기본 입자를 원자(atom)라고 합니다. 즉, 모든 물질은 '원자'라는 작은 알갱이로 이루어져 있습니다. 가장 작은 알갱이라고도 표현할 수도 있겠지만 실제로 원자가 가장 작은 알갱이는 아닙니다.

위 그림처럼 원자는 원자핵(nucleus)과 전자(electron)로 이루어져 있습니다. 또 원자핵은 양성자(proton)와 중성자(neutron)로 구분됩니다.

원자의 구성 요소들은 전기적인 성질을 띠고 있습니다. 원자핵, 정확히 말하면 원자핵 속의 양성자는 +극을 띠고 있고, 전자는 −극을 띠고 있습니다. 하지만 원자들은 평소에 +극을 띠는 양성자의 개수와 −극을 띠는 전자의 개수가 같기 때문에 전기적으로 중성 상태라고 표현할 수 있습니다.

전자는 계속 돌아다니기 때문에 위치를 정할 수 없어 '전자구름'이라고 표현하고 오비탈(Orbital) 개념으로 표현하기도 합니다. 에너지 상태를 간단히 구별하기 위해서 '전자껍질'이라는 껍질에 전자들이 있다고 생각할 수 있습니다. 전자는 첫 번째 껍질부터 순차적으로 배치되는데, 첫 번째 껍질은 2개, 두 번째 껍질부터는 8개의 전자를 수용할 수 있습니다. 예를 들어 전자가 12개인 마그네슘은 첫 번째 껍질에 2개, 두 번째 껍질에 8개, 세 번째 껍질에 2개가 들어있는 것으로 표현이 가능합니다. 아래 그림의 네온은 총 전자가 10개이므로 첫 번째 껍질에 2개, 두 번째 껍질에 8개가 들어있습니다.

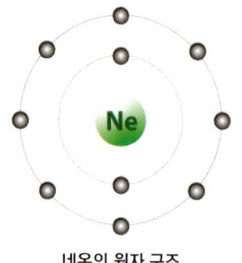

총 전자 수   : 10개
최외각 전자 수 : 8개
전자 껍질 수   : 2개

네온의 원자 구조

현대 오비탈 이론은 주양자 수 즉 껍질 번호를 안쪽에서 바깥쪽으로 n=1(K), n=2(L), n=3(M), n=4(N)이라 칭하고, 부양자 수 즉 전자모양을 s(원모양), p(아령모양, x, y, z)로 규정합니다. K 껍질에는 s 형태만 존재하고, L 껍질에는 s, p(x), p(y), p(z) 네 종류 오비탈이 존재할 수 있습니다.

원자의 종류는 일반적으로 전기적으로 중성일 때의 전자의 개수(양성자의 개수)에 따라 결정됩니다. 즉, 전자가 1개인 것은 수소 원자, 2개인 것은 헬륨 원자, 3개인 것은 리튬 원자입니다.

원자의 상대적인 질량을 원자량이라고 합니다. 상대적인 질량으로 표현하는 이유는 원자는 아주 작은 알갱이이기 때문에 질량을 잴 수 없습니다. 그래서 한 원자의 질량을 정해 놓고 다른 원자들의 질량은 그 원자의 질량의 상대적인 값으로 표시합니다. 예를 들면 A물질의 질량을 6으로 정했다고 하고, B물질이 A물질의 질량의 절반이면 B물질의 질량을 3이라는 식으로 표현합니다.

원자량은 실제의 원자 질량을 의미하지 않습니다. 너무너무 가볍기 때문입니다.

수소 질량 : 1.67×10^{-24} g
산소 질량 : 1.99×10^{-23} g

실제 질량이 너무 작아서 설명하기 힘듭니다. 그래서 더 이상 이야기하지 않고 탄소를 12로 정해놓고 이를 기준으로 각 원자들의 상대적인 질량을 원자량이라고 합니다. 즉 가상이며 단위가 없습니다.

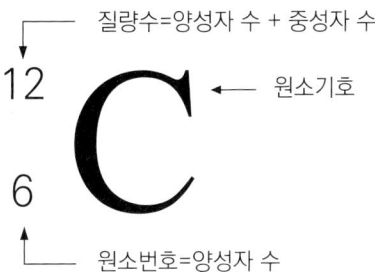

〈원자량〉

산소 : 16

탄소 : 12.01

수소 : 1.01 (수소는 중성자가 없기 때문에 원자량이 1이 되는 것입니다.)

〈분자량〉

산소(O_2) : 16.00 × 2 = 32

이산화탄소(CO_2) : 12.01 + (16.00 × 2) = 44.01

물의 분자량(H_2O) : (1.01 × 2) + 16.00 = 18.02

화학식은 분자식, 실험식, 시성식, 구조식으로 나눕니다.

예) 아세트산

분자식: $C_2H_4O_2$

실험식: CH_2O

시성식: CH_3COOH

구조식:

▶ 분자로 이루어진 물질의 표현

분자는 원자들끼리 결합해서 새로운 성질을 띠게 되는 입자입니다. 그렇기 때문에 분자를 구성하는 원자의 종류와 수를 원소 기호와 숫자를 이용해서 나타내게 되는데, 이 식이 바로 '분자식'입니다. 간단하게 말해서 '분자식'이란 '분자를 표현하는 화학식'입니다.

▶ 이온으로 이루어진 물질의 표현

이온은 전하를 띤 입자를 말합니다. 물질 중에서는 수많은 양이온과 음이온들이 규칙적으로 만나서 결정을 이룬 것들도 있습니다. 이렇게 양이온과 음이온이 만난 입자들은 독립적인 성질을 가진 분자로 존재하지 않습니다. 그렇기 때문에 이온의 종류와 수를 원소 기호와 숫자를 이용해서 나타내는 '화학식'을 씁니다.

분자식 H_2O는 수소 원자 2개와 산소 원자 1개로 이루어져 있다고 볼 수 있습니다. 원소라는 용어로 바꾸어서 이야기하면, 분자식 H_2O는 '수소'라는 원소와 '산소' 라는 원소로 이루어져 있다고 할 수 있습니다.

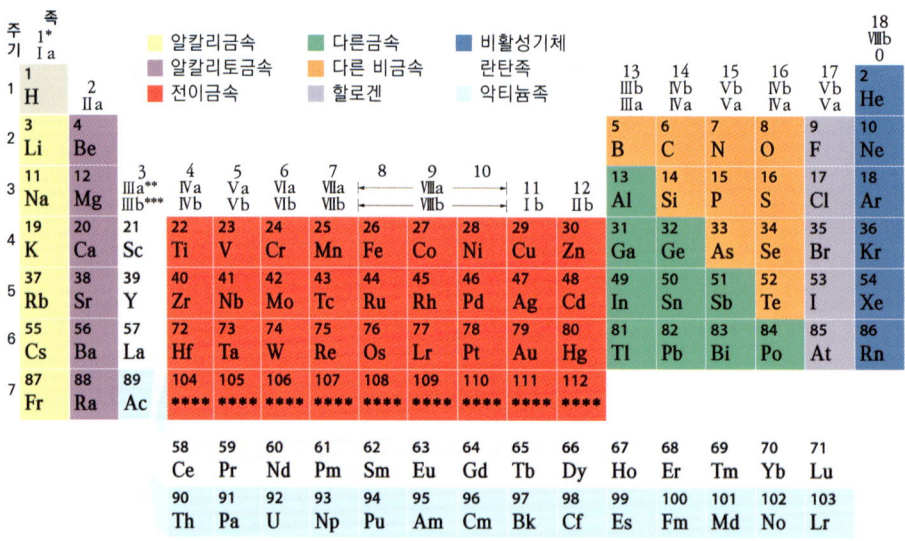

원소 주기율표

+1	+2	+3	±4	-3	-2	-1	0
1	2	13	14	15	16	17	18
1 Hydrogen							2 Helium
3 Lithium	4 Beryllium	5 Boron	6 Carbon	7 Nitrogen	8 Oxygen	9 Fluorine	10 Neon
11 Sodium	12 Magnesium	13 Aluminium	14 Silicon	15 Phosphorus	16 Sulfur	17 Chlorine	18 Argon
19 Potassium	20 Calcium						

* Properties of Periodic Table

1번 수소 H, Hydrogen 하이듀로젼

2번 헬륨 He, Helium 힐렴

3번 리튬 Li, Lithium 을리띠엄

4번 베릴륨 Be, Beryllium 버륄리엄

5번 붕소 B, Boron 보뤈

6번 탄소 C, Carbon 칼r번

7번 질소 N, Nitrogen 나이츄로젼

8번 산소 O, Oxygen 악씨젼

9번 플루오린(불소) F, Fluorine f블로륀

10번 네온 Ne, Neon 니언

11번 소듐(나트륨) Na, Sodium 쏘리엄

12번 마그네슘 Mg, Magnesium 맥니z지엄

13번 알루미늄 Al, Aluminium 얼루미넘

14번 규소 Si, Silicon 씰리컨

15번 인 P, Phosphorus f빠쓰f뷔뤄쓰

16번 황 S, Sulfur 썰f뷜r

17번 염소 Cl, Chlorine 클로륀

18번 아르곤 Ar, Argon 알r건

19번 포타슘(칼륨) K, Potassium 포테씨엄
20번 칼슘 Ca, Calcium 캘씨엄

2. 분자 (Molecule)

일반적으로 분자는 물질의 성질을 가지는 가장 작은 알갱이라고 합니다. 그리고 이 분자는 원자들의 결합에 의해서 만들어진 것입니다. 물질은 원자가 분자를 이루게 됨으로써 비로소 물질의 성질을 가지게 됩니다. 물은 H_2O로 나타낼 수 있습니다. H_2O는 수소원자 2개와 산소원자 1개로 이루어진 분자라는 뜻인데, 이 물 분자를 분해하여 수소 원자 2개와 산소 원자 1개로 나누어 버린다면 물은 물의 성질을 가지지 못하게 됩니다.

가장 바깥에 있는 전자껍질에 있는 전자를 최외각전자(peripheral electron) 혹은 원자가전자라고 합니다. 이 최외각전자의 개수가 매우 중요합니다. 이 최외각전자의 개수에 따라 화학반응이 진행되기 때문입니다. 일반적인 원소들은 최외각전자가 8개가 되려는 반응을 하려고 하는데, 이런 것을 옥텟룰(Octet rule: 8전자규칙)이라고 합니다. 8개가 되려고 하는 이유는 최외각전자가 8개일 때 가장 안정되기 때문입니다. 수소는 첫 번째 껍질이 2개일 때 가장 안정되기 때문에 2개가 되려는 반응을 하는 것입니다.

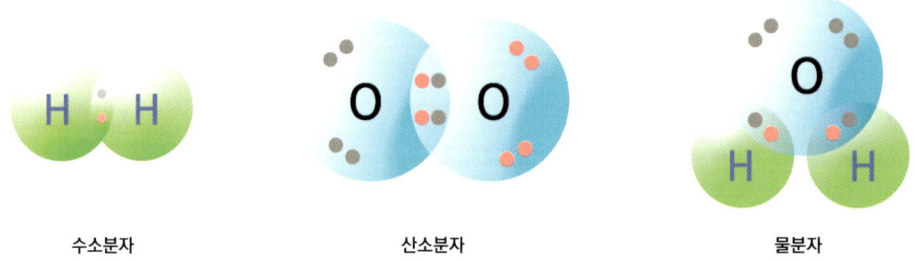

수소분자   산소분자   물분자

(산소는 내각 2개 외각 6개의 전자를 가지고 있습니다. 위의 그림은 최외각 기준)

수소 원자는 전자를 1개 가지고 있습니다. 2개가 되어야 안정해지기 때문에 다른 수소 원자랑 만나서 전자를 서로 공유합니다. 그러면 2개, 2개씩 서로 만족하는 결과가 됩니다. 이렇게 전자를 공유하면서 결합하는 것을 공유결합(covalent bond)이라고 합니다.

산소 분자를 보면 산소 원자는 최외각전자가 6개입니다. 안전해지려면 8개가 되어야 합니다. 그러기 위해서는 다른 산소 원자랑 각각 2개씩 공유를 하면 8개가 됩니다. 이렇게 공유결합은 서로 만족하는 결합을 말합니다.

물 분자를 보면 산소 분자는 최외각전자를 6개 가지고 있고, 수소는 최외각전자를 1개 가지고 있으므로 수소 원자 2개랑 각각 1개씩을 공유하면 산소는 8개가 되고, 수소는 2개가 됩니다.

전자를 1쌍(2개) 공유하는 것을 단일결합, 2쌍(4개) 공유하는 것을 이중결합, 3쌍(6개) 공유하는 것을 삼중결합이라고 합니다.

| H_2 단일결합 | C_2H_4(Ethylene) 이중결합 | N_2 삼중결합 |

물질형성이 공유결합 외에 이온결합, 금속결합으로 되는 것들이 있습니다. 공유결합(Covalent bond)은 주로 비금속 원자 간에 발생하는 결합으로서 유기물에서 흔히 보이는 결합방식입니다. 고전적 설명에 의하면 공유결합은 이온결합처럼 전자를 주고 받는 게 아니라, 각 원자의 최외각 전자궤도가 서로 같은 전자 수로 접근하여, 최외각전자 일부를 서로 공유함으로써, 옥텟룰을 만족시킨다고 설명합니다. 다만 주의할 점은 최외각이 아닌 궤도의 전자들은 공유의 대상이 아니라는 것입니다.

* 옥텟규칙(Octet rule)
옥텟룰은 분자를 이루는 각 원자의 전자가 최외각 껍질에 8개가 들어갔을 때 가장 안정된 상태라고 하는 화학 이론입니다. (첫 번째 껍질에는 2개)

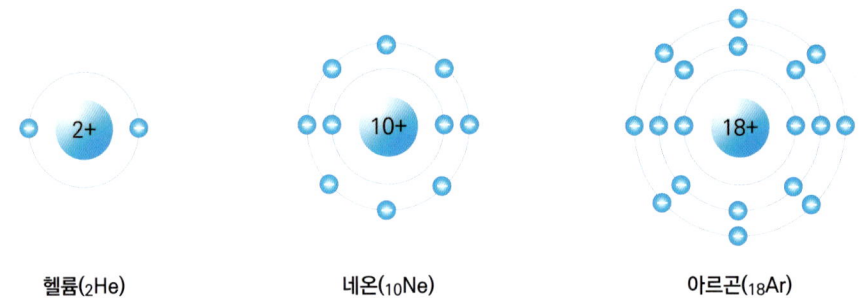

헬륨($_2$He)　　　네온($_{10}$Ne)　　　아르곤($_{18}$Ar)

3. 이온 (Ion)

이온은 중성원자가 전자를 잃거나 얻어서 전기를 띠게 되는 입자입니다. 전자를 잃거나 얻어서 이온이 되는 이유는 원자들은 모두 안정해지고 싶어 하기 때문입니다. 원소들은 최외각전자가 8개가 될 때 안정하게 되는데 최외각전자가 8개가 아닌 경우에는 전자를 버리거나 얻음으로써 안정해지려고 하는 것입니다. 최외각전자가 1개일 때는 1개를 버려서 안정해지는 것이 편하고 7개일 때는 전자 7개를 버리는 것보다 1개를 얻어서 안정해지는 것이 더 쉽습니다. 전자를 얻은 이온을 음이온이라고 하고 전자를 잃은 이온은 양이온이라고 부릅니다.

칼슘 이온은 2+라고 되어있습니다. 이것은 +가 -보다 2개 더 많다는 것이고, 즉, 정상보다 전자를 2개를 잃은 이온이라는 뜻입니다. 명칭은 양이온의 경우에는 원소 이름에다가 그냥 '이온'만 붙이면 되고, 비금속 원자가 음이온이 된 경우에는 '~화 이온'을 붙여서 부릅니다.

Ca^{2+}

이온결합은 양이온과 음이온이 정전기적 인력으로 주고받아 결합하는 것을 말합니다. 염화나트륨(소금)의 경우에는 양이온인 Na⁺(나트륨이온)과 음이온인 Cl⁻(염소이온)이 정전기적 인력으로 붙어있는 것입니다.

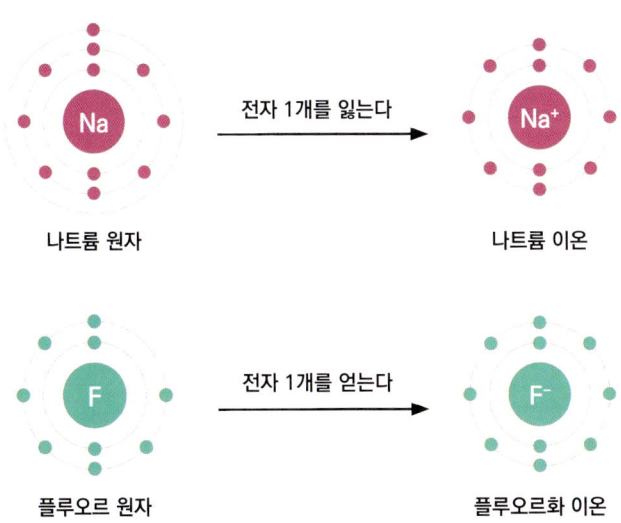

따라서, 이온결합(Ionic bond)은 주로 금속 원자와 비금속 원자 간에 발생하는 결합으로 여러 원자끼리 전자를 주고 받음으로써, 최외각 궤도를 완전히 비우거나, 최외각 궤도를 완전히 채워서, 옥텟룰을 만족시키고 각자 안정화되려는 결합입니다. 예컨대 나트륨(Na)은 최외각 전지기 1개, 염소(Cl)는 최외각선 사가 7개이므로, 나트륨이 염소에 전자 1개를 건네주면 서로 안정화될 수 있습니다. (Na + Cl = 소금)

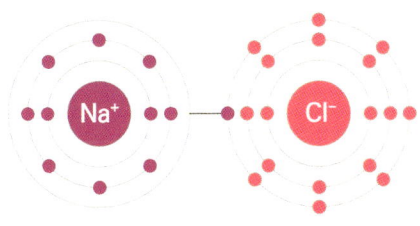

이때 나트륨은 음전하(-)를 띠는 전자 1개를 잃어서 전체적으로 양전하를 띠게 되는데, 이를 양이온(cation)이라고 부르고, Na$^+$라고 표기합니다. 반면 염소는 음전하(-)를 띠는 전자 1개를 얻어서 전체적으로 음전하를 띠게 되는데, 이를 음이온(anion)이라고 부르고, Cl$^-$ 로 표기합니다. 이처럼 이온이란 전자 단위가 더해지거나 빼질 때 호칭하는 개념입니다.

한편 이러한 이온들은 정전기적인 결합력에 의해서 서로 붙어있는 것이 원칙적인 모습입니다. 이렇게 붙어서 전기적으로 중성을 띄는 것을 염(Salt)이라고도 부릅니다. 이온결합의 대표사례인 소금(Salt)의 이름을 그대로 차용한 것이기 때문에 염이란 용어가 사용되었다고 소금으로 착각하시면 안됩니다.

4. 유기화학

1) 유기화학(Organic Chemistry)

유기화합물이란 탄소(C)와 수소(H)를 포함하는 탄화수소 화합물을 뜻하고, 이를 다루는 학문이 유기화학입니다. 석유에서 나온 물질이나 생체와 밀접하게 관련이 되어있는 의약품이나 화장품 등이 유기화학과 밀접한 관련이 있습니다. 반대로 무기화학은 유기물을 제외한 물질(무기물)을 다루는 학문을 무기화학이라 하며 주로 금속을 다룬다고 볼 수 있습니다.

2) 유기화합물의 원천

탄소(carbon)는 산소와 함께 생명에 없어서는 안되는 가장 기본적인 원소 중 하나입니다. 또한 가장 바깥쪽 원자 껍질에 4개의 전자를 가지고 4개의 '빈 자리'를 가지므로 많은 종류의 원소와 결합할 수 있어서 약 2천만 종류의 화합물을 생성할 수 있습니다.

3) 탄소 화합물의 특성

- 탄소는 원자번호 6, 안 고리 2 바깥 고리 4
- 탄소 원자들끼리 결합하는 경향이 있습니다
- 수소와 잘 결합합니다.
- 탄소 수가 증가하면서 사슬 모양과 고리 모양 등의 구조를 가지는 다양한 이성질체를 갖습니다.
- 녹는점과 끓는점이 낮습니다.
- 대부분의 탄소화합물은 극성이 매우 작습니다.

- 연소될 때 많은 에너지를 발생하므로 연료로 이용됩니다.
- 상온에서 C_1~C_4 까지는 기체이고, C_5~C_{15} 까지는 액체로 존재하며, C_{16} 이상은 고체입니다.

4) 화합물과 작용기

유기화합물은 그 수효가 방대하기 때문에 구조에 따른 몇 가지 집단으로 분류해야 합니다. 성질이 비슷한 원자단을 작용기(functional group)라고 합니다. 작용기는 화학적 반응이 주로 일어나는 분자의 한 부분입니다.

A. 탄화수소만을 포함하는 작용기와 화합물 (CH)-(지방족과 방향족)

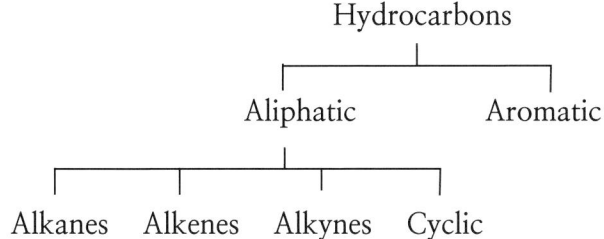

- 벤젠고리가 없는 지방족 탄화수소

화합물	작용기	화학식
알칸 (C_nH_{2n+2})	알킬기	H_3C-CH_3 (에탄 C_2H_6)
알켄 (C_nH_{2n})	알케닐기	$H_2C=CH_2$ (에틸렌 C_2H_4)
알킨 (C_nH_{2n-2})	알카이닐기	$HC\equiv CH$ (아세틸렌 C_2H_2)

- 벤젠고리가 있는 방향족 탄화수소

화합물	작용기	화학식
벤젠 유도체	페닐기	RC_6H_5

- 알칸(Alkane)은 탄소 사이에 단일결합이 한 개 있는 형태입니다. 화학적으로 안정해서 반응성이 작습니다. 결합물 이름으로는 메탄, 에탄, 프로판, 부탄 등이 있습니다. 알칸은 고리가 없는 사슬형 포화 탄화수소의 일반명입니다. 알칸은 오직 탄소와 수소로만 구성되어 있으며, 분자 내의 모든 결합은 단일결합으로, 이중결합이나 삼중결합은 존재하지 않습니다. 그리고 탄소 사이 결합 각은 109.5°로 정사면체 구조입니다. 알칸의 일반식은 C_nH_{2n+2}입니다. 가장 단순한 알칸은 탄소 하나와 수소 넷으로 이루어진 메탄으로, 화학식은 CH_4입니다. 알칸은 대부분 반응성이 작고 무색무취이며 생물학적인 활성도가 작습니다. 그러나 때로는 반응성이 있는 작용기의 형태로 화학 반응에 참여하기도 합니다. 대표적인 작용기인 알킬기는 일반적으로 간단히 R이라는 구조로 나타내는데, 알칸과 비슷하게 탄소와 수소의 단일결합으로만 이루어져 있습니다. 알칸은 주로 연료, 용매, 윤활유 등으로 사용되며, 자연에서 발견되는 천연가스, 석유 등은 모두 알칸을 포함하는 물질입니다. 알칸은 거의 모든 유기화합물 중에서 화학적으로 가장 안정된 물질입니다.

메탄(CH_4), 에탄(C_2H_6), 프로판(C_3H_8)
* 에탄올은 에탄에서 수소가 OH로 변환된 것입니다.

* 알킬기
알칸에서 수소 원자 1개가 떨어진 형태를 알킬기라고 하며 일반식은 C_nH_{2n+1}로 표시되며 약호는 R입니다. 알킬기라는 이름은 모체가 되는 포화탄화수소(알칸, alkane)의 어미를 -yl로 바꾸고 알킬 alkyl로 표현합니다. 특정 탄소 수를 지니는 알킬기의 구조는 동일한 탄소 수의 알칸과 같지만 단지 수소 원자가 하나 결여되어 있습니다. 예를 들어, 메테인(methane)의 수소 1개를 제외한 $-CH_3$는 메틸(methyl)이 됩니다.

- 알켄(Alkene)은 탄소 사이에 이중결합이 있는 탄화수소입니다. 이중결합으로 인해 반응성이 큽니다. 따라서 첨가반응이나 중합반응을 잘합니다. 결합물 이름으로는 에텐, 프로펜, 부텐, 펜텐 등이 있습니다. 에텐의 탄소 사이 결합각은 120° 정삼각형 구조입니다.

- 알킨(Alkyne)은 탄소 사이에 삼중결합이 있습니다. 삼중결합을 가지고 있어서 알칸, 알켄에 비해 반응성이 크게 나타납니다. 결합물 이름으로는 에틴, 프로핀, 부틴, 펜틴 등이 있습니다. 결합각은 180° 직선구조입니다.

a. 알칸족, 알켄족, 알킨족

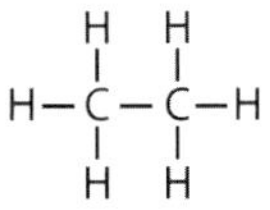

ethane (an alkane)   ethene (an alkene)   ethyne (an alkyne)

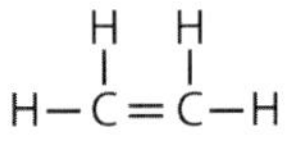

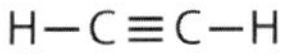

b. 1가 알코올, 2가 알코올, 3가 알코올

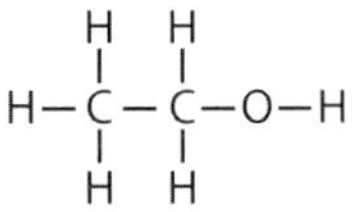

(Ethanol) 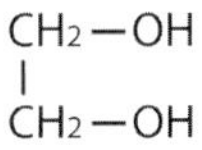   (Ethylene Glycol) 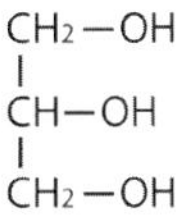   (Glycerol)

c. 알칸, 에탄올, 알킬기

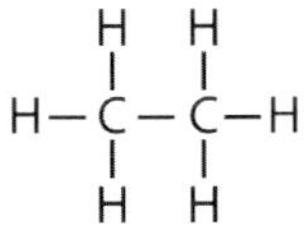

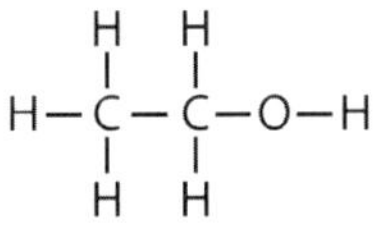

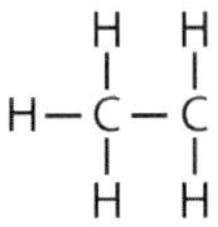

B. 카보닐 계열 작용기와 화합물(-C=O-)

화 합 물	작 용 기	화 학 식
알데하이드	포름기	R-CHO
케톤	카보닐기	R-CO
카복실산	카복실기	R-COOH
카복실산염	카복실산염	R-COO⁻
에스터	에스터기	R-COO

- 알데하이드(RCHO)는 1차 알코올이 산화되어 만들어집니다. 독성은 없으나 극소량을 사용해야 시너지 효과를 극대화 시킬 수 있으나 많은 양을 사용할 경우에 피부와 인체에 무리를 줄 수 있습니다. 염증

억제 작용과 신경을 안정시키고 항바이러스, 항곰팡이 작용이 뛰어납니다.

- 케톤(RCO)은 알데하이드와 비슷한 화학구조를 가지고 있으며 2차 알코올의 산화로 만들어지며, 안정된 물질로서 쉽게 산화되지 않습니다. 장기간 많은 양을 사용하였을 경우엔 신진대사에 문제를 야기시키고 유산과 간질을 유발시킬 수 있으므로 임산부와 노약자는 피하는 것이 바람직하고, 극소량을 사용했을 땐 세포재생에 효과적입니다.

- 카복실산(RCOOH)은 에스터의 가수분해, 알데하이드의 산화에 의해 만들어집니다. 지방산은 화학적으로 모두 카복실산입니다. 지방을 가수분해하면 지방산과 글리세롤로 분리됩니다.

- 카복실산염(RCOO$^-$)은 이온화된 염으로 COOH가 염기성 물질과 중화반응을 해서, 수용성의 카복실산염을 생성합니다.

$$R-\overset{O}{\underset{\|}{C}}-O^-Na^+$$

Carboxylic acid *salt*
(an ionic compound)

- 에스터(RCOO)는 산과 알코올이 반응하여 생기는 화학물로서 분자구조가 가장 안정적이며, 특히 감귤계 및 꽃에서 추출됩니다. 아로마 향 중에 가장 향기롭고 독성이 없습니다. 이완 작용, 진정 작용, 항균 작용, 항경련 작용을 합니다.

C. 산소를 포함하는 작용기와 화합물(CHO)

화 합 물	작 용 기	화 학 식
알코올	하이드록시기	R-OH
에테르	에테르기	R-O-R

- 알코올(ROH, C_2H_5OH)은 알킬기에 하이드록시기를 더한 것으로 ROH로 표시합니다. 수소 원자 대신 치환된 -OH기의 개수에 따라 1, 2, 3가 알코올로 구분됩니다. 글리세롤은 3가 알코올입니다. 알코올이

함유된 아로마는 피부에 사용하기 적합한 안정성과 유용성이 있습니다. 또한 살균 작용과 염증을 억제시키며 방부 작용을 하고, 항바이러스 작용과 고혈압에 효능을 나타냅니다.

* 1차 알코올이 산화하면 알데하이드(aldehyde)를 거쳐 카복실산(carboxylic acid)의 한 종류인 아세트산이 됩니다.

Methanol   Formaldehyde   Formic acid

에탄올   아세트알데하이드   아세트산

* 알코올
- 하이드록시기 수에 따른 분류

알코올은 탄소 원자에 결합하는 하이드록시기(-OH)의 숫자에 따라 1가 알코올, 2가 알코올, 3가 알코올 등으로 분류합니다. 대표적인 1가 알코올로는 메탄올, 에탄올 등이 있습니다. 2가 알코올은 글라이콜이라는 총칭으로 불리기도 하며, 대표적인 2가 알코올로는 에틸렌 글라이콜, 뷰틸렌 글라이콜 등이 있습니다. 이 밖에 알코올 분자에 붙는 하이드록시기의 수에 따라서 3가 알코올, 4가 알코올 등의 다가 알코올이 존재합니다.

- 알킬기 수에 따른 분류

알코올은 하이드록시기와 결합하고 있는 탄소 원자에 결합하는 알킬기(일반식 R)의 수에 따라 1차(primary) 알코올, 2차(secondary) 알코올, 3차(tertiary) 알코올로 분류하기도 합니다. 탄소 원자는 총 4개의 공유 전자쌍을 형성할 수 있는데 이 중 1개는 하이드록시기와 결합하고 있기 때문에 알킬기의 수에 따라 분류하면 3차 알코올까지만 존재하고, 4차(quaternary) 알코올은 없습니다.

- **에테르(ROR, CH$_3$OCH$_3$)**는 산소 원자 하나에 두 개의 작용기가 연결된 화합물입니다. 에테르는 탄소

원자 수가 같은 알코올과 서로 이성질체 관계입니다. (C₂H₅OH 〈=〉 R - O - R'의 CH₃OCH₃). 에테르는 물보다 밀도가 작고 휘발성이 크며 특유의 냄새를 가집니다. 끓는점이 낮아서 쉽게 증발하므로 유기 용매로도 많이 사용됩니다. 에테르는 케톤과 구조가 비슷하지만 케톤은 탄소와 산소가 이중결합을 가지고 있습니다.

$$\begin{array}{c} H\ H \quad\ H\ H \\ H-\underset{H}{\overset{H}{C}}-\underset{H}{\overset{H}{C}}-O-\underset{H}{\overset{H}{C}}-\underset{H}{\overset{H}{C}}-H \end{array}$$

- **페놀(ROH, C₆H₅OH)**은 페닐기에 하이드록시기가 결합한 방향족 화합물로 알코올과 마찬가지로 수산기를 가지고 있습니다. 방향족 화합물의 하나로, 기본 작용기인 페닐기가 여기서 유래했습니다. 석탄산이라고도 합니다. 벤젠의 수소 하나를 하이드록시(-OH)로 바꾼 형태로, 염기성을 띨 것 같지만 산성입니다. 식물성 페놀은 cancer를 유발하는 독성이 있는 광물성과는 달리 인체에 유용하게 작용을 합니다. 항 바이러스 작용과 항균 작용을 하며 방부 작용, 혈압을 상승시키고 면역을 조절하기도 합니다.

페놀 구조식 (C₆H₅-OH)

* **중화반응(neutralization reaction)**
묽은 염산(HCl) 수용액과 묽은 수산화나트륨(NaOH) 수용액을 섞으면 반응이 일어납니다. 수용액 속에 존재하던 Cl⁻, Na⁺, OH⁻ 중 H⁺와 OH⁻가 반응하여 물(H₂O)을 만드는 반응입니다. 그리고 Cl⁻와 Na⁺는 NaCl 염을 녹인 경우처럼 100% 이온화되어 녹아 있습니다. 이렇게 산의 H⁺와 염기의 OH⁻가 만나 물을 만드는 반응이 중화 반응에서 일어나는 실질적인 반응이기 때문에 이 반응에 참여하는 H⁺와 OH⁻를 알짜 이온이라고 합니다. 이와 달리 Cl⁻와 Na⁺는 화학적인 변화 없이 녹아 있는 상태 그대로를 유지하기 때문에 알짜 이온들의 반응을 지켜보는 구경꾼 이온이라 합니다.

산은 수용액에서 H⁺를 내놓는 물질을 말하고 염기는 OH⁻를 내놓는 물질을 말합니다. 예를 들어 HCl의 경우는 물에 들어가면 이온화가 되면서 H⁺와 Cl⁻로 나누어지므로 이를 산이라고 합니다. NaOH의 경우는 Na⁺와 OH⁻로 나누어지므로 염기라고 합니다.

* 지방

지방질은 지방(중성지방), 인지질, 콜레스테롤 등으로 나뉩니다.

Main types of lipids:
Triglycerides   Phospholipids   Cholesterol

지방과 기름을 유지라고 하며 유지의 화학적 조성은 글리세린(또는 글리세롤) 한 분자에 3개의 지방산이 에스터 형태로 결합되어 있는 triglyceride입니다. 대부분 triglyceride는 불포화지방산, 포화지방산, 또는 이들의 혼합물입니다. 실온에서 고체인지방(fat)은 많은 비중의 포화지방산을 함유하고 있으며, 기름(oil)은 불포화 지방산이 높아 대체로 액체입니다. 지방이나 기름을 가수분해하면 긴 탄화수소 사슬을 가진 카복실산과 글리세롤이 얻어집니다. 대부분 천연산 유지는 단순한 트라이글리세라이드가 아니고 혼합된 것으로 3 지방산 부분이 같지 않습니다. 지방이 강염기성 물질과 만나면 염(비누)과 글리세롤이 만들어집니다. 염이란 산과 염기의 중화반응으로 형성되는 이온성 화합물을 말합니다. 이것이 곧 계면활성제로서 탄화수소 사슬(친유성)과 말단의 이온성 부분(친수성)이 형성되며 물에서는 미셀의 형태를 하고 있으며 기름때에 친유성 부분이 달라 붙고 표면장력에 의해 물에 흩어지며 친수성 부분은 다른 친수성 부분과 서로 밀어내기 때문에 미셀들이 서로 엉겨 붙지 않습니다.

Triglycerides are formed by the condensation of one molecule of glycerol and three molecules of fatty acid. A condensation reaction between glycerol and a fatty acid (RCOOH) forms an ester bond.
중성지방은 글리세롤 1분자와 지방산 3분자가 결합하여 형성됩니다. 글리세롤과 지방산(RCOOH) 사이의 축합 반응은 에스터 결합을 형성합니다.

* 지방산의 종류: 탄소수에 의한 분류
lauric acid - C_{12}

palmitic acid - C_{16}
stearic acid - C_{18}
linolenic acid - C_{18}
oleic acid - C_{18}

* 비누화 반응(Saponification)

$$\begin{array}{c} CH_2-O-\overset{O}{\overset{\|}{C}}-R \\ CH-O-\overset{O}{\overset{\|}{C}}-R \\ CH_2-O-\overset{O}{\overset{\|}{C}}-R \end{array} + 3NaOH \longrightarrow \begin{array}{c} CH_2-OH \\ CH-OH \\ CH_2-OH \end{array} + 3R-\overset{O}{\overset{\|}{C}}-O^{\ominus}Na^{\oplus}$$

Triglyceride   Sodium hydroxide   Glycerol   Soap

The term saponification is the name given to the chemical reaction that occurs when a vegetable oil or animal fat (triglycerides) is mixed with a strong alkali (NaOH-sodiumhydroxide) or potassium hydroxide. The products of the reaction are two: soap (Carboxlate) and glycerin(Glycerol-triol alcohol).

* 염류와 에스터류

염류에서 염이란 산과 염기가 결합된 것을 말합니다. 예를 들면 염산(HCl)과 질산(HNO3) 같은 산과 칼슘, 마그네슘, 칼륨, 나트륨 등 염기가 결합된 것입니다. 이것들을 통틀어 염류라 합니다. 예를 들면 칼륨(K)과 염산(HCl)이 결합하면 염화칼륨(KCl)이 생기는데, 이것도 일종의 염류입니다. 소금(NaCl)도 염류지만 특별히 '염분'이라 합니다. 즉 소금이나 염분은 염류의 일종이지만 염류가 곧 염분은 아니고, 염화칼륨은 염류에 속하지만 염분은 아닙니다. 염류의 종류로 소듐, 포타슘, 칼슘, 마그네슘, 암모늄, 에탄올아민, 클로라이드, 브로마이드, 설페이트, 아세테이트, 베타인 등이 있습니다.

에스터류는 산과 알코올이 작용하여 탈수 반응을 일으켜 생긴 화합물을 통틀어 이르는 말입니다. 즉, 산의 수소 원자를 알킬기 R로 치환한 화합물입니다. 카복실산이나 알코올이 천연적으로 존재하는 경우 자주 에스터로 되어 존재합니다. 이것은 유기산과 알코올이 서로 반응하여 탈수된 생성물입니다. 구성하는 산이나 알코올의 조합에 따라 대단히 많은 화합물이 있으며 그 대다수가 강약의 차이는 있고 천연에는 지방족 에스터가 더 많습니다.

5. 이성질체 (Isomer)

유기 분자의 다양한 구조는 이성질체에서도 볼 수 있습니다. 이성질체는 분자식은 같지만, 분자 내의 구성 원자 간의 연결된 방식, 또는 공간적으로 봤을 때 다른 화합물들을 말합니다. 이성질체는 서로 성질이 다릅니다.

1) 구조 이성질체(Structural isomers)란 구성 원소의 배열 구조가 다른 이성질체들을 말합니다.

- 위치 이성질체(Position isomer)는 알칸(alkanes)이 치환된 분자들이나 다른 물질들에서 나타납니다. 1 프로판올은 1번 탄소에 OH가 붙어있는 것이며, 2 프로판올은 2번 탄소에 OH가 붙어 있습니다.

2) 입체 이성질체 (Stereoisomers)
- 기하 이성질체(Geometrical isomer)는 입체 이성질체에 포함되는데 입체적으로 그 모양이 다르다는 뜻입니다. '시스(cis)', '트랜스(trans)'라는 용어는 라틴어에서 왔는데, '시스'는 '같은 면'이라는 뜻이고 트랜스'는 '다른 면'이라는 뜻입니다.
예) 1,2-디클로로에텐

– 광학 이성질체(Optical isomer)는 거울과 연관시켜서 생각하면 편합니다.

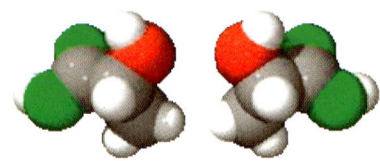

6. 산화와 환원 (Oxidation-Reduction Reactions)

1) 산화·환원 반응

'산화'는 단어 안에 '산소와 만나다'라는 뜻을 가지고 있습니다. 예를 들어 구리 동전이 산소를 만나서 산화하면 검게 변합니다(Cu + O = CuO 산화구리). 사과가 공기 중에 산소를 만나면 갈색으로 변합니다(사과 + O = 산화사과).

산화는 우리의 몸에서도 일어납니다. 산소는 우리에게 필요하지만 반대로 우리 몸을 병들고 늙게 하는 원인이 되기도 합니다. 호흡을 통해 들어온 산소는 우리 몸 구석구석 에너지를 만드는데 쓰이는데, 세포 속에 존재하는 에너지를 만드는 mitochondria는 산소를 이용해 에너지를 발생시키고 이 과정에서 활성산소라는 부산물을 만듭니다. 이러한 활성산소로 인해 우리 몸은 산화가 되는 것입니다. 과잉 생산된 활성산소는 세포에 산화작용을 일으켜 세포막을 공격해 세포의 구조를 무너뜨리고 DNA 까지 손상을 일으킵니다. 활성산소는 불안전한 물질이기 때문에 세포와 혈액 속의 지방이 활성산소와 만나 산화되어 과산화지질이 되고 이는 노화의 주범이 됩니다. 항산화 작용으로 코엔자임 Q-10, 비타민 C 섭취 등은 환원에 해당됩니다.

산화 환원은 '머리 염색'에도 적용됩니다. 염색약은 머리카락 큐티클의 구조를 활용해 모발에 작용합니다. 보통 염색할 때에는 두 가지 약을 섞어서 머리카락에 바릅니다. 1제는 암모니아에 원하는 색상의 염료를 혼합한 것이고, 2제는 과산화수소입니다. 암모니아는 머리카락을 부풀게 해 비늘같이 생긴 머리카락의 큐티클 층을 들뜨게 합니다. 염료와 과산화수소가 속으로 잘 스며들게 하는 준비 과정입니다. 과산화수소는 머리카락 속의 멜라닌 색소를 파괴해 머리카락을 하얗게 탈색하는 역할을 합니다. 염색제 2제를 '산화제'라 부릅니다. 과산화수소 H_2O_2를 산화제라 부릅니다. 이 산화제는 자신이 산소를 만나서

'산화'되는 것이 아니라 염색제의 색소를 '산화'되도록 산소를 내어놓는 것입니다. 즉 자신이 산화되는 것이 아니라 상대 '색소'를 '산화'시키는 것입니다. 염색제의 색소 + O = 산화 색소(발색한 상태). '색소' 산소를 만나 '산화'하여 발색하고 '산화제'라 불리는 과산화수소 자신은 산소를 잃어버린다는 의미에서 '환원'한다라고 하는 것입니다.

펌의 원리는 먼저, 알칼리성 환원제(1제)를 머리카락에 발라 케라틴 단백질에 수소를 공급하여 아미노산의 시스틴 결합을 깨뜨립니다. 결합이 깨져 단백질 구조가 느슨해지면 머리카락이 유연해지는데, 이때 롯드(rod)나 기계를 이용하여 원하는 형태로 머리카락을 구부리고 고정시킵니다. 그 후 산화제(2제)를 사용하여 공급했던 수소를 빼앗아 처음의 시스틴 결합을 다시 연결해 주면 파마가 완성되는 것입니다. 따라서 남한테 산소를 주는 것을 '산화제'라 표현하고 있고 자신은 산소를 잃어버려 '환원'합니다. 남에게 수소를 주는 것은 '환원제'이고 자신은 수소를 잃었기 때문에 '산화'합니다.

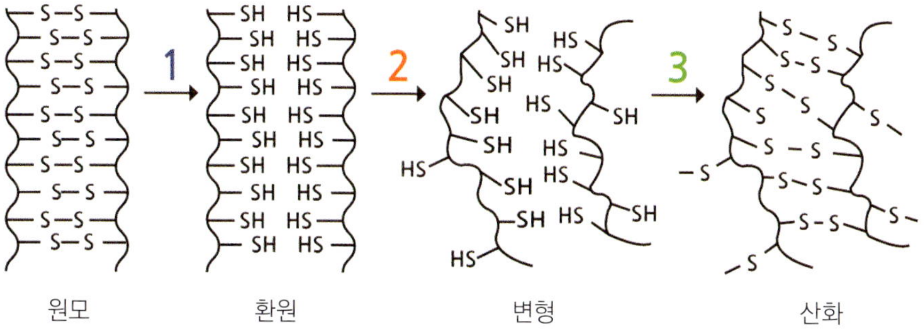

원모   환원   변형   산화

펌제의 원리

더 나아가 산화·환원 반응은 산소의 결합과 분리, 수소의 분리와 결합 반응으로 정의되었다가, 보다 넓은 의미로 전자의 이동, 산화수의 증감과 관련된 개념으로 정의되었습니다.

기준	산화	환원
산소의 이동	산소를 얻음	산소를 잃음
	$C+O_2 \rightarrow CO_2 \rightarrow$ C가 산화됨	$2CUO \rightarrow 2CU + O_2 \rightarrow$ CUO가 환원됨
수소의 이동	수소를 잃음	수소를 얻음
	$2NH_3 \rightarrow N_2 + 3H_2$ 암모니아 NH_3가 산화됨	$H_2 + Cl_2 \rightarrow 2HCl \rightarrow Cl_2$가 염화수소로 환원됨
전자의 이동	전자를 잃음	전자를 얻음
	\multicolumn{2}{c}{$Cu^{2+} + Fe \rightarrow Cu + Fe^{2+}$}
	\multicolumn{2}{c}{3~5%의 황산 구리 수용액 속에 표면을 잘 닦은 못을 넣으면 못의 표면이 불그스름해지면서 금속인 구리가 달라붙는 것을 볼 수 있습니다. 이것은 구리 이온(Cu^{2+}) 상태로 녹아 있는 황산 구리 용액에 철(Fe)이 들어와 전자 2개를 구리 이온에게 주고 철 이온(Fe^{2+})으로 산화했기 때문입니다.}
산화수의 증감	산화수가 증가	산화수가 감소
	\multicolumn{2}{c}{전자얻음 산화수 감소 ⇒ 환원}
	\multicolumn{2}{c}{$\overset{0}{N_2}(g) + 3\overset{0}{H_2}(g) \rightarrow 2\overset{-3\ +1}{NH_3}(g)$}
	\multicolumn{2}{c}{전자잃음 산화수 증가 ⇒ 산화}

* 산화수란 각 원자가 얻고 잃은 전자를 숫자로 표시한 것.

산화수 구하는 방법은 전기음성도를 이용해서 구해도 되지만 산화수 값 우선원칙(순차적 적용)에 의해 구하는 것이 편리합니다.

1) 1족(H제외) +1
   2족   +2
   13족   +3
   F   −1
2) H   +1
3) O   −2
4) 17족(F제외) −1

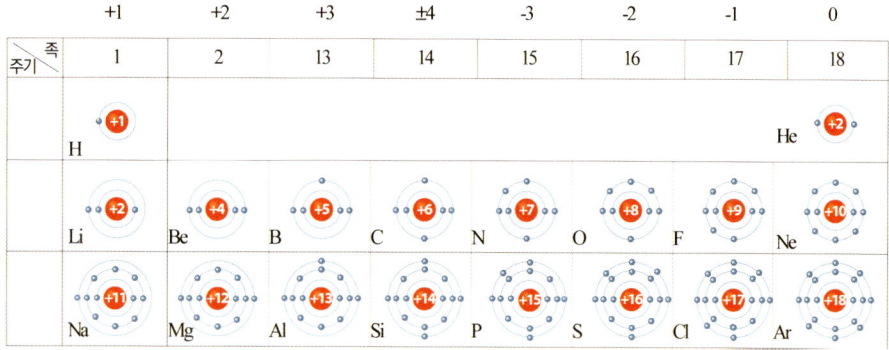

#1 홑원소는 산화수가 0이며, 이온은 전하량이 산화수입니다.

O_2

0

Na^+Cl^-

+ 1 − 1

* 화합물의 산화수 총합은 0이 되어야 합니다.

예제)

NaH(수소화나트륨) : Na 부터 적용

+ 1 − 1

MgH$_2$(수소화마그네슘) : 2족 부터 적용. 총합이 0이 나와야 하므로 Mg는 + 2, 수소는 (− 1) × 2

따라서

+ 2 − 1

H$_2$O$_2$: 우선법칙에서 수소가 + 1이므로 (1 × 2) + (− 1 × 2) = 0이 되어야 하므로

+ 1 − 1

HClO$_2$: 수소 + 1, 산소 −2 × 2, 따라서 Cl은 + 3

+ 1 + 3 − 2

HClO$_3$: 수소 + 1, 산소 − 2 × 3, 따라서 Cl은 + 5

+ 1 + 5 − 2

* 탄화수소일 경우 산화수 계산법은 도식을 보고 알 수 있습니다.

CH$_4$에서 C의 산화수 = − 4

CH$_3$−CH$_3$에서 C의 산화수 = − 3

CH$_2$=CH$_2$에서 C의 산화수 = − 2

CCl$_4$에서 C 의 산화수 = + 4

CH$_3$−C≡N에서 C의 산화수 = + 3

CH$_3$−C≡C−CH$_3$에서 C의 산화수 = 0

CH$_3$−CH$_2$−OH에서 C의 산화수 = − 1 (그림참고)

CH$_3$−CHO에서 C의 산화수 = + 1 (그림참고)

CH$_3$−CO−CH$_3$에서 C의 산화수 = + 2 (그림참고)

CH$_3$−COOH에서 C의 산화수 = + 3 (그림참고)

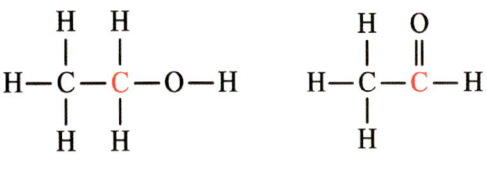

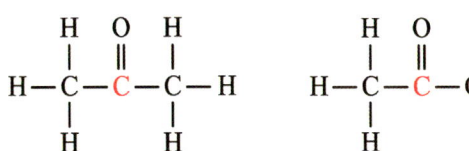

* 공유결합에서는 전자를 주고받지는 않지만, 그러나 산화수를 구하기 위해서는 전자가 한쪽으로 완전하게 이동했다고 가정

HCl (염화수소)

+ 1 − 1

NH_3 (암모니아)

− 3 + 1

H_2O (물)

+ 1 − 2

$CaCO_3$ (탄산칼슘)

+ 2 + 4 − 2

* 다원자 이온

SO_4^{2-}

O원자는 4 × (− 2), 이온 전하는 − 2이므로, S 원자의 산화수 = + 6

* 산화수가 증가하면 산화, 감소하면 환원

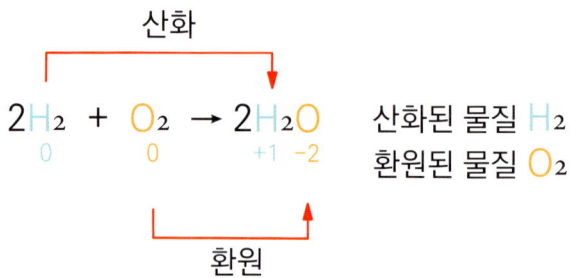

- 전자의 이동에서는 산화된 물질이 잃은 총 전자 수와 환원된 물질이 얻은 총 전자 수가 같음.
  산화수의 증감에서는 증가되는 총 산화수와 감소되는 총 산화수가 같음
- **전기음성도(electronegativity)**란 분자 내의 원자(공유 결합한 두 원자 중 하나)가 자신의 공유 전자들을 얼마나 강하게 있는지 그 척도를 말합니다. 수소(H)의 전기 음성도는 2.1이고, 염소(Cl)의 전기 음성도는 3.0이며, 나트륨(Na)의 전기 음성도는 0.9입니다. 수소(H)와 염소(Cl)의 전기 음성도 차이는 0.9이고, 나트륨과 염소의 전기 음성도 차이는 2.1이므로 HCl은 공유 결합 화합물이고, NaCl은 이온 결합 화합물입니다. 일반적으로 전기 음성도 차이가 2.0 이상으로 큰 경우에는 두 원자 사이에 전자가 이동하여 이온 결합이 형성되며, 전기 음성도 차이가 2.0보다 크지 않은 서로 다른 두 원자 사이에는 극성 공유 결합이 형성됩니다.

* 전기 음성도 크기
  H(2.1)
  Li(1), Be(1.5), B(2), C (2.5) , N(3.0) , O(3.5), F(4)
  K 〉Ca 〉Na 〉Mg 〉Al 〉Zn 〉Fe 〉Ni 〉Sn 〉Pb 〉H 〉Cu 〉Hg 〉Ag 〉Au
- 산화수(oxidation number)에서 대체로 H는 +1이며, O는 -2의 값을 가집니다. 그러나 예외도 있습니다. F - O - F 같은 경우에 F의 우선 법칙 또는 F 음성도가 크기 때문에 O는 +2 값을 가집니다.

7. 아보가드로 수와 몰 (Avogadro's Number and the Mole)

몰(mol)은 물질의 입자 수, 질량, 부피 등과 같은 물질의 양을 나타내는 매우 작은 입자의 묶음 단위입니다. 가장 기본적으로 원자, 분자, 이온 등과 같은 입자의 수 약 6.02×10^{23}개를 1몰(mol)로 정한 묶음 단위입니다. 이들 입자들은 실제 크기, 질량 등이 매우 작아서 입자 한 개 한 개 등 낱개의 양으로 다루기엔 매우 불편합니다. 그러므로 이 작은 입자들의 양을 다룰 때는 묶음 단위를 사용하는 것이 편리합니다. 이와 같이 크기나 양이 매우 작아 실제 사용하기에 불편한 경우 그 물질량을 이해하는데 좀 더 편리하도록 묶음 단위를 만들어 쓰는 것입니다. 방법은 원자량의 기준에 따라 질량수가 12인 탄소(12C)의 질량 12g 중에 포함되어있는 원자의 수를 1몰(mol)로 정했습니다. 즉, 탄소 (12C)의 질량 12g 속에는 탄소 원자가 약 6.02×10^{23}개 들어있는데, 이를 1몰이라 합니다. 그분 아니라 입자의 종류에 관계없이 6.02×10^{23}개를 1몰이라고 이 1몰의 수를 아보가드로 수(NA: Avogadro's number)라고 부릅니다.

원자량은 원자의 상대적인 질량으로써 C(12), H(1), O(16), N(14)이며 C 1개 질량 = H 12개 질량과 같습니다. 분자량도 분자의 상대적인 질량으로 H_2O(18), CH_3(16)과 같이 원자량의 합입니다. 몰은 입자 수를 나타낼 때 단위로서 1몰은 6.02×10^{23} 개로 이것이 모이면 그때의 부피는 22.4L가 됩니다. 만약 어떤 원자 1몰이 모였을 때 질량은 원자량에 g을 붙인 값이 되고, 분자 1몰이 모였을 때 질량은 분자량에 g을 붙인 값이 됩니다.

예) CO_2 22g은? (CO_2 = 44g이 1몰)
따라서 ½몰이며 부피는 ½ × 22.4L, 분자수는 ½ × 6.02×10^{23}개입니다.

1) 몰이란

- 개수 단위
- 분자를 뜻하는 Molecule에서 따온 것
- 원자, 분자 및 이온과 같이 작은 입자의 개수를 세기 위한 묶음 단위
- 기호로 mol이라고 표시하여 사용
- 1몰은 입자 6.02×10^{23}개의 집단을 말하며, 이 수를 '아보가드로수 Avogadro constant, NA' 라고 함
- 1몰: 질량수가 12인 탄소 원자 12g 속에 들어있는 입자수를 1몰로 정의 – 그 속에 포함된 탄소 입자의 개수는 정확히 6.02×10^{23}개

2) 1몰 개수

연필 1다스 = 12개

1몰 = 6.02×10^{23}개

산소원자 1몰의 개수는? 6.02×10^{23}개

물분자 1몰의 개수는? 6.02×10^{23}개

수소 이온 1몰의 개수는? 6.02×10^{23}개

몰수 × 아보가드로수 = 입자수

예) 물분자 3.01×10^{23}개 있습니다. 물분자 몰수는?

몰수 = 입자수/아보가드로수

0.5몰

3) 1몰 질량 (다르다)

몰수 × 화학식량 = 전체질량

탄소원자 1몰: 탄소원자량은 12이므로 질량은 12g

산소원자 1몰: 산소원자량은 16이므로 질량은 16g

수소원자 1몰: 수소원자량은 1이므로 질량은 1g

수소분자(H_2) 1몰: 수소분자량은 2이므로 질량은 2g

물분자 1몰: 물분질량은 18이므로 18g

물분자 3몰 질량은 18 × 3 = 54g

4) 1몰 부피 (같다)

기체의 종류에 관계없이 모든 기체는 압력과 온도가 같을 때 같은 부피 속에 들어 있는 기체의 분자수는 같습니다.

1몰의 부피는 22.4L

몰수 × 22.4L = 기체의 부피

예) 0도 1기압에서의 암모니아 11.2 L에 들어있는 몰 수? 질량은?

몰수: 11.2L/22.4L = 0.5몰

질량: NH_3 = 14 + 3 × 1 = 17 (1몰일 경우, 여기서는 0.5몰이므로)

0.5몰 × 17 = 8.5g

- 원자량, 분자량 = 화학식량

H: 1 H_2: 2

O: 16 O_2: 32

C: 12   CO: 28

N: 14

Na: 23

Cl: 35.5

Ca: 40

1몰 질량은 다릅니다.

1몰 부피는 같습니다.

- 예 1) H_2가 12×10^{23}개이다 몰수는? $12 \times 10^{23} / 6 \times 10^{23}$ = 2몰
- 예 2) $H_2(g)$ 기체 부피가 44.8L는 몇 몰인가요?   44.8L / 22.4L = 2몰
- 예 3) H_2가 4g 있습니다. 몇 몰인가요?   4g / 2g = 2몰

5) 밀도와 몰

- 퍼센트 농도: 용질(g) / 용액(용매+용질)(g) × 100
- 몰농도(M): 용질 mol / 용액 L

예) NaOH 10g을 증류수에 용해시켜 500ml 용액을 만들었습니다. 이 용액의 몰농도를 계산하세요.

용질의 mol 수 = (10g) / (40g / mol) = 0.25 mol

용액의 L수 = 500ml = 0.5L

따라서 몰농도= 0.25 mol / 0.5L = 0.5 mol

Molecule	hydrogen(H_2)	oxygen(O_2)	carbon dioxide(CO_2)	ammonia(NH_3)
Models				
Moles	1 mole	1 mole	1 mole	1 mole
Particles	6.02×10^{23} things	6.02×10^{23} things	6.02×10^{23} things	6.02×10^{23} things
Mass	2 g	32 g	44 g	17 g
Volume at STP	22.4 L	22.4 L	22.4 L	22.4 L

⟨Summing-up⟩

1. Converting from mass(grams) to moles: Divide your initial mass by the molar mass of the compound as determined by the periodic table.

Example: Convert 25.0 grams of $KMnO_4$ (Potassium permanganate) to moles.

Solution:

- Step One:

The problem will tell you how many grams are present. Look for the unit of grams. The number immediately preceeding it will be how many grams. Common abbreviations for grams include g (just the letter) and gm.

I suppose that a problem can be worded in such a way that the number of grams come after the unit, but that type of trickery isn't very common in high school.

The problem gives us 25.0 grams.

- Step Two:

You need to know the molar mass of the substance. Please refer to the lessons about calculating the molecular weight and molar mass of a substance if you are not sure how to calculate a molar mass.

The molar mass of $KMnO_4$ is 158.034 grams / mole. Please take a moment and calculate the molar mass of $KMnO_4$, just to be sure.

- Step Three:

Divide the grams given in the problem by the substance's molar mass:

25.0g / (158.034 g / mol) = 0.158 mol

The answer of 0.158 mole has been rounded to three significant figures because the 25.0 value had the least number of significant figures in the problem.

2. Converting from moles to mass (grams): Multiply your initial mole value by the molar mass of the compound as determined by the periodic table.

One of the most common chemistry calculations is converting moles of a substance into grams. When you balance equations, you'll use the mole ratio between reactants and reagents. To do this conversion, all you need is a periodic table or another list of atomic masses.

Example: How many grams of carbon dioxide is 0.2 moles of CO_2?

Look up the atomic masses of carbon and oxygen. This is the number of grams per one mole of atoms.

Carbon (C) has 12.01 grams per mole.

Oxygen (O) has 16.00 grams per mole.

One molecule of carbon dioxide contains 1 carbon atom and 2 oxygen atoms, so:

number of grams per mole CO_2 = 12.01 + (2 x 16.00)
number of grams per mole CO_2 = 12.01 + 32.00
number of grams per mole CO_2 = 44.01 gram/mole

Simply multiply this number of grams per mole times the number of moles you have in order to get the final answer:

grams in 0.2 moles of CO_2 = 0.2 moles x 44.01 grams/mole
grams in 0.2 moles of CO_2 = 8.80 grams

3. Converting from volume (liters) to moles: Divide your initial volume by the molar volume constant, 22.4L.

How many moles of helium at STP will fit into a 39.6L container?

Set up equation
39.6L He / 22.4L He = 1.77 mol He

4. Converting from moles to volume (liters): Multiply your mole value by the molar volume constant, 22.4 L.

Determine the volume, in liters, of 0.60 mol SO_2 gas at STP.

Set up equation
Volume = 0.60 mol SO₂ × (22.4L/1 mol) =13L SO₂

5. Converting from particles (atoms, molecules, or formula units) to moles: Divide your particle value by Avogadro's number, 6.02×10^{23}. Remember to use parentheses on your calculator!

If you had a bottle that contained 5.69×10^{24} molecules of water, how many moles of water does the bottle hold?

5.69×10^{24} mc H₂O / 6.02×10^{23} = 9.45 moles H₂O

6. Converting from moles to particles (atoms, molecules, or formula units): Multiply your mole value by Avogadro's number, 6.02×10^{23}.

How many atoms can be found in 3.91 moles of xenon?

3.91 moles Xe × (6.02×10^{23}/ 1 mole Xe) = 2.35×10^{24} atoms Xe

8. 에센셜오일의 구성성분(Chemical Composition of Essential Oils)

1) What are Essential Oils?
에센셜오일의 특성

Essential oils are volatile odorous compounds that are hydrophobic, soluble in alcohol, and slightly polar solutions. Most are colorless or pale yellow in color and less dense than water. Because of the molecular structure of essential oils, essential oils are easily oxidized by light, heat and air.
에센셜오일은 향기가 나는 휘발성 화합물로 소수성이며 알코올에 용해되고, 약한 극성을 띠는 용액입니다. 대부분은 무색이거나 옅은 노란색을 띄며, 물보다 밀도가 낮은 액체입니다. 에센셜오일의 분자적 구조 때문에 에센셜오일은 빛, 열, 공기에 의해 쉽게 산화됩니다.

2) Basic structure of Essential Oils
에센셜오일의 기본구조

Essential oils are components made from plants and belong to organic compounds.
The three basic elements that make up essential oils are carbon, oxygen and hydrogen. Organic compounds use carbon as a basic element to form various chemical groups in the simplest form, hydrocarbon, which is a bond of carbon and hydrogen, and oxygen, etc., and essential oils also belong to this group. The hydrocarbons of aliphatic hydrocarbons and aromatic hydrocarbons form a chain structure or a ring structure depending on the shape of the carbon arrangement. It is divided into aliphatic hydrocarbons forming a chain and aromatic hydrocarbons forming a hexagonal benzene ring in the carbon arrangement. In particular, the basic unit of the molecule of essential oil is isoprene, which belongs to an aliphatic hydrocarbon having a double bond with 5 carbons, and a benzene ring, which is an aromatic hydrocarbon.

에센셜오일은 식물에서 만들어진 성분으로 유기화합물에 속합니다. 에센셜오일을 이루는 3가지 기본 원소는 탄소, 산소, 수소입니다. 유기화합물은 탄소를 기본원소로 하여 가장 단순한 형태인 탄소와 수소의 결합인 탄화수소, 그리고 산소 등이 결합된 형태의 다양한 화학그룹을 만들고 에센셜오일 또한 여기에 속합니다. 지방족 탄화수소 및 방향족 탄화수소의 탄화수소는 탄소 배열의 모양에 따라서 체인 구조 혹은 링 구조를 이룹니다. 체인을 이루는 지방족 탄화수소와 탄소 배열이 6각형의 벤젠고리를 이루는 방향족 탄화수소로 나누어집니다. 특히 에센셜오일은 분자의 기본 단위는 탄소 5개가 이중 결합을 하고 있는 지방족 탄화수소에 속하는 아이소프린(Isoprene)과 방향족 탄화수소인 벤젠고리(benzenering)입니다.

아이소프린(Isoprene)구조

1) 5개의 탄소 원자와 2개의 이중결합을 포함하는 사슬(체인)로 연결되어 있는 지방족 탄화수소입니다. 거의 모든 에센셜 오일에서 발견됩니다.

2) 탄소 결합 수에 따라 monoterpen(10개의 탄소 결합), sesquiterpene(15개의 탄소 결합), diterpene(20개의 탄소 결합) 등으로 나눕니다.

벤젠고리(Benzene ring)구조

1) 분자 내 벤젠고리에 6개의 탄소가 연결되어 있는 것을 말합니다. 페닐, 방향족(amatic ring)이라고도 불리기도 하고 방향족 탄화수소를 구성합니다.

2) 페놀을 비롯하여 다른 화학적 그룹에서도 나타납니다.

Depending on the biosynthetic pathway, essential oil molecules are divided into terpenes produced by combining isoprene units and terpene-derived compounds, which are oxidized compounds with functional groups added, and phenylpropane-based compounds based on a benzene ring structure.

에센셜오일 분자들은 생합성 경로에 따라서 하나는 아이소프렌단위가 결합하여 만들어낸 테르펜과 작용기가 더해진 산화 화합물인 테르펜계 유도 화합물(terpenoid - 사슬형, 고리형 테르펜 함유), 벤젠고리 구조에 기초한 페닐프로판계 화합물(phenylpropanoid - 벤젠고리 함유)로 나누어집니다.

3) hemical Composition of Essential Oils
에센셜오일의 구성성분 - 작용기에 따른 분류

Plants are capable of synthesizing two kinds of oils: fixed oils and essential oils (volatile oils). Fixed oils consist of esters of glycerol and fatty acids (triglycerides or triacylglycerols), while essential oils (EOs) are complex mixtures of volatile and semivolatile organic compounds originating from a single botanical source that determines the specific aroma or flavor of plants. Unlike fixed oils, however, essential oils are volatile: they evaporate rapidly at room temperature, whereas fixed oils will not.

식물들을 구성하는 주 원소는 탄소, 수소, 산소입니다. 에센셜오일은 수 십에서 많게는 수 백 가지의 천연 화학성분으로 구성되어진 혼합물이며 이러한 천연 성분들의 구성과 다양한 조합에 의하여 아로마 특유의 향과 기능을 가지게 됩니다. 에센셜오일에 주로 분포하는 성분은, 냄새를 주관하는 테르펜을 필두로 알코올, 에스터, 알데하이드, 케톤, 옥사이드, 락톤, 에테르, 페놀 등의 화합물이 함께 주요 요소로 존재합니다. Aliphatic Chains(지방족 화합물)은 사슬이 스스로를 휘감아 고리 모양을 형성할 수도 있지만 대부분 일직선 형태나 가지 구조를 가지고 있습니다. Aromatic rings(방향족 화합물)은 직선구조의 화학물질들과 달리, 6개의 탄소가 링을 만들 때 방향족 화합물을 탄생시킵니다.

에센셜오일에는 두 종류의 주된 성분이 있습니다. 탄화수소(Hydrocarbons; monoterpene, sesquiterpene, diterpene)와 산소화탄화수소(Oxygenated hydrocarbons; 알콜, 페놀, 알데하이드, 케톤, 에스터, 락톤)입니다. 각 에센셜오일은 그 오일 내에 탄화수소 및 산소화탄화수소 성분 등이 (100~400가지) 서로 복합적으로 구성되어 있습니다. 라벤더를 예로 들면 오시멘(모노테르펜), 리날룰(알코올), 리날릴 아세테이트(에스터) 등의 복합 성분으로 구성되어 있고, 타임은 티몰, 카바크롤(페놀), 리날룰, 보네올, 제라니올 (알코올), 시멘(모노테르펜) 등으로 구성되어 있는데 공통적으로 테르펜의 종류가 있고 나머지는 포함되는 것도 있고 빠지는 것도 있는 등 다양하게 구성되어 있다고 볼 수 있습니다.

좀 더 세분해 보면,
테르펜 (terpene): 탄소와 수소
테르펜계 유도체 화합물 (terpenoid molecules): 탄소와 수소 그리고 산소 외 기타 성분
페닐 프로판계 (phenyl propane): 벤젠고리 함유
등으로 구분할 수 있습니다.

탄소 원자 5개로 구성된 지방족이 있는데 주로 이것이 에센셜오일에 포함된 여러 성분 중 하나로 향기를 내는 주요 구성요소입니다. 기본단위는 C₅H₈ 아이소프린(isoprene)으로 2개의 아이소프린 단위가 붙어서 모노테르펜(Monoterpene), 3개의 아이소프린 단위가 붙어서 세스퀴테르펜(Sesquiterpenes), 4개의 아이소프린 단위가 붙어서 디테르펜(Diterpene)이라 합니다.

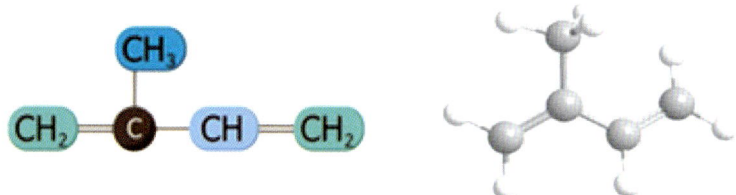

* 작용기 (Functional Groups)
유기화합물의 기본인 탄화수소는 탄소와 수소로 이루어져 있습니다. 그런데 탄소에 붙어 있는 수소를 다른 원소로 바꾸게 되는 경우 탄화수소의 성질이 크게 변화하게 됩니다. 이처럼 탄화수소의 성질을 변화시키는 다른 원소들을 작용기(functional group)라고 하며, 작용기가 붙어서 새로운 성질을 갖게 된 탄화수소를 유도체라고 부릅니다. 예를 들어보면 모노테르펜 탄화수소는 탄소와 수소의 결합으로 이루어졌지만 여기에 산소가 결합하게 되면서 -OH작용기가 만들어져 모노테르페놀이라는 알코올이 만들어집니다. 화합물들은 하나 이상의 작용기를 가질 수 있습니다. 알코올(alcohols), 알데하이드(aldehydes), 케톤(ketones), 옥사이드(oxides), 에스터(esters) 들입니다.

* Phenyl propanoids (페닐 프로파노이드 화합물)
에센셜오일의 약 10%를 구성하는 화합물로 테르페노이드와 다르게 탄화수소인 아이소프린에서 만늘어지지 않고 phenyl propanoic pathway에 의한 벤젠고리의 합성작용으로 일어나는 것으로 페놀(phenol), 아로마틱 알데하이드(aromatic aldehyde), 페닐 메틸 에테르(phenyl methyl ether) 등이 여기에 속하며 아네솔(anethol), 유제놀(eugenol), 바닐린(vanillin), 또는 쿠마린(coumarin) 등의 기본 구조 단위가 됩니다. 일반적인 에센셜오일 분자들이 가지고 있는 탄소배열이 체인으로 이루어진 반면에 벤젠고리 혹은 아로마틱 링을 가지고 있는 화학구조입니다.

* 5명의 학자가 에센셜오일 연구로 노벨 화학상을 수상하였습니다.
1. 본 바이어(Von Baeyer): 1905년 수소 아로마 합성물(Hydrogen aroma compounds) 연구로 처음 노벨 화학상을 수상

2. 오토 월라흐(Otto Wallach) : 1884년 에센셜오일의 기본 구조인 테르펜(Terpene, C_5H_8) 발견, 그 공적으로 1910년 노벨 화학상 수상

3. 루지카(L.Ruzicka): musk molecule 연구로 1939년 노벨 화학상 수상

4. 로빈슨(Robinson): Isoprene Rule(에센셜오일의 기본구조의 원칙)로 1947년 노벨 화학상 수상

5. 바튼(Barton): 카리오필렌 구조(Caryophyllene structure, 에센셜오일의 $C_{15}H_{24}$ 성분 중 하나) 연구로 1969년 노벨 화학상 수상

에센셜오일은 항염증, 항박테리아, 항바이러스, 항진균, 항암, 항산화, 해독, 재생 등 의학적 용도로 활용됩니다.

화 합 물	특 성
1. 모노테르펜 (Monoterpene)	1. 탄화수소로 구성된 고리형 지방족 화합물, 향기담당 1) 화학식: $C_{10}H_{16}$, isoprene unit이 2개 These are made up of 2 isoprene units (10 carbon atoms). They are highly volatile and evaporate quickly when exposed to air. 탄소수가 적어서 가벼우며 투명하고 끈적임이 매우 적습니다. 휘발율이 매우 높으며 강한 향기를 가지고 있습니다. 대부분의 오일에 존재합니다. 휘발율이 높은 성질로 인해 공기 중의 산소와 반응하여 산화하기 쉬우므로 특히 보관에 주의해야 합니다. 시트러스 오일들의 보존기간이 짧은 이유이기도 합니다(1년~2년). 비극성이라 물에는 녹지 않지만 에탄올이나 식물유에는 잘 녹습니다. 2) 화학성분: limonene/을리머닌/, pinene/파이닌/, campnene/캠프닌/, myrcene/멀r씬/ Both limonene (found in most citrus oils) and pinene (found in pine) are monoterpenes.

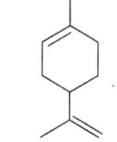 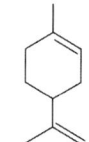

(R)-(+)-limonene   (S)-(−)-limonene

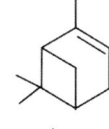 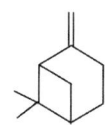

α-pinene   β-pinene

3) 특징: 공기정화, 살균, 방부, 방충, 수렴, 자극촉진, 콧속 충혈 완화, 마취제, 진통제, 항생제, 항히스타민, 항염 효과, 페로몬, 청결제, 피부자극

They may irritate the skin and so only weak dilutions should be used.

4) 에센셜오일: 감귤류의 껍질이나 침엽수 등에 높은 비율로 함유되고 있으며 거의 모든 에센셜오일들은 이 성분을 조금씩 가지고 있습니다.

Limonene: 레몬, 그레이프룻, 오렌지, 로즈마리, 네롤리
Pinene: 파인, 바질, 세이지, 히솝, 프랑킨센스
(R)-(+)-리모넨 (또는 D-리모넨)은 오렌지의 향을 내며 레몬, 오렌지, 만다린, 자몽에 많으며 콜레스테롤을 녹이는 성질이 있습니다. 알러지를 유발할 수도 있습니다.

소나무에 많이 분포되어 있는 피톤치드 성분은 α-Pinene($C_{10}H_{16}$)이 주성분이며 깊은 수면을 유도합니다.

	5) 주의사항: 리모넨은 알러지 유발을 일으킬 수 있으므로 사용 후 씻어내는 제품에는 0.01%, 사용 후 씻어내지 않는 제품에는 0.001% 초과 함유하는 제품에는 전성분에 리모넨을 기재해야 합니다.
2. 세스퀴테르펜 (Sesquiterpenes)	탄화수소로 구성된 사슬 또는 고리형 지방족 화합물, 향기담당 1) 화학식: $C_{15}H_{24}$, isoprene unit이 3개 Sesqui means 1½ so, as you would expect, sesquiterpenes contain 3 isoprene units (monoterpenes have 2) which equals 15 carbon atoms. 탄소수가 15개이므로 모노테르펜 보다는 휘발성이 높지 않습니다. 분자가 무겁지만 효과 면에서 우수하며 주로 식물의 나무, 씨, 뿌리 등에서 추출합니다. 2) 화학성분: bisabolene/비써벌린/, caryophyllen/카료f필린/, chamazulen/채머z절린/, santalol/쌔널럴ㄹ/, zingiberol/z징가이버뤌ㄹ/, carotol/캐뤄털ㄹ/, cadinene/캐더닌/, farnesol/f파r니솔/, cedrene/쎄드륀/ Chemical examples include caryophyllene found in clove (bud), and cadinene found in myrrh. β-Bisabolene β-Caryophyllen 3) 특징: 항알러지, 항염효과, 진정제, 항생제, 성장 저해제(종양, 암 등), 이뇨제, 저혈압, 사춘기 호르몬, 페르몬, 항바이러스 They are heavier than monoterpenes and are prone to oxidation.

	4) 에센셜오일: bisabolene: 저먼 캐모마일, 버가못, 샌달우드, 레몬 caryophyllene: 클로브, 라벤더, 바질 - α-bisabolene($C_{15}H_{24}$) 은 강력한 항산화, 항염, 항균작용이 있으며 버가못, 생강 등에 주로 있습니다. - α-caryophyllene($C_{15}H_{24}$)은 피부 재생에 효과가 큰 것으로 알려져 있으며 클로브 등에 주로 많이 있습니다. - cedrene은 시더우드에 많이 분포하며 지방간을 녹이는데 탁월합니다.
3. 알코올 (Alcohols)	산소를 포함하는 지방족 (or 방향족) 화합물, 항균. 1) 화학식: ROH'C_2H_5OH (C_2H_6O) Monoterpene Alcohol: isoprene unit이 2개 Sesquiterpene Alcohol: isoprene unit이 3개 (farnesol, elemol, cedrol, t-muurolol 등) Alcohols are aliphatic and are derived from 2 isoprene units. They form esters, aldehydes and acids. 2) 하하성분: linalool/올리널릴ㄹ/, geraniol/줴뤄널ㄹ/, citronellol/씥튜뤄넬럴ㄹ/, borneol/볼r널ㄹ/, santalol/쎄널럴ㄹ/, estragol/에쓰튜뤄걸ㄹ/, nerol/네뤌ㄹ/ Linalool Geraniol Citranellol

3) 특징: 살균, 항바이러스, 감염 억제, 면역 자극, 피부자극
Alcohols have many properties but are generally antiseptic, anti-viral, bactericidal, stimulating and uplifting.

4) 에센셜오일:
Linalool, found in lavender and bergamot (Monoterpene)
Geraniol, found in palmarosa(75-95%) and geranium(Monoterpene)
Citronellol, found in rose and geranium (Monoterpene)

- Linalool($C_{10}H_{18}O$)은 라벤더 주 성분이며 방충효과가 강해 모기 퇴치용으로 널리 쓰입니다.
- Geraniol($C_{10}H_{18}O$)은 팔마로사, 제라늄, 로즈, 시트로넬라, 레몬그라스 등에 주로 분포하며 장미향을 내기 위해 사용하기도 합니다. 여름철 벌레 퇴치를 위한 디퓨저, 스프레이 등에 응용하면 좋습니다. 알러지를 유발할 수도 있습니다.

- Citronellol($C_{10}H_{20}O$)은 로즈의 주성분입니다. 로즈오일은 꽃잎을 수증기 증류하여 얻은 로즈 오또(otto)와 이때 부산물로 생산되는 로즈 워터(rose water)가 있고 용매 추출법에 의하여 생산되는 로즈 앱솔루트가 있습니다. 염증과 부종을 가라앉히고 염증부위의 체액 흐름을 억제하는 작용을 합니다. 알러지를 유발할 수도 있습니다.

---

4. 알데하이드 (Aldehydes)

산소를 포함하는 지방족 화합물, 항염 및 신경진정,

1) 화학식: RCHO, C_2H_4O, 2 isoprene units plus a carbonyl group
Aldehydes are derived from 2 isoprene units plus a carbonyl group consisting of carbon, hydrogen and oxygen atoms.

2) 화학성분: citral/씰츄뤌ㄹ/, neral/너뤌ㄹ/, geranial/줘뤠이녈ㄹ/

Citral   Geranial (Citral-a)   Neral (Citral-b)

3) 특징: 항염효과, 진정, 항바이러스, 항염, 기분고양, 방부
Aldehydes have a sedative, fungicidal and anti-inflammatory effect.

4) 에센셜오일;
Citral, found in lemongrass (65-85%), bergamot and melissa (Monoterpene)
Neral, found in melissa, lemongrass and grapefruit (Monoterpene)

- Citral(Monoterpene-$C_{10}H_{16}O$)은 주로 레몬그라스에 분포하며 약간의 독성을 포함하고 있습니다. 하지만 시트랄성분이 있는 레몬그라스 차를 마시면 암세포만 골라서 사멸시키는 효과를 볼 수 있습니다. 알러지를 유발할 수도 있습니다.
- Neral(Monoterpene-$C_{10}H_{16}O$)은 주로 레몬 밤(Lemon Balm) 으로도 잘 알려져 있는 melissa 오일의 주성분이며 달콤하고 신선한 시트러스 향기를 지니고 있습니다. 꿀벌들이 좋아해서 그리스어로 '꿀벌' (honey bee)이라는 의미의 '멜리사 (Melissa)' 로 이름지어진 이 특별한 에센셜오일은 탈모치료제로 많이 사용하고 있습니다.

5. 케톤 (Ketones)	산소를 포함하는 지방족 화합물, 점액성 분해 및 세포재생 1) 화학식: RCOR', 2 isoprene units plus a carbonyl group Ketones are derived from 2 isoprene units plus a carbonyl group consisting of carbon and oxygen atoms. 2) 화학성분: Menthone/멘th떤/, Jasmone/줴z즈먼/, Thujone/th뜌젼/, pulegone/풀리건/, pinocamphone/피너캠f뻔/, carvone/칼rv본/ Menthone Jasmone 3) 특징: 점액성 분해, 상처 치유, 세포 재생, 잠재적 신경독성, 임신 중 사용금지 4) 에센셜오일: Menthone (Monoterpene): 페퍼민트 Jasmone (Monoterpene): 자스민 - l-menthone은 페퍼민트, 금전초에 주로 분포하며, 금전초를 섭취할 경우 B형 및 C형 간염을 예방합니다. - cic-Jasmone은 신경독성은 없으며 고대부터 최음제로 사용되었습니다. 출산 때 복부 등하부에 마사지를 해줌으로써 심리적인 위안 뿐만 아니라 출산 시 고통을 덜어줍니다.

6. 에스터 (Ester)	산소를 포함하는 지방족 화합물, 수렴, 항염 1) 화학식: RCOOR', 알코올과 산이 반응 Esters are formed by the joining of an acid with an alcohol. 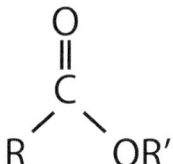 2) 화학 성분: linalyl acetate/을리널럴레써텔/, geranyl acetate/줘뤠널레써텔/, bornyl acetate/볼r닐레써텔/, methyl salicilate/메th떨쌜러썰렡/ Linalyl Acetate Geranyl Acetate 3) 특징: 진균, 항염 효과, 진정제 Esters have a general fungicidal, anti-spasmodic and sedative effect. They often smell fruity. 4) 에센셜오일: Linalyl acetate, found in clary-sage, bergamot and lavender Geranyl acetate, found in marjoram (sweet) and lemongrass - linalyl acetate($C_{12}H_{20}O_2$)는 미들 베이스에 가까운 휘발성을 가지고 있으며 페로몬 향을 내기도 합니다. - Geranyl acetate($C_{12}H_{20}O_2$)는 제라니올에 아세테이트 느낌(인공적인)이 섞인 향

7. 옥사이드 (Oxides)	산소를 포함하는 지방족 화합물, 거담작용 1) 화학식: 고리 구조 안에 산소가 포함된 구조를 말합니다. The atoms in oxides are structured in aliphatic chains. 옥사이드(oxides)물질은 공기나 물에 노출 되면 쉽게 분해되는 반응성이 큰 화합물로서 두 개의 탄소원자 사이에 산소원자가 위치하고 있는 물질입니다. 2) 화학성분: 1,8-cineole (1,8-씨널)/, cis-linalool oxide/cis리널룰락쌑/, bisabolol oxide/비써벌럴락쌑/ 1,8 cineole Linalool oxide 3) 특징: 거담작용, 울혈제거, 호흡계 자극, 신장기능 촉진, 진정효과, 피부자극 Oxides are an expectorant. 4) 에센셜오일: 1,8 cineole, found in eucalyptus and tea-tree, is the main oxide found in essential oils. Another example is cis-linalool oxide, found in hyssop. - 1,8 cineole($C_{10}H_{18}O$-Monoterpene)은 호흡기의 섬모작용을 촉진시키는 효과가 있으며 유칼립투스, 로즈마리, 티트리에 주로 있습니다.

| 8.
락톤
(Lactone) | 산소를 포함하는 지방족 고리 화합물 (aliphatic cyclic chains), 면역자극

1) 화학식: 고리형 에스터
에스터의 작용기가 고리 안에 함유하는 화합물이며, 고리모양 에스터의 성질이 있습니다

Lactones are cyclic carboxylic esters, containing a 1-oxacycloalkan-2-one structure (-(C=O)-O-), or analogues having unsaturation or heteroatoms replacing one or more carbon atoms of the ring.

2) 화학성분: Bergamottin/벌r가F은/, Bergapten/벌b뜬/

Bergamottin   Bergapten

3) 특징: 면역자극, 거담작용, 항염, 항균, 항바이러스, 진정, 감광성
They are immuno-stimulants, expectorants, anti-inflammatory and febrifugal.

4) 에센셜오일:
Bergamottin, found in bergamot.

Bergapten, found in bergamot and lemon.

- Bergamottin($C_{21}H_{22}O_4$)은 약 섭취시 약을 분해할 CYP2B6, CYP3A5 효소를 억제한다고 알려져 있습니다.
- Bergapten($C_{12}H_8O_4$)성분이 함유된 화장품을 과도하게 사용하면 피부에 색소가 침착되게 됩니다. |

| 9. 에테르 (Ethers) | 산소를 포함하는 방향족 화합물, 항우울, phenyl-propane ethers 명명

1) 화학식: ROR' (=CH₃OCH₃), 알코올과 분자식이 같습니다.
Ethers are a class of organic compounds that contain an ether group-=an oxygen atom connected to two alkyl or aryl groups. They have the general formula R-O-R´, where R and R´ represent the alkyl or aryl groups.

2) 화학성분: anethol/애너th떨ㄹ/, methylchavicol/멧th떨ㄹ챠v컬ㄹ/, safrol/쌒f뤌ㄹ/, myristicin/마이뤄쓰띠쓴/, apiol/앺이얼ㄹ/

Anetol

3) 특징: 항우울, 안정, 균형, 온열 효과, 정신자극, 경련감소
Due to its anesthetic effects, ether is also used as an illicit drug to induce sedation and euphoria. Ether can also be used as a solvent to create perfumes, refine other waxes or fats, or create other drugs.

4) 에센셜오일: 비터펜넬, 바질
- anethol($C_{10}H_{12}O$-Monoterpene)은 벤젠 고리를 가지고 있는 방향족 화합물의 일종이며, 에테르의 일종이기도 합니다. 테르펜 패밀리의 모노테르펜에 속하며 항염, 항균, 항암 작용을 합니다. 아네톨은 신종플루의 예방약인 타미플루의 주

원료로 이용되고 있습니다. 또한 미국 하버드 메디컬스쿨의 공동연구에서 "아네톨은 섬유육종암세포(HT-1080)에서 강력한 항전이성, 세포자살 유도효과가 있다"고 발표했습니다. Anise 오일에 주로 많이 분포되어 있습니다. |
|---|---|

10. 페놀 (Phenol)	산소를 포함하는 방향족 화합물, C_6H_5OH, 감염억제 방향족 탄화수소 유도체, 면역자극
	1) 화학식: C_6H_5OH, OH가 벤젠고리에 붙어 있는 화합물입니다. Their atoms are structured in aromatic rings with one or more hydroxyl groups consisting of hydrogen and oxygen atoms.
	2) 화학성분: eugenol/유쥐널ㄹ/, carvacrol/칼v크뤌ㄹ/, thymol/th따이멀ㄹ/, bisphenol A($C_{15}H_{16}O_2$-Sesquiterpene)
	Eugenol Carvacrol Thymol
	3) 특징: 감염억제, 면역자극, 구충제, 항박테리아, 온열효과, 항곰팡이, 강력한 방부, 피부자극 Phenols have powerful antiseptic and bactericidal effects and are also stimulants to the nervous and immune systems. Phenols need to be treated with caution as many can be highly irritating to the skin and may toxify the liver.
	4) 에센셜오일: Eugenol(Monoterpene-$C_{10}H_{12}O_2$), found in clove (bud). Carvacrol(Monoterpene-$C_{10}H_{14}O$), found in black pepper. Thymol(Monoterpene-$C_{10}H_{14}O$), found in thyme (red)

	- Eugenol은 강한 항산화 작용. 방부, 항암 효과를 가지고 있으며 클로브에 주로 분포합니다. 알러지를 간혹 일으킬 수도 있습니다. - Carvacrol은 탁월한 항암, 항종양 증식 효과가 있으며 오레가노 오일에 주로 분포합니다. - Thymol은 수많은 허브 중 가장 강한 항균력을 가지고 있습니다. 무좀에 주로 쓰입니다. Harmful if swallowed, inhaled or absorbed through the skin. Eye, skin and respiratory irritant. Eye contact may cause serious harm.

올댓허브 앱

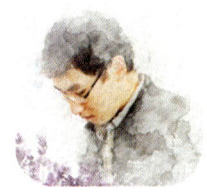

'올댓허브 앱'을 다운로드하시면 레시피를 한 눈에 보실 수 있습니다.
올댓허브 앱에는 ARC 미국 아로마테라피스트, Skin Deep, 아로마블렌딩 계산기, 비누 계산기도 탑재되어 있습니다.

IAA 국제아로마테라피협회

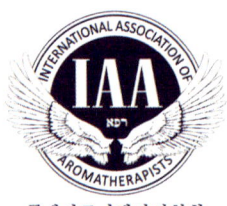

'노케미라이프 전문강사' 자격증 과정
Professional Instructor for 'No-Chemi Life'
민간자격 등록번호 : 2017-001897

◆ 강좌안내

본 강좌는 생활 속 유해물질에 대해 숙지하고 화학성분없는 안전한 성분으로 세제, 비누, 화장품, 각종 생활제품을 제작함으로써 노케미라이프를 실천하는 과정입니다.

'노케미라이프' 책에는 16가지 노케미강좌와 37가지 레시피가 수록되어 있지만 실습 내용에는 사람과 자연과 환경을 위해 꼭 사용했으면 하는 16가지 제품을 엄선해서 제작해 봅니다.

◆ 수강안내

- 이수시간 : 7주 25시간 이상
- 교재 : 노케미라이프, 37가지 수업용 레시피 시트
- 교육기관 : 국제아로마테라피협회 전국 교육센터
            (협회 홈페이지 참고 www.iaakorea.net)
- 강의자격 : 노케미라이프 전문강사 자격증을 취득하고 본 협회 창업과정 자격증을 취득한 자

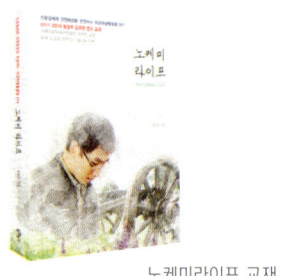

노케미라이프 교재

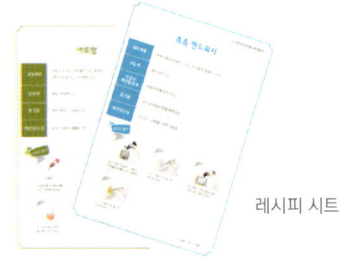

레시피 시트

◆ 교육 내용

주 제	이 론	실 습 (16가지)

1장	**[친환경 세제]**
	· 노케미라이프의 정의
	· 몸 속 환경호르몬 줄이기 8가지 실천사항
	· 꼭 피해야 할 유해 화학성분
	· 합성세제와 천연세제
	   - 세제의 구조
	   - 친환경 가루세제
		친환경 주방세제 500ml
		안심 액상 세탁세제 500ml
		안심 섬유유연제 1L
		(위 3가지 중 2가지 선택)

2장	**[천연비누]**
	· 비누화 반응과 식물성 계면활성제의 종류
	   - 비누화
	   - 식물성 계면활성제의 종류
	· MP법 / 조물락기법 / 한방 샴푸 / 바쓰붐
		꿀비누 10장
		마쉬멜로우 오트밀 비누 2장
		발효 한방 샴푸 250ml
		딴딴한 버블 바쓰붐 3개

3장	**[천연화장품]**
	   온가족 천연 스킨 토너
	· 발효 에센스
	· 온가족 천연 로션
	· 온가족 수분크림
	· 온가족 안심 썬로션
	· 아이러니한 자외선차단제
	   - 자외선차단지수
	   - 자외선의 종류
	   - 효과적으로 자외선을 차단하는 방법
	· 신의 선물 발효 보습팩
	· 락토바실러스발효 혼합진액
	   - 발효란 무엇인가?
		스킨, 발효에센스 중 택 1
		로션, 수분크림 중 택 1
		
		온가족 안심 썬로션,
		신의 선물 발효 보습팩

	- 미생물의 종류
	   - 발효화장품
	   - 락토바실러스발효 혼합진액의 종류
	· 천연화장품용 3가지 방부제
	· 알코올이란?	

4장	[만성질환 클리닉]
	· 항히스타민 13가지 에센셜오일 - 순수13정유
	· 여드름 어성초 발효스킨
	· 비염스프레이
	· 알러지 비염의 이해
	   - 알러지 비염 회피 2계명
	· 아토밤
	· 면역 시스템의 원리
	   - 병원체
	   - 방어작용
	   - 림프구
		여드름 어성초 발효스킨 100ml
		비염스프레이 50ml
		아토밤 30ml

5장	[안심 아로마 생활용품] · 박하수 치약 · 안심 가글 · 치약의 위험성과 치아에 좋은 천연 성분 · 냄새 싹~ 올인원 스프레이	박하수 치약 100ml 안심 가글 260ml
6장	[뚝딱 노케미 베이스] - 맞춤형 화장품 · 뚝딱 노케미 수분크림 베이스 · 뚝딱 노케미 핸드&바디로션 베이스 · 합성향료의 위험성 · 최고의 의사 에센셜오일 - 임상아로마테라피 (면역체계)	구굴 플렉스 수분크림 50ml 유기농 핸드로션 퍼퓸 50ml 중 택 1

◆ 자격증 발급
- 포트폴리오 16작품 협회 메일로 제출. iaa23@naver.com
- 입회신청서, 자격증 신청서, 증명사진 우편으로 발송

◆ 자격정보
- 자격명 : 노케미라이프 전문강사
- 자격의 종류 : 등록 민간자격
- 등록번호 : 2017 - 001897
- 자격발급기관 : 국제아로마테라피협회
- 수업료 환불규정 : 개강일 전까지 100%환불 / 개강당일 취소 시 20% 공제 후 환불 / 개강 후 환불 불가

◆ 자격관리기관 정보
- 기관명 : 국제아로마테라피협회
- 연락처 : 054-441-1763(Email : iaa23@naver.com)
- 소재지 : 경북 구미시 구미중앙로21길 4

INTERNATIONAL ASSOCIATION OF AROMATHERAPIST
국제아로마테라피협회

IAA 국제아로마테라피협회는 아로마테라피, 천연비누, 화장품 등
아로마에 관한 다양한 전문지식과 기법을 연구하고 회원 간 상호교류를 함으로써 보다
체계적이고 전문적인 아로마 프로그램 개발과 교육을 위해 설립되었습니다.

www.iaakorea.net
국제아로마테라피협회 홈페이지 전국교육센터에서 우수한 강사님들을 만나 보세요.

IAA 국제아로마테라피협회

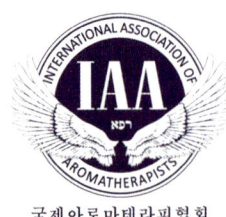

국제아로마테라피협회

체험영어강사 과정
'Learning English by Doing' Instructor

◆ **강좌안내**

본 강좌는 친환경 세제, 비누, 화장품, 아로마생활용품 만들기를 영어로 수업하는 과정으로 행동으로 영어를 배우는 과정입니다.

◆ **수강안내**

- 이수시간 : 6주 18시간 이상
- 교재 : 노케미라이프
- 강의자격 : 체험영어강사 과정을 취득하고 영어로만 수업이 가능한 영어 완벽 구사자

◆ **교육 내용**

주 제	이 론	실 습 (12가지)
1주	It's so sweet and tender!	- Honey Soap
2주	Knead, Knead! Beauty wonder water.	- Marshmallow Oatmeal Soap - Solid Bubble Bath Boom

3주	Now Anytime Can be "Face-time" It's time to shine!	– Natural Facial Toner for the whole Family – Natural Face Moisturizer for the whole Family
4주	Best lips ever! The Best Balm for Allergic Rhinitis. Wash the nostrils with a rhinitis spray.	– Canola Lip Balm – 100% Natural Nasal Balm for Allergic Rhinitis – 100% Natural Nasal Spray for Allergic Rhinitis
5주	I feel itchy! Brush up! Brush down!	– Atopic Dermatitis Balm – Natural Bakhasu Toothpaste
6주	Your hands are dirty! Keep your hands soft and shiny.	– Ultra Moist Hand Wash – Water Bomb Hand Lotion

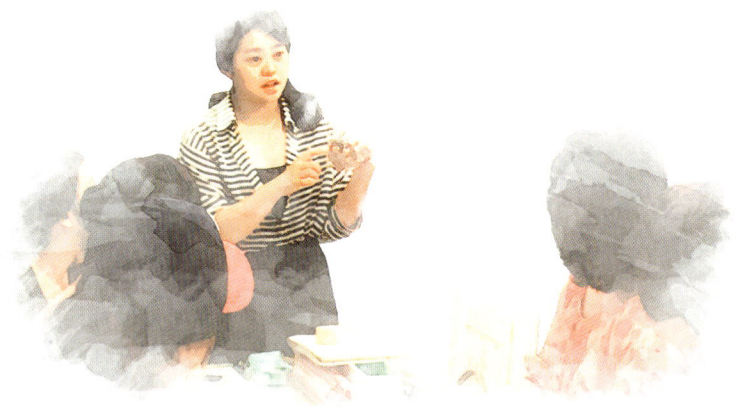

윤교수의 체험영어 강좌

국제아로마테라피협회 전체 교육과정
INTERNATIONAL ASSOCIATION OF AROMATHERAPISTS CURRICULUM

과 정	교 육 과 정	이수시간
창업과정	아로마·천연비누·화장품 강사 2급	12주 (단기6주) / 40시간 이상
아로마과정	아로마 강사 2급	4주 / 15시간 이상
	아로마 강사 1급	8주 (단기 5주) / 35시간 이상
	ARC 미국 아로마테라피스트	5주 / 30시간 이상
	필크라이스트 아로마조향사	18주 (단기10주) / 60시간 이상
	조향사 베이직	8주 (단기4주) / 16시간 이상
천연비누 화장품 과정	천연비누 강사 2급	4주 / 15시간 이상
	화장품 강사 2급	4주 / 15시간 이상
	천연비누 강사 1급 /화장품 강사 1급	각 5주 (단기 3주) / 18시간 이상
국가고시	맞춤형 화장품 조제관리사	8주 / 45시간 이상
반려동물 아로마 과정	반려동물아로마 강사 2급	12주 (단기7주) / 40시간 이상
	반려동물아로마 강사 1급	4주 (단기 2주) / 12시간 이상
특수과정	노케미라이프 전문강사	7주 / 25시간 이상
	제로웨이스트 전문강사	2주 / 12시간 이상
	모발화장품 전문강사	2주 / 10시간 이상
	발효화장품/색조화장품	2주 / 10시간 이상
	화장비누 제조업&책임판매업 실무	7시간
아로마캔들 과정	아로마캔들크래프트 전문강사	5주 / 25시간 이상
	내츄럴캔들플라워/밀랍플라워캔들	8시간 이상
	밀랍카빙캔들 전문강사	8시간 이상
디자인비누 과정	디자인비누 전문강사	8주 / 30시간 이상
	MP플라워비누 / CP플라워비누 전문강사	2주 / 12시간 이상
취미/단체 과정	취미반	자율
	천연비누화장품 기초강사 자격증 과정(기관·단체과정)	12주 / 20시간 이상
	반려동물아로마 기초강사 자격증 과정	8주 / 8시간 이상

부록 1.

부록 1. 제품별 유해성분 리스트

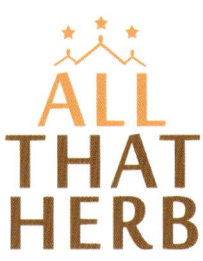

Toxic Chemical Ingredients found in Cosmetics and Personal Care Products that you use every day

화장품 및 생활용품별 유해성분

1. 세제류

Toxic Ingredients to Avoid in Laundry Detergent 세탁세제

Fragrance

NPE

LAS

Polyalkylene oxide

Ethylene oxide

Bleach

1,4-dioxane

Benzoxazolyl

Diaminostilbene disulfonate

Phosphates

EDTA

Toxic Ingredients to Avoid in Dish Detergent 주방세제

Phosphates

Triclosan

SLS (sodium lauryl sulfate)/

SLES (sodium laureth sulfate)

Fragrance

DEA (diethanolamine)

MEA (monoethanolamine)

TEA (triethanolamine)

Chlorine

Formaldehyde

Ammonia

2. 비누류

Toxic Ingredients to Avoid in Soap 비누

Triclosan

Formaldehyde

Parabens

Benzoyl Peroxide

Fragrance

Sodium Laureth Sulfate

PEG-6

Toxic Ingredients to Avoid in Functional Soap 기능성 비누

Sodium laureth sulfate

Sodium lauryl sulfate

SD alcohol

Methanol

Benzyl alcohol

Isopropyl alcohol

DEA

MEA

TEA

Mineral oil

Oxybenzone

Benzophenone-3

Octyl methoxycinnamate

Toxic Ingredients to Avoid in Foaming Facial Cleanser 폼클렌저

Sodium Lauryl Sulfate

Sodium Laureth Sulfate

Petroleum

Mineral Oil

DEA

MEA

TEA

Butylparaben

Propylparaben

Methylparaben

Ethylparaben

Synthetic Fragrance

Triclosan

Toxic Ingredients to Avoid in Shampoo 샴푸

Fragrance

Cocamidopropyl Betaine

Triclosan

Polysorbates

Polyethylene Glycol

Potassium Sorbate

Phenoxyethanol

Retinyl Palmitate

Dimethicone

Behentrimonium Chloride

Quaternium-15

Toxic Ingredients to Avoid in Shampoo Bar 샴푸바

Dexpahthenol

Nicotinamide

Salicylic acid

Toxic Ingredients to Avoid in Pet Shampoo 반려동물 샴푸

Artificial fragrance

Pthalates

Artificial colors

Formaldehyde

Methylisothiazolinone

Methylchloroisothiazolinone

Paraben preservatives

Cocamide-MEA

Triethanolamine

Mineral oil

SD Alcohol 40

Polyethylene glycol

PFG-40 Lanolin

Propylene glycol

Triclosan

3. 화장품류

Toxic Ingredients to Avoid in Tonner 토너

Mineral Oil or Petrolatum

SD Alcohol 40 or Denatured Alcohol

Fragrance

부록 1. 제품별 유해성분 리스트

Acetone

Polyethylene

Phthalates

Parabens

Toxic Ingredients to Avoid in Serum 에센스

Phenoxyethanol

Paraben

EDTA

Phosphates

Toxic Ingredients to Avoid in Lotion 로션

Parabens

Phthalates

Benzoyl Peroxide

Triclosan

Resorcinol

Hydroquinone

Petroleum

Methylisothiazolinone

Oxybenzone

Synthetic Colors

Toxic Ingredients to Avoid in Moisture Cream 수분크림

Propylene glycol

Phenol carbolic acid

1,4-Dioxane

Toluene

Toxic Ingredients to Avoid in Sun screen 썬크림

Oxybenzone

Avobenzone

Zinc Oxide

Titanium Dioxide.

Homosalate

Octisalate

Octinoxate

Octocrylene

Padimate O

Toxic Ingredients to Avoid in Lip Balm 립밤

Methylparaben

Butylparaben

Butylated hydroxytoluene

Fragrance

Oxybenzone

Octinoxate

Octisalate

Octocrylene

Avobenzone

Padimate O

Petroleum jelly

Mineral oil

4. 클리닉

Toxic Ingredients to Avoid in Acne Spot Gel 여드름스팟젤

Benzoyl Peroxide

Brevoxyl Gel

Duac Gel

Isotretinoin

Adapalene Gel

Paraoxivengosanmetil

Phenoxyethanol

Azelaic Acid

Clindamycin phosphate

Toxic Ingredients to Avoid in Rhinitis Ointment 비염연고

Steroid

Dexamethasone cipecilate

Fluticasone

Fluticasone propionate

Mometasone

Triamcinolone

Toxic Ingredients to Avoid in Atopic Ointment 아토연고

Steroid

Hydrocortisone

Dexamethasone

Toxic Ingredients to Avoid in Athlete's foot 무좀

Terbinafine HCl

Glycyrrhizinate

Lidocaine

Methyl p–Hydroxybenzoate

5. 생활용품

Toxic Ingredients to Avoid in Toothpaste 치약

Fluoride

Enamel

Cementum

Carageenan

Peroxides

Triclosan

Sodium Lauryl Sulfate

Artificial Sweeteners

Propylene Glycol

Diethanolamine

Microbeads

Toxic Ingredients to Avoid in antibiotic hand detergent 손소독제

Triclosan

Triclocarban

Antibiotic Resistance

Toxic Ingredients to Avoid in Muscle Pain Roll-On 물파스

Methyl Salicylate

DL-Camphor

Thymol

Chlorpheniramine Maleate

Vanillyl Nonylamide

Toxic Ingredients to Avoid in Mosquito Control Spray 벌레퇴치제

DEET

N,N-diethyl-m-toluamide

부록 1. 제품별 유해성분 리스트

Diethyltoluamide

Toxic Ingredients to Avoid in Air conditioner deodorant spray 에어컨탈취스프레이

Parabens

Phthalates

Triclosan

Fragrances

Toxic Ingredients to Avoid in Perfume 향수

Aldehydes

Toluene

Acetaldehyde

Acetonitrile

†Results may vary. Information and statements made are for education purposes and are not intended to replace the advice of your doctor. IAA does not dispense medical advice, prescribe, or diagnose illness.

† 결과는 다를 수 있습니다. 정보 및 진술은 교육 목적을 위한 것이며 의사의 조언을 대체하지 않습니다. IAA는 의학적 조언을 제공하거나 처방하거나 질병을 진단하지 않습니다.

부록 2.

부록 2. English Recipes Page
영어레시피

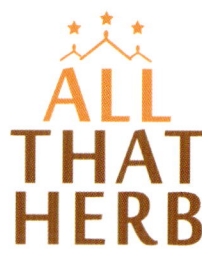

Eco-Friendly Dish Detergent

The cause of housewife's eczema is because of strong cleaning power of synthetic surfactant that destroys skin protection. This is an eco-friendly detergent that is made of the safest elements.

So you want to make your own Eco-friendly dish detergent? It will save you money, save the environment, and save your health! Just think of all those harsh chemicals being blasted onto your dishes, bowls, and glasses! You put your food on them, eat from them, and drink from them! Then you wash all those harsh chemicals down your drain! Eco-friendly dish detergent will get your dishes pretty clean and will not leave any residue on your dishes

Capacity : 500g (for one)
Time required : 20 mins
Level of difficulty : Easy
Due date/validity : 6 months

- Tools -

Electric Scale(1g/3kg), 500ml Glass Beaker, 200ml Stainless Steel Measuring Cup, Reagent Spoon, Mini Whisk, 3ml Plastic Eye Dropper, Assembled Paddle(small), 500ml Pump Bottle, Dish Detergent Sticker, Ethanol as Disinfectants

- Ingredients -

Water-based : 208g of Purified Water, 20g of Sodium Bicarbonate, 10g of Citric Acid

Vegetable-Derived Surfactants : 100g of Decyl Glucoside, 100g of Lauryl Glucoside, 50g of Apple Surfactant (Sodium Cocoyl Apple Amino Acids)

Moisturizing Agents : 10g of Vegetable Glycerin

Essential Oils : 2.5ml of Lemon

- How to make -

1. In a 500ml glass beaker, measure 208g of purified water and 20g of sodium bicarbonate, and dissolve them with a mini whisk.
2. When the color becomes clear, measure 10g of citric acid in 200ml stainless-steel measuring cup and dissolve gradually in #1. Please be cautious. If you add citric acid at once, the liquid may overflow.
3. When the color becomes clear, add the rest of ingredients -
vegetable-derived surfactants, moisturizing agents and essential oils.
4. Mix well with a mini whisk.

Pour into the sterilized container and put a label.
Store in room temperature and use within 6 months.

Most dangerous surfactants commonly used in natural products

Cocamidopropyl betaine (CAPB), called coco betaine for short, is a chemical derived from coconut oil and dimethylaminopropylamine. Health concerns around cocamidopropyl betaine include allergic skin reaction, contact dermatitis and environmental toxicity. Increasing rates of sensitization in the population led to cocamidopropyl betaine being named Allergen of the Year in 2004 by the American Contact Dermatitis Society.

Ultra-Safe Liquid Laundry Detergent

Although people with atopy wears clothes that are made of cotton, they need to question the safety of wearing cotton clothes that are washed with synthetic detergents. Safe liquid laundry detergent is non-toxic and does not contain dyes. You can enjoy natural softness with essential oil and vegetable ingredient.

Also, you can enjoy naturally scented clothes without wondering how they got that way.

Capacity : 500g
Time required : 20 mins
Level of difficulty : Easy
Due date/validity : 6 months

- Tools -

Electric Scale(1g/3kg), 500ml Glass Beaker, Reagent Spoon, 3ml Plastic Eye Dropper, Mini Whisk, Assembled Paddle(small), 500ml Pump Bottle, Liquid Laundry Detergent Sticker, Ethanol as Disinfectants

- Ingredients -

Water-based : 198g of Purified Water, 20g of Sodium Bicarbonate
Vegetable-Derived Surfactants : 140g of Decyl Glucoside, 140g of Lauryl Glucoside
Essential Oils : 1.5ml of Lemon, 1ml of Tea Tree

- How to make -

1. In a 500ml glass beaker, measure 198g of purified water and 20g of sodium bicarbonate.
2. Melt the sodium bicarbonate with a mini whisk.

3. When the color becomes clear, add both vegetable-derived surfactants and essential oils.

4. Stir well with a mini whisk.

5. Pour into the sterilized container and put a label.

Store at room temperature and use within 6 months.

The main ingredient of synthetic liquid laundry detergent

LAS(Sodium Linear Alkylbenzene Sulfonate) is derived exclusively from petroleum derivatives. Physicochemical interactions in these mixtures influenced availability of LAS for absorption and distribution in skin, and could ultimately influence toxicological responses in skin. Phenolic compounds are toxic to organisms and can cause water pollution, housewife's eczema, and skin disorders.

Ultra-Safe Fabric Softener

According to the Allergy and Environmental Health Association, both liquid and dryer sheet fabric softeners are "the most toxic product produced for daily household use." What are your options? Safe fabric softener can give you soft and lovely laundry.

Capacity : 1kg
Time required : 20 mins
Level of difficulty : Easy
Due date/validity : 6 months

- Tools -

Hot Plate, Electric Scale(1g/3kg), 1L Glass or Stainless-Steel Beaker, 100ml Glass Beaker, Reagent Spoon, Stainless-Steel Whisk, 3ml Plastic Eye Dropper, Mini Whisk, Assembled Paddle(small), 1L Laundry Detergent Container, Fabric Softener Sticker, Ethanol as Disinfectants

- Ingredients -

Water-based : 878g of Purified Water, 7g of Polyquarternium, 100g of Citric Acid
Solubilizing Agents : 10g of Olive Liquid
Essential Oils : 5ml of Lavender

- How to make -

1. Measure both 878g of Purified Water, 7g of Polyquarternium in a 1L glass or stainless-steel beaker.
2. Place the beaker on your hot plate and constantly stir until thickened with a stainless-steel

whisk. If nothing is done on your hot plate, the polyquarternium can't be easily melted.

3. At 40~45 degrees, you get a thick viscosity. Measure citric acid at this time.

4. Completely dissolve the citric acid with a stainless-steel whisk.

5. Measure 10g of olive liquid and 5ml of lavender in a 100ml glass beaker and mix with a mini whisk.

6. Pour #5 into #4.

7. Mix well. Put everything in the sterilized bottle and label properly.

Best to be used within 6 months.

Polyquaternium-10

Polyquaternium-10 is a white powder with a characteristic amine odor. It is unique in that it is derived from natural source. In cosmetics and personal care products, it is used mainly in the formulation of hair care products, lotions and makeup. When used in hair care products, Polyquaternium-10 can reduce static electricity. It enhances the appearance and feel of hair, by increasing hair body, suppleness, or sheen, or by improving the texture of hair that has been damaged physically or by chemical treatment.

Citric acid

Adding a cup of vinegar to the wash water can also soften clothes but I don't find this method as effective as the citric acid technique. Easy to make, low-cost, and totally customizable, the citric acid will leave your laundry soft and smelling lovely.

Olive oil PEG-7 Esters

Olive Oil PEG-7 Esters is an ester with strong emolliency and lubricant properties that offers a distinctive skin smoothness and long-term moisturizing effects. A non-ionic surface active ingredient derived from olive oil with excellent emollient, conditioning, solubilizing and co-emulsifying properties while it act mildness, non-irritation and not toxic with high skin and eye compliance to formulations. With EWG hazard score 3, this recipe was used for 1% of the total.

Eco-Friendly Cleaning Soap with Used Cooking Oil - Cold Process Soap Making

Oil from fried food is the main cause of water pollution. The best way to make the most out of used cooking oil is to make laundry soap. It washes clothes better and it is more ecological.

Follow our instructions and you can make your own soap by hand, perhaps it will not be very attractive, but it will be effective against stains, and of course a lot more ecological.

Capacity : 1kg
Time required : 1 hour
Level of difficulty : Challenging
Ripening period : 4 weeks

- Tools -

Hot Plate, Electric Scale(1g/3kg), 2L Stainless-Steel Beaker, 1L Stainless-Steel Beaker, 200ml Stainless Steel Measuring Cup, Two Glass Thermometer, Stainless-Steel Whisk, Hand Blender, Reagent Spoon, Assembled Paddle(Large), Plastic Spatula, 1kg Mold, Apron, Dusk Mask, Goggles, Latex Gloves, Styrofoam Coolers, pH Test Strips, Cleaning Soap Sticker, Ethanol as Disinfectants

- Ingredients -

Sodium Hydroxide : 247.5g of Purified Water, 102g of Sodium Hydroxide
Vegetable Oils : 550g of Used Cooking Oil, 100g of Coconut Oil, 100g of Palm Oil

* Be sure to read the "How to make for the Use of Sodium Hydroxide" before making.(page 309)

- How to make -

Sodium hydroxide and vegetable oils can be mixed well at 40 degrees. Measure both ingredients separately and adjust to 40°C.

1. Dissolve the sodium hydroxide in purified water and lower the temperature to 40 degrees.
2. Measure all vegetable oils in a 2L stainless-steel beaker.
3. Place #2 on your hot plate and set the temperature to 40 degrees.
4. Pour the sodium hydroxide solution into the vegetable oils.
5. Place your face far as possible from the beaker, then stir quickly in one direction with a whisk for 2 minutes.
6. Mix with a hand blender for 10 seconds. Repeat with a whisk for 2 minutes and a hand blender for 10 seconds.
7. Pour into a 1kg mold when the trace occurs. Use a silicone paddle to remove them perfectly.
8. Place in a styrofoam box for 2 days.

Take out the soaps after 2 days, then cut it to 10 pieces. Let it ripen in the shade about 4 weeks before use.
If you use a soap cutter, you can cut the soaps more easily.
During winter, you need to fill inside of the icebox with blankets.

COLD PROCESS

Cold Process soapmaking is the act of mixing fixed oils with an alkali (Sodium Hydroxide). Sodium hydroxide is highly caustic, but it is not currently classified as a carcinogen. However, it can cause serious damage when not handled safely. The two most common ways to become injured by sodium hydroxide is either by contact, or by inhaling a vapor containing high levels of the compound. By paying attention and taking the necessary steps to be physically protected, you can make sure your exposure doesn't leave lifetime damage.

Honey Soap - Melt and Pour Soap Making

No matter how protective people with atopy are, it is useless when they use synthetic soap because the soap and the body-wash with synthetic surfactant washes away skin protection, kills beneficial bacteria, and reduces immunity. It is highly recommended to use natural soap daily. Natural soap can be used in replacement of foam-cleanser and the body wash.

"The secret of my health is applying honey inside and oil outside." -Democritus (460-370 BC), Greek philosopher and physician who lived to be 109. Honey is primarily known for its humectant and antimicrobial qualities. Honey is also a wonderful additive to soaps, and it imparts a light, warm, sweet scent, the added sugar content helps increase the lather.

Capacity : 1.1kg (for 10)
Time required : An hour and a half
Level of difficulty : Moderate
Due date/validity : An hour and a half

- Tools -
Hot Plate, Electric Scale(1g/3kg), 2L Stainless-Steel Beaker, 200ml Stainless Steel Measuring Cup, Soap Base Cutter, Chopping Board, Reagent Spoon, Plastic Spatula, Assembled Paddle (small), 3ml Plastic Eye Dropper, Glass Thermometer, 1kg Mold, Bubble Wrap, Plastic Wrap, Honey Soap sticker, Ethanol as Disinfectants

- Ingredients -
Soap Base : 1.1kg of Transparent Soap Base
Additives : 0.5g of Tumeric Powder, 40g of Honey
Essential Oils : 5ml of Lavender, 5ml of Sweet Orange

- How to make -

1. Cut the 1.1kg transparent soap base into small pieces.

2. Melt the soap base slowly on your hot plate at low heat.

3. While the soap base is melting, measure 0.5g of turmeric powder and 40g of honey, and mix thoroughly with an assembled paddle.

4. When the soap base is completely melted, add #3 and mix well.

5. When the soap solution reach at 65~70 degrees, add and mix 5ml of lavender, 5ml of sweet orange.

6. Put the bubble wrap on the bottom of the 1kg soap mold. (available in milk carton)

7. Pour into the soap mold and spray ethanol once to remove the bubble.

8. Put in the freezer for 1 hour and cut into a square shape (or hexagonal honeycomb shape).

\# Wrap and keep in a cool and dry place.

\# Please use within a year.

Marshmallow Oatmeal Soap - Proper Technique of Soap Kneading

Marshmellow oatmeal soap which is made of special kneading technique utilizes softy marshmellow soap base and additives of medicinal herb powders and essential oil. In addition, this natural, fragrant soap is a great aid for childrens' development of five witsby allowing them to knead and create interesting shapes.

Capacity : 100g (for one)
Time required : 20 mins
Level of difficulty : Easy
Due date/validity : 1 year

- Tools -

Electric Scale(1g/3kg), Plastic Spatula, Soap Stamp, Ethanol as Disinfectants

- Ingredients -

Soap Base : 100g of Marshmallow Soap Base
Powder Types : 1 tablespoon of Oatmeal (about 2g)
Essential Oils : 10 drops of Lavender, 10 drops of Mandarin

- How to make -

1. Knead the marshmallow soap base until it softens.
2. Shape the soap into a bowl and put 1 tablespoon of oatmeal powder (about 2g) in it.
3. Add 10 drops of lavender and 10 drops of mandarin.
4. Mix well and make into pretty shapes.
5. Dry for 5 minutes and take a soap stamp.

\# Dry in the shade for a week before use.

\# Don't let your soap sit in water getting soggy. The natural fiber soap pouch allows you to hang your soap to dry after use in the shower so it dries completely.

\# Best to be used within a year at room temperature.

Tip: You can make various pretty shapes with baking mold.

Godsend Noni Soap - Cold Process Soap Making

Noni (Morinda Citrofilia.) has anti-fungal, anti-bacterial, anti-viral and anti-inflammatory benefits. It is rich in antioxidants with a variety of tissue-healing and immune-boosting properties. For skin, it also has gentle exfoliating properties that help rid the skin of unwanted elements. Noni soap is made from noni plant extract combined with other cleansing and soothing ingredients. Its healing, fortifying, protective and exfoliating properties make it ideal for those suffering from any number of skin conditions.

Capacity : 1kg (10 pieces)
Time required : 1 hour
Level of difficulty : Challenging
Ripening period : 2 months

- Tools -
Hot plate, Electric Scale(1g/3kg), 2L Stainless-Steel Beaker, 1L Stainless-Steel Beaker, 200ml Stainless Steel Measuring Cup, Two Glass Thermometer, Stainless-Steel Whisk, Hand Blender, Reagent Spoon, Assembled Paddle(large), Plastic Spatula, 3ml Plastic Eye Dropper, 1kg Mold, Apron, Dust Mask, Goggles, Latex Gloves, Styrofoam Coolers, pH Test Strips, Noni Soap Sticker, Ethanol as Disinfectants

- Ingredients -
Sodium Hydroxide : 109g of Purified Water, 105g of Sodium Hydroxide, 109g of Frozen Vinegar
Vegetable Oils : 200g of Coconut, 180g of Palm, 100g of Evening Primrose, 20g of Organic Rose Hip, 50g of Organic Argan, 100g of Avocado, 50g of Wheatgerm, 50g of Hempseed
Essential Oils : 15ml of Lavender
Extracts : 20g of Noni Extract, 10g of Turmeric Fermented Multi Serum

* Please be sure to read the notes of this book when making Cold Process Soap.(page 309)

- How to make -

Sodium hydroxide and vegetable oils can be mixed well at 40 degrees. Measure both ingredients separately and adjust to 40°C.

1. Measure the purified water in a 1L stainless steel beaker and dissolve sodium hydroxide.
2. Allow #1 to cool to 45 degrees and then add 109g of frozen vinegar to dissolve.
(When purified water is melted in sodium hydroxide, temperature goes up to 80 degrees and causes white steam. You must wear a long-sleeved shirt, rubber gloves, and a mask. Please operate in a ventilating place and do not inhale steam in a chemical reaction.
3. In a 2L beaker, add all vegetable oils.
4. Put #3 on your hot plate and adjust to 40 degrees.
5. Pour the sodium hydroxide solution into vegetable oils.
6. Stir in one direction for 2 minutes with a whisk.
7. Mix with a hand blender for 10 seconds. Repeat with a whisk for 2 minutes and a hand blender for 10 seconds.
8. In the condition of tracing, add essential oils and extracts. Mix well with a whisk.
9. Pour into a 1kg soap frame.
10. Keep warm in a styrofoam box.
11. After 1-2 days, take it out from the box and cut into 2.5cm intervals with a soap cutter.
12. After 3 hours, make a soap stamp.
13. Ferment it in a cool, well-ventilated place for 2 months and use it if the pH level is below 9.5.

Fermented Oriental Medicine Shampoo

"Fermented Oriental Medicine Shampoo" is a composition of oriental medicine ingredients, Lactobacillus fermented herbs extract and essential oils. With the antibacterial effect of "Fermented Oriental Medicine Shampoo," it keeps your hair healthy, leaving it soft and fragrant.

Capacity : 250ml
Time required : 20 mins
Level of difficulty : Moderate
Due date/validity : 6 months at room temperature

- Tools -

Hot Plate, Electric Scale(0.1g~500g), 500ml Glass Beaker, Mini Whisk, Assembled Paddle (small), Reagent Spoon, 250ml Pump Bottle, Shampoo Sticker, Ethanol as Disinfectants

- Ingredients -

Water-based : 50g of 22 Herbal Essences-Cold Pressed Extract, 5g of Espinosilla Extract, 10g of Peat Water, 0.5g of Menthol

Softening Agents : 3g of Amigel

Vegetable-Derived Surfactants : 120g of Sodiumcocoyl Apple Amino Acids, 30g of Decyl Glucoside, 10g of Yucca Extract

Functional Additives : 5g of MSM, 5g of Houttuynia Cordata Fermented Multi Essence, 2g of Madecassic Acid, 5g of Bakhasu, 3g of Silk Amino Acid, 5g of Panthenol, 3g of Natural Herbal Preservatives

Essential Oils : 20 drops of Rosemary (1ml), 20 drops of Cedarwood (1ml), 20 drops of Peppermint (1ml)

- How to make -

1. Measure Water-based and softening agents.
2. Stir slowly with a mini whisk till it gets thick at low temperature of your hot plate. If nothing is done on your hot plate, the amlgel can't be easily melted.
3. Once viscosity is formed at 40~45 degrees, add and mix rest of vegetable-derived surfactants, functional additives and essential oils.
4. Mix evenly with a mini whisk.

\# Pour into a sterilized container and label properly.
\# Best to be used within 6 months at room temperature.

Amigel(Sclerotium Gum)

Amigel(Sclerotium Gum) has an EWG rating of 1, making it one of the best natural thickeners for cosmetic formulations. Due to its efficiency as a thickening agent, emulsifier, and stabilizer, Amigel can be used in color cosmetics, skin, hair, sun care, and bath and body applications. Derived from the fermentation of the genus Sclerotium, a filamentous Mushroom. The result is an all-natural, ultra-pure, polysaccharide polymer. The addition of Amigel to your formulations allows for the development of stable gels and creams that deliver excellent sensory characteristics. Amigel is also an, extremely, effective suspension agent it will hold particles in suspension, and eliminate sedimentation issues, making it.

Peat

Peat is literally an earthen briquette. Peat water is a vegetable organic substance that has been deposited, stored, and concentrated over thousands of years from plant organisms such as moss and reeds that grow in swampy areas. Peat water is specialized for powerful cleansing and absorption of waste products, making it excellent for removing sebum from oily scalp. Furvic acid, the main ingredient in peat water, regulates the pH balance of the stratum corneum of the scalp and maintains an appropriate balance of sebum-moisture ratio.

Ingredients of 22 Oriental Medicine Serum

1. Ganoderma Lucidum

Ganoderma Lucidum is a medicinal mushroom that has been used for centuries along with Fo Ti and He Shu Wu. This is good for hair loss and has even reported to turn hair back to it's natural color.

2. Phellinus Linteus

Extracts from Phellinus Linteus enrich with hair and scalp nutrients, repair and improve hair condition, enhance shiny and black.

3. Ginseng

Some benefits of using Ginseng for hair are better hair growth, less hair loss, and cancer prevention. Many people believe that this rooty herb can stimulate a person's scalp and help grow hair.

4. Bluet

A powder or extract of Bluet has an anti-inflammatory activity so that it is applied to skin regeneration and acne treatment. Its ingredients are also useful in the Demodex death.

5. Black Beans

Black Beans are an excellent source of protein and are a low-calorie source of fiber, vitamins B and C, zinc, and minerals that are vital for hair growth.

6. Cynanchum Wilfordii

Cynanchum Wilfordii contains a substance to turn your hair black, and can act as a tonic by strengthen the heart, liver and intestines, kidney, sinews, and bones. In addition to anti-aging effect, it boosts defecation for toxin discharge, lowers high blood pressure, and prevents arteriosclerosis.

7. Rosemary Essential Oil

Rosemary has a woody, evergreen like scent and is part of the mint family. In recent research, it's been shown to boost nerve growth factor and support the healing of neurological tissue and brain function. It stimulates cell division and dilates blood vessels and, in turn, stimulates hair follicles into producing new hair growth.

8. Peppermint Essential Oil

Peppermint essential oil gives a cooling sensation and has a calming effect on the body, which can relieve sore muscles when used topically. It also contains antimicrobial properties, so it can help freshen bad breath and soothe digestive issues. Peppermint is a hybrid species of spearmint and water mint (Mentha aquatica). And it has been proven effective in providing the much-required nourishment to hair.

9. Tea Tree Essential Oil

Tea tree oil, also known as melaleuca, is well-known for its powerful antiseptic properties and ability to treat wounds, which is why it's one of the top antibacterial essential oils. Tea tree oil is one of the best known and effective ways to treat and eradicate a Demodex mite infestation.

10. Green Tea

Green Tea could act on our hair in a similar fashion to minoxidil, which is thought to stimulate hair growth because of its anti-oxidative capacity.

11. Houttuynia cordata (Chameleon plant)

Houttuynia Cordata is used for its antiviral and antibacterial properties. It is effective in reducing DHT production and many types of upper and lower respiratory tract infections.

12. Perilla Frutescent

Perilla frutescens L. due to its aromatic, antibacterial, anti-inflammatory and antioxidant traits has been traditionally used as medicinal plant in Eastern Asia. Rosmarinic acid, a major polyphenolic component of Perilla frutescens, reduces lipopolysaccharide (LPS)-induced liver injury in d-galactosamine (d-GalN)-sensitized mice.

13. Chinese Arborvitae

Chinese Arborvitae is applied directly to the affected area for nosebleed, hemorrhoids, burns, and scalds. It is also applied to the scalp as a hair tonic and to the skin as an antiperspirant.

14. Hinoki cypress

Essential oil from Hinoki cypress (Chamaecyparis obtusa) is mostly used in commercial products such as air purifiers. Phytoncides, which are volatile substances emitted from plants for protection against plant pathogens and insects, are known to have insecticidal, antimicrobial, and antifungal activities. Regular use of Hinoki cypress oil on your hair can actually help you gain stronger hair. It strengthens your hair by delivering important minerals and vitamins to the hair follicles. It kind of rejuvenates your hair from deep within.

15. Honeysuckle

Shampoos and conditioners to which Honeysuckle extract is added, makes the hair soft and silky. Moreover, the oil also prevents your hair from getting brittle and dry, thus improving the texture of your hair.

16. Sweet flag

The sweet scented sweet flag has been used in traditional medicine for centuries. We found out that its root extract is also great for hair regeneration. It has slightly astringent properties, which gives your skin elasticity.

17. Angelica

Angelica, also known as Dang guy, is used to stop hair loss and is claimed to be able to stimulate hair re-growth. Dong Quai contains phytoestrogens which inhibit the formation of DHT, a major cause of hair loss.

18. Licorice

There's no solid proof that Licorice can prevent hair loss, but it's strongly believed to reduce hair loss both orally or topically.

19. Wolfberries

Wolfberries have long played important roles in traditional Chinese medicine (TCM) where they are believed to enhance immune system function, improve eyesight, protect the liver, boost sperm production and improve circulation, among other effects. In TCM terms, wolfberries are sweet in taste and neutral in nature. They act on the liver, lungs, and kidneys and enrich yin. 1n fact, matrimony vine is not only good for longevity, but it is often associated with beauty as well.

20. Chinese Skullcap

Native to China and parts of Russia, Chinese Skullcap has been used in traditional Chinese medicine to treat allergies, infections, inflammation, cancer, and headaches. It may also have antifungal and antiviral effects.

21. Artemisia Herb

Artemisia Herb can not only excrete damp, but also clear heat and remove toxicity, and "the aroma can disperse" and "connect skin and hair", so it is indicated for eczema and itching due to damp-heat accumulation.

22. Nettle

It's championed as the fountain of youth as it's high in vitamins A, C, K, calcium, potassium, magnesium, iron and chlorophyll. Compounds thought to have clinical relevance include nettle root lignans, lectin U. dioica agglutinin, steroidal compounds, polysaccharides, and caffeic and malic acids. It's a natural anti-histamine so it may help in alleviating allergy symptoms.

Doggie Suds Organic Shampoo

Doggie-shampoo also contains dangerous elements. Protect your precious dog's skin and the coat with safe elements.

Capacity : 250ml
Time required : 20 mins
Level of difficulty : Easy
Due date/validity : 6 months

- Tools -

Electric Scale(0.1g~500g), 500ml Glass Beaker, Mini Whisk, Assembled Paddle(small), Reagent Spoon, 250ml Pump Container, Doggie Shampoo Sticker, Ethanol as Disinfectants

- Ingredients -

Water-based : 40g of Lavender Floral Water, 50g of Rosemary Floral Water, 2.5g of MSM Sulfur

Vegetable-Derived Surfactants : 65g of Lauryl Glucoside, 40g of Decyl Glucoside, 30g of Sodiumcocoyl Apple Amino Acids, 5g of Yucca Extract

Additives : 7g of Mistletoe Fermented Multi Serum, 5g of Marine Elastin, 3g of Glycerin, 3g of Natural Herbal Preservatives

Essential Oils : 4 drops of Marjoram, 4 drops of Lavender

- How to make -

1. Measure the Water-based and dissolve the MSM sulfur with a mini whisk.
2. When the MSM sulfur is melted, add and mix rest of vegetable-derived surfactants,

functional additives and essential oils.

3. Stir well with a mini whisk.

Pour into sterilized container and label properly.
Best to be used within 6 months at room temperature.

Solid Bubble Bath Boom

This is a non-irritating bubble bath that causes skin softening effect. Enjoy your bath time with the bubble bathroom.

Frothy and fragrant bubbles are at your fingertips with our bubble bars. Crumble one of these bars for a luxurious bath. Everything about this bubbler will leave you feeling cheerful and looking on the bright side of life.

Capacity : 100g (for one)
Time required : 20 mins
Level of difficulty : Challenging
Due date/validity : 1 year

- Tools -

Electric Scale(0.1g~500g), Stainless Steel Bowl, A pair of Bath Boom Mold Metal Sphere, Mold, Reagent Spoon, 3ml Plastic Eye Dropper, Plastic Wrap, Bath Boom Sticker, Ethanol as Disinfectants

- Ingredients -

Powder Types : 60g of Sodium Bicarbonate, 20g of Citric Acid, 7g of Corn Starch, 10g of SLSA, 3g of Hot Spring Bath Agent
Essential Oils : 5 drops of Lavender, 5 drops of Mandarin
Hardening Agents : 1g of Purified Water
Decorative : Herbal Petals, Himalayan Crystal Salt-Pink

- How to make -

1. Place the decorative herb petals on one side of the bath boom mold metal sphere.
2. Measure 20g of citric acid in a blender and grind for 20 seconds.
3. Measure all the powder types in the stainless-steel bowl.
4. Add your essential oils.
5. Stir quickly and evenly within 20 seconds.
6. Sprinkle 1g of purified water with 3ml plastic eye dropper as a syrup.
7. Mix quickly and evenly within 1 minute, then place in a bath boom mold metal sphere and paste opposite each other.
8. Remove from the metal spheres immediately. If you don't take it out immediately, it will stick and won't fall off.
9. Let it stand for 30 minutes to be hardened.

\# Please wrap it in plastic wrap and keep it.
\# When you make it in a silicone mold, push it in the mold and take it out of the mold after 30 minutes later, it's pretty hardened.
\# Best to be used within 1 year at room temperature.

Natural Facial Toner for the whole Family

This is skin that all family members can use safely.

Using toner as part of a regular skin care routine is helpful in removing dirt, tightening pores, and preparing the skin to be moisturized. The pore-tightening effects of toner are beneficial to most skin types.

Capacity : 100ml
Time required : 10 mins
Level of difficulty : Easy
Due date/validity : 3 months in cold storage

- Tools -

Electric Scale(0.1g~500g), 250ml Glass Beaker, Reagent Spoon, Mini Whisk, Assembled Paddle(small), 100ml Spray, Facial Toner Sticker, Ethanol as Disinfectants

- Ingredients -

Water-based : 24g of Lavender Floral Water, 20g of Rose Floral Water, 44g of Purified Water, 5g of Aloe Vera Gel

Moisturizing Agents : 5g of Hyaluronic Acid (HM), 2g of Hyaluronic Acid (LM)

Essential Oils :

6 years or above - 2 drops of Lavender, 1 drop of Rosewood, 1 drop of Sweet Orange

6 years or less - 2 drops of Lavender, 1 drop of Sweet Orange

Newborn Infants - 2 drops of Lavender

- How to make -

1. Measure both Water-based and moisturizing agents.
2. Mix well with a mini whisk.
3. Add the essential oils.
4. Mix well with a mini whisk.
5. Pour into a sterilized container and label properly.

Best to be used within 3 months in cold storage. Shake well before use.

Fermented Serum

This is "the best cosmetics for mom" that refreshes skin and keeps moisture all day long.

For wrinkle and blemish prone skin and those who have a lot of problems with their facial skin, we have prepared Ferment Serum. We got the motive of Pure Fermented Serum from the famous "E" cosmetic company. However, we excluded all harmful chemicals and replaced them to natural herbs.

Capacity : 30ml
Time required : 10 mins
Level of difficulty : Easy
Due date/validity : 3 months in cold storage

- Tools -

Electric Scale(0.1g~500g), 100ml Glass Beaker, Reagent Spoon, Mini Whisk, Assembled Paddle(small), 30ml Gold Brown glass Syringe Bottle, Serum Sticker, Ethanol as Disinfectants

- Ingredients -

Oil-based : 0.5g of Organic Argan, 0.5g of Moringa, 0.5g of Meadowfoam Seed

Water-based : 3g of Neroli Floral Water, 3g of Rose Floral Water, 12g of Moist 24

Functional Additives : 2.5g of Galactomyces Fermented Filtrate, 2g of Bifida Fermented Filtrate, 1.5g of Caulerpa Lentillifera Ferment Extract Filtrate, 1g of Noni Extract, 1.5g of Botox-like Peptides, 0.5g of Panthenol, 0.3g of Lipidure, 0.7g of Hyaluronic Acid(HM), 0.5g of Hyaluronic Acid(LM)

- How to make -

1. Measure the Oil-based.
2. Mix well with a mini whisk.
3. Add Water-based and functional additives.
4. Mix well with a mini whisk and pour into a sterilized container, and label properly.

Best to be used within 3 months in cold storage.

Core Ingredients

1. Fermented ingredients, such as galactomiss, bifida, and sea grape moisturize the skin and help exfoliate and whiten through the exfoliating action. These beneficial bacteria strengthen the skin barrier and make your skin clear and healthy.
2. Moist 24 is a root extract of Imperata cylindrica that lasts for 24 hours and is named Moist 24.

Natural Elastic lotion for the whole Family

It contains high nutrition and moisture with evening primrose oil, avocado oil, sweet almond oil, and shea Butter. It makes shiny and moist skin.

This Natural Face Moisturizer will repair your dry skin after a long winter, but it's light enough to carry you all the way through a hot summer.

Capacity : 100ml
Time required : 20 mins
Level of difficulty : Moderate
Due date/validity : 4 months in cold storage

- Tools -

Hot Plate, Electric Scale(0.1g~500g), Two 250ml Glass Beaker, Two Mini Glass Thermometer, Mini Whisk, Mini Blender, Assembled Paddle(small), Reagent Spoon, 100ml Pump Bottle, Lotion Sticker, Ethanol as Disinfectants

- Ingredients -

Water-based 1) : 30g of Lavender Floral Water, 30g of Rose Floral Water, 0.8g of Hyaluronic acid(HM)

Water-based 2) : 20g of Aloe Vera Gel

Oil-based : 4g of Evening Primrose, 6g of Avocado, 4g of Sweet Almond, 1g of Shea Butter, 3g of Olive Wax, 1g of Natural Vitamin E

Essential Oils :

6 years or above - 2 drops of Lavender, 1 drop of Rosewood, 1 drop of Sweet Orange

6 years or less - 2 drops of Lavender, 1 drop of Sweet Orange

Newborn Infants - 2 drops of Lavender

- How to make -

Waters and Oils can be mixed well at 70±5 degrees. Measure both ingredients separately and adjust the temperature to 70±5 degrees.

1. Measure the Water-based 1).
2. In a separate beaker, measure the Oil-based.
3. Heat the two beakers on your hot plate until they reach around 70±5 degrees. The temperature of the oils types rises quickly, so put the Water-based on your hot plate first, and as it reaches 60 degrees, raise the temperature for the Oil-based.
4. When the Water-based reach at 70±5 degrees, add 20g of aloe vera gel and mix well with a whisk.
5. When both reach 70±5 degrees, pour the Water-based slowly into the Oil-based and stir quickly with a whisk for 2 minutes.
6. Mix with a mini blender for 10 seconds. Until they are emulsified, mix with a whisk for 2 minutes and a mini blender for 10 seconds.
7. When emulsified, add and mix the essential oils.
8. Pour into a sterilized container and label properly.

Best to be used within 4 months in cold storage.

Natural Moisturizing Cream for the whole Family

Choosing a truly natural moisturiser for your skin will help to restore your skin's natural balance. With a natural moisturiser you can get the full benefit of active ingredients which work to nourish, protect and balance your skin by day and night, leaving your skin looking soft and radiant.

Capacity : 50ml
Time required : 20 mins
Level of difficulty : Moderate
Due date/validity : 4 months in cold storage

- Tools -

Hot Plate, Electric Scale(0.1g~500g), Two 100ml Glass Beakers, Two Mini Glass Thermometer, Mini Whisk, Mini Blender, Assembled Paddle(small), Reagent Spoon, 50ml Cream Container, Moisturizing Cream Sticker, Ethanol as Disinfectants

- Ingredients -

Water-based 1) : 25g of Rose Floral Water, 2g of Hyaluronic Acid (HM)

Water-based 2) : 8g of Aloe Vera Gel

Oil-based : 2.5g of Moringa Oil, 4g of Avocado Oil, 4g of Apricot Kernel Oil, 1.5g of Shea Butter, 2.5g of Olive Oil Wax, 0.5g of Natural Vitamin E

Essential Oils : 2 drops of Rosewood, 1 drop of Mandarin

Extracts : 6 drops of Mistletoe Fermented Multi Serum, 1.6g of Propolis Extract

- **How to make -**

Waters and Oils can be mixed well at 70°C (+5 or -5). Measure both ingredients separately and adjust the temperature to 70°C (+5 or -5).

1. Measure the Water-based 1).
2. In a separate beaker, measure all the Oil-based.
3. Place both beakers at low temperature on your hot plate and set it to 70±5 degrees. The temperature of the Oil-based rises quickly, so put the Water-based on your hot plate first, and then the Oil-based when it reaches 60 degrees.
4. When the Water-based reach at 70 degrees, add the aloe vera gel and mix thoroughly with a mini whisk.
5. When both Water-based and Oil-based become 70 degrees, pour waters into the oils slowly and stir quickly for 2 minutes.
6. Stir with a mini blender for 10 seconds. Stir with a whisk for 2 minutes and the mini blender for 10 seconds alternately until oils and waters is emulsified.
7. When emulsified, add essential oils and extracts.
8. Place it in a sterilized container and put a label properly after mixing evenly.

Store in the refrigerator and use within 4 months.

Core Ingredients 1. Moringa Oleifera

Moringa oleifera is a plant that has been praised for its health benefits for thousands of years. In 2008, the National Institute of Health called Moringa the "plant of the year." 'Moringa leaf' contains: 92 Nutrients, 46 Antioxidants, 20 types of amino acids, 36 anti-inflammatory compounds and comes packed with over 90 protective compounds. There are 20 amino acids present in the human body's structures. Of those, 9 are known to be ESSENTIAL; they have to be supplied by the diet since the human body cannot synthesize them, as it does with the other 11 amino acids. Few foods, like Moringa, are known to contain all 9 essential amino acids. These components carry out vital activities in our body from wound healing to immune boosting and cancer tumor suppression, to muscle and tissue growth.

1. Anti-aging oil:

Moringa oil helps removes wrinkles and prevents the sagging of facial skin as well. It comes filled with antioxidants that slow the aging process down and help curb the activity of free radicals.

2. Natural glow:

Moringa oil actually helps fight skin fatigue and its oil secretion. It is really great in counterfeiting the ill effects of pollution on your skin.

3. Fights acne, black heads and dark spots:

Moringa oil is also known for its outstanding properties of curing acne. It works wonders in removing black heads and spots from your skin.

4. Cures cuts, burns and rashes:

Moringa oil is also known to be good antiseptic and anti-inflammatory oil. It helps cures minor skin cuts, or rashes.

5. Moisturizes scalp:

Moringa oil is really famous as the massage oil. You may wet your hair first and then simply massage some Moringa oil onto your scalp gently. It is ideal for people with dry scalp.

6. Stronger hair:

Regular use of Moringa oil on your hair can actually help you gain stronger hair. It strengthens your hair by delivering important minerals and vitamins to the hair follicles.

7. Fights dandruff and split ends:

Moringa oil makes your hair stronger and fight dandruff and split ends. It has great healing properties which makes it ideal for hair care.

8. Vitamin C:

Moringa oil is rich in vitamin C. You can use this edible oil in regular cooking for a stronger immunity.

9. Supplies energy:
Moringa oil is packed with a whole lot of anti-oxidants. It helps you gain great energy and keep you feeling fresh all day long.

10. Induces good sleep:
Moringa oil is an excellent cure for people with insomnia. It induces a good night sleep and also helps lower and control blood pressure.

11. Protects bones, soothes nervous system:
Moringa oil soothes the nervous system and creates a lot of good cholesterol in the body.

12. The Iron in Moringa Brings Oxygen to the Roots:
Iron helps carry oxygen in the blood, all the way to your scalp. When any living organism has a fresh supply of oxygen it grows better, including your hair follicles!

13. The Zinc in Moringa Stimulates Hair Growth:
Not only has low levels of zinc been linked to poor hair growth, and even hair loss, Zinc is a very important contributor to healthy hair follicles, which are literally the root of every single hair on your head.

14. The Essential Amino Acids in Moringa Build Healthy Hair Strands:
There are a handful that are particularly important in hair growth - arginine, cystine, cysteine, lysine, methionine - all of which are abundant in moringa. Moringa is packed with amino acids, the building blocks of cells.

15. Vitamins C & E in Moringa Fight Oxidative Stress:
Vitamins C & E are powerful antioxidants that help fight against damaging free radicals. Vitamin C can help combat this damage while vitamin E can help repair the damage that is already done.

16. The Omega 3s in Moringa Nourish Hair:
Moringa is a great plant-based source of Omega 3 fatty acids. Omega 3s help thicken hair strands by plumping them up with healthy fats.

Core Ingredients 2. Propolis

Propolis is a material made by bees from the buds of poplar and cone-bearing trees. Propolis is used for canker sores and infections caused by bacteria, by viruses, and by fungus. Propolis seems to have activity against bacteria, viruses, and fungi. It might also have anti-inflammatory effects and help skin heal.

Safety Precautions for Sodium Hydroxide

1. Mix the lye in a well ventilated area (opening some doors or windows is usually sufficient) and make the soap in the same place so you're not transporting the liquid lye around and increasing the chance of spills. Do not breathe lye emanation when mixing water and lye; you should use a mask, and/or work in a well ventilated area.

2. Wear goggles, rubber gloves, long sleeved shirts and pants when using lye.

3. Sodium hydroxide can cause blindness if it gets into your eyes and burns if splashed on your skin.
FIRST AID TREATMENT:
-EYE CONTACT : Flush with lukewarm, gently running water while holding the eyelid(s) open. Take the person to the hospital.
-SKIN CONTACT : Flush with lukewarm, gently running water and take the person to the hospital.
-INGESTION : Administer large quantities of water followed by milk and take the person to the hospital.
-INHALATION : Remove the person afflicted to fresh air and take the person to the hospital.

4. Be sure to use only stainless-steel and glass tools for soap making.

5. Make it in a well-ventilated place with no elderly people, no children, no companion animals, and keep the caustic soda lid tightly closed.

Ultra-Safe Sun Screen for the whole Family

Make sun-lotion with the safest materials.

UV light causes skin aging. We can say UV light is the direct cause of freckles and stains. But finding the right sunscreen isn't as easy as you'd think. The main active ingredient is natural ingredients because it provides "strong sun protection with few health concerns." We use Loving Ultra-Safe Sun Screen which is made with ingredients like black sesame, avocado, apricot kernel, shea butter and 2g of olive oil wax.

Capacity : 50ml
Time required : 30 mins
Level of difficulty : Challenging
Due date/validity : 3 months at room temperature

- Tools -

Hot Plate, Electronic Scale(0.1g~500g), Two 250ml Glass Beaker, Two Mini Glass Thermometer, Mini Whisk, Mini Blender, Assembled Paddle(small), Reagent Spoon, 50ml Pump Container, Sun Screen Sticker, Ethanol as Disinfectants

- Ingredients -

Water-based 1) : 14g of Lavender Floral Water, 18g of Rose Floral Water, 1g of Hyaluronic Acid (HM)

Water-based 2) : 4g of Aloe Vera Gel

Oil-based 1) : 1g of Black Sesame, 3g of Apricot Kernel, 3g of Avocado, 1g of Shea Butter, 2g of Olive Oil Wax, 0.5g of Natural Vitamin E

Oil-based 2) : 0.5g of Zinc Oxide (powder), 3.5g of Zinc Oxide (liquid)

Essential Oils:

6 years or above - 1 drop of Lavender, 2 drops of Mandarin

6 years or less - 1 drop of Lavender

- How to make -

Waters and Oils can be mixed well at 70±5 degrees. Measure both ingredients separately and adjust the temperature to 70±5 degrees.

1. Measure the Water-based 1).
2. In a separate beaker, measure the Oil-based 1).
3. Place two beakers on your hot plate at low temperature and set it to 70±5 degrees.
4. When the Water-based reach 70±5 degrees, add the Water-based 2) - 5g of aloe vera gel and mix with a mini whisk.
5. When the Oil-based reach at 70±5 degrees, add the oil type 2) and mix well with a mini whisk.
6. Pour the Water-based to the Oil-based slowly and mix well with a mini blender for 10 seconds.
7. Using a mini whisk, mix promptly for 2 minutes. Till emulsified, repeat alternating cycle - 10 seconds with a mini blender and 2 minutes with a whisk.
8. When emulsified, add the essential oils.
9. Mix evenly and put it in a sterilized container and label properly.

\# Best to be kept at room temperature. Best to be used within 3 months at room temperature.

Godsend Extreme Moisturising and Fermented Facial Sheet Mask

Make your skin breathe with fermented components that are effective for skin soothing, anti-inflammatory, and pimple.

We all strive for soft, supple, glowing skin. Too often, however, this goal is thwarted by the very skin we are trying to improve. Dryness, excess oil, and acne leave that youthful, smooth skin out of reach. If that wasn't bad enough, harsh chemicals, pollution, and the sun's UV rays can make your skin dry and wrinkled.
We've compiled the best hydrating face mask recipes to help you achieve soft, supple, glowing skin without the need for expensive and painful medical treatments. For soft, healthy, shine-free skin, try this banana and honey hydrating face mask.

Capacity : 50ml
Time required : 10 mins
Level of difficulty : Easy
Due date/validity : 3 months in cold storage

- Tools -

Electric Scale(0.1g~500g), 100ml Glass Beaker, Reagent Spoon, Mini Whisk, Assembled Paddle(small), 50ml Gold Cap White Container, 20ml of Measuring Cup, 4 Compressed Face Mask, Moisturizing Mask Sticker, Ethanol as Disinfectants

- Ingredients -

Water-based : 5g of Noni Extract, 1g of Mistletoe Fermented Multi Serum, 10g of Galactomyces Ferment Filtrate, 10g of Rose Floral Water, 4g of Purified Water

Moisturizing Agents : 12g of Moist 24, 1.5g of Hyaluronic Acid (LM), 1.5g of Hyaluronic Acid(HM), 5g of Vegetable Glycerin

Essential Oils : 1 drop of Mandarin, 1 drop of Rosewood

- **How to make** -

1. Measure the Water-based.
2. Measure the moisturizing agents.
3. Stir well with a mini whisk.
4. Add the essential oils.
5. Stir well with a mini whisk.
6. Put in a disinfected container and label properly.

\# Store in the refrigerator and use within 3 months.

Core Ingredients

Mistletoe Fermented Multi Serum is a fermented blend of Mistletoe, Green Tea, Perilla Frutescent, Honeysuckle, Sea Grapes and Centella Asiatica as a Lactobacillus, which helps protect against harmful bacteria. It is a highly recommended ingredient for those who have skin troubles due to various harmful ingredients such as rashes, acne and atopy.

How to Use the Fermented Facial Sheet Mask

1. Pour 12ml of pack into the scale cup.
2. Place the compressed Sheet Mask in the scale cup.
3. Once the pack has been absorbed into the sheet, please pack it.

Canola Lip Balm

One of the most common traits of beautiful people is that they all have moisturized, smooth-looking lips. However, It is hard to have those kind of lips because of the weather, environments and other conditions affecting your lips.

Protect cracked lips with canola oil that is good for moisturizing.

Capacity : 5ml x 2
Time required : 20 mins
Level of difficulty : Easy
Due date/validity : 6 months at room temperature.

- Tools -

Hot Plate, Electric Scale (0.1g~500g), 100ml Glass Beaker, Mini Glass Thermometer, Reagent Spoon, Two 5ml Stick Container, Canola Lip Balm Sticker, Ethanol as Disinfectants

- Ingredients -

Oil-based : 6g of Canola, 2g of Shea Butter

Hardening Agents : 3g of Unrefined Beeswax

Essential Oils :

12 Years or above - 4 drops of Mandarin, 4 drops of Sweet Orange

6 Years or above - 2 drops of Mandarin, 2 drops of Sweet Orange

6 Years or less - 1 drop of Mandarin, 1 drop of Sweet Orange

- How to make -

1. Measure the Oil-based.
2. Measure the hardening agents -3g of unrefined beeswax.
3. Heat on your hot plate at low temperature.
4. When it becomes 65 degrees, add the essential oils.
5. Stir well.
6. Pour into a sterilized lip balm container.

\# Use after it gets entirely hardened in an hour.
\# Best to be used within 6 months at room temperature.

Canola oil

Canola oil, or canola for short, extracted from a variety of rapeseed contains more than 90% of single or polyunsaturated fatty acids. It is rich in olenic acid, which moisturizes the skin and helps prevent skin from cracking. No oil-specific odor and easy to purchase at the mart.

Acne Clear Soap (Melt and Pour Soap Making)

According to research, it is not appropriate to use general soap for acne skin. However, the soap made for acne skin is able to manage and control harmful factors. The ingredients of special soap, which is 100% organic, can help sensitive skin clam and fight acne. One important step to nurture healthy skin is to use the right soap for washing a face. The right soap should have enough bubble, fresh feeling and scent. On top of that, a proper amount of essential oil in the soap would benefit skin to eliminate unnecessary own dispel and control pH.

Capacity : 600g (for five)
Time required : 1 hour
Level of difficulty : Moderate
Due date/validity : 1 year

- Tools -
Hot Plate, Electric Scale(1g/3kg), 1L Stainless-Steel Beaker, 200ml Stainless-Steel Measuring Cup, Soap Base Cutter, Cutting Board, Reagent Spoon, Plastic Spatula, Assembled Paddle (small), 3ml Plastic Eye Dropper, Glass Thermometer, 500g Mold, Plastic Wrap, Acne Clear Soap Sticker, Ethanol as Disinfectants

- Ingredients -
Soap Base : 600g of Transparent Soap Base
Additives : 0.5g of Noni Powder, 0.5g of Houttuynia Cordata Powder, 0.5g of Hot Spring Bath Agent(Citron), 10g of Honey
Essential Oils : 6ml of Pure 13 Essential Oils

Acne Clear Soap (Melt and Pour Soap Making)

- How to make -

1. Cut 600g of soap base into small pieces.
2. Slowly melt on your hot plate at low temperature.
3. While the soap base is melting, measure all the additives in 200ml stainless-steel measuring cup and mix thoroughly with an assembled paddle.
4. When the soap base is melted, add #3 and mix well.
5. When the temperature of the soap solution reaches 65~70 degrees, add 6ml of Pure 13 Essential Oils and thoroughly mix for about 2 minutes. (If the soap base becomes stiff, melt again on your hot plate.)
6. Pour the melted soap into a prepared mold, then spray the surface with ethanol to eliminate any bubbles.
7. Harden in cold storage for 30 minutes, and then cut.

Wrap and store in a dry, cool place and use within a year.

* Calm your skin down with a 'Houttuynia Cordata Fermented Skin Toner for Acne Prone Skin' spray after washing your face with Acne Clear Soap.

 * The soap base used in melt and pour soap is made of vegetable oil, but it is designed to be familiar with the water system during its production. Adding vegetable oils to melt and pour soap will reduce foam and moisture resistance.

Houttuynia Cordata Fermented Toner for Acne Prone Skin

Fermentation spray reduces impurities and sebum that are the cause of acnes. It also increases turnover ratio of skin cells. It is safe, non-dramatic, and non-sensitive. It has the characteristics of painkiller, antiseptic, convergence, and anti-inflammatory agent. Cell renewal ability generally develops the appearance of the skin.

An invisible gel formulated to quickly and effectively target spots directly as they appear. Incorporating a concentration of naturally derived Willow Bark extract to help minimize breakouts, spots and reduce redness to leave skin clearer. It is non-irritating and gentle enough for daily use without drying out your face. This powerful clear Fermented Skin Toner is oil free and won't clog pores. The gel works quickly by penetrating deep inside the pore to unblock trapped dirt and oil that cause pimples. Acne Spot Gel enhances skin cell turnover, is safe, non-irritating and non-sensitizing. It has analgesic, antiseptic, astringent & anti-inflammatory properties. Cell renewal is accompanied by a general improvement in the appearance of the skin.

Capacity : 100ml
Time required : 10 mins
Level of difficulty : Easy
Due date/validity : 3 months in cold storage

- Tools -
Electric Scale(0.1g~500g), 250ml Glass Beaker, Mini Whisk, Assembled Paddle(small), 100ml Spray Bottle, Houttuynia Cordata Fermented Skin Toner Sticker, Ethanol as Disinfectants

- Ingredients -

Water-based : 58g of Tea Tree Floral Water, 10g of Witch Hazel Water, 20g of Galactomisses Fermented Filtrate, 5g of Aloe Vera Gel

Moisturizing Agents : 0.5g of Lipidure, 2g of Hyaluronic Acid (LM)

Additives : 3g of Houttuynia Cordata Fermented Multi Serum, 1g of Natural Herbal Preservatives

Essential Oils : 4 drops of Lavender, 4 drops of Tea Tree, 2 drops of Geranium

- **How to make** -

1. Measure the Water-based in the beaker.
2. Mix well with a mini whisk.
3. Measure all moisturizing agents, additives and essential oils.
4. Mix well with a mini whisk.
5. Pour into the sterilised container and put a label.

Store in the refrigerator and use within 3 months. Shake per usage.

100% Natural Nasal Balm for Allergic Rhinitis

Rhinitis will give restlessness and lowered focus and alertness with itchiness, sneezes, and excessively teary eyes. Rhinitis is usually treated with Antihistamine and corticosteroid drugs. However, we cannot disregard the side effects of taking such drugs. We are focusing on educating the therapeutic uses of essential oils. Nowadays, many people are having hard time due to their skin troubles and Rhinitis. Natural rhinitis balm prevents all things that do not want to go into noses. It catches allergen before pollen, dust, mold, suds, and allergic antigen go into nasal cavity path.

Capacity : 30ml (15ml X 2)
Time required : 20 mins
Level of difficulty : Easy
Due date/validity : 6 months

- Tools -

Hot plate, Electronic Scale(0.1g~500g), 100ml Glass Beaker, Mini Glass Thermometer, Reagent Spoon, Two 15ml Aluminum Cream Containers, Nasal Balm Sticker, Ethanol as Disinfectants

- Ingredients -

Oil-based : 5g of Cheongbigo, 2g of Guava Oil, 1g of Green Tea Seed, 1g of Moringa, 5g of Calendula, 4g of Tamanu, 5g of Evening Primrose, 4g of Shea butter
Hardening Agents : 2.4g of Unrefined Beeswax
Essential Oils : 3 drops of Cajeput, 2 drops of Pure 13 Essential Oils, 1 drop of Rose Absolute

- How to make -

1. Measure both Oil-based and hardening agents.
2. Heat on your hot plate at low temperature.
3. When it reaches 65 degrees, add 5 drops of pure 13 essential oils.
4. Stir well with a mini glass thermometer.

\# Pour into the sterilized container and put a label.
\# If the contents are hardened, please close the lid.
\# Best to be used within 6 months at room temperature.

100% Natural Nasal Spray for Allergic Rhinitis

In our country, 2 out of 3 people have rhinitis. Depending on people, the range of pain is different, but having rhinitis is an unpleasant experience to everyone. Prescriptions and over the counter medications are costly and can have unpleasant side effects. This frustrating and often chronic condition can even lead to sinus surgery to remove problematic polyps. You want what's good for a stuffy nose so you can breathe easier, feel better and stay alert without worrying about the side effects your treatment. Since there are many people who request for a nasal spray, we provide it with our 100% natural ingredients. This natural nasal spray promotes good sinus health and is a useful remedy for these growths that block the nose and all the complications they cause like stuffy nose, runny nose or Rhinitis.

Capacity : 50ml
Time required : 10 mins
Level of difficulty : Easy
Due date/validity : 2 weeks

- Tools -

Electric Scale(0.1g~500g), 100ml Glass Beaker, Mini Whisk, Assembled Paddle(small), 50ml Nasal Spray, Nasal Spray Sticker, Ethanol as Disinfectants

- Ingredients -

Water-based : 48.5g of Saline Solution

Additives : 10 drops of Bakhasu, 3 drops of Houttuynia Cordata Fermented Multi Serum, 4 drops of Turmeric Fermented Multi Serum, 3 drops of Mistletoe Fermented Multi Serum 0.5g of Xylitol, 0.8g of Low Molecular Weight Hyaluronic Acid, 0.8g of High Molecular Weight Hyaluronic Acid

- How to make -

1. Place the Water-based (47.5g of Saline Solution) in the glass beaker.
2. Measure all the additives.
3. Mix well with a mini whisk.
4. Transfer to a small spray bottle and label properly.

\# Store in the fridge and use within 2 weeks.
\# Shake well before use.

Atopic Dermatitis Balm

This is the recipe composed with natural materials that eases an itch. The worst problem of atopy is dryness. Bacteria can break in and cause atopy when the skin is dry.

Capacity : 30ml (15ml X 2)
Time required : 20 mins
Level of difficulty : Easy
Due date/validity : 6 months

- Tools -

Hot Plate, Electronic Scale(0.1g~500g), 100ml Glass Beaker, Mini Glass Thermometer, Reagent Spoon, Two 15ml Stick Container(black), Atopic Dermatitis Balm Sticker, Ethanol as Disinfectants

- Ingredients -

Oil-based : 5g of Jaungo, 4g of Calendula, 4g of Evening Primrose oil, 3g of Tamanu, 4g of Shea Butter
Hardening Agents : 6g of Unrefined Beeswax
Additives : 2g of Ceramide (fat soluble)
Essential Oils : 4 drops of Pure 13 Essential Oils, 4 drops of Lavender, 4 drops of Tea Tree

- How to make -

1. Measure all the Oil-based and hardening agents.
2. Heat on your hot plate at low temperature.
3. When it reaches 65 degrees, add additives and essential oils.

4. Stir well with a mini glass thermometer.

Pour into a sterilized container and put a label.
Best to be used within 6 months at room temperature.

Ultra Softening Heel and Elbow Cream

Elbows and knees are notoriously hard to keep smooth and soft. The skin there is constantly being stressed every time you flex your arms or legs. Bending arms and legs gives stress to the skin continuously. Natural elbow cream can keep the elbow, the heel, and the knee soft and smooth when used.

Capacity : 30ml
Time required : 20 mins
Level of difficulty : Easy
Due date/validity : 6 months

- Tools -
Hot Plate, Electronic Scale(0.1g~500g), 100ml Glass Beaker, Mini Glass Thermometer, Reagent Spoon, 30ml Aluminum Cream Container, Heel and Elbow Cream Sticker, Ethanol as Disinfectants

- Ingredients -
Oil-based : 6g of Organic Argan, 5g of Jojoba Golden, 7g of Mink, 3g of Organic Rose Hip, 4g of Shea Butter
Hardening Agents : 2.4g of Unrefined Beeswax
Essential Oils : 3 drops of Lavender, 3 drops of Roman Chamomile

- How to make -
1. Measure all Oil-based.
2. Measure the hardening agents.

3. Heat on your hot plate at low temperature.

4. When it reaches 65 degrees, add essential oils.

5. Stir evenly with a mini-glass thermometer. Pour into a sterilized container and label properly.

If the contents are hardened, please close the lid.

Best to be used within 6 months at room temperature.

Muscle Pain Roll-On

Essential oil is not only good for muscle pain, but it also releases stresses and prevents drowsiness.

Muscle aches, or myalgia, are extremely common among people around the globe. Almost everybody may have experienced discomfort in their muscles at some point. Because there are muscle tissues in nearly all parts of the body, this type of pain can be felt practically anywhere. Our product is good for people who have muscle ache. We often call it as "Roll-on." Apply it on your temple.

Capacity : 50ml
Time required : 20 mins
Level of difficulty : Easy
Due date/validity : 6 months

- Tools -

Electronic Scale(0.1g~500g), 100ml Glass Beaker, Mini Whisk, Assembled Paddle(small), Reagent Spoon, 50ml Bowl Container, Muscle Pain Roll-On Sticker, Ethanol as Disinfectants

- Ingredients -

Water-based : 20.5g of Vegetable-Derived Ethanol, 0.3g of Menthol, 26g of Purified Water
Thickening Agents : 2.5g of Carbopol Pre-Gel
Essential Oils : 4 drops of Peppermint, 3 drops of Rosemary, 5 drops of Marjoram, 3 drops of Lavender

- How to make -

1. Measure 20.5g of vegetable-derived ethanol and 0.3g of menthol.
2. Stir well with a mini whisk till the menthol is completely melted.
3. Measure 26g of purified water and 2.5g of carbopol pregel.
4. Stir well with a mini whisk till viscosity is formed.
5. Add essential oils.
6. Mix well with a mini whisk.

Pour into a sterilized container and put a label properly.
Best to be used within 6 months at room temperature.

Natural Antifungal Spray

Athlete's foot is a fungal infection that affects the upper layer of the skin of the foot, especially when the weather is warm, and damp. Athletic's foot can be spread through direct and indirect contact. It makes the sole, especially the toes, itchy. This spray, made of tea tree and linseed oil, removes the feet smell and makes the feet clean.

Capacity : 120ml
Time required : 10 mins
Level of difficulty : Easy
Due date/validity : 6 months

- Tools -

Electric Scale(0.1g~500g, 250ml Glass Beaker, Mini Whisk, Assembled Paddle(small), 120ml Gun Spray Bottle, Antifungal Spray Sticker, Ethanol as Disinfectants

- Ingredients -

Solubilizing Agents : 10g of Vegetable-Derived Ethanol
Essential Oils : 20 drops of Tea Tree, 5 drops of Lemon Grass, 5 drops of Pure 13 Essential Oils
Water-based : 38.5g of Cypress Water, 50g of Pyroligneous Liquor

- How to make -

1. Measure 10g of vegetable-derived ethanol.
2. Add all the essential oils.
3. Mix well with a mini whisk.
4. Add all the Water-based.

5. Mix well with a mini whisk.

\# Put into a sterilized container and label properly.

\# Shake per usage.

\# Best to be used within 6 months.

Natural Bakhasu Toothpaste

Peple almost never use natural toothpaste because they think it is tasteless and disgusting when used. This toothpaste is very refreshing and tastes pretty good, like it should. You'll see the difference on your brush with natural toothpaste and feel clean in your mouth.

Toothpaste goes into our bodies directly and has a great effect. Toothpaste contains many chemical compositions, such as abrasive for polish, synthetic surfactant, binder, sweetener, coloring agent, and antiseptic. Surfactants not only stimulate skin mucosa, but they peel off gastric mucosa, melt cell membrane, and cause gastritis and gastrointestinal disorder.

Capacity : 100g (for 2pcs 50ml Containers)
Time required : 20 mins
Level of difficulty : Moderate
Due date/validity : 2 months

- Tools -
Electric Scale(0.1g~500g), 500ml Glass Beaker, Hand Blender, Mini Whisk, Assembled Paddle(small), Reagent Spoon, 50ml Syringe, Two 50ml Tubes or Two 50ml Pump Bottle, Toothpaste Sticker, Ethanol as Disinfectants

- Ingredient -
Water-based : 33g of Bakhasu, 33g of Vegetable Glycerin
Abrasives : 3g of Sodium Bicarbonate, 3.5g of Dental Type Silica(Amorphous Ppt Silica)
Functional Additives : 0.5g of Propolis Extract, 16g of Xylitol, 1g of Turmeric Fermented Multi Serum, 1g of Natural Herbal Preservatives
Essential Oils : 7 drops of Spearmint for Adults

Thickening Agents : 1.2g of Xanthan Gum

Vegetable-Derived Surfactants : 8g of Sodium Cocoyl Apple Amino Acids

- How to make -

1. In a 500ml glass beaker, measure all the Water-based, abrasives, functional additives and essential oils.
2. Mix in the xanthan gum, the thickening agent.
3. Mix well with a hand blender until thickened. (about 1~2 minutes)
4. Add 8g of sodium cocoyl apple amino acids.
5. Mix well with a mini whisk.
6. Put in a 50ml syringe.
7. Put into a sterilized container.

\# Best to be used within 2 months at room temperature.
\# If they are under 3 years old, please make it without Dental Type Silica, Spearmint and Sodium Cocoyl Apple Amino Acids.

Ultra-Safe Mouth Wash

Safe Gargle removes bad breath and has the features of antibacterial and antifungal. It is a safe gargle that freshens mouths.

Capacity : 260ml
Time required : 10 mins
Level of difficulty : Easy
Due date/validity : 1 month

- Tools -

Electric Scale(0.1g~500g), 500ml Glass Beaker, Reagent Spoon, Mini Whisk, Assembled Paddle(small), 260ml Gagle Container, Mouth Wash Sticker, Ethanol as Disinfectants

- Ingredients -

Water-based : 55g of Bakhasu, 182.5g of Purified Water
Functional Additives : 8g of Xylitol, 3g of Turmeric Fermented Multi Serum, 2g of Aloe Vera Extract, 1g of Topan Salt, 1dr of Myrrh, 1dr of Tea Tree

- How to make -

1. Place the Water-based in the glass beaker.
2. Measure all the functional additives.
3. Mix well with a mini whisk until the xylitol melts.
4. Transfer to a sterilized container and label properly.

Shake well before use.
Best to be used within 1 month.

Antibacterial Hand Sanitizer

This is a hand sanitizer that can be used in case of an emergency.

Sometimes it's good to allow our bodies to encounter germs and strengthen our immune systems, but it is nice to have a hand sanitizer available for emergencies. Tea tree oil has been found in clinical studies to kill most types of bacteria at a concentration of 0.5-1%.

Capacity : 100ml
Time required : 10 mins
Level of difficulty : Easy
Due date/validity : 6 months

- Tools -

Electric Scale(0.1g~500g), 250ml Glass Beaker, Reagent Spoon, Mini Whisk, Assembled Paddle(small), 100ml Transparent Safety Clip Pump, Hand Sanitizer Sticker, Ethanol as Disinfectants

- Ingredients -

Water-based : 24.5g of Tea Tree Floral Water, 5g of Glycerin
Thickening Agents : 10g of Carbopol Pre-Gel
Disinfectant Agents : 60g of Vegetable-Derived Ethanol
Essential Oils : 5 drops of Eucalyptus, 3 drops of Tea Tree, 2 drops of Pure 13 Essential Oils

- How to make -

1. Measure all the Water-based in a 250ml glass beaker.

2. Measure 10g of carbopol pregel, the thickening agent.
3. Stir well with a mini whisk until viscosity is formed.
4. Once viscosity is formed, measure and mix all the disinfectant agents and the essential oils.
5. Stir well with a mini whisk.

Pour into a sterilized container and label properly.
Best to be used within 6 months at room temperature.

Tea Tree Essential Oil
Tea tree oil is well-known for its powerful antiseptic properties and ability to treat wounds, which is why it's one of the top antibacterial essential oils. Tea tree oil is one of the best known and effective ways to treat and eradicate a Demodex mite infestation. Use a tea tree oil shampoo on the hair every day. It's been widely used throughout Australia for at least the past 100 years and for over seven decades.

Eucalyptus Essential Oil
Eucalyptus essential oil is one of the best essential oils for sore throats, cough, seasonal allergies and headaches. Eucalyptus oil Benefits are due to its ability to stimulate immunity, provide antioxidant protection and improve respiratory circulation. Plus, eucalyptus can help with sleeping when you are feeling congested and unable to breath.

Ultra Moist Hand Wash

Centella Asiatica Extract Ferment Filtrate contains matecha acid which is materials of madecasol. It has great features of anti-inflammatory, healing wounds, and disinfection. It softly removes impurities without damaging skin protection.

The innovative formula is geared for all skin types, especially sensitive, and gently removes impurities such as sweat and dirt from the skin without stripping your own natural oils. Wash your hand fresh and safe with our Hand Wash.

Capacity : 150ml
Time required : 10 mins
Level of difficulty : Easy
Due date/validity : 6 months

- Tools -

Electric Scale(0.1g~500g), 250ml Glass Beaker, Mini Whisk, Assembled Paddle(small), 150ml Bubble Pump, Hand Wash Sticker, Ethanol as Disinfectants

- Ingredients -

Water-based : 20g of Lavender Floral Water, 25g of Rose Floral Water
Moisturizing Agents : 5g of Glycerin
Vegetable-Derived Surfactants : 90g of Sodiumcocoyl Apple Amino Acids
Additives : 3g of Centella Asiatica Extract Ferment Filtrate, 5g of Mistletoe Fermented Multi Serum, 1.5g of Natural Herbal Preservatives
Essential Oils : 10 drops of Mandarin, 5 drops of Lemon

- How to make -

1. Measure all the Water-based, moisturizing agents and vegetable-derived surfactants.
2. Mix well with a mini whisk.
3. Add both additives and essential oils.
4. Mix well with a mini whisk.

\# Pour into a sterilized container and put a label.
\# Best to be used within 6 months at room temperature.

Water Bomb Hand Lotion

Whether or not you have sensitive skin, during the Winter months our hands can become dry and even cracked. To ensure that you keep your skin hydrated and soft, it is so important to be using a natural nourishing hand lotion every day. Formulated with essential oils including Evening Primrose and Avocado, this hand lotion helps to protect hard working hands from moisture loss. It offers an intense boost of to the skin to leave if looking and feeling smooth and supple! This hand lotion also has the most delicious scent that has subtle hints of Lavender, Mandarin and Sweet Orange.

Capacity : 50ml
Time required : 20 mins
Level of difficulty : Moderate
Due date/validity : 3 months at room temperature.

- Tools -

Hot Plate, Electronic Scale(0.1g~500g), Two 100ml Glass Beaker, Two Mini Glass Thermometer, Mini Whisk, Mini Blender, Assembled Paddle(small), Reagent Spoon, 50ml Pump Container, Hand Lotion Sticker, Ethanol as Disinfectants

- Ingredients -

Water-based 1) : 30g of Rose Floral water

Water-based 2) : 8g of Aloe Vera Gel

Oils Types : 2.5g of Extra Virgin Olive, 2.5g of Evening Primrose, 2.5g of Avocado, 2.5g of Shea Butter, 1.5g of Olive Oil Wax

Preservatives : 1g of 1, 2 Hexanediol

Essential oils :

12 years or above - 2 drops of Lavender, 2 drops of Sweet Orange, 6 drops of Mandarin

6 to 12 years - 1 drop of Lavender, 1 drop of Sweet Orange, 3 drops of Mandarin

6 years or younger - 1 drop of Lavender, 1 drop of Sweet Orange

- How to make -

Waters and Oils can be mixed well at 70±5 degrees. Measure both ingredients separately and adjust the temperature to 70°C (+5 or -5).

1. Measure the waters types 1).
2. In a separate beaker, measure all the oils types.
3. Place both beakers at low temperature on your hot plate and set them to 70±5 degrees. The temperature of the oils types rises quickly, so put the Water-based on your hot plate first, and as it reaches 60 degrees, raise the temperature for the Oil-based.
4. When the Water-based reach at 70±5 degrees, add aloe vera gel and mix thoroughly with a mini whisk.
5. When Water-based and Oil-based both reach at 70±5 degrees, pour Water-based into the Oil-based slowly and stir quickly for 2 minutes.
6. Stir with a mini blender for 10 seconds. Stir with a whisk for 2 minutes and the mini blender for 10 seconds alternately until Oil-based and Water-based are emulsified.
7. When emulsified, add preservatives and essential oils.
8. Place in a sterilized container and put a proper label after mixing evenly.

Best to be used within 3 months at room temperature.

* Your cosmetics should be stored at low temperatures, but since the hand lotion is portable, we added a safe 1,2-hexanediol as a preservative.

Natural Mosquito-Bug Bite Balm

Most mosquito bites are harmless, but some can cause complications. You may not notice when a mosquito bites you, but the bump the bite leaves behind comes with a persistent itch that can linger for days after the bite. You can also beat the itch with a Mosquito-Bug Bite Balm.

Capacity : 30ml (15ml X 2)
Time required : 20 mins
Level of difficulty : Easy
Due date/validity : 6 months

- Tools -

Hot Plate, Electronic Scale(0.1g~500g), 100ml Glass Beaker, Mini Glass Thermometer, Reagent Spoon, Two 15ml Stick Container(black), Mosquito-Bug Bite Balm Sticker, Ethanol as Disinfectants

- Ingredients -

Oil-based : 10g of Virgin Coconut Oil, 6g of Calendula Oil , 5g of golden Jojoba Oil

Hardening Agents : 8g of Unrefined Beeswax

Essential Oils : 6 drops of Citronella, 3 drops of Peppermint, 3 drops of Pure 13 Essential Oils, 2 drops of Cedarwood, 2 drops of Eucalyptus, 2 drops of Ylang Ylang

- How to make -

1. Measure all the Oil-based.
2. Measure the hardening agents.
3. Heat on your hot plate at low temperature.

4. When it reaches 65 degrees, add essential oils.

5. Stir well with a mini-glass thermometer and pour into a sterilized container and label properly.

If the contents are hardened, close the lid.
Best to be used within 6 months at room temperature.

Mosquito Repellent Spray

Mosquito repellent spray is made out of herbs that mosquitos do not like the most.

Mosquitoes and other insects can give you discomfort and other vector borne disease. This spray combines various herbs that mosquitos hate. When you work at outside, spray it on your clothes or your body. Scientifically-formulated insect control spray with natural ingredients kills and repels flies, gnats, mosquitoes, ticks and more for up to 7 hours.

Spot Water repels and deters insects. It forms a vapor barrier at the skin surface that deters mosquitoes from landing on the skin.

Capacity : 120ml (for one)
Time required : 10 mins
Level of difficulty : Easy
Due date/validity : 6 months

- Tools -
Electric Scale(0.1g~500g), 250ml Glass Beaker, Mini Whisk, Assembled Paddle(small), 120ml Gun Spray Bottle, Mosquito Repellent Spray Sticker, Ethanol as Disinfectants

- Ingredients -
Solubilizing Agents : 30g of Vegetable-Derived Ethanol
Essential Oils : 16 drops of Citronella, 12 drops of Peppermint, 8 drops of Rosemary, 4 drops of Lavender
Water-based : 10g of Bakhasu, 60g of Purified Water, 18g of Spot Water (mosquito repellent - EM Fermentation Broth, Cinnamon, Sodium Bicarbonate)

- How to make -

1. Measure 30g of Vegetable-Derived Ethanol.

2. Add all the essential oils.

3. Mix well with a mini whisk.

4. Add all the waters.

5. Mix well with a mini whisk and transfer to a sterilized container.

Best to be used within 6 months at room temperature.

Tip : Avoid spraying directly to your face. (Eye damage might be caused.)

Non-Toxic Dust Mite Killer Spray

House mite, which can be shown by microscope, eats dead skin and animal hair. It also lives in the carpet, the sofa, the bed, and the curtain. Most of them are harmless, but it can make allergy worse and cause asthma.

Just as easily, you can make your own organic spray for dust mites at home. The ingredients are simple;

Capacity : 120ml
Time required : 10 mins
Level of difficulty : Easy
Due date/validity : 1 year

- Tools -

Electric Scale(0.1g~500g), 250ml Glass Beaker, Mini Whisk, Assembled Paddle(small), 120ml Gun Spray Bottle, Dust Mite Killer Spray Sticker, Ethanol as Disinfectants

- Ingredients -

Disinfectant Agents : 70g of Vegetable-Derived Ethanol

Essential Oils : 10 drops of Cinnamon Bark, 10 drops of Citronella, 10 drops of Lemon Grass, 10 drops of Eucalyptus

Water-based : 30g of Purified Water

- How to make -

1. Measure 70g of Vegetable-Derived Ethanol.

2. Add all the essential oils.
3. Mix well with a mini whisk.
4. Measure 30g of purified water.
5. Mix evenly with a mini whisk and place in a sterilized container.

Best to be used within 1 year at room temperature.
Shake per usage.

Cinnamaldehyde, a new product extracted from cinnamon (Cirznanzorzuin zeylanicilnz), may be effective against russet mites.

Like many arthropods, dust mites breathe air through tiny openings along their body called "spiracles".
It is not recommended to use ethanol in the removal of dust mites due to the chance that the cinnamon solution can add to dulling of white fabrics. We recommend spraying with essential oils. Please brush the covers in an hour after spraying.

Tip : Avoid spraying directly to your face. (Eye damage might be caused.)

Most Effective ALL-IN-ONE Deodorant Spray

In 2004, there was a controversy over car air fresheners that contained methanol, a risk of blindness, and dietylptalates that disturbed the endocrine system. All-in-one natural deodorant spray contains natural extract component that is nonflammable, noncorrosive, and non-toxic. It removes dust, pollen, mold, and bacteria with fragrant natural ingredients, and it prevents allergy and respiratory disease.

The ALL-IN-ONE Deodorant Spray applies advanced technology, the combination of toxic free anti-bacteria agent. It adopts an environmentally protective formula and natural material. The product can be applied for the auto air conditioner without removing it. The product is completely harmless to human body, and it can eliminate bacteria and odor effectively and quickly.

Capacity : 120ml
Time required : 10 mins
Level of difficulty : Easy
Due date/validity : 6 months

- Tools -

Electric Scale(0.1g~500g), 250ml Glass Beaker, Mini Whisk, Assembled Paddle (small), 120ml Gun Spray Bottle, ALL-IN-ONE Deodorant Spray Sticker, Ethanol as Disinfectants

- Ingredients -

Solubilizing Agents : 10g of Vegetable-Derived Ethanol
Essential Oils : 10 drops of Mandarin, 2 drops of Cedar Wood, 2 drops of Pure 13 Essential Oils, 2 drops of Tea Tree

Water-based : 30g of Bakhasu, 18g of Witch Hazel Water, 20g of Rose Floral Water

Additives : 19.2g of Turmeric Fermented Multi Serum, 2g of 1,2 Hexanediol

- **How to make** -

1. Measure both solubilizing agents and essential oils.
2. Mix well with a mini whisk.
3. Measure both Water-based and additives.
4. Mix well with a mini whisk.

Put into a sterilized container and label properly.
Best to be used within 6 months at room temperature.
Shake per usage.

Natural Jasmine Sambac Solid Perfume

What's so unique about jasmine sambac? Jasmine sambac(Jasminum grandiflorum), sometimes called Arabian jasmine, is one of the most fragrant types of jasmine. It's the queen of jasmine in India. In terms of scent, jasmine sambac has a very pretty, light floral feel. So far, the demand for it outruns the supply, and some people are more prone to nostalgia. For those who miss Jasmine sambac, we tried to make Jasmine Sambac flavor with various essential oils. Take a smell of this sweet and lovely jasmine sambac a little.

The scent of Jasmine sambac is soft and cozy and reminds me of a gentle breeze blowing over a sand dune covered in evening dew; the perfect temperature of a summer night, as I swing in a hammock under the stars.

Capacity : 5ml
Time required : 20 mins
Difficulty : Low
Validity : 6 months

- Tools -
Hot plate, Electronic Scale(0.1g~500g), 100ml Glass Beaker, Mini Glass Thermometer, Reagent Spoon, 5ml Stick Container, Solid Perfume Sticker, Ethanol as Disinfectants

- Ingredients -
Oil-based : 4g of Jojoba Golden

Hardening Agents : 1.5g of Unrefined beeswax

Essential Oils : 2 drops of Grapefruit, 2 drops of Neroli, 5 drops of Mandarin, 1 drop of Ylang-Ylang, 2 drops of Rose, 2 drops of Pure 13 Essential Oils, 1 drop of Cedarwood

- How to make -

1. Measure both Oil-based and hardening agents.
2. Heat on your hot plate at low temperature.
3. When it becomes 65 degrees, add essential oils.
4. Stir evenly with a mini-glass thermometer. Pour into sterilized container and label properly.

\# Best to be used within 5 months at room temperature.
\# Harden for an hour and use it.

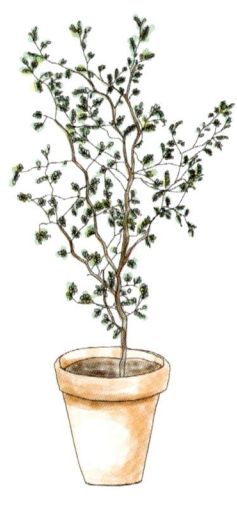

GUGGUL Anti-Aging Plex

GUGGUL Plex is an anti-aging Face Moisturizer that contains our Frankincense Hydrate complex. This unique blend of hydrating and skin-conditioning ingredients is gentle and lightweight. Soaking into the upper layers of the skin, this hydrating plex provides long-lasting moisture.

Capacity : 5ml
Time required : 5 mins
Difficulty : Easy
Validity : 5 months at room temperature

- Tools -
Electric Scale (1g/3Kg), 100ml Glass Beaker, Reagent Spoon, Mini Whisk, Assembled Paddle (small), 50ml Cream Bottle, Cream Sticker, Ethanol as Disinfectants

- Ingredients -
Base : No-Chemi Hand & Body Lotion Base
Functional additives : GUGGUL Plex
Essential oils : So Fresh - Perfume Blending Essential Oil, Secret Garden - Perfume Blend

- How to make -
1. Measure out 40g of No-Chemi Moisturizing Cream Base.
2. Measure out 10g of GUGGUL Plex.
3. Add essential oils.
4. Mix evenly with a mini whisk, then place in a sterilized container and label.

\# Best to be used within 5 months at room temperature.

Hand Lotion Organic Perfumes

Hand Lotion Organic Perfumes are not only comfortable to use, but the scent of organic essential oils uplifts the mood. The scent that touches the skin and spreads softly makes all lovers fall in love.

Capacity : 50ml
Time required : 5 mins
Level of difficulty : Easy
Validity : 5 months at room temperature

- Tools -

Electric Scale (1g/3Kg), 100ml & 250 Glass Beaker, Reagent Spoon, Mini Whisk, Assembled Paddle (small), Hand Lotion Sticker, 50 ml syringe, Ethanol as Disinfectants

- Ingredients -

Oil-based : 4g of Jojoba Golden
Hardening Agents : 1.5g of Unrefined beeswax
Essential Oils : 2 drops of Grapefruit, 2 drops of Neroli, 5 drops of Mandarin, 1 drop of Ylang-Ylang, 2 drops of Rose, 2 drops of Pure 13 Essential Oils, 1 drop of Cedarwood

- How to make -

1. Measure out 50g of NoChemi Hand & Body Lotion Base.
2. Add essential oils.
3. Mix evenly with a mini whisk.
4. Pour it into a 50ml syringe.

5. Place it in the following sanitized containers and label.

Best to be used within 6 months at room temperature.

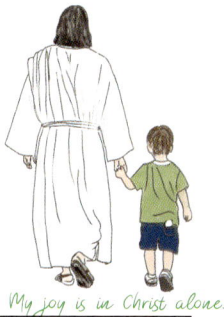

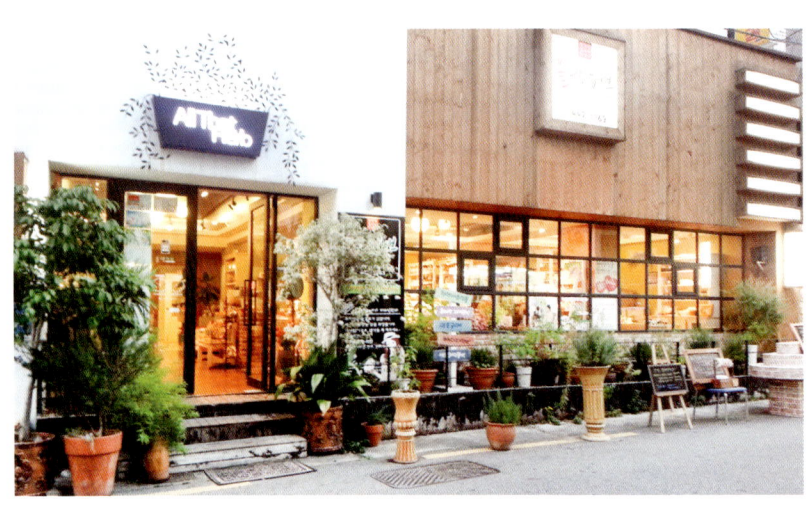

	올댓허브 층별 안내	CUSTOMER CENTER
4F	올댓허브 재료분석실	재료분석기를 이용한 성분분석 및 독성, 중금속 등을 실험
3F	올댓허브 유기농 화장품 제조실	1등급 원료만을 사용해 가장 안전한 화장품을 제조합니다.
2F	올댓허브 재료몰 www.allthatherb.co.kr	쇼핑몰 주문 / 택배관련 문의 054. 443. 1763 평일 : 10시~5시 토·일요일·공휴일 휴무
1F	올댓허브 오프라인 매장 취미반·자격증반·맞춤형화장품	수업/자격증반/취미반/레시피 문의 054. 442. 1763 월~토 : 10시~5시 일요일·공휴일 휴무